临床常见疾病
规范护理与进展

◎主编　刘　艳　苏　杰　李晓庆
　　　　史晓红　翟利娟　张　丽

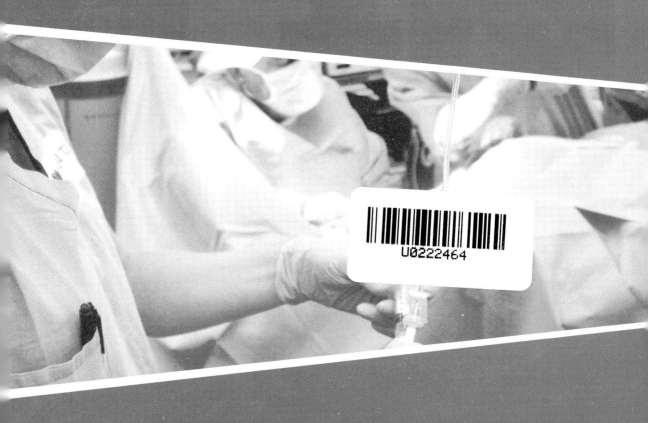

天津出版传媒集团
天津科学技术出版社

图书在版编目(CIP)数据

临床常见疾病规范护理与进展 / 刘艳等主编 . ——天津：天津科学技术出版社，2023.12

ISBN 978-7-5742-1456-9

Ⅰ.①临… Ⅱ.①刘… Ⅲ.①常见病－护理 Ⅳ.①R47

中国国家版本馆CIP数据核字(2023)第139608号

临床常见疾病规范护理与进展

LINCHUANG CHANGJIAN JIBING GUIFAN HULI YU JINZHAN

责任编辑：张建锋

责任印制：兰　毅

出　　版：天津出版传媒集团
　　　　　天津科学技术出版社

地　　址：天津市西康路 35 号

邮　　编：300051

电　　话：(022) 23332377

网　　址：www.tjkjcbs.com.cn

发　　行：新华书店经销

印　　刷：北京厚诚则铭印刷科技有限公司

开本 787×1092　1/16　印张 21.5　字数　520 000

2023 年 12 月第 1 版第 1 次印刷

定价：125.00 元

《临床常见疾病规范护理与进展》编委会

主 编

刘　艳　　深圳市人民医院

苏　杰　　深圳市宝安区福永人民医院

李晓庆　　山西省儿童医院（山西省妇幼保健院）

史晓红　　山西省儿童医院（山西省妇幼保健院）

翟利娟　　山西省儿童医院（山西省妇幼保健院）

张　丽　　广东省第二人民医院

副主编

段梅红　　长治医学院附属和平医院

陈　瑞　　太原市第八人民医院

苏建薇　　中山市人民医院

胡　菁　　临汾市人民医院

吴　蕾　　太原市中心医院

逯子荣　　山西省中西医结合医院

张兴连　　深圳市人民医院

李　杰　　攀枝花市中西医结合医院

赵　耀　　广州中医药大学

编 委

周金益　　宁波大学附属第一医院

邹　燕　　广安市人民医院

前　言

当今世界是科技飞速发展的时代,临床医疗技术日新月异,不断有新理论、新技术、新方法问世。护理学是以自然科学和社会科学理论为基础,主要研究维护、促进、恢复人类健康的理论与方法的综合性应用科学,是医学科学中的一门重要的独立学科。随着传统的生物医学模式向"环境-社会-心理-工程-生物"的综合模式转变,护理学科内涵和范畴也发生了巨大的变化。本书在内容上充分注意基础理论与临床实践相结合,普及与提高相结合,充分吸收融合了国内外护理学最新科研成果,反映当代护理学的水平,文字力求简明扼要,通俗易懂,准确流畅。

本书主要介绍了护理学的基础理论与临床实践。首先对内外科常见疾病的护理做了详细介绍,然后介绍了手术室护理的相关知识,涉及围术期护理、手术室护理配合、消化内镜手术护理配合等。其次针对妇科手术患者的护理、儿科常见病的护理做了深入细致的讲解。本书参考了近年来护理学相关权威著述,也融入了编者丰富的临床护理经验,具有很强的实用性,对于广大护理人员来讲是一本很有价值的参考书。

由于编写时间紧张加之编者水平有限,书中不足之处在所难免,希望广大读者在阅读和使用过程中多提宝贵意见,以便再版时更新和完善。

编　者

目 录

第一篇 内外科护理

第二篇　手术室护理

第三篇　妇科与儿科护理

第一篇　内外科护理

第一章　颅脑损伤患者的护理

颅脑损伤多因外界暴力作用于头部而引起。平时常因坠落、交通事故、跌倒、锐器或钝器打击头部致伤,战时则多见于火器伤。颅脑损伤发生率仅次于四肢损伤,占全身各部位损伤的第 2 位,其病死率和致残率则居身体各部位损伤之首。头皮损伤、颅骨损伤和脑损伤,三者可合并或单独存在。本章重点阐述脑损伤的护理。

第一节　头皮损伤

一、疾病概论

头皮损伤包括头皮血肿、头皮裂伤和头皮撕脱伤,均由直接暴力所致。头皮血供丰富,伤后极易失血,部分患者尤其是小儿可导致休克;头皮损伤处理不当可导致感染向深部蔓延,引起颅骨骨髓炎和颅内感染。常见的头皮损伤包括头皮血肿、头皮裂伤和头皮撕脱伤。

1. 病因病理　头皮损伤类型与致伤物种类、作用力的大小及方向密切相关。引起头皮损伤的原因主要有:①钝器;②锐器;③机械力牵拉。钝器常造成头皮挫伤或血肿,也可出现不规则裂伤,锐器损伤大多伤口整齐,发辫卷入机器则可引起撕脱伤。

(1)头皮裂伤:多为锐器或钝器打击所致的、常见的开放性损伤。单纯头皮裂伤仅限于头皮,虽可深达骨膜,但颅骨常完整;头皮裂伤出血较多,不易自行停止,严重时发生失血性休克;因钝器或头部碰撞造成的头皮裂伤,常伴颅骨骨折或脑损伤;若帽状腱膜破裂,头皮伤口可全部裂开。

(2)头皮血肿:多由钝器伤所致。依据头皮血肿的解剖部位不同,头皮血肿又分为皮下血肿、帽状腱膜下血肿和骨膜下血肿。

1)皮下血肿:是指位于皮肤表层和帽状腱膜之间的血肿。因皮肤借纤维隔与帽状腱膜紧密连接,血肿不易扩散,范围较局限,血肿周围肿胀。

2)帽状腱膜下血肿:是指位于帽状腱膜与骨膜之间的血肿。因出血弥漫于帽状腱膜下的疏松组织层,血液易蔓延、波及整个帽状腱膜下间隙,导致大量出血。

3)骨膜下血肿:是指位于骨膜与颅骨外板之间的血肿。由于骨缝处的骨膜嵌入附着紧密,不易剥离,血肿张力较大,范围以骨缝为界。

(3)头皮撕脱伤:可分为不完全撕脱伤和完全撕脱伤 2 种,是最严重的头皮损伤,多见于长发被卷入转动的机器所致。由于皮肤、皮下组织和帽状腱膜三层紧密相连,在强烈的牵扯下,使头皮自帽状腱膜下被撕脱,甚至连同部分骨膜撕脱,严重者可合并颈椎损伤。

2. 临床表现

(1)症状:局部疼痛,疼痛可致患者精神紧张、烦躁及恐惧。血肿、出血和疼痛刺激致使患者有效循环血量减少,严重者可发生休克。

(2)体征

1)头皮裂伤:创缘可不规则,裂口大小、深度不一,常伴有出血;严重头皮裂伤可有组织缺损;若帽状腱膜已破,头皮伤口可全部裂开。

2)头皮血肿:①皮下血肿:血肿局部张力高、压痛明显、范围局限、周围组织肿胀、有凹陷感(注意与凹陷性骨折鉴别);②帽状腱膜下血肿:血液蔓延致头颅明显增大、肿胀、触之有明显的波动感;③骨膜下血肿:血肿多以骨缝为界局限于某一颅骨范围内,常合并颅骨骨折。

3)头皮撕脱伤:表现为头皮缺损、大量出血、大范围颅骨外露,甚至出现颈椎损伤的表现。

3. 辅助检查　影像学检查如头部 X 线检查、CT 扫描检查可了解有无颅骨骨折、脑损伤。

4. 治疗原则

(1)头皮裂伤:加压包扎止血。裂口较长、出血不止者,需行清创缝合止血。由于头皮血供丰富,清创缝合的时限为伤后 24 小时内。

(2)头皮血肿:小血肿无须特殊处理,1~2 周可自行吸收;巨大的血肿需 4~6 周才吸收。采用局部适当加压包扎,穿刺抽吸时需严格无菌技术操作,避免感染。已有感染的血肿,需切开引流。帽状腱膜下血肿和骨膜下血肿可在严格无菌的条件下抽吸后再加压包扎;骨膜下血肿伴有颅骨骨折者不宜强力加压包扎,防止血液经骨折缝渗入颅内,引起硬脑膜外血肿。

(3)头皮撕脱伤:急救时以无菌敷料覆盖创面,再加压包扎止血。头皮不完全撕脱者争取在伤后 6~8 小时清创后缝回原处;头皮已完全撕脱者,撕脱的头皮用无菌巾包裹,隔水放置于有冰块的容器内,随患者速送医院,在严格清创后行头皮再植;如撕脱的皮瓣已不能利用,需在裸露颅骨做多处钻孔至板障层,待钻孔处生长出肉芽后植皮。

二、护理诊断/问题

1. 疼痛　与头皮损伤有关。

2. 组织完整性受损　与头皮损伤有关。

3. 潜在并发症　休克、感染、颅压增高。

三、术前护理

1. 减轻疼痛　头皮血肿者,早期冷敷以减少出血和疼痛;24~48 小时后改用热敷,以促进血肿吸收。

2. 预防感染　①单纯头皮出血:可加压包扎止血;②开放性颅脑损伤:应剪除伤口周围头发,以乙醇擦拭,不冲洗、不用任何外用药,外露的脑组织周围以纱布卷保护,以防受压,病情允许者抬高头部以减少出血;③遵医嘱使用抗生素及破伤风抗毒素治疗。

3. 病情观察　观察患者意识、瞳孔及生命体征,以及时发现有无颅压增高、休克和感染等。

4. 抗休克护理　小儿帽状腱膜下血肿、严重裂伤,或头皮撕脱伤者累及主要动脉或静脉窦时,均可发生严重失血,威胁患者生命。一旦出现休克,应遵医嘱抗休克治疗。治疗期间,密切监测出入量、尿量、脉搏、呼吸、血压和中心静脉压(CVP)等。

四、术后护理

1. 伤口和皮瓣护理　避免局部受压,必要时抬高床头,保持敷料清洁干燥,观察创面有无渗血、渗液和感染。头皮撕脱伤者,注意观察有无皮瓣坏死、感染。

2. 用药护理　遵医嘱使用抗生素、止血药、镇痛药物,并观察药物的疗效与不良反应。

3. 心理护理　安抚患者,帮助患者了解疾病的转归,并寻求有效的应对紧张、恐惧的方法。严重头皮撕脱伤者,指导患者调适心理、正视现实,必要时协助指导整容、佩戴假发等修饰头皮缺损的方法。

五、健康教育

1. 休息与体位　注意休息,避免过度劳累,病情较重者,应卧床休息。头皮撕脱伤者,取半坐位或俯卧位。

2. 饮食　禁烟酒,避免辛辣刺激性食物。

3. 服药　遵医嘱继续规律服用抗生素等药物。

4. 伤口护理　保持头部敷料清洁固定,预防感染;头皮血肿加压包扎者,勿揉搓局部,以免加重出血。

5. 复诊指导　如原有症状加重、头痛剧烈、频繁呕吐,及时就诊。

第二节　颅骨骨折

一、疾病概论

颅骨骨折是指颅骨受暴力作用所致其结构改变。颅骨骨折的严重性常常不在于骨折本身,而在于骨折所引起的脑膜、脑血管和神经的损伤,以及有无脑脊液漏、颅内血肿及颅内感染等。

颅骨骨折按骨折形态分为线形骨折与凹陷骨折,其中粉碎性骨折多呈凹陷性,一般列为凹陷骨折;依骨折部位是否与外界相通分为闭合性骨折和开放性骨折;按部位分为颅盖骨折与颅底骨折,其中颅底骨折根据发生的部位又可分为颅前窝骨折、颅中窝骨折、颅后窝骨折。

1. 病因病理　直接暴力或间接暴力作用于颅骨而导致颅骨骨折,其致伤因素主要取决于外力大小及作用方向、致伤物与颅骨接触的面积及颅骨的弹性、抗压缩和抗牵张的能力。

颅骨骨折的性质和范围主要取决于致伤物的大小和速度。体积大、速度慢的致伤物,引起较严重的颅骨整体变形,多在较为薄弱的颞骨鳞部或颅底引起线形骨折,且骨折线沿致伤物作用的方向和颅骨薄弱部位延伸;斜向打击于颅盖部的致伤物,也常引起线形骨折;体积大、速度快的致伤物,易造成凹陷骨折;体积小、速度快的致伤物,则可导致圆锥样凹陷骨折或穿入性骨折;垂直打击于颅盖部的致伤物常引起着力点处的凹陷或粉碎性骨折。骨折导致局部压痛、肿胀,局部骨膜下血肿;凹陷骨折刺破静脉窦可引起致命的大出血;骨折片陷入颅内则局部脑组织受压,临床上可出现相应的病灶症状和局限性癫痫;并发颅内血肿者,可产生颅压增高症状;颅底骨折时,由于颅底骨面凹凸不平,颅神经、血管由颅底出入颅腔,易导致颅神经、血管受累,硬脑膜撕裂则产生脑脊液外漏而成为开放性骨折。

2. 临床表现

(1)症状:局部疼痛,严重疼痛可致患者精神紧张、烦躁及恐惧。

(2)体征

1)颅盖骨折:①线形骨折:有头皮血肿、裂伤、骨膜下血肿、颞肌肿胀或香肠样头皮肿胀等临床体征;②凹陷性骨折:可触及局部凹陷;凹陷性骨折位于脑重要功能区,可出现偏瘫、失语、癫痫等神经系统定位病征。

2）颅底骨折：①颅前窝骨折：眼眶周围皮下淤血者，出现"熊猫眼征"；筛板或视神经管骨折者，合并嗅神经或视神经损伤；脑膜、骨膜均破裂者，引起脑脊液鼻漏；②颅中窝骨折：骨折累及蝶骨者，可出现鼻出血或合并脑脊液鼻漏；累及颞骨岩部者，脑膜、骨膜及鼓膜均破裂时，则合并脑脊液耳漏；骨折线偏外侧时，可引起颞部瘀血肿胀（Battle 征）；可合并面神经、听神经损伤；③颅后窝骨折：骨折多累及颞骨岩部后外侧和枕骨基底部，前者伤后 1~2 天出现乳突部皮下瘀血斑，后者可在伤后数小时出现枕下部肿胀和瘀血斑；枕骨大孔或岩尖后缘附近骨折者，则可合并第Ⅸ~Ⅻ颅神经损伤。

3. 辅助检查　影像学检查如 X 线检查可确诊颅盖部的线形骨折、凹陷性骨折；CT 检查可了解骨折性质及是否合并脑损伤。

4. 治疗原则

（1）非手术治疗：颅盖骨线形骨折本身不需要处理，但骨折线跨过脑膜血管沟或静脉窦的骨折，应密切观察意识、瞳孔、生命体征及神经系统病征，警惕硬脑膜外血肿的发生；颅底骨折发生脑脊液漏时即为开放性损伤，应使用 TAT 及抗生素预防感染。

（2）手术治疗

1）颅盖凹陷性骨折：手术整复或摘除碎骨片的手术指征如下：①位于重要功能区的骨折；②骨折片刺入颅内；③骨折凹陷深度>1cm；④骨折引起瘫痪、失语等功能障碍或局限性癫痫者。

2）颅底骨折：脑脊液漏一般在 2 周内愈合；脑脊液漏 4 周未自行愈合者，需做硬脑膜修补术。

二、护理诊断/问题

1. 疼痛　与颅骨骨折有关。

2. 潜在并发症　骨膜下血肿、癫痫、颅压增高。

三、护理措施

1. 病情观察　密切观察头痛、呕吐、意识、瞳孔、生命体征等颅压增高征象。严重凹陷性骨折者，观察有无偏瘫、失语、视野缺损等脑组织受压的局灶表现。一旦发现异常应立即告知医师，并做好开颅血肿清除术、骨折复位术等急诊手术准备。

2. 脑脊液漏护理　护理的重点是预防颅内感染。

（1）确定是否存在脑脊液漏：颅底骨折时，应对鼻腔、耳道、口腔流出血性液体进行鉴别。常用的方法有：①物理检测法，将血性液体滴于白色滤纸上，如果出现月晕样淡红色浸渍圈，则为脑脊液；②化学检测法，用尿糖试纸或葡萄糖定量检测，血性液体中含糖，则为脑脊液。

（2）体位：取抬高床头 30°~60°卧位或半坐卧位，头偏向患侧，目的是借助重力作用使脑组织移向颅底，使脑膜粘连封闭漏口。脑脊液漏严重者，则取平卧位，防止引流过量造成低颅内压。

（3）预防感染：①禁忌在鼻腔和耳道堵塞、冲洗、滴药；②每天清洁消毒鼻前庭或外耳道 2 次，注意避免液体逆流至颅内，在外耳道口或鼻前庭放置疏松干棉球并及时更换，必要时记录 24 小时浸湿的棉球数，以估计漏出液量；③脑脊液鼻漏者，严禁经鼻腔置胃管、吸痰管、鼻导管等；④禁忌行腰椎穿刺；⑤避免用力咳嗽、打喷嚏和擤鼻涕，避免挖耳、抠鼻，避免屏气排便,以免导致气颅或颅内感染;⑥遵医嘱应用抗生素及破伤风抗毒素。

(4)预防颅内低压综合征:脑脊液外漏过多可导致颅内低压综合征。患者表现为直立性头痛,多位于额、枕部,头痛与体位有明显关系,平卧位消失或减轻,坐起或站立时头痛剧烈,常合并恶心、呕吐、头昏或眩晕、厌食、短暂的昏厥等。应指导患者卧床休息,取头低足高位,多饮水,必要时遵医嘱静脉滴注 0.9%氯化钠溶液以补充水分。

3. 用药护理 遵医嘱使用抗生素及破伤风抗毒素、止血药、镇痛药物,并观察药物的疗效与不良反应。

4. 饮食护理 吞咽功能正常者,给予清淡饮食;有颅高压、吞咽功能障碍、呕吐者,暂禁食。

5. 心理护理 安抚患者,及时与患者沟通,指导配合治疗护理的方法及注意事项,消除焦虑和紧张情绪。

四、并发症的护理

1. 骨膜下血肿 线形骨折者,注意观察有无骨膜下血肿,以及出血量和血肿范围。

2. 癫痫 凹陷骨折可能导致脑组织受损而出现癫痫,应及时遵医嘱使用抗癫痫药物,注意观察病情和药物作用,避免癫痫进一步加重颅脑损伤。

3. 颅压增高 严密观察患者病情,一旦发现颅压增高迹象,立即遵医嘱给予脱水、降颅内压等治疗,避免合并脑挫伤、继发颅内出血导致脑疝发生。

五、健康教育

1. 脑脊液漏 告知预防颅内感染的注意事项。

2. 较大颅骨缺损 避免局部碰撞,伤后 3~6 个月行颅骨修补术。

3. 复诊指导 患者若出现剧烈头痛、频繁呕吐、发热、意识改变等异常情况,应及时就诊。

第三节 脑损伤

一、疾病概论

脑损伤是指外力作用下,导致脑组织、脑血管、脑神经及脑膜的损伤。脑损伤是最严重、最易导致患者神经功能障碍的颅脑损伤,其致残率、病死率高。

1. 病因病理 造成脑损伤的基本因素包括 2 种:①直接损伤:外力直接作用于头部导致的损伤,常发生在着力部位,由于颅骨内陷、迅速回弹或骨折引起脑损伤;②冲击伤或对冲伤:头部遭受外力的瞬间,脑与颅骨之间相对运动造成脑损伤,发生于着力部位者称为冲击伤;发生于着力部位的对侧者称为对冲伤。同时,由于脑组织在颅腔内急速移动,以及受大脑镰、小脑幕等组织牵拉,易致多处或弥漫性脑损伤。

2. 分类

(1)根据脑组织是否与外界相通分

1)开放性脑损伤:多由火器或锐器直接造成,常伴有头皮裂伤、颅骨骨折和硬脑膜破裂,有脑脊液漏。

2)闭合性脑损伤:多为钝器或间接暴力所致,硬脑膜完整,无脑脊液漏。

（2）根据脑损伤机制和病理改变分

1)原发性脑损伤:是指脑组织在外界暴力作用后立即出现病理性损害,主要有脑震荡、脑挫裂伤等。

2)继发性脑损伤:是指头部受伤后一段时间内逐渐出现的病理性损害,主要有颅内血肿、脑水肿和脑疝等。

3.临床表现

（1）脑震荡

1)症状:表现为一过性的脑功能障碍,即受伤当时立即出现短暂的意识障碍甚至昏迷,但不超过30分钟,常以数秒或数分钟多见,意识恢复后常伴有头晕、头痛、恶心、呕吐、失眠、心悸等症状。患者可出现逆行性遗忘症,即清醒后不能记忆起受伤当时至伤前一段时间内情况。

2)体征:患者意识障碍时常伴有面色苍白、冷汗、血压下降、呼吸和脉搏微弱、肌张力减退等征象,清醒后无神经系统阳性体征,脑脊液检验无红细胞。

（2）脑挫裂伤:因损伤部位、范围、程度不同而异。轻度脑挫裂伤仅有轻微症状;重度脑挫裂伤可导致深昏迷,甚至立即死亡。

1)症状:①头痛、恶心、呕吐:为脑挫裂伤最常见的症状,可能与蛛网膜下隙出血、颅压增高或脑血管功能障碍有关。头痛呈间歇或持续性,在伤后1～2周最明显,以后逐渐减轻,可局限于某一部位(多为着力部位)或全头痛。伤后早期引起恶心、呕吐的原因主要是:受伤时第四脑室底部呕吐中枢受到脑脊液冲击、蛛网膜下隙出血对脑膜的刺激或前庭系统受刺激引起;呕吐发生时间较晚者多为颅压增高所致;②意识障碍:于伤后立即发生,持续时间长短不一,但在30分钟以上,持续数小时、数天不等,严重者发生迁延性昏迷。意识障碍是脑挫裂伤最突出的症状之一,其持续时间与脑损伤程度相关。

2)体征:①生命体征变化:轻度和中度脑挫裂伤者,血压、脉搏、呼吸多无明显改变,严重脑挫裂伤导致脑水肿和颅内出血时,可引起颅压增高,出现血压升高、脉搏缓慢、呼吸深而慢,严重者导致呼吸、循环衰竭,伴有下丘脑损伤者,可出现持续的中枢性高热;轻度和中度脑挫裂伤者,血压、脉搏、呼吸多无明显改变;②局灶体征:脑挫裂伤后立即出现相应部位的神经功能障碍表现。如运动区受损时出现对侧瘫痪,语言中枢受损时则出现失语等。

（3）弥漫性轴索损伤

1)症状:伤后即刻发生的长时间的严重意识障碍是弥漫性轴索损伤的典型临床表现。损伤级别越高,意识障碍越重,特别严重者数小时内即死亡,即使幸存下来,也多呈昏迷或植物状态。弥漫性轴索损伤患者无伤后清醒期。但近年来的研究发现,轻型损伤者伤后可有中间清醒期,甚至能言语。

2)体征:部分患者可有单侧或双侧瞳孔散大,广泛损伤者可有双眼同向偏斜、向下凝视或双侧眼球分离等眼征。但此种改变缺乏特异性。

（4）硬脑膜外血肿

1)症状:①颅压增高所致的头痛、恶心、呕吐等症状,头痛呈间歇或持续性,早期可局限于某一部位;②进行性意识障碍:为硬脑膜外血肿的主要症状,其表现特点及变化过程与原发性脑损伤的轻重和血肿形成速度密切相关。主要有3种类型:①清醒→昏迷:即伤后无原发昏迷的轻度脑损伤,待血肿形成后开始出现意识障碍;②昏迷→中间清醒或好转→再发昏迷:即较重的原发性脑损伤,伤后立即昏迷,随后完全清醒或意识好转,血肿形成后导致颅压增高而再出现昏迷,且进行性加重,患者有典型的"中间清醒期";③昏迷进行性加重或持续昏迷:常为严重的原发性脑损伤。临床上以有典型的"中间清醒期"为特征的硬脑膜外血肿多见。

2)体征:①瞳孔改变:幕上血肿可导致小脑幕切迹疝,出现一过性患侧瞳孔缩小,随即患侧瞳孔散大,对侧肢体瘫痪进行性加重;随着脑疝进展,双侧瞳孔散大,继之呼吸、循环衰竭。而幕下血肿者可直接导致枕骨大孔疝,较早出现呼吸骤停;②神经系统受累:血肿压迫脑功能区,出现局部脑功能受累的体征;如血肿增大导致小脑幕切迹疝时,患者表现为对侧锥体束征;脑疝晚期,脑干严重受压时导致去大脑强直。

(5)硬脑膜下血肿

1)急性或亚急性硬脑膜下血肿:类似硬脑膜外血肿,因多数与脑挫裂伤和脑水肿同时存在,故表现为伤后持续昏迷或昏迷进行性加重,少有"中间清醒期",较早出现颅压增高和脑疝症状。

2)慢性硬脑膜下血肿:病情进展缓慢,病程较长。临床表现差异很大,主要表现为3种类型:①慢性颅压增高症状;②偏瘫、失语、局限性癫痫等局灶症状;③头昏、记忆力减退、精神失常等智力障碍和精神症状。

(3)脑内血肿:常与硬脑膜下血肿同时存在,临床表现与脑挫裂伤和急性硬脑膜下血肿的症状很相似。表现以进行性加重的意识障碍为主。

4.辅助检查

(1)X线检查:了解有无骨折,对着力部位、致伤机制、伤情判断等有一定意义。

(2)CT检查:能显示脑挫裂伤、颅内血肿的部位、范围和程度,了解脑室受压、中线结构移位等情况,是目前最常应用最有价值的检查手段。①硬脑膜外血肿:表现为颅骨内板与硬脑膜之间的双凸镜形或弓形高密度影;②急性或亚急性硬脑膜下血肿:表现为脑表面新月形高密度、混杂密度或等密度影;③慢性硬脑膜下血肿:可见脑表面新月形或半月形低密度或等密度影;④脑内血肿:表现为脑挫裂伤区附近或脑深部白质内类圆形或不规则高密度影,周围有低密度水肿区;⑤弥漫性轴索损伤:表现为胼胝体、脑干上端、内囊和基底核区、白质等部位的小灶状高密度影,一般不伴周围水肿或其他损害。

(3)MRI检查:对轻度脑挫伤灶的显示优于CT。

(4)腰椎穿刺:腰椎穿刺检查时可测定颅内压或引流血性脑脊液以减轻症状,但明显颅压增高患者,禁止腰椎穿刺。脑脊液检查:脑震荡者无红细胞;脑挫裂伤者则有红细胞出现。

5.治疗原则

(1)非手术治疗:①防治脑水肿;②防治感染;③促苏醒;④对症治疗高热、蛛网膜下隙出血、外伤性癫痫、消化道出血、尿崩症等。

1)脑震荡:卧床休息5~7天,适当镇静、镇痛,一般无须特殊治疗,预后良好。

2)脑挫裂伤:密切观察病情变化,防治脑水肿,降低颅内压,保持呼吸道通畅,给予营养支持、对症处理和促进神经功能恢复。

3)颅内血肿:意识清醒、病情稳定,幕上血肿量<30mL,幕下血肿量<10mL,中线结构移位<1.0cm者,密切观察病情,予以脱水降颅内压等治疗。

（2）手术治疗

1）开放性脑损伤：原则上尽早行清创缝合术，使之成为闭合性脑损伤。

2）闭合性脑损伤：手术主要针对颅内血肿、重度挫裂伤等合并脑水肿引起的颅压增高和脑疝，其次为局灶性脑损伤。常用的术式有：①开颅血肿清除术；②去骨瓣减压术；③脑挫裂伤病灶清除术；④脑室引流术；⑤钻孔引流术。

二、护理评估

1. 术前评估

（1）健康史

1）一般情况：了解患者的年龄、性别、职业、经济状况、社会、文化背景等。

2）外伤史：详细了解受伤时间、致伤原因、受伤时情况；患者伤后有无昏迷、近事遗忘和昏迷时间长短，有无中间好转或清醒期；受伤当时有无口、鼻、外耳道出血或脑脊液漏；有无恶心、呕吐及其次数，有无大小便失禁、肢体瘫痪等；了解受伤后紧急处理及治疗情况，是否有合并伤，如多发性骨折、内脏破裂等。

3）既往史：了解患者既往健康状况，有无头部手术史、服药史和过敏史等。

（2）身体状况

1）症状与体征：评估患者头部外伤的部位、有无血肿及出血、呼吸道是否通畅、是否出现口鼻出血或外耳道溢血，评估患者意识、瞳孔、生命体征、神经系统病征，观察患者是否存在颅压增高和脑疝表现，评估患者的营养状态。

2）辅助检查：了解影像学检查、腰椎穿刺检查结果，判断脑损伤类型和严重程度。

（3）心理-社会状况：了解患者及其家属的心理反应，有无恐惧、焦虑心理；评估家庭经济状况与对患者支持能力、对治疗的期望值。

2. 术后评估

（1）术中情况：了解手术、麻醉方式和效果、手术中出血、补液、输血情况和术后诊断。

（2）身体状况：评估麻醉后是否清醒，观察意识、瞳孔、肢体活动、生命体征有无异常；评估头部敷料有无渗血、渗液，评估引流管的种类、有无标识、是否通畅，引流液的颜色、性状与量等；评估有无出血、感染、压力性损伤、消化道出血、深静脉血栓等并发症。

（3）心理-社会状况评估：评估患者及其家属有无悲观、自卑等不良情绪，对疾病转归、治疗护理配合的认知程度；了解患者是否配合早期活动、康复训练；评估患者是否了解出院后继续治疗的相关知识、能否顺利回归社会。

三、护理诊断/问题

1. 意识障碍　与脑损伤、颅压增高有关。

2. 清理呼吸道无效　与意识障碍有关。

3. 疼痛　与颅脑损伤、颅压增高、手术切口有关。

4. 营养失调——低于机体需要量　与呕吐、脑损伤后高代谢有关。

5. 潜在并发症　颅压增高、脑疝、癫痫、感染、消化道出血、失用综合征。

四、现场急救

1. 抢救生命　患者出现危及生命的颅压增高、脑疝或呼吸心搏骤停时，应立即采取紧急抢救措施，如开放气道、脱水降低颅内压、心肺复苏等。

2. 防治窒息　意识障碍、咳嗽反射和吞咽功能障碍导致呼吸道分泌物、血液、脑脊液及呕吐物进入呼吸道，以及舌后坠等引起呼吸道梗阻者，应尽快清理口腔和咽部异物，将患者侧卧或放置口咽通气道，必要时行气管插管。

3. 抗休克　评估有无头皮或颅外其他部位的合并伤，协助患者平卧、保暖、补充血容量。

4. 伤口处理　①开放性脑损伤者，应及时正确处理伤口及外露的脑组织；病情允许者抬高头部以减少出血；②遵医嘱抗感染及抗破伤风治疗。

5. 病情观察　密切观察与记录受伤经过、意识、瞳孔、生命体征、肢体活动、伤口处理、急救措施及使用药物等，供进一步救治时参考。

五、术前护理

1. 病情观察　遵医嘱或根据患者病情每 15~60 分钟动态观察并记录 1 次，病情稳定后适当延长观察时间，以及早发现继发血肿、脑水肿等引起的颅压增高及脑功能障碍表现。

（1）颅压增高

1）头痛、恶心、呕吐：是颅脑损伤后最常见的症状，头痛加重、频繁恶心、呕吐则提示颅压增高。

2）意识状态：是颅脑损伤最突出的症状之一。常用格拉斯哥昏迷评分法（GCS）对患者的意识状态进行评分，观察时应采用相同的语言和痛刺激，应进行连续、动态分析，以判断有无意识障碍及其程度：①原发性脑损伤表现为伤后立即昏迷；②硬脑膜外血肿表现为颅脑损伤后昏迷-清醒-再度昏迷的"中间清醒期"过程；③脑疝患者意识障碍逐渐加深、伴有瞳孔散大等脑疝的其他病征；④躁动患者突然昏睡是病情恶化的征兆。

3）瞳孔变化：观察两侧瞳孔的大小、形状和对光反射，以及两侧眼裂大小、眼球的位置和运动情况。伤后眼睑水肿影响观察者，应用拇指轻压上睑缘再向上推送，必要时用棉签分开上下眼睑观察。注意电筒光束应从外侧移向瞳孔。正常瞳孔等大、等圆，直径 2~5mm，直接、间接对光反射灵敏。常见瞳孔异常：①原发性动眼神经损伤者：伤后立即出现一侧瞳孔散大；②小脑幕切迹疝者：伤后出现一侧瞳孔先缩小继之进行性散大、对光反射减弱或消失；③脑干损伤或临终患者：双侧瞳孔散大、对光反射消失、眼球固定伴深昏迷或去皮质强直；④中脑损伤者：双侧瞳孔大小形状多变、对光反射消失，伴眼球分离或异位；⑤展神经受损者：眼球不能外展且有复视；⑥小脑或脑干损伤者：可出现眼球震颤。观察瞳孔时，应排除药物的影响，如阿托品、麻黄素等使瞳孔散大，吗啡、氯丙嗪可引起瞳孔缩小。

4）生命体征异常：患者出现血压升高、脉搏缓慢、呼吸深而慢提示颅压增高，严重者出现呼吸、循环衰竭等脑疝晚期表现；下丘脑损伤者，出现中枢性高热。

5）神经系统体征：了解肢体的肌力、肌张力，有无感觉障碍及病理反射。①单肢活动障碍者，在排除骨折、脱臼或软组织损伤后提示对侧大脑皮质运动区的损伤；②伤后立即出现的一侧上下肢运动障碍，且相对稳定，多为对侧大脑皮质运动区广泛性原发性脑损伤；③脑干损伤常出现交叉性瘫痪，即一侧脑神经周围性瘫痪，对侧肢体中枢性瘫痪；④伤后继发一侧肢体运动障碍且进行性加重，则提示幕上血肿引起小脑幕切迹疝；⑤失语、对侧肢体瘫痪等，提示患者出现脑皮质功能受累或脑挫裂伤部位神经功能障碍病征。

2. 避免颅压增高

（1）体位：患者绝对卧床休息，病情允许者抬高床头 15°~30°，利于颅内静脉回流；昏迷者取头侧卧位。

（2）保持呼吸道通畅：①及时吸痰、清除呼吸道异物，及时翻身叩背，维持呼吸功能；②舌后坠者放置口咽/鼻咽通气管；③协助医师对意识障碍、排痰困难、呼吸困难者行气管插管或气管切开术。

（3）遵医嘱输液：颅压增高者，控制输液速度，防止短时间内输入大量液体，注意补充电解质。

3. 饮食与营养　频繁呕吐者应禁食；能进食者，鼓励进食高维生素、高热量、高蛋白饮食，多食蔬菜和水果等粗纤维素类食物，以防止便秘；拟行急诊手术者应立即禁食，饱胃者应行胃肠减压，防止麻醉后食物反流引起窒息。严重脑损伤可采用肠内外营养支持，24~48 小时内尽早采用肠内营养，保证热量供给，维持营养需要，肠内营养是危重症患者首选的喂养方式。

4. 症状护理

（1）头痛

1）原因：常因外伤和颅压增高所致。

2）护理：①卧床休息，避免剧烈咳嗽、弯腰、低头及用力排便等加重头痛的活动；②密切观察患者是否伴有恶心呕吐等其他颅压增高的表现；③必要时遵医嘱使用镇痛药物，但禁用吗啡和哌替啶等抑制呼吸中枢药物。

（2）高热

1）原因：常因脑干或下丘脑损伤，以及呼吸道、泌尿系统或颅内感染等所致。前者常引起中枢性高热。

2）护理：采取积极降温措施，如控制室温、物理降温等。如体温过高，物理降温无效或中枢性高热可采用冬眠低温疗法。由于冬眠药物降低血管张力，使咳嗽反射减弱，应控制好剂量，维持血压，并保持呼吸道通畅。

（3）躁动

1）原因：脑水肿或颅内血肿所致颅压增高、呼吸不畅、缺氧、膀胱过度充盈、大便干结引起强烈的排便反射等都可引起。

2）护理：①了解引起躁动的原因并遵医嘱使用镇静药，避免强制约束而导致患者剧烈挣扎，加重颅压增高；②应用床栏以防坠床，防止自伤或意外损伤；③警惕患者由安静转为躁动，或由躁动转为安静深睡等病情恶化征象。

5. 并发症的护理

（1）癫痫发作

1）原因：任何部位的脑损伤都可引起。

2）护理：遵医嘱给予抗癫痫药物，防止癫痫发作加重脑缺氧和脑水肿；观察肢体抽搐的部位、频率及强度，避免发生舌咬伤、骨折等意外伤害；使用床栏等安全护理措施，防止坠床。

（2）排尿异常：昏迷患者短暂尿潴留后继以溺床。

1）原因：因脑功能受损所致。

2）护理：尽量少用易引起尿路感染的导尿术，男性患者可采用接尿器引流尿液；必须留置导尿管者定时放尿以保留膀胱储尿及排尿功能，留置时间以 3~5 天为宜；保持会阴部的清洁，每天会阴抹洗 2 次。

（3）外伤性尿崩症

1）原因：因下丘脑受损伤所致。

2)护理:遵医嘱给予垂体后叶素治疗;注意记录尿量,充分供给含电解质的液体,特别要注意补钠、补钾,定时监测血电解质;能口服者可自行饮水补充。

(4)消化道出血

1)原因:下丘脑或脑干损伤或大量使用皮质激素引起应激性溃疡所致。

2)护理:补充血容量;停用激素;遵医嘱应用胃酸分泌抑制药、止血药等。

6. 心理护理　保持病室安静,安抚患者及家属,避免患者情绪波动导致血压升高、加重脑水肿及颅压增高。

7. 术前准备　一旦患者出现继发颅内出血、颅压增高的表现,应遵医嘱立即做好术前准备。

六、术后护理

1. 病情监测　了解麻醉、术中情况及术后诊断,严密观察患者的意识、瞳孔、生命体征、颅内压及肢体活动等情况,如有异常及时上报医师。

2. 保持呼吸道通畅　持续给氧,定时翻身叩背。遵医嘱予以雾化吸入,建立人工气道者,应加强气道管理。

3. 体位　麻醉未清醒前、昏迷患者取头侧卧位;小脑幕上开颅术后取健侧或仰卧位;小脑幕下开颅术后取侧卧或侧俯卧位;去骨瓣术后骨窗在高位,以避免切口或脑组织受压。

4. 营养支持　意识清醒者,手术后第 1 天者给予米汤等流质,以后再逐渐过渡到半流质、普通饮食;呕吐者,应暂时禁食。意识障碍、吞咽困难等不能经口进食者,应尽早留置鼻肠管进行肠内营养。

5. 基础护理　口腔护理每天 2~3 次、会阴护理每天 2 次、翻身叩背每 2 小时 1 次;保持患者皮肤干燥清洁;肢体活动障碍、昏迷患者使用气垫床、翻身枕、水胶体敷料等保护皮肤,预防压力性损伤的发生;大小便失禁患者视情况使用尿垫、留置导尿管、造口袋等措施预防失禁性皮炎的发生。使用床栏,躁动不安者适当约束,避免意外损伤。

6. 管道护理

(1)脑室引流的护理:①脑室引流管最高点应距侧脑室 10~15cm,以维持正常的颅内压,并保证引流通畅,适当控制引流速度,每天引流量不超过 500mL 为宜;②观察引流液的颜色、量及性质并做好记录。如血性液体颜色有逐渐加深或变浑浊,及时报告医师处理;③如搬运患者或患者需要改变体位时,应暂时夹闭引流管;④更换引流袋时,严格按照操作规程,防止发生感染;⑤拔管前先夹管 24 小时,继续观察患者生命体征、瞳孔情况,注意有无头痛、呕吐、血压升高等现象。如果情况稳定,方可拔管。

(2)硬膜下引流:①引流管应保持通畅,避免折叠、扭曲、受压,引流袋应低于创腔 30cm,以利于引流;②按无菌要求操作,保持敷料干燥,必要时更换引流袋;③指导患者活动,尤其是头部的活动,避免引流管的脱出;④引流管通常于术后第 3 天拔除,注意观察伤口敷料,有渗出时,应报告医师。

(3)硬膜外引流:引流袋的高度应平行于创腔,余护理参照硬膜下引流护理措施。

7. 用药护理

(1)降低颅内压药物:遵医嘱使用减轻脑水肿、降低颅内压的脱水药、利尿药、肾上腺皮质激素等,密切观察用药后病情改善情况,并观察用药后有无水电解质平衡紊乱、消化道出血等不良反应。

（2）镇静镇痛药物：患者躁动不安、疼痛时遵医嘱给予镇静镇痛药，但禁用吗啡等中枢镇痛药，以免抑制呼吸中枢。

（3）保护脑组织和促进脑苏醒药物：遵医嘱使用清除自由基、降低脑代谢率、改善脑缺血缺氧的巴比妥类、神经节苷脂、胞磷胆碱、酰谷胺等药物，并观察患者脑电图、血药浓度、意识及呼吸情况。

8. 心理护理 消除患者及其家属的疑虑和担忧，向其讲解疾病治疗及转归知识、配合治疗与护理的方法，指导主动接受康复知识和技能。

9. 并发症的护理

（1）颅压增高

1）原因：常因颅内出血、继发脑水肿、再发颅内血肿所致。

2）护理：①术后连续、动态观察患者意识、瞳孔、生命体征、神经系统体征，以及头痛、呕吐或躁动不安等；②重型颅脑损伤者：使用颅内压监护仪监测颅内压（ICP）情况。开颅去骨瓣患者：ICP>15mmg，未开颅去骨瓣减压的患者>20mmg 时超过 30 分钟，需报告医师。

对于潜在脑疝危险（如颅内血肿、颅内压进行性升高）或发生脑疝者应积极做好再次手术准备，以抢救生命。

（2）消化道出血：主要为胃、十二指肠黏膜多发性糜烂或黏膜下出血，表现为患者呕吐出大量咖啡色胃内容物，伴有呃逆、腹胀及黑便等症状。

1）原因：常见于下丘脑、三脑室、四脑室和脑干手术后。

2）护理：①遵医嘱及早给予保护消化道黏膜药物，预防出血；②严密观察消化道症状与体征，如发现腹胀、肠鸣音亢进、胃内有咖啡色液体，或出现柏油样便等消化道出血现象，甚至发生咯血或大量便血及面色苍白、脉搏快速、血压下降等休克征象，应立即告知医师处理；③遵医嘱应用止血药和抑制胃酸分泌的药物，必要时行胃肠减压、抢救休克。

（3）感染

1）原因：常因患者抵抗力差及各种有创操作所致。

2）护理：①病情观察：密切观察体温变化。必要时行血液、体液检测及分泌物培养检查，以及时发现感染征象；②防止泌尿系统感染：尿潴留者导尿过程严格无菌操作，并加强泌尿系统护理；不可将留置导尿管作为解决尿失禁的常用方法，尿失禁的男性患者可用男式接尿器或直接接尿，女性患者则应根据排尿规律、定时接尿或及时更换尿垫；③防止口腔感染：加强口腔护理，及时清除口腔内分泌物；④避免颅内感染：枕部垫无菌巾，保持伤口敷料干燥固定，如有渗湿、污染及时更换，严格无菌操作，正确放置引流袋高度，避免管道脱出及逆行感染；⑤防止肺部感染：患者采取侧卧和侧俯卧位，以利呼吸道分泌物排出，防止呼吸道堵塞；行气管切开者，吸痰时应先吸气管套管内，更换吸痰管后，再吸鼻腔、口腔，避免将口鼻内细菌带入气管、肺部；有条件可使用声门下吸引；鼻饲前应检查气管套管气囊的压力；鼻饲后30分钟内尽量避免吸痰、翻身、叩背，以防止反流引起误吸；定时翻身、叩背，以利于痰液排出；鼓励患者早期床上活动，病情允许可使用电动站立床进行站立训练；⑥严格落实手卫生。

（4）癫痫发作

1）原因：术后2~4天脑水肿高峰期，术后脑组织缺氧及皮质运动区受激惹导致。

2）护理：指导患者卧床休息，避免情绪激动，遵医嘱定时定量使用抗癫痫药物，癫痫发作时防止发生意外损伤。

（5）顽固性呃逆

1）原因：常在三脑室或四脑室手术后发生，也可因累及下丘脑或脑干所致。

2）护理：如因胃胀气或胃潴留，可置胃管抽吸胃内容物；如因膈肌激惹所致的呃逆，可给予强刺激，如压眶上缘、刺激患者咳嗽等可暂时缓解；效果不佳时可使用复方氯丙嗪或哌甲酯（利他灵）。

（6）失用综合征

1）原因：因外伤致脑功能受损伤及长期卧床未进行功能锻炼所致。

2）护理：患者四肢保持功能位，进行肢体被动活动每天 3 次，每次 20~30 分钟，以防关节僵硬和肌肉挛缩。对存在失语、肢体功能障碍或生活不能自理者，协助康复医师制订针对性个体化康复训练方案，在患者病情稳定后尽早开始康复训练。

七、健康教育

1. 日常生活指导　指导患者或家属日常生活护理的方法及注意事项；存在神经功能障碍者，指导其最大限度自理部分生活。

2. 康复指导　加强营养，进食高热量、高蛋白、富含纤维素、维生素的饮食，发热时多饮水；康复训练过程中，耐心指导，鼓励患者努力配合，并给予正性激励，以树立坚持训练的信心，指导进行高压氧、针灸、理疗、按摩、中医药等辅助治疗。

3. 控制癫痫指导　外伤性癫痫患者遵医嘱按时服药，以控制癫痫发作，不可自行减量、停药或中断服药。

4. 出院指导　①合理休息，加强营养；鼻饲者，教会家属鼻饲饮食的方法和注意事项；②避免搔抓头部伤口，待伤口痊愈后方可洗头；③去骨瓣减压者，外出时需戴安全帽，以防局部受外力挤压或撞击；术后半年可行颅骨修补手术；④癫痫者，不宜单独外出或从事游泳、攀高等有危险的活动，以防发生意外；⑤复诊指导，3~6 个月门诊复查，如出现头痛，呕吐，不明原因发热，手术部位发红、积液、渗液，原有症状加重等应及时就诊。

第二章　脑血管性疾病患者的护理

第一节　脑卒中

一、疾病概论

脑卒中是各种原因引起的脑血管性疾病的急性发作,出现相应临床症状及体征。其中造成脑供血动脉狭窄或闭塞者称为缺血性脑卒中,引起非外伤性脑实质出血者称为出血性脑卒中。部分脑卒中患者需要外科治疗。

1.病因病理

(1)缺血性脑卒中:主要病因是动脉粥样硬化。某些使血流缓慢和血压下降的因素,如夜间睡眠时可诱发脑血管痉挛或血栓形成,导致脑供血动脉狭窄或闭塞。闭塞部位以颈内动脉和大脑中动脉为多见,基底动脉和椎动脉次之。脑动脉闭塞导致该动脉供血区的脑组织发生缺血性坏死,其范围和程度与血管闭塞的速度、部位及侧支循环代偿的程度有关。患者可出现意识障碍和相应的神经功能障碍,严重者死亡。其发病率占脑卒中的 60%~70%,多见于 40 岁以上者。

(2)出血性脑卒中:常因剧烈活动或情绪激动使血压突然升高而诱发粟粒状微动脉瘤破裂导致出血。出血多位于基底核壳部,向内可扩展至内囊部。出血量大形成血肿时,压迫脑组织,造成颅压增高甚至脑疝;血肿可沿其周围神经纤维束扩散,导致神经功能障碍;脑干内出血或血液进入相邻脑室,则后果严重。出血性脑卒中是高血压病死亡的主要原因,50 岁以上的高血压动脉硬化患者为高发人群,男性多于女性。

2.临床表现

(1)缺血性脑卒中:根据脑动脉狭窄和闭塞后,神经功能障碍的轻重和症状的持续时间,分为暂时缺血性发作、可逆缺血性神经功能缺陷、完全性脑卒中 3 种类型。

1)暂时缺血性发作:表现为突发的单侧肢体无力、感觉麻木、一过性黑蒙及失语等大脑半球供血不足表现;或者以眩晕、步态不稳、复视、耳鸣及猝倒为特征的椎基底动脉供血不足的表现;持续时间不超过 24 小时,可反复发作、自行缓解、不留后遗症。

2)可逆缺血性神经功能缺陷:发生神经功能障碍持续时间超过 24 小时到数天,而后完全恢复。

3)完全性脑卒中:伴有意识障碍,较上述 2 种类型严重的神经功能障碍表现,且神经功能障碍不能恢复。

(2)出血性脑卒中:患者突然出现意识障碍、偏瘫;严重者出现昏迷、完全性瘫痪、去皮质强直、生命体征紊乱等脑疝表现。

3.辅助检查

(1)颈动脉超声检查、经颅多普勒超声检查:有助于诊断颈内动脉起始段和颅内动脉狭窄、闭塞,可作为缺血性脑卒中的筛选手段。

（2）CT 或 MRI 检查：缺血性脑卒中者可显示缺血病灶，出血性脑卒中所致的急性脑出血首选 CT 检查。

（3）磁共振血管造影（MRA）：显示不同部位脑动脉狭窄、闭塞或扭曲。

（4）DSA 检查：可发现病变的部位、性质、范围及程度。

4. 治疗原则

（1）非手术治疗

1）缺血性脑卒中：脑动脉部分闭塞者，卧床休息，行扩血管、抗凝、血液稀释疗法及扩容治疗。

2）出血性脑卒中：颅压增高较轻者，绝对卧床休息，行控制血压、止血、脱水降颅压等非手术治疗；对出血破入脑室及内侧型颅内血肿，出现深昏迷、双瞳孔散大者或年龄过大、伴重要脏器功能不全者，采取对症支持治疗，不宜手术。

（2）手术治疗

1）缺血性脑卒中：脑动脉完全闭塞者，应在 24 小时内行颈动脉内膜切除术、颅外-颅内动脉吻合术等手术治疗。

2）出血性脑卒中：颅压增高征象继续加重时应行开颅血肿清除术、经颅骨穿刺血肿抽吸与尿激酶溶解引流术等手术治疗。

二、护理诊断/问题

1. 意识障碍　与脑出血、脑缺血有关。

2. 脑组织灌注异常　与脑缺血、颅压增高、脑疝有关。

3. 清理呼吸道无效　与意识障碍有关。

4. 潜在并发症　脑梗死、颅内再出血、血栓、脑脊液漏、感染、癫痫、消化道出血、失用综合征等。

三、术前护理

1. 卧床休息　抬高床头 $15° \sim 30°$，保持病房安静、情绪稳定、睡眠充足，减少外界不良因素的刺激，预防再出血。

2. 控制血压　避免引发血压骤升、骤降的因素，防止患者血压波动再次引起脑缺血（血栓形成）、脑出血。遵医嘱控制性降血压时，防止血压下降过快引起脑供血不足。避免剧烈运动、情绪激动、暴饮暴食、便秘、咳嗽、吸烟、酗酒、癫痫发作等使血压增高的因素。

3. 用药护理　遵医嘱使用控制血压、减轻脑水肿、溶栓、抗凝、促进脑功能恢复的药物，并注意观察药物效果及不良反应。

四、术后护理

1. 病情监测　患者术后返回病房，了解麻醉、手术中情况及手术后诊断，密切观察患者意识、瞳孔、生命体征、肢体活动、伤口敷料及引流情况，给予连续心电、脉搏血氧饱和度、颅内压监护，并详细记录；妥善安放、固定各种管路并保持通畅。

2. 给氧　持续给氧，保持呼吸道通畅，加强气道管理，防止呼吸道感染。

3. 体位　抬高床头 $15° \sim 30°$，麻醉未清醒前、昏迷患者取头侧卧位，防止头颈过伸或过屈。

4. 营养支持　意识清醒者,手术后第 1 天给予米汤等流质,以后再逐渐过渡到半流质、普通饮食;呕吐者,应暂时禁食;意识障碍、吞咽困难等不能经口进食者鼻饲流质。

5. 基础护理　落实日常生活护理及安全护理,避免意外损伤及加重颅压增高。

6. 预防再出血　密切观察血压及颅内压变化情况,遵医嘱控制血压和颅内压,预防再出血,避免引起血压和颅内压波动的诱因。

7. 管道护理　参考其他章节相关内容。

8. 心理护理　促进沟通,对语言障碍者,采取手语、图片等沟通方法,及时了解、满足其需求;向其讲解疾病治疗及转归知识、配合治疗与护理的方法,消除患者及其家属的疑虑和担忧,增强治疗的信心。

9. 康复指导　指导患者主动接受康复知识和技能,病情稳定后及早进行肢体被动或主动锻炼,促进肢体功能恢复。

五、并发症的护理

1. 脑梗死　因手术后脑供血不足或血栓形成所致。患者出现一侧肢体无力、偏瘫、失语甚至意识障碍等脑缺血表现;患者应绝对卧床,遵医嘱予以扩血管、扩容、溶栓治疗。

2. 颅内再出血　为术后最危险并发症,多发生在术后 24~48 小时。主要原因为术后血压波动、呼吸道梗阻、二氧化碳潴留、躁动不安、用力挣扎等,以及高血压、颅压增高控制不理想而诱发出血。患者表现为进行性意识障碍,即清醒后又逐渐出现嗜睡、昏睡甚至昏迷,伴脑疝的其他表现,或脑室内出血引起的高热、抽搐、昏迷及生命体征紊乱表现。手术后应避免诱发颅压增高的因素,严密观察病情变化。一旦发现出血征象,应及时告知医师处理。

4. 脑脊液漏、感染、癫痫、消化道出血、失用综合征等　参见脑损伤相关护理。

六、健康教育

1. 避免再出血　高血压者应规律服药,保持情绪稳定,避免受凉感冒,将血压控制在适当水平。

2. 康复指导　进食优质蛋白、富含纤维素、维生素的饮食;对存在失语、肢体功能障碍或生活不能自理者,遵循康复医师制订的针对性、个体化康复训练计划,病情稳定后尽早开始康复训练;教会患者自我护理方法,如翻身、起坐、穿衣、行走及上下轮椅等,尽早、最大限度恢复生活自理及工作能力,早日回归社会。

3. 出院指导　①合理休息;②加强营养,保持大便通畅;鼻饲者:教会家属鼻饲饮食的方法和注意事项;③头部伤口:避免搔抓,待伤口痊愈后方可洗头;④癫痫者:不宜单独外出或从事游泳、攀高等有危险的活动,以防发生意外;⑤复诊指导:3~6 个月门诊复查,如出现头痛,呕吐,手术部位发红、积液、渗液,原有症状加重等应及时就诊。

第二节　颅内动脉瘤

一、疾病概论

颅内动脉瘤是指颅内动脉壁的囊性膨出。在脑血管意外的发病率中,颅内动脉瘤仅次于高血压脑出血和脑血栓,临床上发病年龄多为 40~60 岁。

1. 病因病理

(1) 病因:动脉瘤的病因尚不十分清楚。

1) 先天性因素:遗传因素可能与动脉瘤形成相关。颅内动脉环 (Willis 动脉环) 的分叉处动脉壁先天性平滑肌层缺乏所致动脉壁先天性缺陷,引起颅内动脉瘤。

2) 后天性因素:①动脉粥样硬化和高血压破坏动脉内弹力板,动脉壁逐渐膨出形成囊性动脉瘤;②体内感染病灶脱落栓子侵蚀脑动脉壁可形成感染性动脉瘤;③头部外伤也可导致动脉瘤形成。

(2) 病理:动脉瘤通常位于脑血管分叉处,90%发生于颈内动脉系统,10%发生于椎基底动脉系统。动脉瘤多为囊性,瘤壁极薄、紫红色、球形或浆果状,瘤顶部最薄,是出血的好发部位。巨大动脉瘤内常有血栓甚至钙化,血栓呈"洋葱"状分层。破裂的动脉瘤周围被血肿包裹,破口处与周围组织多有粘连,瘤壁内有炎性细胞浸润。临床上,依据动脉瘤的大小分为 4 种:小于 0.5cm 为小型,0.6~1.5cm 为一般型,1.6~2.5cm 为大型,大于 2.5cm 为巨大型,其中以一般型动脉瘤出血多见。

2. 临床表现

(1) 局灶表现:与动脉瘤大小、部位、毗邻解剖结构有关。小型动脉瘤可无症状,较大的动脉瘤可压迫邻近结构出现相应的局灶症状。动脉瘤可压迫邻近结构出现动眼神经麻痹,表现为患侧眼睑下垂、瞳孔散大、眼球内收和上、下视不能,直接和间接对光反射消失;动脉瘤出血形成血肿时,出现偏瘫和(或)失语等血肿压迫征象;巨大型动脉瘤者,有视力、视野障碍等视通路压迫表现。

(2) 动脉瘤破裂出血表现:患者可有劳累、情绪激动、用力排便等诱因,也可无明显诱因或在睡眠中突然发生动脉瘤破裂导致蛛网膜下隙出血,患者出现剧烈头痛、频繁呕吐、大汗淋漓、意识障碍、脑膜刺激征等蛛网膜下隙出血症状,严重者引发脑疝,甚至导致呼吸心搏骤停。

(3) 脑血管痉挛表现:多发生在出血后 3~15 天,常因蛛网膜下隙出血诱发。局部血管痉挛者症状不明显,广泛脑血管痉挛可致脑梗死,患者出现意识障碍、偏瘫、失语甚至死亡。

3. 辅助检查

(1) CT 检查:主要用于确诊出血急性期的动脉瘤,以初步判断破裂动脉瘤位置,了解有无脑积水。

(2) MRA 检查:提示动脉瘤部位,用于颅内动脉瘤的筛选。

(3) DSA 检查:用于确诊颅内动脉瘤,可明确动脉瘤的位置、数目、形态、大小、有无血管痉挛等。

4. 治疗原则

(1) 非手术治疗:绝对卧床休息、镇静、维持正常血压、防止出血或再出血、控制脑血管痉挛、对症支持治疗。

(2) 手术治疗:根据动脉瘤的位置、数目、形态、大小,以及患者年龄、病情等,采取开颅动脉瘤蒂夹闭术或血管内介入(栓塞)治疗。

二、护理诊断/问题

1. 意识障碍　与脑出血、脑血管痉挛有关。

2. 脑组织灌注异常　与脑出血、脑血管痉挛、颅压增高有关。

3. 清理呼吸道无效　与意识障碍有关。

4. 疼痛　与颅压增高、手术切口有关。

5. 潜在并发症　脑血管痉挛、再出血、脑脊液漏、感染、中枢性高热、癫痫、颅压增高与脑疝等。

三、术前护理

1. 卧床休息　出血急性期绝对卧床休息,抬高床头 15°～30° 卧位。保持病房安静,保持患者情绪稳定、睡眠充足,减少外界不良因素的刺激,预防再出血。

2. 控制血压　避免引发血压骤升骤降的因素,防止患者血压波动引起脑缺血、脑出血、"再通"现象(动脉瘤破裂或再破裂之前或之后可能发生的另一事件是血栓内形成小的管腔,即"再通"的现象)。控制性降血压时,应密切观察病情,无高血压病史者,收缩压降低10%～20%即可;有高血压病史者,收缩压应降低 20%～30%,并注意防止血压下降过多引起脑供血不足甚至脑梗死。

3. 控制颅内压

(1)避免诱因:避免剧烈运动、情绪激动、暴饮暴食、便秘、咳嗽、吸烟、酗酒、癫痫发作等因素诱发颅压增高。

(2)维持正常颅内压:避免颅内压骤降而加大颅内血管壁内外压力差,诱发动脉瘤破裂出血。①除非有脑疝形成,在应用脱水治疗时,控制输注速度,避免加压输入;②脑室引流者,注意引流速度及引流袋位置。

4. 用药护理　遵医嘱使用镇痛、镇静、控制血压、减轻脑水肿、降低颅内压、促进脑功能恢复的药物,注意观察药物效果及不良反应。

5. 术前准备　①常规术前准备,介入栓塞治疗者双侧腹股沟区备皮;②位于 Willis 环前部的动脉瘤者,进行术前颈动脉压迫试验及练习,以建立侧支循环。即用特制的颈动脉压迫装置或指压患侧颈总动脉,直到该侧颞浅动脉搏动消失;压迫时间从 5 分钟开始,以后逐渐延长,直至持续压迫 20～30 分钟患者不出现头昏、眼黑、对侧肢体无力和发麻等表现时,方可实施手术。

四、术后护理

1. 病情监测　了解麻醉、手术中情况及手术后诊断,密切观察患者意识、瞳孔、生命体征、肢体活动、伤口敷料及引流情况。给予连续心电、脉搏血氧饱和度、颅内压监护,并详细记录;妥善安放、固定各种管路并保持通畅。DSA 检查及栓塞治疗术后密切观察足背动脉搏动、肢体温度、伤口敷料有无渗血等情况,如需肝素治疗者,则严密观察有无出血征象。

2. 给氧　持续给氧,保持呼吸道通畅,加强气道管理,防止呼吸道感染。

3. 体位　抬高床头 15°～30°,麻醉未清醒前、昏迷患者取头侧卧位,防止头颈过伸或过屈。DSA 检查及栓塞治疗术后绝对卧床 24 小时,术侧下肢制动 6 小时。

4. 营养支持　意识清醒者,手术后第 1 天给予米汤等流质,以后再逐渐过渡到半流质、普通饮食;呕吐者,应暂时禁食;意识障碍、吞咽困难等不能经口进食者鼻饲流质。

5. 基础护理　落实日常生活护理及安全护理。

6. 预防再出血　密切观察血压及颅内压变化情况,遵医嘱控制血压和颅内压,预防再出血。避免引起血压和颅内压波动的诱因。

7. 管道护理　参见其他章节相关内容。

8. 心理护理　消除患者及其家属的疑虑和担忧,向其讲解疾病治疗及转归知识、配合治疗与护理的方法,指导主动接受康复知识和技能。①提供安静、安全、舒适的治疗环境,增强治疗的信心;②促进沟通:对语言障碍者,采取手语、图片等沟通方法,及时了解、满足其需求。

五、并发症的护理

1. 局部血肿

(1)原因:常因患者动脉硬化、凝血功能障碍,或术后穿刺侧肢体活动频繁、局部压迫力度不够所致。

(2)表现:DSA 检查及栓塞治疗术后 6 小时内,易发生穿刺处局部出血。

(3)处理:术后患者应严格卧床 24 小时、术侧下肢制动 6 小时、穿刺点加压包扎,并用沙袋压迫 8~10 小时。

2. 脑血管痉挛

(1)原因:常因手术后脑血管受刺激而诱发。

(2)表现:患者出现头痛、短暂的意识障碍、肢体麻木、瘫痪、失语症等一过性神经功能障碍表现。

(3)护理:密切观察病情,及早发现、及时处理,避免脑缺血缺氧造成不可逆的神经功能障碍。遵医嘱使用尼莫地平以改善微循环,给药期间注意严格控制输液速度,并密切观察有无胸闷、面色潮红、血压下降、心率减慢等不良反应。

3. 脑梗死

(1)原因:常因手术后脑供血不足或血栓形成所致。

(2)表现:出现一侧肢体无力、偏瘫、失语甚至意识障碍等脑缺血表现。

(3)护理:绝对卧床休息,遵医嘱予以扩血管、扩容、溶栓治疗;血液高凝状态者,遵医嘱使用肝素预防。

4. 颅内出血/再出血　为手术后最危险的并发症,多发生在术后 24~48 小时。

(1)原因:手术后血压波动、呼吸道梗阻、二氧化碳潴留、躁动不安、用力挣扎等因素,以及高血压、颅压增高控制不理想均可诱发出血,术中止血不彻底、动脉瘤夹脱落等也可引起出血。

(2)表现:患者出现颅压增高或脑疝的征象,脑室内出血者出现高热、抽搐、昏迷及生命体征紊乱。

(3)护理:一旦发现出血征象,应及时告知医师做好手术止血准备。

5. 脑脊液漏、感染、癫痫、消化道出血、失用综合征等　参见脑损伤相关护理。

六、健康教育

1. 疾病预防　①指导患者注意休息,避免情绪激动和剧烈运动;②合理饮食,多食蔬菜、水果,保持大便通畅;③遵医嘱按时、按量服用降压药物、抗癫痫药物,不可随意减量或停药;④注意安全,不要单独外出或锁门洗澡,以免发生意外时影响抢救。

2. 康复指导　对存在失语、肢体功能障碍或生活不能自理者,遵循康复训练计划,在患者病情稳定后尽早开始康复训练。学会坐起、穿衣、行走及上下轮椅等自我护理方法,尽早、最大限度恢复生活自理及工作能力。

3. 疾病知识　动脉瘤栓塞术后,定期复查脑血管造影;出现动脉瘤破裂出血表现,如头痛、呕吐、意识障碍和偏瘫等,及时入院就诊。

4. 出院指导　①合理休息,加强营养,保持大便通畅;②避免搔抓头部,待伤口痊愈后方可洗头;③复诊指导,3~6个月门诊复查,如出现动脉瘤破裂出血表现,手术部位发红、积液、渗液,原有症状加重等应及时就诊。

第三节　自发性蛛网膜下隙出血

一、疾病概论

临床上,蛛网膜下隙出血分为自发性和外伤性2类。自发性蛛网膜下隙出血是由各种病因引起颅内和椎管内血管突然破裂,血液流至蛛网膜下隙而出现的临床症状和体征。自发性蛛网膜下隙出血是蛛网膜下隙出血的常见类型,约占急性脑血管意外15%,预后差、病死率高。

1. 病因病理　自发性蛛网膜下隙出血的最常见病因为颅内动脉瘤和脑(脊髓)血管畸形破裂(约占70%),其次为脑及血管其他因素所致的并发症,如动脉硬化、烟雾病、颅内肿瘤卒中、血液病、动脉炎、脑炎、脑膜炎及抗凝治疗等,吸烟、酗酒也是常见的危险因素。多数患者有剧烈运动、情绪激动、咳嗽、用力排便、性生活等诱因。蛛网膜下隙出血导致脑脊液循环障碍、脑膜刺激征及神经功能损害。动脉瘤破裂所致自发性蛛网膜下隙出血的部分患者,在首次出血1~2周后再出血,约1/3患者死于再出血。

2. 临床表现

(1)症状

1)出血:急骤起病,突发剧烈头痛、恶心呕吐、面色苍白、全身冷汗,眩晕、项背痛或下肢疼痛,脑膜刺激征阳性。

2)意识障碍:轻者一过性意识障碍,严重者导致昏迷、甚至死亡。

3)其他:部分患者出现癫痫、发热等。

(2)体征

1)神经功能损害:颈内动脉-后交通动脉或大脑后动脉瘤可造成同侧动眼神经麻痹;病变或出血累及运动区皮质及传导束出现偏瘫。

2)视力、视野障碍:蛛网膜下隙出血沿视神经鞘延伸,眼底检查可见玻璃体膜下片块状出血。出血量过多时血液浸入玻璃体内,引起视力障碍。巨大动脉瘤压迫视神经或视放射时,患者出现双颞偏盲或同向偏盲。

3. 辅助检查

(1)CT检查:为首选检查方法,发病1周内清晰显示出血部位、出血量。

(2)DSA检查:是确定蛛网膜下隙出血病因的必要手段,可确定病变性质、部位、大小、范围等。

4. 治疗原则

(1)非手术治疗:急性期绝对卧床休息,予以止血、镇痛、镇静、保持大便通畅等。颅压增高者予20%甘露醇溶液脱水治疗。

（2）手术治疗：尽早行开颅动脉瘤夹闭、动静脉畸形或脑肿瘤切除手术等。

二、护理诊断/问题

1. 意识障碍　与脑出血有关。

2. 清理呼吸道无效　与意识障碍有关。

3. 疼痛　与颅压增高、血性脑脊液刺激、手术切口有关。

4. 潜在并发症　再出血、感染、中枢性高热、颅压增高及脑疝等。

三、护理措施

绝对卧床休息，保持环境安静；遵医嘱止血、镇痛、镇静、脱水、抗癫痫治疗；指导患者合理饮食、保持大便通畅，避免暴饮暴食、剧烈运动、吸烟、酗酒、情绪激动等诱因诱发再出血。

其他护理措施参见颅内动脉瘤相关护理措施。

第三章　颅内与椎管内肿瘤患者的护理

第一节　颅内肿瘤

一、疾病概论

颅内肿瘤是指颅内占位性的新生物。原发性颅内肿瘤是指起源于颅内各种组织的肿瘤,继发性颅内肿瘤则是指身体其他部位恶性肿瘤转移或侵入颅内所致的肿瘤。颅内肿瘤可发生于任何年龄,以 20~50 岁年龄组多见,40 岁左右为发病高峰期,老年患者以胶质细胞瘤及转移瘤为多见。

1.病因病理　颅内肿瘤的病因尚无法确定,有资料报道电磁辐射是诱发胶质瘤和脑膜瘤的危险因素,颅脑损伤、摄入亚硝氨类食物、使用移动电话等可能增加颅内肿瘤的危险,潜在危险因素还包括遗传或特定基因多态性、神经系统致癌物、过敏性疾病和病毒感染。常见的高危因素有:①年龄:髓母细胞瘤好发于 2~10 岁儿童,颅咽管瘤多见于儿童与少年,血管网状细胞瘤以 20~40 岁成人为多,脑膜瘤的高峰发病年龄为 30~50 岁等;②性别:患颅咽管瘤及血管网状细胞瘤者男性比女性多;③部位:肿瘤发病部位以大脑半球最多,其次为蝶鞍、鞍区周围、小脑脑桥角、小脑、脑室及脑干;④其他恶性肿瘤:患有肺癌或乳腺癌者,其癌细胞较易转移至脑部。临床上,常见的颅内肿瘤有以下几种:①来源于神经上皮组织肿瘤,如胶质瘤;②来源于脑膜的肿瘤,如脑膜瘤;③来源于垂体前叶的肿瘤,如垂体腺瘤;④来源于神经纤维的肿瘤,如听神经瘤;⑤先天性肿瘤,如颅咽管瘤;⑥转移性肿瘤。

颅内肿瘤引起的病理改变因其生物学特性、原发部位不同而异,肿瘤的占位效应、瘤周脑水肿及脑脊液循环受阻可导致脑水肿、颅压增高、神经功能受累的定位症状等。肿瘤可直接在颅内邻近脑组织浸润扩散,也可随脑脊液的循环通道转移,但一般不转移至颅外。

2.临床表现

(1)症状

1)颅压增高:头痛、呕吐等颅压增高症状进行性加重,儿童患者易误诊为胃肠道疾病。肿瘤内出血(即瘤卒中)则出现急性颅压增高,甚至发生脑疝。

2)局灶症状:如癫痫发作、进行性运动或感觉障碍、精神障碍、视力或视野障碍、语言障碍及共济运动失调等,为肿瘤刺激、压迫或破坏脑组织或脑神经,使其功能受损所致。局灶症状因肿瘤部位不同而异,如中央前回肿瘤者,出现中枢性瘫痪和癫痫发作;额叶前部肿瘤者,出现心理障碍;颞叶肿瘤者,出现幻觉;枕叶肿瘤者,引起视力障碍;听神经鞘瘤者,产生听力和前庭功能障碍;鞍区肿瘤者,引起垂体功能低下或亢进等。

(2)体征

1)视盘水肿:视盘水肿通常呈慢性、进行性加重过程,未及时治疗,可导致患者视力减退、甚至失明。

2)定位体征:如位于额叶后部的肿瘤可有对侧颜面、上下肢的全瘫或轻瘫;顶叶肿瘤主要表现为感觉功能障碍;语言中枢肿瘤者,出现运动性或感觉性失语;松果体区肿瘤者,出现性早熟;脑干肿瘤者,出现交叉性瘫痪;小脑肿瘤则引起共济失调性运动障碍等。

(3)不同类型肿瘤的临床特点

1)胶质瘤:来源于神经上皮胶质细胞和神经元细胞,是颅内最常见的恶性肿瘤,占颅内肿瘤40%~50%。其常见的类型包括:①星形细胞肿瘤:为胶质瘤中最常见的类型,恶性程度较低,生长缓慢,位于大脑半球的星形细胞瘤常以癫痫为首发症状;②胶质母细胞瘤:恶性程度最高,病程进展快,颅压增高症状明显;③少枝胶质细胞瘤:生长较慢,与正常脑组织分界较清楚,多以癫痫为首发症状;④室管膜瘤:有通过脑脊液"种植"性转移倾向,患者多伴有颅压增高、眩晕及共济失调等表现;⑤髓母细胞瘤:为儿童常见的颅内恶性肿瘤,多在10岁前发病,因导致第四脑室及导水管阻塞而引发脑积水,以颅压增高和共济失调为主要表现。

2)脑膜瘤:来源于脑膜,多为良性,生长缓慢,呈膨胀性生长,患者有颅压增高及定位症状与体征。

3)垂体腺瘤:来源于垂体前叶的肿瘤,为良性肿瘤,生长缓慢,好发年龄为青壮年,严重损害患者生长发育、劳动能力、生育功能。根据腺瘤内分泌功能分为:①促肾上腺皮质激素腺瘤(ACTH瘤):临床表现为库欣病,可引起全身脂肪、蛋白质代谢和电解质紊乱;②生长激素腺瘤(CH瘤):在青春期前发病者表现为巨人症,成年后发病表现为肢端肥大症;③催乳素腺瘤(PRL瘤):常出现女性停经泌乳综合征,男性阳痿及无生育功能;④其他类型:如混合性激素分泌瘤、促甲状腺瘤(TSH瘤)等。

4)听神经瘤:来源于神经纤维的肿瘤,良性,患者可出现患侧高频耳鸣、神经性耳聋、前庭功能障碍,同侧三叉神经及面神经受累及小脑功能受损症状。

5)颅咽管瘤:为胚胎期颅咽管的残余组织发生的良性先天性肿瘤,常为囊性,临床表现为肿瘤压迫视交叉、视神经引起的视力障碍;肿瘤影响垂体腺及下丘脑功能导致的性发育迟缓、性功能减退、尿崩症、侏儒症、肥胖及间脑综合征;肿瘤侵及其他脑组织引起相应的神经、精神症状。

6)转移性肿瘤:由肺、乳腺、甲状腺、消化道等全身其他脏器的恶性肿瘤转移至颅内,可单发或多发。

3. 辅助检查

(1)CT或MRI:为颅内肿瘤的首选诊断方法,能明确肿瘤的位置、大小、性质及瘤周组织情况。

(2)PET-CT:早期发现肿瘤及判断脑肿瘤恶性程度。

(3)实验室检查:垂体腺瘤患者,行血清内分泌激素测定以明确诊断。

4. 治疗原则

(1)非手术治疗

1)降低颅内压:常用治疗方法有脱水、激素治疗、冬眠低温治疗、脑脊液外引流等,以缓解症状,为手术治疗争取时间。

2)放射治疗:包括常规放射、立体定向放射及放射性核素内放射治疗等,用于治疗对放射治疗较敏感的颅内肿瘤,以及恶性肿瘤部分切除手术后的辅助治疗。

3)化学药物治疗:是恶性肿瘤重要的综合治疗手段之一。

4)其他:如免疫、光疗及中药等治疗。

（2）手术治疗：手术切除肿瘤是最直接、有效的治疗方法。根据肿瘤的部位、大小、性质及患者全身情况等，采取肿瘤全切除、次全切除、部分切除、脑脊液分流等手术。

二、护理评估

1. 术前评估

（1）健康史

1）一般情况：评估患者年龄、性别、职业、营养状态、生活习惯等，了解本次发病的经过和特点。

2）既往史：了解患者既往有无过敏、头部外伤、电磁辐射、接触神经系统致癌物和病毒感染等病史，评估有无其他系统肿瘤。

3）家族史：评估家族中有无颅内肿瘤、其他系统肿瘤病史。

（2）身体状况

1）症状与体征：询问起病方式，评估患者意识、瞳孔、生命体征、运动及感觉功能、肢体肌力及肌张力等，注意有无进行性颅压增高及脑疝表现，有无神经系统定位症状和体征，是否影响患者生活自理能力及发生意外伤害的风险程度。

2）辅助检查：了解 CT、MRI 检查结果，以及血清内分泌激素的检验结果。

（3）心理-社会状况：了解患者及其家属的心理反应，有无恐惧、焦虑心理，对治疗的期望值；评估家庭经济状况与对患者支持能力。

2. 术后评估

（1）术中情况：了解手术、麻醉方式和效果，手术中出血、补液、输血情况和术后诊断。

（2）身体状况：观察意识、瞳孔、生命体征、肢体活动情况；观察头部敷料有无渗血、渗液，引流管引流液的颜色、性状与量，引流是否通畅，有无标识等；观察有无出血、尿崩症、消化道出血、中枢性高热、顽固性呃逆等并发症先兆。

（3）心理-社会状况：评估患者及其家属有无悲观、自卑等不良情绪，评估患者及其家属对疾病转归、治疗护理配合的认知程度，了解患者是否配合早期活动、康复训练，评估患者是否了解出院后继续治疗的相关知识、能否顺利回归社会。

三、护理诊断/问题

1. 焦虑、预感性悲哀　与担心预后、肿瘤对生命的威胁性有关。

2. 清理呼吸道无效　与意识障碍有关。

3. 营养失调——低于机体需要量　与呕吐、手术后组织修复有关。

4. 有受伤的危险　与意识障碍、神经功能障碍、早期下床活动有关。

5. 潜在并发症　继发出血/脑疝、感染、中枢性高热、癫痫、尿崩症、消化道出血、顽固性呃逆。

四、术前护理

1. 病情观察　严密观察患者意识、瞳孔、生命体征、肢体活动等情况，注意有无癫痫、颅压增高及神经功能障碍等表现，发现异常及时告知医师。

2. 营养支持　给予营养丰富、易消化食物，意识障碍、吞咽障碍等不能进食或进食呛咳者，应鼻饲流质，必要时经静脉补充营养。

3. 预防颅压增高 患者卧床休息时,抬高床头 15°~30°,以利于颅内静脉回流,降低颅内压。避免剧烈咳嗽、用力排便、剧烈体力活动等诱发颅压增高的因素,便秘时使用缓泻剂通便或开塞露纳肛。

4. 安全护理 意识障碍、躁动、癫痫发作、肢体无力或偏瘫者,应采取使用床栏、搀扶、约束等保护措施,预防跌倒或坠床等意外损伤;存在语言、视觉、听觉障碍者,采取手语、书写、图示等不同的沟通方法,满足患者需求。

5. 完善术前准备 遵医嘱做好手术准备;经鼻蝶窦入路手术者,术前需剃胡须、剪鼻毛,术前三天应用抗菌眼药水滴鼻,每天三次;抗菌漱口液漱口。

五、术后护理

1. 病情监测 与麻醉师、手术护士交接患者病情,了解麻醉、手术中情况及手术后诊断,给予连续心电、脉搏血氧饱和度监测;密切观察患者意识、瞳孔、生命体征、肢体活动、伤口敷料及引流情况。妥善安放、固定各种管路并保持通畅。

2. 给氧 予以持续给氧,并注意保持呼吸道通畅,加强气道管理,防止呼吸道感染。

3. 体位 抬高床头 15°~30°,麻醉未清醒前、昏迷患者取头侧卧位,防止头颈过伸或过屈。幕上肿瘤手术后,取健侧卧位,以免伤口受压;幕下肿瘤手术后取去枕侧卧或侧俯卧位;体积较大的肿瘤切除术后,24~48 小时内保持手术区在高位,避免突然翻身时脑组织和脑干移位,引起颅内出血、脑干衰竭;后组颅神经受损、吞咽功能障碍者取头侧卧位,以免分泌物、呕吐物误入气道;翻身或转运患者时,专人扶持头部,防止头颈部过度扭曲或震动。

4. 营养支持 意识清醒者,手术后第 1 天给予米汤等流质,以后再逐渐过渡到半流质、普通饮食;呕吐者,应暂时禁食。意识障碍及颅底肿瘤(如听神经瘤)手术后导致后组颅神经(第Ⅸ~Ⅻ颅神经)功能障碍而发生吞咽困难者,应采用鼻饲供给营养,待吞咽功能恢复后逐渐练习进食。建议对开颅手术,尤其是颅底肿瘤切除手术后可能导致吞咽障碍患者,进食前尤其是首次进食前进行吞咽功能评估,依据吞咽障碍的程度选择合适的进食方法。吞咽功能评估具体方法:检查口面基本功能(鼓腮、微笑、伸舌、示齿)。

(1)反复唾液吞咽试验

1)方法:使患者正坐位,让患者尽量快速反复吞咽唾液,计时并观察 30 秒内完成吞咽的次数和喉上抬的幅度

2)评价:异常——30 秒内吞咽<3 次或喉结上下移动<2cm;正常——30 秒内吞咽≥3 次并喉结上下移动≥2cm。

3)此试验正常者方行洼田饮水试验

(2)洼田饮水试验(表 3-1)。

(3)容积-黏度吞咽测试(V-VST)

1)方法:使患者正坐位,准备 38℃温水 200mL,适量凝固粉,患者戴指脉氧检测仪。吞糊试验从中稠度装开始,观察患者吞糊情况,如患者无呛咳,则调微稠度,以此类推,如患者呛咳,则调至特稠度,以此类推。吞糊试验整个过程需要观察血氧变化,如血氧下降超过 2%,有吞咽困难的风险。

(4)评价:患者是否能顺利进食某种形态糊状物。

表 3-1 洼田饮水试验

分级	吞咽功能
Ⅰ级	能顺利地 1 次将水咽下
Ⅱ级	分 2 次以上,能不呛地咽下
Ⅲ级	能 1 次咽下,但有呛咳
Ⅳ级	分 2 次以上咽下,但有呛咳
Ⅴ级	频繁呛咳,不能全部咽下

注:①应由经过培训的医护人员进行吞咽功能评估;②评估方法:患者端坐,喝下 30mL 温开水,观察所需时间和呛咳情况;③正常:1 级,5 秒之内咽下;可疑:1 级,5 秒以上咽下或 2 级;异常:3~5 级/SpO₂ 下降>2%;④洼田饮水试验≥Ⅲ级者可进行容积-黏度吞咽测试(V-VST)。

5. 基础护理 经鼻蝶窦入路术后的患者需加强口腔护理,饭后漱口。余同脑损伤的基础护理。

6. 症状护理

(1)头痛、呕吐:①密切观察头痛的部位、性质、持续时间,是否伴有喷射性呕吐,以及时发现颅压增高征象;②遵医嘱给予脱水药物,并观察用药后的效果;③必要时遵医嘱予以镇痛药物;④注意防止误吸。

(2)运动功能障碍:①协助患者完成进食、洗漱、如厕等日常生活;②完善病区安全保护措施,如保持地面干燥,走道、卫生间扶手牢固,床头不放置热水瓶等危险物品;③卧床者,每 2 小时翻身叩背 1 次,并保持患肢功能位,防止压力性损伤及肺部感染的发生;④外出检查时需专人陪同,防止跌倒;⑤加强肢体主动运动、被动活动,以促进运动功能恢复。

(3)面瘫/吞咽功能障碍:①保持口腔清洁,每天口腔护理 2 次,饭后漱口;②进食呛咳、吞咽困难者,予以鼻饲流质,防止窒息等意外;③伴有眼睑闭合不全者,日间滴抗生素眼药水,夜间涂抗生素膏剂并用纱布覆盖;④密切观察角膜或结膜是否出现红、肿、热、痛等症状,必要时告知医师行眼睑缝合术;⑤协助康复师制订康复计划,并指导进行面肌吞咽功能康复训练。

7. 管道护理

(1)脑室引流:参见其他章节相关内容。

(2)创腔引流:①术后早期(24~48 小时),引流袋置于与头部创腔一致的位置(通常位于枕边);②手术 48 小时后,将引流袋略为放低,以引流出创腔内残留的液体、减少局部残腔形成;③保持引流通畅,防止管路受压、扭曲、成角、折叠或意外拔管;④密切观察并记录引流液的量、颜色和性质,一般每天引流量不宜超过 500mL;⑤手术后 3~4 天拔除引流管。

(3)腰大池外引流:①置管后去枕平卧 6 小时,12 小时内密切监测意识、瞳孔、生命体征及其他神经系统体征,24 小时后根据病情定时监测;②妥善固定,保持引流管引流通畅,防止引流管折叠、受压、扭曲;③严密观察引流液颜色、性质及量,根据引流量调节引流袋的高度或开关,严格控制引流量,一般引流量为 200~300mL/d,避免引流过度,防止继发枕骨大孔疝、颅内出血、低颅压等;④加强巡视,如烦躁者,可给予适当的约束或镇静,以免引流管被牵拉或发生非计划性拔管;⑤搬动患者或转运的途中应先关闭引流管,以免引起脑脊液逆流;⑥保持腰大池穿刺点敷料清洁、干燥,有渗血、渗液者,应及时报告医师处理;⑦加强营养:高蛋白、高纤维素、高热量的食物,补足所需的营养;⑧及时拔管:脑脊液颜色澄清、各项指标恢复,置管时间一般 3~7 天。拔管前应试行夹管 24~48 小时。

8. 心理护理　①提供安静、安全、舒适的治疗环境,增强治疗的信心;②在进行医疗、护理操作之前,耐心解释、宣教,逐步消除患者及其家属的心理适应性危机,以免因其认知不足或误解而延误治疗。

9. 早期康复训练　患者生命体征稳定,术后 24 小时内,可进行防止足下垂、关节挛缩的康复训练,以后逐步行吞咽功能训练、膀胱功能训练,减轻患者功能障碍程度,提高生活质量。

六、并发症的护理

1. 继发出血　继发出血是颅内肿瘤手术后最危险的并发症。出血多发生于手术后 24~48 小时。

(1)原因:与患者呼吸道梗阻、二氧化碳积蓄、躁动不安等可能导致颅压增高的因素有关。

(2)表现:患者出现剧烈头痛、呕吐等颅压增高表现,进行性意识障碍,如麻醉清醒后又逐渐嗜睡、昏睡甚至昏迷,一侧瞳孔散大、对光反射迟钝或消失等。

(3)护理:密切监测患者病情变化;出现继发出血的征象,立即告知医师,并做好再次手术准备。

2. 感染　常见有切口感染、脑膜脑炎及肺部感染。

(1)切口感染:多发生在手术后 3~5 天,应保持伤口敷料干燥固定,患者出现切口疼痛、局部水肿、皮下积液及压痛等表现,应及时告知医师处理。

(2)肺部感染:多发生于手术后 1 周左右,患者出现发热及呼吸道症状,肺部感染可加重脑水肿。应注意及时降温,加强呼吸道管理,遵医嘱使用抗生素。

(3)颅内感染:①原因:切口感染、脑脊液外漏等均可导致颅内感染;②表现:患者出现发热,伴有头痛、呕吐、意识障碍,甚至抽搐,脑膜刺激征等;③护理:密切观察病情变化,遵医嘱使用抗生素,及时降温,加强基础护理。

3. 尿崩症

(1)原因:常见于垂体腺瘤、颅咽管瘤等位于蝶鞍区肿瘤患者。

(2)表现:患者表现为多尿、多饮、口渴,尿量>4000mL,尿比重低于 1.005。

(3)护理:准确记录 24 小时出入水量及每小时尿量,根据尿量、尿密度和血液电解质监测结果,调节用药及进食的量与成分,避免过多饮水,避免进食高渗及含糖食物。

4. 中枢性高热

(1)原因:下丘脑、脑干及上颈髓病变或损害可引起中枢性高热。

(2)表现:患者手术后 48 小时内出现高热,常伴有意识障碍、瞳孔缩小、脉速、呼吸急促等自主神经功能紊乱表现。

(3)护理:常需采用冷敷降温、温水擦浴、乙醇擦浴、头戴冰帽、冰盐水灌肠等方法。

5. 消化道出血

(1)原因:主要见于下丘脑、三脑室前部、四脑室和累及脑干等部位的手术患者。

(2)表现:患者呕吐咖啡色胃内容物,伴有呃逆、腹胀及黑便等消化道症状,出血量多时可发生休克。

（3）护理:遵医嘱立即置胃管、胃肠减压、局部或静脉使用止血剂,必要时输血治疗。

6. 癫痫　脑水肿高峰期发生率高。手术后常规预防性给药,睡眠充足,避免情绪激动可预防或减少癫痫发作。癫痫发作时,给予吸氧,遵医嘱给药,注意保护患者,防止发生舌咬伤、坠床等意外损伤。

7. 顽固性呃逆　常见于三脑室或四脑室或脑干手术后患者。发作时,按压眶上神经、捏鼻、刺激咳嗽等以遏制呃逆,必要时遵医嘱用药,如有胃胀气或胃潴留者,应予以胃肠减压。

七、健康教育

1. 自我护理　①指导患者卧床时抬高床头 15°～30°,防止头颈过伸或过屈,昏迷患者取头侧卧位;②合理饮食,多予高蛋白饮食,以及蔬菜、水果,保持大便通畅;③遵医嘱按时、按量服用抗癫痫药物,不可随意减量或停药;④肢体活动障碍、视力视野障碍者,外出检查时需专人陪同,防止跌倒等意外。

2. 康复训练　①手术后生命体征稳定者:尽早最大限度地自理日常生活,循序渐进地进行肢体主动与被动活动;②瘫痪、语言及吞咽障碍者:指导并协助制订康复训练计划,尽早进行康复训练,如肌力训练、运动训练、吞咽功能训练、膀胱功能训练等,促进功能恢复。

3. 出院指导

（1）合理休息:尽可能自理日常生活,坚持锻炼(如散步、太极拳等)。但手术后 3 个月内,不宜参加剧烈的体育活动。

（2）合理饮食:少食动物脂肪腌制品,限制烟酒、浓茶、咖啡、辛辣等刺激性食物。

（3）防止意外事件的发生:①癫痫者,不宜单独外出、登高、游泳、驾驶车辆及高空作业,随身带疾病卡;②听力障碍者,尽可能不单独外出,必要时随身携带纸笔、配备助听器;③视力障碍者,注意防止烫伤、摔伤等;④面瘫、声音嘶哑者,保持口腔卫生,避免食用易致误吸的食物,不用吸管进食或饮水,以免引起误吸或窒息;⑤运动功能障碍者,外出需有人陪同,以防摔伤;⑥眼睑闭合不全者,外出时需戴墨镜或眼罩保护,遵医嘱滴抗生素眼药水、涂眼膏,防止暴露性角膜炎。

（4）复诊指导:手术 3 个月后门诊复查,出现头痛、呕吐、伤口感染等异常,应及时到医院就诊。

第二节　椎管内肿瘤

一、疾病概论

椎管内肿瘤是指发生于脊髓、神经根、脊膜和椎管壁组织的原发和继发性肿瘤。肿瘤可发生于椎管的任何节段,以胸段者最多,颈、腰段次之。任何年龄均可发病,以 20～50 岁多见。

1. 病因病理　椎管内肿瘤病因尚无法确定,可能与遗传因素、神经系统致癌物、过敏性疾病和病毒感染等有关。患者因脊神经后根或脊髓后角细胞、脊髓感觉传导束受刺激,硬脊膜受牵张或受压,脊髓受牵拉,以及神经根或脊髓受压等,导致疼痛和感觉、运动、自主神经功能障碍等。肿瘤的病程分为 4 期:根性疼痛期、脊髓半侧损害期、不全截瘫期和截瘫期。

根据肿瘤与脊髓、硬脊膜的关系分为 3 种类型:髓内肿瘤、髓外硬脊膜下肿瘤、硬脊膜外肿瘤,其中髓外硬脊膜下肿瘤最常见,约占椎管内肿瘤 51%,且多为良性。

2. 临床表现

(1)症状

1)根性痛:脊髓和神经根受到进行性压迫和损害导致的神经根痛,即为"根性痛"。疼痛部位与肿瘤所在平面的神经分布一致,咳嗽、打喷嚏和用力排便时加重,部分患者可出现夜间痛和平卧痛。

2)自主神经功能障碍:以膀胱和直肠功能障碍最常见。腰骶节段肿瘤者产生尿潴留、尿失禁,骶节以上脊髓受压时产生便秘,骶节以下脊髓受压时发生粪失禁。此外,有肿瘤平面以下躯体少汗或无汗的表现。

(2)体征

1)感觉障碍:感觉纤维、脊髓受压或破坏时表现为痛温觉与深感觉的减退、错乱、甚至丧失等。

2)反射异常及肢体运动障碍:患者出现肌张力降低,腱反射减弱或消失、肌萎缩、病理反射阴性等肿瘤压迫所致的支配区肌群下位运动神经元瘫痪表现,或者锥体束向下传导受阻所致肌张力增高、腱反射亢进、无肌萎缩、病理反射阳性等上位运动神经元瘫痪征象。

3)其他:高颈段(L_{1-4})肿瘤,可导致呼吸困难、颅压增高;髓外硬脊膜下肿瘤出血导致脊髓蛛网膜下隙出血的表现。

3. 辅助检查

(1)实验室检查:蛋白-细胞分离现象,即脑脊液检查示白细胞计数正常,但蛋白质含量>5g/L。蛋白-细胞分离现象是诊断椎管内肿瘤的重要依据。

(2)影像学检查:包括脊柱 X 线片、脊髓造影、CT 检查、MRI 检查、正电子反射体层扫描(PET-CT)等。其中脊髓 MRI 是目前最有价值的辅助检查方法;PET-CT 对于肿瘤早期发现,恶性程度判断,了解原发、转移、复发及脑功能等方面有重要价值。

(3)活检:采用立体定向和神经导航技术行病变组织学检查,诊断肿瘤的性质。

4. 治疗原则

(1)非手术治疗:恶性椎管内肿瘤切除术后辅以放射治疗,以缓解病情。

(2)手术治疗:手术切除肿瘤是椎管内肿瘤的有效治疗方法。

二、护理诊断/问题

1. 恐惧　与担心疾病预后有关。
2. 脊髓功能障碍　与肿瘤压迫有关。
3. 疼痛　与脊髓肿瘤压迫脊髓、神经有关。
4. 潜在并发症　截瘫、感染。
5. 预感性悲哀　与面临截瘫有关。

三、术前护理

1. 病情观察　遵医嘱观察患者生命体征、肢体活动,高颈段肿瘤者,密切观察是否出现呼吸费力、呼吸节律不齐等膈肌麻痹的表现。肢体活动障碍者,注意观察双侧肢体的颜色、温度、周径有无异常。

2. 饮食　术前 1~2 天进流质或半流饮食。必要时,遵医嘱手术前晚及术日晨各清洁灌肠 1 次。

3. 活动与休息　保证充足的睡眠;肢体活动障碍者勿单独外出,以免跌倒;手术前 3 天开始训练床上大小便。

4. 心理护理　主动关心患者、耐心倾听其主观感受、协助日常生活。必要时遵医嘱使用镇痛药物,减轻疼痛。

四、术后护理

1. 病情观察　了解麻醉、手术中情况及手术后诊断;密切观察患者意识、瞳孔、生命体征、肢体感觉运动及括约肌功能、伤口敷料及引流情况;妥善安放、固定各种管路并保持通畅。高颈段肿瘤者,遵医嘱备气管切开包和呼吸机于床旁。

2. 给氧　持续给予吸氧,并注意保持呼吸道通畅,加强气道管理。

3. 体位　卧硬板床,高颈段肿瘤保持头部和脊柱在同一轴线上;翻身时应采取轴线位翻身法,并制动手术部位;禁用或慎用热水袋,防止烫伤。

4. 基础护理　落实基础护理及安全护理,肢体活动障碍、感觉异常者,应加强皮肤护理,每天评估受压部位皮肤情况,积极预防压力性损伤的发生;定期评估发生深静脉血栓的风险并采取预防措施。

5. 饮食　术后第 1 天进食流质饮食;腰骶段肿瘤者,肛门排气后方可进食少量流质饮食;以后逐步过渡到高蛋白、高能量、易消化、多纤维的食物,并注意补充维生素及水分。

6. 心理护理　保持环境安静、安全、舒适,增强治疗的信心,耐心解释、宣教疾病相关知识,逐步消除患者及其家属的心理适应性危机。

五、并发症的护理

1. 继发出血　继发出血是椎管内肿瘤手术后最常见的并发症之一。出血多发生于手术后 24~48 小时。应密切监测患者病情变化,当患者出现局部疼痛加重、肢体感觉运动障碍等出血征象,应立即告知医师,并做好再次手术准备。

2. 便秘　增加纤维素、水果摄入,补充足够水分;督促患者养成定时排便的习惯,指导并教会患者顺肠蠕动方向自右下腹→右上腹→左上腹→左下腹由轻而重,再由重而轻按摩腹部;必要时遵医嘱使用润滑剂、缓泻剂、灌肠等方法解除便秘。

3. 排尿障碍　给予日常生活的照顾,保持会阴部清洁干燥,预防尿路感染;尿失禁者,采用接尿器或尿垫接尿,随时更换尿湿的床单、衣裤;尿潴留者,留置尿管或间歇性导尿;留置导尿时选择直径较小的导尿管,每 2 小时夹管 1 次,以训练膀胱功能。

4. 瘫痪　满足其日常生活需求,保持肢体功能位置,配合康复师制订康复计划,进行早期康复训练,防止足下垂、关节挛缩、神经源性膀胱、压力性损伤、深静脉血栓形成等并发症。必要时行高压氧、针灸、理疗等辅助治疗。单侧肢体运动或感觉障碍者,不宜单独外出,以免发生跌倒等意外。

5. 感染　常与腰骶部肿瘤术后大小便失禁、伤口污染、留置导尿管和引流管等因素有关。腰骶部手术者,尽可能采取俯卧位或侧卧位,避免大小便污染伤口,敷料渗湿后应及时更换。不可将留置导尿管作为护理尿失禁患者的唯一措施,应保持会阴部清洁、训练膀胱功能等。

6. 深静脉血栓形成　患者卧床期间应进行间歇充气加压装置或动静脉足泵治疗,加强肢体主动运动和(或)被动活动;一旦发现一侧肢体水肿、疼痛、皮肤颜色改变、局部或全身发热等,应告知医师,做进一步检查,如彩超,以判断是否有深静脉血栓形成。一旦确诊,抬高并保持肢体制动,每天定时测量对比患者双下肢的周径并记录,遵医嘱行抗凝治疗,谨防血栓脱落导致肺栓塞的危险。

六、健康教育

1. **促进康复**　遵循康复计划,循序渐进进行康复训练,以最大限度促进神经功能恢复。如一侧肢体瘫痪,指导患者训练坐位、站立、上下轮椅及练习使用拐杖或其他支具等。

2. **出院指导**

(1)合理进食:进食高蛋白、富含纤维素及丰富维生素饮食,限制烟酒、浓茶、咖啡、辛辣等刺激性食物,保持大便通畅。

(2)康复指导:①佩戴颈托、腰托者,遵医嘱持续佩戴 3~6 个月;②卧床者,定时呈卷席样翻身,保持被服整洁干燥,预防压力性损伤发生;③改变体位及运动时保持头、颈、躯干一致,以免脊柱扭曲引起损伤;④肢体感觉运动障碍者,持之以恒进行康复训练,不宜单独外出,以免发生跌倒;⑤截瘫者,学会使用轮椅,并积极参与家庭、社会活动。

(3)复诊指导:手术后 3~6 个月门诊复查。出现原有症状加重,手术部位发红、积液、渗液等,应及时就诊。

第四章　功能性疾病患者的护理

第一节　三叉神经痛

一、疾病概论

三叉神经痛又称 Fotergin 病,表现为颜面部三叉神经分布区域内,闪电式反复发作性的剧烈性疼痛,是神经系统疾病中常见的疾病之一。

1.分类　临床上将三叉神经痛分为原发性和继发性两大类。

(1)原发性三叉神经痛:指有临床症状,检查未发现明显的与发病有关的器质性或功能性病变。

(2)继发性(症状性)三叉神经痛:指疼痛由器质性病变如肿瘤压迫、炎症侵犯或多发性硬化引起。

2.临床表现　继发性三叉神经痛一般依据病因的不同有不同的临床表现。原发性三叉神经痛一般无明显体征,疼痛是原发性三叉神经痛最突出的临床表现,典型的三叉神经痛的疼痛可表现如下。

(1)疼痛的部位:疼痛发作仅限于三叉神经分布区,多为单侧,右侧较多,也常由一侧开始,而后累及对侧,且两侧疼痛发作区不一定对称。以一侧为主,发病初期,可先集中某一支分布区,长时间不变,多在一侧的三叉神经第 2 支或第 3 支或第 2、3 支两支内的区域,而后可逐渐扩散到其他支,但不扩散越过中线而至对侧。如第 1 支的疼痛主要分布在上睑和前额;第 2 支的疼痛区域在上唇、齿龈及颊部,也可有硬腭疼痛;第 3 支的疼痛部位在下唇、齿龈及下颌部。

(2)疼痛的性质:表现为面部、口腔及下颌部位的某一点,突然发生剧烈性、闪电式、短暂的疼痛,犹如刀割样、火烧样、针刺样或电击撕裂样痛,多在谈话、进餐或洗脸时发生,每次历经数秒或数十秒至 1~2 分钟不等,疼痛立即向三叉神经的一支或几支区域的范围扩散。疼痛非常剧烈,以至于患者要停止谈话、停止饮食、停止行走,以双手掩住面部,严重者咬牙,用力揉搓面部,并且躲避谈话的人。

(3)疼痛的时间规律:在患者发病初期,疼痛发作次数较少,常在受凉感冒后出现,每次发作持续数秒或 1~2 分钟,骤然停止,发作间歇期如常人,间歇期长达数月或几年,但随着疾病的持续,发作间歇期会逐渐缩短,发作日益频繁。自行停止自愈的病例很少。以后发作逐渐频繁,疼痛加重。病程可达到几年或数十年不一。严重发作时日夜不分,每天可达数十次,甚至上百次,不能进食喝水,体质消瘦,患者终日处于疼痛难耐状态,表情沮丧痛苦,乃至失去生活信心而轻生。有些患者早期呈季节性发作,在每年春天或秋天的一定时间,呈周期性发作,而且每次发作持续时间 1~3 个月不等,然后无任何原因的自然消失。直到下一年的同一季节开始发作,一般很少见夜间发作。

(4)疼痛的触发点:即在痛侧三叉神经分布区内某一处,如嘴唇、口角、鼻翼、颊部、牙齿、牙龈、舌前等部位特别敏感,稍加触动就会引发疼痛,这些敏感区称为扳机点。一个患者可有数个触发点,凡是刺激和牵动此点便引起发作。从此点开始,立即放射到其他部位。面部刺激如谈话、唱歌、进食、洗脸、剃须、刷牙及风吹均可引发疼痛发作。很多患者因此而不敢洗脸、刷牙、吃东西,导致口腔、面部卫生状态极差,全身营养不良,局部皮肤粗糙,甚至局部肌肉萎缩。有的患者因怕触发疼痛而保持某一个姿势不动。

(5)其他症状及神经系统体征:由于疼痛和面部肌肉痉挛性抽搐,口角可向患侧歪斜。发病初期,面部、眼结膜充血发红、流泪、流涕等;发病后期,发生结膜炎、口腔炎等。有的患者在疼痛发作时,用手掌握住面颊并用力地搓揉,以期缓解疼痛,久而久之患侧面部皮肤变粗糙、增厚、眉毛稀少甚至脱落。神经系统体检时,原发性三叉神经痛除有部分患者角膜反射减弱或消失之外,均无阳性体征发现,少数患者,发病后期多因采用过乙醇封闭及射频治疗,患侧疼痛区域内感觉减退,甚至部分麻木。

3. 辅助检查　因原发性三叉神经痛的患者体格检查极少有阳性体征,其诊断主要依赖病史的采集。在检查患者面部感觉时,常在病侧某个部位,如上下唇、鼻翼、口角、牙齿、颊部、舌、额部等处发现扳机点。典型的原发性三叉神经痛,可根据疼痛发作部位、性质、触发点,以及检查无神经系统阳性体征等予以确诊。对于诊断不明确者,头部 CT、MRI 平扫及增强扫描,可帮助排除颅后窝、脑桥小脑三角、海绵窦、Meckel 腔等部位肿瘤性或血管性病变所致继发性三叉神经痛。但对于三叉神经痛主要是进行磁共振检查,其他的检查均不能满足临床需求。

4. 治疗原则

(1)药物治疗:无论是原发性,还是继发性三叉神经痛均可用药物治疗,如一旦病因明确,应积极针对病因治疗。

1)卡马西平:是治疗三叉神经痛应用最广泛、最有效的药物。

2)苯妥英钠:其疗效不如卡马西平,被列为第二位选用药物。

3)其他药物:氯硝西泮、维生素 B_{12}、野木瓜注射液、654-2(山莨菪碱)。

4)中药:毛冬青注射液、颅痛宁等。

(2)手术治疗:除外继发性三叉神经痛,对于药物治疗无效或不能耐受药物不良反应的患者,可选用适宜的、患者能接受的手术方式进行治疗。

二、护理诊断/问题

1. 焦虑与恐惧　与担心手术、疼痛、疾病的预后有关。

2. 疼痛　与三叉神经病变有关。

三、术前护理

1. 心理护理　三叉神经痛的患者一般病程较长,疼痛剧烈,发作频繁,说话、漱口、进食、洗脸,甚至眨眼都可诱发疼痛,大部分患者都经过多方医治效果欠佳或反复发作,使患者饱受折磨,严重影响其工作、生活及正常的社会交往,有的患者甚至出现自杀行为。

(1)患者入院后,应详细了解病史,医师应耐心倾听患者诉说并尽量解答其提出的问题,及时为患者提供有效的护理服务。

(2)为患者介绍本病的有关知识,让患者了解治疗的必要性,仔细讲解手术的过程,消除患者的精神紧张、恐慌、心情忧郁。

（3）对睡眠欠佳者,可酌情使用镇静剂,保证充足的睡眠,让患者以最佳身心状态迎接手术治疗。

2. 术前常规准备

（1）协助完成相关术前检查。

1）脑神经成像 MRI 增强扫描检查能了解三叉神经根有无血管相邻。

2）颅脑 MRI 或 CT 检查排除肿瘤引起的继发性三叉神经痛。

3）血常规、尿常规、血型、凝血功能。

4）肝肾功能、血电解质、血糖。

5）心电图、胸部 X 线片。

6）感染性疾病筛查（乙肝、丙肝、艾滋病、梅毒）。

7）根据患者病情可选择:心、肺功能检查。

（2）术前 8 小时禁食水。

（3）开颅微血管减压术患者术前 2 小时头部备皮;射频手术的患者应嘱其在治疗前洗净需要穿刺的部位。

（4）开颅微血管减压术患者手术前 1 天进行抗生素皮试,术晨遵医嘱带入术中用药,术前 30 分钟预防性使用抗菌药物。

（5）术晨更换清洁患者服。

（6）术晨与手术室人员进行患者、药物核对后,送入手术室。

（7）开颅微血管减压术患者麻醉后置尿管。

3. 老年患者应监测血压、脉搏及血糖,调整患者的心功能、血压及血糖,并将其稳定在正常范围后再进行手术。

4. 营养　给予全流或半流质饮食,鼓励患者争取在发作后的时间内多进食,以保证营养和增强体质。

四、术后护理

1. 术后护理常规

（1）全麻术后护理常规:了解麻醉和手术方式、术中情况、切口和引流情况;持续低流量吸氧;持续心电监护;床挡保护防坠床;严密观察生命体征及意识、瞳孔、肢体活动、反射、有无面瘫（射频术者）等变化,特别注意呼吸、血压的变化,警惕颅内高压的发生。

（2）伤口观察及护理:观察伤口有无渗血渗液,若有应及时通知医师并更换戴科;射频术后患者穿刺点冰敷 6 小时;术后第 7 天伤口拆线换药。

（3）各管道观察及护理:尿管的护理按照尿管护理常规进行,一般术后第 1 天可拔除尿管,拔管后注意关注患者自行排尿情况。

（4）疼痛护理:评估患者疼痛情况,警惕颅内高压的发生;遵医嘱给予脱水剂或激素;提供安静舒适的环境。

（5）基础护理:做好口腔护理、尿管护理、定时翻身、患者清洁等工作。

（6）抗生素使用:按照《抗菌药物临床应用指导原则》选择用药。

2. 体位与活动

（1）术后体位与活动:活动能力应当根据患者个体化情况,循序渐进,对于年老或体弱的患者,应当相应推后活动进度。

1)全麻清醒前:去枕平卧位 4~6 小时,头偏向一侧。

2)全麻清醒后手术当天:睡枕,可适当抬高床头 10°侧卧位。

3)术后第 1~2 天:抬高床头 15°~30°侧卧位,以利静脉回流减轻脑水肿。

4)术后第 2~6 天:指导患者适当下床活动(无创腔引流管者)。

(2)射频术后:全麻清醒前去枕平卧 4~6 小时,全麻清醒以后则体位无特殊要求,以患者自觉舒适为主。

3. 饮食护理

(1)开颅术后患者饮食护理

1)术后 4~6 小时:禁食。

2)术后 6~24 小时:流质饮食。

3)术后第 2 天:半流质或软食。

4)术后第 3 天:普食,进食高蛋白、高维生素、易消化食物,忌生冷、产气、刺激性食物。

(2)射频热凝术后患者饮食:麻醉清醒后可正常进食,但注意以清淡为宜,忌食辛辣食物,禁烟酒。

五、并发症的处理及护理

1. 开颅微血管减压术后并发症的处理及护理

(1)出血

1)临床表现:创腔引流管持续有新鲜血液流出;伤口敷料持续有新鲜血液渗出。

2)处理:急诊手术治疗;使用止血药物。

(2)脑疝

1)临床表现:患者出现剧烈头痛、恶心、呕吐、瞳孔不等大、对光反射减弱或消失、血压升高、呼吸减慢或暂停、创腔引流液呈血性、量多等。

2)处理:立即快速脱水;吸氧;急诊手术。

(3)感染

1)临床表现:术后 3 天,体温连续超过 38.5℃;头痛、颈项强直;伤口红肿、热痛;血常规示感染征象:WBC↑。

2)处理:血培养;使用抗生素药物;监测体温变化。

(4)疼痛

1)临床表现:术后疼痛控制不佳,出现爆发样疼痛。

2)处理:尽早行腰椎穿刺进行脑脊液检查;使用卡马西平、苯妥英钠等药物。

(5)面部麻木

1)临床表现:术侧面部麻木。

2)处理:病情稳定后可行针灸、理疗。

(6)角膜问题

1)临床表现:术侧眼睑闭合不全、眼球暴露、角膜溃疡。

2)处理:氯霉素眼药水滴眼;红霉素眼膏保护眼部;嘱患者佩戴眼镜;睡觉时用眼罩保护。

2. 射频热凝术治疗三叉神经痛术后并发症　主要有面部感觉障碍、角膜反射消失、复视、带状疱疹、动静脉瘘、咬肌或翼肌无力、咀嚼障碍,偶有脑脊液漏发生。

六、健康宣教

1. 饮食　三要,要饮食规律、要营养丰富、要容易消化;二忌,忌刺激性食物、忌烟酒;一宜,宜清淡。

2. 活动　根据体力,适当活动;1 个月内避免头部剧烈运动;禁止打球、跑步等运动;不坐飞机;避免性生活;外出时注意保暖,预防感冒。

3. 服药　遵医嘱服用卡马西平等药物。

4. 良好生活习惯　讲究卫生、防止感染;避免过度劳累和情绪抑郁,保持心情舒畅,避免情绪激动;避免猛烈咀嚼和大声说话。

5. 复查　术后定期门诊随访;术后每 3 个月复查一次,半年后每半年复查一次,至少复查 2 年。

第二节　面肌痉挛

一、疾病概论

面肌痉挛为高反应性功能障碍综合征的一种,为第Ⅶ对颅神经支配的一侧面部肌肉不随意的阵发性抽搐。一般先由眼轮匝肌开始,逐步扩散影响面部表情肌和口轮匝肌,又称面肌抽搐或半侧颜面痉挛。此病不危及患者生命,但影响患者的生活及社交活动,给患者造成心理负担,并以此为诱因引起患者自主神经功能紊乱。

1. 病因病理　原发性面肌痉挛的病因及病理目前尚不十分清楚,可能是面神经通路上某些部位受到病理性刺激产生异常电冲动所致。

2. 临床表现　该病女性多见,尤以 40 岁以后发病明显增多。初发病者多为一侧眼轮匝肌不自主抽搐,呈阵发性,随着病情进展,抽搐波及同侧面部其他肌肉,其中口角抽搐最为显著,严重者可累及同侧颈阔肌。

(1)抽搐的特点:阵发性,快速及不规则性,程度轻重不等。

(2)持续时间:一般开始发病时抽搐仅持续数秒钟,以后达数分钟或更长时间,间歇期变短、抽搐加重。

(3)严重者可呈面肌强直性抽搐,不能睁眼,口角歪向同侧,导致说话困难。

(4)该病患者常因紧张、过度劳累、面部过度运动使抽搐加剧,但不能自己控制抽搐发作,睡眠后症状消失。

(5)多为单侧发病,部分患者伴有面部疼痛或诉头晕、耳鸣,有的患者由于长期面肌痉挛出现同侧面肌肌力减弱,晚期患者可伴同侧面瘫。

3. 辅助检查

(1)头颅 CT、MRI 检查:排除颅内病变,特别是脑桥小脑三角是否有肿瘤、蛛网膜囊肿或血管性病变。

(2)脑血管造影:必要时行脑血管造影。

(3)病变侧面肌肌电图检查:了解面肌的电兴奋性的典型特征,如出现肌纤维震颤和肌束震颤波。

4. 治疗原则　对病因明确者应积极治疗其原发病。对原发性面肌痉挛可采用以下方法治疗。

（1）药物治疗：各种抗癫痫、镇静、安定剂等药物，如苯妥英钠、卡马西平、苯巴比妥、地西泮等，对少数患者可减轻症状，同时配合维生素 B_1、维生素 B_{12} 肌内注射效果更好。

（2）手术治疗

1）微血管减压术：是治疗面肌痉挛的主要和首选方法。属于面神经非毁损性手术，最大的优势是既能解除面肌痉挛，又不造成面神经功能障碍。该手术是目前治疗原发性面肌痉挛效果可靠、疗效持久的方法。

2）其他手术方法：包括面神经主干或部分神经束切断、药物封闭、面神经干射频治疗、面神经-舌下神经吻合等。主要原理是在面神经走行过程中对其实施损伤，以减少或中断面神经电冲动而达到治疗面肌痉挛的目的。

（3）肉毒素注射：在短期内可收到一定效果，现常用于治疗的有 4 种剂型：英国产 Dysport、美国产 Botox、日本产 GS-BOT15 和我国兰州生物制品研究所生产的注射用 A 型肉毒素。肉毒素面部注射后 2~7 天可见效，但维持时间较短，为 12~18 周，要多次注射维持疗效，每年需进行注射 4 次。其并发症是上睑下垂、面瘫和复视。

（4）其他疗法：无水乙醇和地西泮注射液对面神经下或分支进行封闭，但疗效不确定，易引起面瘫等，现今已废弃。

二、护理诊断/问题

1. 自我形象紊乱　与面肌痉挛有关。
2. 焦虑　与担心手术、疾病的预后有关。

三、术前术后护理措施

参照三叉神经痛的护理措施。

四、健康宣教

由于手术仅仅解除了血管对面神经根部的压迫，而面神经功能需要一定时间才能修复正常，面肌痉挛一般在 6 个月内才能完全停止，故术后应定时服药、定期复查。

1. 饮食　营养丰富、容易消化；多吃新鲜蔬菜水果，预防便秘；忌刺激性食物，忌烟酒、浓茶、咖啡、无鳞鱼。
2. 活动　不要过于劳累。
3. 服药　遵医嘱定时服用卡马西平等药物。
4. 心理护理　保持良好的心态。
5. 改变生活习惯　勿抽烟、喝酒、剔牙。
6. 改变咀嚼习惯　避免单侧咀嚼导致颞下颌关节功能紊乱。
7. 复查　术后定期门诊随访；术后每 3 个月复查一次，半年后每半年复查一次，至少复查 2 年。

五、并发症的处理及护理

参照三叉神经痛的护理措施。

第三节　癫　痫

一、疾病概论

癫痫是大脑神经元突发性异常放电,导致短暂的大脑功能障碍的一种慢性疾病,表现为运动、感觉、意识、自主神经、精神等不同障碍或可兼而有之。临床上以突然意识丧失、突然跌倒、四肢抽搐、牙关紧闭、口吐白沫、醒后如常人为主要表现。癫痫是多发病之一,在国内癫痫的总体患病率为7‰,年发病率为28.8/10万,我国现有癫痫患者900万左右,且以约40万/年的速度增长,在我国癫痫已经成为神经科仅次于头痛的第二常见病。本病多在儿童期和青春期发病,因病程长、根治困难、发病不定时,给患者造成了巨大痛苦。

癫痫发作是指脑神经元异常和过度超同步化放电所造成的临床现象,其特征是突然和一过性症状。

1.分类　现代医学认为发生癫痫的原因可以分为两类。

(1)原发性癫痫:又称真性或特发性或隐源性癫痫。其真正的原因不明,与遗传因素有较密切的关系,这类患者的脑部没有可以解释症状的结构变化或代谢异常。

(2)继发性癫痫:又称症状性癫痫。指能找到病因的癫痫,如脑炎、脑膜炎、脑寄生虫病、脑瘤、脑外伤、脑缺氧,铅、汞等引起脑中毒等,均可导致本病的发生。

2.临床表现

(1)全面性强直-阵挛发作:又称为大发作,是最常见的发作类型之一,以意识丧失和全身对称性抽搐为特征。发作可以分为三期:强直期、阵挛期及惊厥后期。

(2)强直性发作:可表现为全身肌肉的强直性痉挛,往往会使肢体固定于某种紧张的位置,如四肢伸直、头眼偏向一方或后仰、角弓反张;呼吸肌受累时,面色可由苍白变为潮红,继而青紫。

(3)阵挛性发作:全身性惊厥发作有时可无强直发作,仅有重复的全身痉挛,频率逐渐变慢而强度不变,此型较少见。

(4)失神发作:典型失神发作称为小发作,发作为毫无先兆的短暂神志丧失,仅持续3~5秒。患者表现为突然语言或动作中断,呼之不应,双眼凝视,一般不跌倒;恢复也较突然,可继续原来的谈话或动作。可合并简单的自动性动作(如擦鼻、咀嚼、吞咽)。发作虽短暂但频繁,每天可发作数次,多则上百次。但智力一般不受影响,预后良好。

(5)肌阵挛发作:为突然、短暂和快速的肌收缩,可以是一块肌肉,也可以是全身肌群收缩。发作时间短,间隔时间长。常发作于即将入睡或醒来时。有意识的动作可使之加重。屈肌比伸肌更易受累,上肢多于下肢。

(6)失张力发作:全身或部分肌肉张力突然减低,表现为头下垂,下颌松弛而张口,上肢下垂,甚至倒地。可有短暂意识障碍。也可以表现为一侧肢体或单一肢体的局限性肌张力低下。

(7)单纯部分性发作:包括部分运动性发作、Jackson发作、躯体感觉发作、特殊感觉发作、情感障碍发作、记忆障碍发作及知觉异常发作。

(8)复杂部分性发作:虽可起病于任何年龄,但以儿童和青壮年始发者为多。发作时均有意识改变,患者此时突然凝视不动,与周围环境失去接触或保持部分接触,少数患者仅有上述意识障碍。多数患者还可出现自动症,如反复咀嚼、吞咽、吸吮、抚弄衣服、拍打自身或桌子;也可能表现为笨拙地继续原来正在进行的活动,如驾车、言语、走动、洗涤等。有的患者可以保持部分反应能力,发作时仍可回答简单问题。每次发作持续时间一般不超过2分钟,发作后常有疲惫。头昏、嗜睡,甚至定向力不全。发作大多起源于颞叶内侧面的海马、海马回、杏仁体等结构,少数始于额叶。

3. 辅助检查

(1)脑电图检查(EEG):癫痫发作时行 EEG 检查,除个别单纯部分性发作者,一般均可见特异性 EEC 改变。记录中可发现棘波、尖波、棘慢综合波,以及暴发活动等癫痫样波。发作间期仅50%的患者可记录到癫痫样波,EEG 的癫痫性可被过度换气、闪光刺激、药物所诱发,也可被大剂量抗惊厥药物所抑制。另外在少数正常人中可以记录到不正常的脑电活动,因此,EEG 检查正常而临床表现典型的患者不能否定癫痫的诊断,反之 1~2 次不正常 EEG 记录而无癫痫的临床表现也不能作为癫痫的依据。

(2)血液检查:血常规、血糖、血寄生虫全套(如肺吸虫、血吸虫、囊虫)等检查可帮助了解有无贫血、低血糖异常、寄生虫病等。

(3)脑血管造影:通过脑血管造影,特别是数字减影血管造影,可发现颅内动、静脉畸形,动脉瘤,血管狭窄或闭塞及颅内占位性病变等。

(4)头部放射性核素、CT、MRI 检查:可发现占位性病变、脑萎缩等脑部器质性改变。

4. 治疗原则

(1)药物治疗:苯巴比妥、苯妥英钠、卡马西平、丙戊酸钠是目前广泛应用的一线抗癫痫药。

(2)手术治疗:对药物治疗无效的难治性癫痫可选择手术治疗。

二、护理诊断/问题

1. 焦虑/恐惧　与疾病反复发作、疾病发作的不可预知和困窘及担心手术效果有关。
2. 有清理呼吸道低效或无效的危险　与肌肉神经支配障碍引起舌体松弛和堵塞有关。
3. 有受伤的危险　与癫痫发作导致的跌倒、舌咬伤等有关。
4. 潜在并发症　颅压增高、脑疝。
5. 知识缺乏　缺乏与所患疾病相关的用药知识及康复知识。

三、术前护理措施

1. 心理护理

(1)健康宣教:着重解决患者及家属的恐惧心理,提高对该病的认识,总结不愈的原因,增强康复的信心。

(2)对伴有性格暴躁和攻击行为的患者,护士在生活上给予多方照顾,避免外界一切不良刺激,从而消除他们的抵触情绪。

(3)积极请家属参与实施治疗计划,充分调动患者及家属治疗疾病的积极性,取得合作,使患者及家属有长期坚持治疗疾病的心理准备,为患者院外治疗打下基础。

2. 病情评估,加强观察

(1)患者入院后除给予常规生理、心理方面评估外,重点对患者服药的种类、剂量、癫痫的发作次数及频率、先兆症状及对患者生活的影响程度给予评估,同时予以相应的指导。

(3)加强术前监护,观察并详细记录发作情况及频率。

(4)配合医师积极抗癫痫治疗。

3. 脑电监测护理

(1)做脑电监测前不能停药,应维持原来剂量正常服药,一般情况下不会影响脑电图的结果。对于需要手术治疗的癫痫患者,则要停药后行脑电监测,以明确癫痫病灶的位置。

(2)做脑电图监测前先洗头,不用任何护发品,使电极与头皮接触良好。

(3)嘱患者在床上安心休息、减少活动,将患者的两手放在被子外,如大发作时将被子拿掉,不要正面按压患者,遮挡患者面部,便于发作时监测录像上记录发作的整体情况和状态。

4. 术前常规准备

(1)术前行抗生素皮试,术晨遵医嘱带入术中用药。

(2)协助完善相关术前检查:心电图、B 超、出凝血试验等。

(3)术前 12 小时禁食、4 小时禁饮。

(4)术晨更换清洁患者服。

(5)术晨剃头。

(6)术晨与手术室人员进行患者、药物核对后,送入手术室。

(7)麻醉后置尿管。

四、术后护理措施

1. 神经外科术后护理常规

(1)全麻术后护理常规:了解麻醉和手术方式、术中情况、切口和引流情况;持续低流量吸氧;持续心电监护;床挡保护防坠床;严密监测生命体征,特别注意血压变化,警惕颅内高压的发生。

(2)病情观察:严密观察神志瞳孔变化,发现异常及时通知医师,给予初步处置后急查CT,确定病因及时治疗。

(3)伤口、引流观察及护理:引流袋妥善固定在床边,保持引流管通畅;患者翻身时夹闭引流管,防止血液倒流,预防逆行感染;记录引流量,当发现引流管无引流液引出时,要观察敷料渗血情况,及时通知医师并协助处理。

(4)各管道观察及护理:尿管按照尿管护理常规进行;头部引流管护理见其他章节相关内容。

(5)疼痛护理:评估患者疼痛情况,警惕颅内高压的发生;遵医嘱给予脱水剂或镇痛药物;提供安静舒适的环境。

(6)饮食护理:术后进半流质,鼓励患者进食高蛋白、高维生素、易消化食物,避免辛辣、刺激性食物。

(7)基础护理:做好口腔护理、尿管护理、定时翻身、雾化、清洁等工作。

2. 癫痫发作的护理

(1)癫痫预防:术后患者用药一定要准时间、准剂量给予抗癫痫药物(如苯巴比妥、德巴金)治疗,防止手术后的早期癫痫发作。

(2)病情观察:观察患者有无癫痫的先兆及表现,及时通知医师并处理。

（3）癫痫护理：癫痫发作时专人守护，将患者头偏向一侧，迅速解开衣扣，以软物垫塞上下齿之间，以防咬伤舌和颊部，床挡保护，防止坠床；保持呼吸道通畅，如有呕吐物需及时清除；加大吸氧流量，遵医嘱静脉缓慢推注地西泮，注意观察患者的呼吸情况；肢体抽搐时要保护大关节，以防脱臼和骨折，切不可强行按压肢体；减少对患者的刺激，一切动作要轻，保持安静，避免强光刺激；密切观察抽搐发作时情况，并详细记录全过程，特别注意意识、瞳孔的变化，以及抽搐部位和持续时间、间隔时间等；抽搐后让患者安静休息，避免声光刺激。

3. 体位与活动

（1）全麻清醒前：去枕平卧位，头偏向一侧。

（2）全麻清醒后：抬高床头 15°~30°，以利于颅内静脉回流减轻脑水肿。

（3）病情稳定后：早期进行康复锻炼。

五、健康宣教

1. 服药　术后 1~2 年还需遵照医师指导继续服用抗癫痫药，患者不能自行随意停药或减药；停用或减药需通过医师指导，在发现发作消除和脑电图好转的情况下实施；长期服药患者应定期测定血药浓度，以便及时调整抗癫痫药物剂量，预防药物中毒。

2. 活动与安全　应避免重体力劳动或用脑过度，避免高空作业和驾驶车辆；外出活动时要避免刺激，保持情绪稳定，以免引起癫痫发作并造成受伤；癫痫发作较频繁的患者活动时最好有家属陪伴，家属有处理发作时情况的能力，并随身携带抗癫痫药物，以保障安全。

3. 复查　由于抗癫痫药物会加重肝脏负担，易损肝细胞功能，需 3~6 个月复查肝功能，必要时辅以保肝药物。

第五章 神经外科康复护理

第一节 脑血管病的康复护理

脑血管疾病后早期的康复治疗和康复护理非常重要,对于改善和恢复机体功能、减少并发症、提高生活质量有重要的意义。当患者生命体征稳定,神经学症状不再发展后24~48小时患者就可以进行康复治疗,康复护理在患者进入病房即可开始。

一、康复护理目标

1. 抢救生命。

2. 预防各种并发症、继发性残疾、失用性综合征的发生。

3. 提供良好的康复护理环境和心理护理。

4. 协助和配合康复治疗师对患者进行功能训练,并将训练运用于日常生活活动当中,尽量恢复患侧的功能,保留健侧的功能。

5. 变"替代护理"为"协同护理"和"自我护理",以实现患者生活能力的自理,促进生活质量的提高。

6. 对患者进行健康教育,预防脑卒中的再度发生。对出院的患者进行继续康复训练的教育,以维持康复效果。

二、康复护理措施

1. 急性期康复护理 急性期是指病情尚未稳定的时期,一般在发病后一周内,患者因严重并发症或并发症不能耐受主动的康复训练。护理目标是抢救生命,早期介入康复护理,预防并发症,为功能恢复创造条件。

(1)抢救:抢救患者生命。

(2)体位护理:重症患者的体位护理从入病房开始。在急性期为防止压疮、关节挛缩、肩关节半脱位、抑制痉挛模式,做好良肢位摆放。

(3)定时变换体位,预防肺部感染:一般体位1~2小时变换一次。仰卧位可以强化伸肌优势,健侧卧位可以强化患侧屈肌优势,患侧卧位可以强化患侧伸肌优势。所以不断变换体位可使患者肢体伸肌和屈肌张力达到平衡,从而预防痉挛模式的出现。定时翻身叩背,进行排痰护理保持呼吸道清洁畅通,以预防呼吸道感染。

(4)排泄管理:患者出现二便失禁、尿潴留或便秘时,必要时给予导尿,应用开塞露、缓泻剂等,急性期原则上禁止灌肠,以免强烈刺激加重病情或引起脑出血。

(5)饮食护理:有意识障碍和吞咽障碍的患者经口进食,易发生误吸导致吸入性肺炎,对于预计不能经口进食的患者或经口进食不能满足60%总能量和蛋白需求的患者,建议在24小时内给予导管喂养,同时给予补充性肠外营养液。

(6)皮肤护理:要保持皮肤的清洁、干燥,保持床铺平整、干洁。二便障碍的患者要加强皮肤护理,及时清洗。

（7）关节被动运动：康复护士协助康复治疗师对患者进行被动关节活动,可先从健侧开始,然后再做患侧。一般从肢体的近端到肢体的远端,重点进行肩关节外旋、外展、屈曲,肘关节伸展、腕关节伸展,手指伸展。髋关节伸和外展,膝关节伸展,足背屈和外翻。活动时动作要轻柔缓慢,以免拉伤患者。急性期每天做两次,以后每天做一次,每个关节做 3～5 遍。要注意做两侧关节的练习,以维持健侧肢的功能。

（8）早期离床活动：当生命体征稳定之后,患者要尽早离床主动训练,以防止失用性肌萎缩等其他失用综合征。康复护士要积极协助康复治疗师对患者进行离床前康复训练的心理护理,做好早期训练的心理准备,在日常护理中尽量恢复患侧的功能,保持健侧的功能。

2. 恢复期康复护理　恢复期是指病情已经稳定、功能开始恢复的时期。当患者意识清楚、生命体征稳定,且无进行性加重表现后的 1～2 天,患者就可开始主动康复训练,以康复第一,治疗第二。先从躯干、肩胛带和骨盆带开始,按坐位、站立和步行,由肢体近端到肢体远端的顺序进行训练。康复护理的目标是抑制痉挛,建立控制运动的能力;加强 ADL 训练,为回归家庭、社会和职业做好准备。患者康复训练虽然大多数情况是在康复治疗师的训练下在体疗室完成的,但患者康复训练效果的维持和巩固其目的就是要运用于日常生活活动当中,康复护士要将患者康复训练的内容与日常生活活动结合起来,指导、监督、协助患者保证康复计划的完成。

（1）床上训练

1）翻身训练：患者在康复治疗师的训练下,学习翻身动作后,康复护士要将患者学到的翻身动作运用在患者日常生活活动中,指导、协助患者翻身。翻身的方法介绍如下：①向健侧翻身：通过躯干的旋转和肢体的摆动来完成躯干功能的训练。患者仰卧位,用健侧的手握住患侧的手,肘关节伸展,双膝关节屈曲,护士或治疗者站在患者的患侧,指导患者利用健肢的力量带动患肢进行左右躯干摆动,治疗师或护士可以给予口令或标志物加以引导,同时一手扶着患者的手,另一手扶着患者膝部,给予助力,翻向对侧取侧卧位。然后以相反动作翻身还原,如此反复练习;②向患侧翻身：患者仰卧位,护士或治疗者站在患者的健侧,患者用健侧的手握住患侧的手,肘关节充分伸展。治疗师或护士一手放在患侧臀部,一手固定患足,在患者双手摆动躯干向健侧翻转时,同时给予患者臀部和下肢同方向助力,以帮助翻转至对侧成侧卧位。然后以相反动作翻身还原,如此反复练。

2）床上腰背肌群训练：为了训练患者腰背肌群和伸髋,为站立做准备,康复护士可在病床上帮助患者进行桥式运动训练、床上四点跪位及跪立位练习。

桥式运动训练：患者仰卧,屈髋屈膝,双足平放在床面上,双上肢放于体侧,患者慢慢抬起臀部,伸髋,维持一段时间后慢慢放下,如患者早期完成此动作有困难,康复护士可以帮助固定患者下肢,并用手叩击患侧臀大肌刺激其收缩,协助患者完成此动作的训练。当患者能较容易地掌握此动作以后可以增加难度,由双腿桥式动作变成单腿桥式运动,注意加强对患者的保护。

（2）床上抑制肌痉挛训练

1）抑制躯干肌痉挛：康复护士协助患者进行包括床上正常体位、翻身和桥式运动,牵拉患侧躯干,被动或主动旋转躯干,以缓解躯干和偏瘫肢体过高的肌张力。

2）抑制上肢屈肌痉挛：肩胛骨和肩关节被动或主动的前伸运动,康复护士站在患者患侧,一手握住患侧上臂,一手放在肩胛骨下面,向上、向前按摩和活动肩胛骨,并告知患者主动配合。上肢外旋位并充分上提,肩胛骨和肩部的痉挛下降后,护士可帮助患者将偏瘫上肢持续外旋,然后将上肢慢慢向前举起,注意保持肩、肘关节前伸。当完成上述动作后,康复护士可以帮助患者拉开拇指及手指,然后充分背伸腕关节和其他手指。

3)抑制下肢伸肌痉挛患者仰卧,用双手交叉相握抱住屈曲的双膝,然后做屈伸躯干的动作。

(3)坐位训练:坐位是患者较容易完成的一项运动,同时也是预防直立性低血压,完成站立、行走等一些日常生活活动所必需的基本运动能力。坐位练习包括坐位平衡练习和坐位耐力练习。坐立训练先由床侧开始训练患者坐起。护士在帮助患者进行坐位练习时,对于老年人和长期卧床的患者,首次取坐位时不能马上取直立坐位,即 90°坐位。需用起立床或靠背架,依次取 30°、45°、60°、80°坐位,每一个角度的体位能维持 30 分钟,并且无明显直立性低血压表现,就可以过渡到下一角度体位的训练。患者坐位时双足要踏地或踏在支持台上,以预防足内翻。由于练习坐位时一定要在无支撑或无扶助的情况下才能收到较好的训练效果,因此,当患者在进行此项功能训练时,康复护理要注意观察患者心率、血压、脉搏等变化,观察有无直立性低血压的发生。注意患者在病房内尽量避免半坐位,以免强化下肢异常运动模式。在做坐位练习的同时要进行坐位和卧位的转换练习。床上坐位时护士要协助、指导患者将患上肢采取肩关节外展、外旋、肘、腕、手指伸展的抗痉挛模式。

(4)站立训练:患者进行坐位训练获得平衡能力后,即可进行站立位的训练,护士在协助患者进行站立训练时,要站在患者患侧,并用双膝关节夹住患者的患下肢膝关节,防止患者膝过伸而摔倒。患者的站立训练要和日常生活能力的训练结合起来,并加强保护。

(5)行走训练:当患者能够坐稳时,即可下床在平衡杠内学习站立,站立时间开始为 20~30 分钟,最终为 1~2 小时。当患者能达到站立平衡后,患者腿能支撑体重一半以上,并能迈腿了,这时患者就可以开始进行走的练习了。让患者在平地、梯阶、斜坡等不同的地形接受步态训练,也可利用助行器、手杖等辅助器进行训练,必要时可以给患者装配矫形器。护士要帮助患者在步行训练前穿戴好假肢、矫形器等,训练后要及时观察患者的身体反应,做好皮肤的护理,并将患者的身体反应及时反馈给康复医师。

(6)日常生活活动的护理:鼓励患者使用健侧完成日常生活活动的动作,如进食、刷牙、洗脸等。为防止食物器具摔下,可以用毛巾或用吸盘固定食物容具,防止滑脱。协助患者穿脱衣服,必要时给予帮助,但不要替代。

(7)吞咽功能障碍的护理:吞咽功能障碍可造成患者对水分和营养物质的摄取不足,易出现咽下性肺炎,甚至窒息。就是轻度的吞咽障碍,对患者的饮食生活及发音交流等也有不利影响。患者需在语言治疗师的指导下进行吞咽功能的训练。为了保证患者的营养和水分的供给,有吞咽障碍的患者要配合康复治疗师进行吞咽训练,康复护士在确认没有咀嚼、吞咽功能障碍的噎呛现象的情况下,可对患者进行饮食训练。康复护士要结合吞咽功能障碍训练的内容,对患者给予进食的护理。

1)进食的体位:①90°角的坐姿:躯干垂直,头正中位,颈轻度向前屈曲,终身有吞咽障碍患者最佳的进食位置,可以达到最大限度的气管的保护。大多数的神经源性吞咽障碍的患者应采取这个坐姿;②45°角的坐姿:当吞咽障碍有改善,或患者有强烈口服愿望时可采取这个姿势。这姿势的优点是促进残留物从咽峡部排出,向下排到后咽部和进入梨状窝,因为可防止喉的浸透及吸入气管。这个位置对咽峡部、梨状窝有中度食物残留的,以及认知能力差,吞咽时有湿性声的患者是有益的。但此位置进食的食物容积必须维持小量,2~5mL,食物性质应根据 VFSS 来决定;③下腭向下头位:这个头位置减少气管的开放,牵引舌向前和扩大咽峡范围,因此可预防或减少食物过早地进入咽部和开放喉部。打开的喉前庭也是牵向前且在舌的基底下引成小的通道,因此可使由于舌的附加保护产生穿透损伤减少。下腭向下位对存在吞咽开始延迟的患者特别适合,可有效保护气管,这头位置并不是所有类型的吞咽障碍都适合,某些类型可促使吸入气管。例如,咽咽延迟,直到食物已达到梨状窝还没有开始和喉上举和关闭也延迟的,喉上举时,下腭向下的姿势可促进在梨状窝的食物的前一部分慢慢地进入气管。又如,有唇、舌感觉优点障碍的患者,下腭向下的姿势也可产生食物在口中维持、控制、输送的障碍。如果下颚向下姿势不与食物容积控制相结合,大量的稀液食物可能落入咽峡部产生过量的液体进入咽部和进喉入口处;④头旋转位:转向咽无力一侧位置,由于是对着食物向前的强有力的位置,可增加咽的清洁,头位置必须是 80°~90°才有效;⑤头倾斜位:向咽有力的一侧倾斜可增加咽的清洁。这也是食物向前有力位置。

2)选择食物:患者在吞咽功能训练期间,宜选择在口腔内易于移动又不易出现误咽的食物,如蛋羹、面糊、果冻等食物进行训练,然后再过渡到正常饮食和水果。

3)一次进食量:在护理患者进食时,一口进食以一小汤匙为宜,进食速度不能过快,每进一口食团后,要让患者反复吞咽数次,确认已经吞下,口腔无残留后才能进食下一口。进餐后不能立即卧下,应保持 30 分钟左右的坐位,防止食管反流导致误吸。

4)做好口腔护理:定时进行口腔护理,防止食物残渣存留口腔,保持口腔卫生。

(8)大小便失禁的护理:训练患者按时排便,预防便秘,在具有坐位平衡、衣服整理和身体移动能力后,要鼓励患者自理排泄。康复护士要注意观察患者排便反应,排便时切忌用力解便,以免血压增高,增加脑出血的危险性。

3. 后遗症的康复护理

(1)肩关节半脱位的护理:肩关节半脱位是指盂肱关节机械连续性的改变,导致肩峰与肱骨头之间可以触及的间隙,国外的发生率为 50%~90%,国内的发生率为 40.9%~70%。护理的关键是做好预防,在护理操作中切忌拖拉患肢,宜早期使用肩关节保护带,直立位时给予患侧上肢支持,如他人扶持,坐位时采用 Bobath 姿势,给予支撑物如桌子等。护理中避免牵拉肩关节,进行全关节范围无痛性被动活动。

(2)关节挛缩畸形的护理:关节挛缩的护理应以预防为主,一旦发生,治疗起来很困难。护理措施为坚持早期被动、主动的关节全范围的运动。对已经形成的挛缩畸形,主要进行牵拉治疗,配合温热疗法,逐渐增加关节的活动范围。

(3)失用性肌萎缩的护理:早期加强肌肉活动,特别是早期进行负重训练,同时加强营养,可以预防失用性肌萎缩的发生,或减轻萎缩的程度。

(4)肩手综合征的护理:肩手综合征主要表现为肩部疼痛和手部肿痛,给患者带来极大的不适,发病率国外 1.5%~61%,国内 12%~74.1%。康复护理的主要措施:①早期注意加强全身营养;②保持良肢位的摆放;③冰疗肩手关节、被动运动和主动运动肩手关节,有助于促进症状的改善;④给患者做肩关节被动活动、翻身、转移和其他护理时切记不要粗暴。

4. 心理护理 脑血管病后的致残率很高,患者和家属会产生极大的恐惧心理,容易使患者产生严重的心理障碍,直接影响到患者康复的信心、对康复的态度和康复的效果。发病早期,患者会出现恐惧、否认、怨恨、不接受现实,而拒绝接受治疗;随着患者功能的逐渐恢复,心情会好起来,但患者又会出现急于求成的心理,希望一夜之间就能完全恢复成正常人;另外还有一些患者知道恢复是一个漫长的过程,虽然经过刻苦的康复训练,但仍然不能恢复到自己期望的状态时,又会出现悲观、失望和忧虑。

对于上述患者的心理问题,首先应该给予充分的理解,设身处地地为患者着想,及时给予心理支持和安慰,让患者和家属正确认识脑血管病的特点、预后及康复护理和康复治疗的特点,让其树立自信心,积极配合各类治疗;对患者和家属进行健康教育,同时选择一些康复成功的患者为大家介绍康复经验和体会,鼓励患者树立信心。在康复的过程中,对患者的一点点进步都要积极鼓励、表扬和肯定,让患者能够不断地看到自己的进步,树立自信,主动配合治疗。

5.家庭康复护理

(1)家庭环境的改造:改造家庭环境设施的目的是方便患者日常生活活动、防止发生跌倒等安全问题,在患者家庭有能力的情况下,建议拆除门槛和台阶,采用斜坡;地面材料用防滑砖,尤其是洗手间的地面材料更应注意防滑。各类控制开关、插座位置应放低,洗手间、走廊和经常活动的区域要安装扶手,所有房间门宽大于85cm,方便轮椅进出,供患者用的床面高度需降低,以40cm左右为宜。

(2)对长期卧床者的护理:精心护理、保证营养、预防各种并发症,尽量使他们生活舒适,保持心情愉快,有条件的可以请专职的康复陪护师来家庭,定期、定时对患者进行康复训练和康复护理。

6.康复护理中的注意事项

(1)注意安全,防止患者坠床。

(2)关节被动活动时注意生理活动范围,防止关节损伤。

(3)体位转换切忌粗暴,硬拖、拉扭肢体。

(4)注意观察患者训练后的身体反应,并及时反馈给康复医师和有关的康复治疗师,以便得到及时的解决。

三、康复健康教育

1.对患者和家属进行有关脑血管疾病知识的健康教育,使他们充分了解本病的危险因素、常见的先兆现象、主要症状表现、积极的康复对预后的影响,以及如何预防等知识,让他们了解脑血管疾病康复的最新进展。预防脑血管病的发生和再复发,对主要危险因素进行干预,积极预防高血压、动脉硬化、高血脂、糖尿病及心脏病等。

2.向患者和家属传授如何调整脑血管疾病后的心理变化,家属和患者都要树立康复的信心,家属给予患者积极的心理支持。患者需养成良好的生活习惯,戒烟、戒酒、控制体重、合理膳食、保持合理的运动,控制自己的情绪。家属要注意患者的安全,防止患者滑倒。

3.加强对患者自我健康管理的教育,康复是一个长期的过程,患者回到社区后,需要在康复治疗师的指导下继续保持康复功能的训练,定期复诊,力争生活自理。

第二节　脊髓损伤的康复护理

脊髓损伤的康复护理是整个康复流程中极为重要的一个环节,整个康复护理始终围绕全面康复目标:最大限度地保留和发挥患者残存功能以代偿已经致残的部分,尽全力帮助患者恢复身体的功能,对防止并发症和继发性残疾的发生起着重要作用。

一、康复护理目标

1. 固定保护脊柱,避免脊髓和脊神经进一步损伤。

2. 保持呼吸道通畅,抢救生命。

3. 改善躯体活动能力和适应能力。

4. 预防和处理各种并发症。

5. 给患者和家属提供心理和情绪上的支持。

6. 指导患者正确使用辅助装置,促使患者尽早独立地完成自我生活照料,提高生活质量,回归社会。

二、康复护理措施

脊髓损伤的康复护理是从"车轮子底下开始的",即从损伤后的即刻开始就应有康复的介入。从急救现场开始,一旦怀疑或确诊有脊髓损伤,要立即送往就近的并能处理脊髓损伤的医院及时救治,转运中要对患者先进行制动稳定,不要强行改变患者体位,搬运患者至少要有3人参与,避免移动过程中损伤脊髓或加重脊髓损伤程度,切忌一人抱腿一人抱肩或一人背送的方式转送患者。转送前特别注意要固定好头、颈、腰,并用毛巾填充平板与患者背部之间的空隙,以免搬送过程中的移动。甚至跳水运动损伤后应在水面颈部制动后再离开水面,这样可以大大减少继发性损伤的可能性,降低完全性截瘫的发生率。

当对患者进行了可靠的制动固定后,要尽快将患者转移到就近能处理脊髓损伤的医院就治,争取伤后6小时,最晚在伤后24小时之内对患者进行手术治疗,转送患者时使用平整的木板或担架。

1. 入院后实施的康复护理

(1)体位护理:躯干和肢体的正确体位,有助于预防关节的挛缩和压疮,抑制痉挛的发生。患者可以采用仰卧位或侧卧位,要求身体与床接触的部位应全部均匀地与床接触,避免局部压力过重而发生压疮。

1)仰卧位:仰卧时髋关节伸展并轻度外展,可在患者两腿之间放置1~2个枕头以维持轻度外展。膝伸展、踝背屈,以防止踝关节屈曲痉挛。上肢肩关节处于外展位,肩下垫枕,确保两肩不致后缩,双上肢放在身体两侧的枕头上,腕关节背伸约45°,保持功能位。手指处于微屈位,颈髓损伤者可以抓握毛巾卷,防止"猿手"发生。

2)侧卧位:患者屈髋、屈膝呈屈曲位,双肩向前,一侧肩胛骨着床,肘关节屈曲,前臂旋后,上方的前臂放在胸前枕头上。腕关节自然伸展,手指微屈。躯干后放一枕头支撑。下方的髋、膝关节伸展,上方的髋、膝放置在枕头上。踝关节自然背屈,上方踝关节下垫一枕头。

体位的保持最好使用各种枕垫,应准备各种大小不同的枕垫。急性期为了防止骨突出部位发生压疮,在骨突出附近和周围应用枕垫,使骨突处不受压迫。为了防止足下垂,患者仰卧时可以采取在足侧放置一个床架子,被子盖在架子上,以防止被子的重量压迫瘫痪者的双足,现在一般不提倡使用足底板。

(2)定时变换体位:翻身可以改变血管内压,促进血液循环,预防压疮的发生、关节挛缩及静脉血栓的形成,也可以改善呼吸功能,有利于呼吸道分泌物的排出。在急性期,应每

2 小时按顺序更换体位一次;在恢复期 3~4 小时更换体位一次。翻身时必须稳妥地托住患者再移动。上下身沿身体轴线翻动,防止出现脊柱扭转。定期让患者处于俯卧位,使髋关节处于伸展位,以防止髋关节屈曲挛缩。

翻身时,动作要稳妥、轻柔,不要将患者在床上拖动,防止皮肤摩擦。在恢复期,如患者不能完全自理翻身动作,应协助翻身和变换体位,每次变换体位时要检查患者骨突处皮肤的状况,床单要平整、清洁。对脊椎不稳定者,在损伤后 24 小时内要使用动力床,防止脊柱再损伤;对脊椎稳定者,使用减压床、皮垫床或在普通床上加上气垫或水垫,防止压疮。任何高级的翻身床都不能代替人力翻身。

(3)预防呼吸道感染:维持呼吸道通畅,及时清除呼吸道分泌物。做好体位排痰,鼓励患者咳嗽、主动呼吸,有效地使用呼吸肌参与呼吸动作的完成,帮助患者捶背,痰不易排出时可用超声波雾化吸入方式,使呼吸道湿润,利于排痰。有呼吸感染者应积极治疗。

(4)预防压疮

1)保持局部皮肤的清洁、干燥:每天温水擦洗皮肤 1 次,每周温水浴 1~2 次,洗后擦干。经常更换床单,保持床单的平整、干净、柔软、干燥,以减轻对皮肤的摩擦。皮肤的摩擦和剪力是发生压疮的危险因素,在搬动患者时应避免拖拉患者。尤其要做好大、小便后的清洗处理。康复护士要教会患者自己检查和发现压疮的预兆技术;每天观察全身皮肤,特别是骨突出部位的颜色,一旦发现皮肤有红斑或颜色发暗,则需采取措施,防止局部组织进一步受压,直到局部颜色消退。

2)减轻局部的压力:间歇性解除局部受压是预防压疮的首选措施。长时间坐位时可以通过患者主动运动进行局部减压,每一小时做一些移动臀部的活动,以缓解局部的压力。护理人员协助患者完成减压练习的方法:①双手撑住床面或椅面,用力将肘部伸直,使臀部离开床面或椅面 10 秒左右,然后还原;②身体转向一侧,双手抓住同一侧的扶手,将一侧臀部抬高 10 秒左右,然后还原,双侧交替;③将一侧腿抬起放在另一侧的膝关节上,身体稍向前屈,使同侧臀部抬离椅面 10 秒左右,然后还原,双侧交替;④如果坐在轮椅上,一手抓住同侧轮椅的大轮,一手抓住对侧轮椅的扶手,抓住轮椅大轮的手用力将肘关节伸直,直至同侧臀部离开椅面。

3)加强全身营养:营养不良是发生压疮的危险因素,摄入丰富的蛋白质、维生素可以预防压疮。

(5)预防泌尿系统感染

1)患者处于脊髓休克期时,应实施留置导尿,严格护理管理程序,包括执行无菌操作,硅胶导尿管每月更换 1 次,每天消毒尿道口两次,及时清倒尿液,防止逆行性感染,保持尿道通畅,妥善固定,防止尿管滑落。

2)对仍有膀胱反射的患者,应指导患者寻找刺激点,如牵拉阴毛、刺激大腿内侧皮肤、轻叩耻骨上方的膀胱区,要鼓励患者自行排尿;采用有利于尿液排出的体位,如半坐位、坐位排尿;鼓励患者多饮水,保持尿道外口和会阴部的清洁、干燥;指导患者进行功能训练。

3)对于需要长期间歇导尿的患者,教会患者和家属进行间歇清洁导尿。目前认为,清洁间歇导尿比保留导尿感染的机会低,比无菌导尿简单易行、成本低,清洗得当也可以有效地预防感染,防止采用加压排尿易引起的肾积水及肾功能不全。间歇性导尿通过控制患者的饮水量,每天自己进行间断性导尿。在间歇性清洁导尿期间,进水量可减少到每天2000mL。饮水量的安排可以参照下列程序进行:8:00(400mL)、10:00(200mL)、12:00(400mL)、14:00(200mL)、16:00(400mL)、18:00(400mL)。

根据上述饮水量,患者每天的排尿量一般在1400mL左右,可以间断导尿4次,每次导尿300~400mL。注意晚上8:00以后不要饮水,避免膀胱夜间过度膨胀而影响其功能。护士要教会患者利用镜子对镜插清洁导尿管导尿、取出导管、清洗导管、清洁存放。

(6)便秘的护理:指导患者摄入高纤维饮食,养成定时排便的习惯,在身体状况允许的条件下多饮水,并进行排便功能的训练,以减少便秘和大便失禁发生的次数,经正确的护理患者能够建立排便护理的技术,自行管理两便排泄。

(7)预防关节痉挛和畸形:早期进行瘫痪肢体的被动运动和肌肉牵伸训练,包括跟腱、小腿三头肌、腘绳肌和大腿内收肌等肌群的肌肉牵伸训练。

(8)骨质疏松症的预防:长期卧床的脊髓损伤患者,可以引发骨质疏松症,有效的预防办法是,在有条件的情况下利用倾斜台及支架,让患者直立,使其肢体受力负重,可以有助于骨质疏松症的改善。

(9)预防直立性低血压:患者长期卧床,活动减少,容易引起直立性低血压。在病情许可下,应尽早地让患者从平卧位转向半卧位或坐位,直至站立训练。可以从站立床开始,倾斜度开始为30°,每天2次,每次15分钟。以无头晕等低血压症状为度,循序渐进增加倾斜度和站立时间。站立床适合 $C_5 \sim T_{12}$ 损伤的患者。

(10)日常生活活动的训练和护理:ADL具体训练主要由康复治疗师来完成,康复护理工作主要是协助、督促和鼓励患者完成ADL的训练活动。

1)督促、看护患者在康复治疗师的指导下完成各类ADL训练的内容,包括移动训练、生活自理训练、卫生能力训练、交流能力训练、排泄能力和方法的训练等。

2)协助康复医师和康复治疗师安排好ADL训练的时间和内容。

3)做好治疗前后的准备工作。训练前帮助患者排空大小便,对有气管插管、导尿管、集尿器或固定夹板等附着物的患者,在训练前做好固定,防止在训练时脱落。在训练时注意患者的反应,给予必要的支持。

4)鼓励、督促患者自我训练,自我保持正确体位,独立完成翻身、坐起,在控制好身体平衡以后,提高自理能力,尤其是各种卫生的清洁能力。

要求患者学习长腿坐位,在此基础上学习穿脱衣裤、鞋袜;用双手支撑练习床上移动,练习从床到轮椅、轮椅到床、轮椅到马桶,独立使用轮椅,独立拿取食物和水,独立获得合理的饮食保障。

5)鼓励患者最大限度地参与日常护理活动,提高功能独立性。如自己取药、取水、自行服药,打针时自己脱裤子等。

(11)轮椅使用的护理:康复护士要协助康复治疗师对患者完成轮椅的使用、轮椅性能的掌握,在轮椅与床之间完成体位转移的训练。教会患者安全地使用轮椅。

2.心理护理 脊髓损伤致残率很高,对患者心理打击是巨大的,康复护士要细心地了解患者内心的痛苦,调查了解患者个人、事业、情感、生活、经济等方面的情况,给予体贴、关心、理解,并帮助他们重树生活的信心,严重的心理障碍患者需及时配合心理治疗师、康复医师对患者进行心理治疗。

三、康复健康教育

脊髓损伤可能造成患者的终生残疾。随着现代医学和康复医学的发展,脊髓损伤患者的生存质量和生存时间明显延长,因此脊髓损伤患者需要学习脊髓损伤的基本知识和自己解决问题的方法,减少再次入院的可能性和降低经济开支。由于护士在患者和家属中有极高的威信,因此他们非常乐意接受护士为他们传授脊髓损伤康复护理、家庭康复护理、康复训练方面的知识、技巧和经验。因此,康复护士是康复教育的重要载体,康复教育是脊髓损伤康复成功的关键。

1. 教育患者由"替代护理"过渡到"自我护理"。避免出现各种并发症。康复护士将自我护理的技巧教给患者。

2. 心理护理是整个康复过程中的重要内容。向患者和家属传授如何调整脊髓损伤后的心理变化,如何树立信心战胜病魔。护士应教育、培养患者良好的心理素质,患者能主动配合医师、康复治疗师进行持续的康复训练,以保持康复疗效,尽最大能力完成生活的自理。

3. 向患者和家属传授最基本的康复训练、康复护理、生活照料的技能和方法。帮助患者制订长远的康复计划,预防并发症和二次残疾的发生。

4. 与患者建立比较密切的联系,定期与患者通过电话、网络交换信息,传授最新的康复技术和方法。与康复技术人员一起,对患者及其家庭环境提出无障碍设计的建议,使护士成为今后生活过程中长期陪伴患者的"康复护士"。

第三节　脑性瘫痪的康复护理

一、康复护理目标

1. 加强对高危新生儿(如宫内缺氧、难产、窒息等)的监护,对有外伤史的患儿应加强监护,以便对脑瘫患者的早期诊断。

2. 预防关节挛缩畸形,防止意外损伤和其他并发症。

3. 给患儿创造良好的生活和治疗环境,纠正异常姿势,抑制异常肌肉的痉挛发生,通过治疗性游戏活动帮助患者学会平衡控制和转移,并加强日常生活活动自理训练和指导。

4. 加强康复健康教育,多鼓励,帮助患儿克服各种心理障碍,最大限度地减少残障,提高患者的日常生活自理能力。

二、康复护理措施

脑瘫的临床表现多种多样,在康复护理时护理人员要根据患儿的具体情况,配合康复医师、康复治疗师对患儿进行功能训练,在日常生活护理中避免加重患儿的痉挛症状。

1. 矫正姿势体位的护理

(1)卧姿:通常采取以下姿势。

1)仰卧位:将患儿仰卧于布吊床上,在头的上方悬垂玩具,这种体位可以抑制患儿躯干、髋、膝关节过度伸展,使躯干、髋、膝关节屈曲,踝关节背屈。

2)侧卧位:能有效地抑制全身伸肌痉挛及各种紧张性反射,有利于患儿双手放在胸前进行各种日常活动和游戏。

3)俯卧位:能帮助患儿抬头,有利于患儿双手活动,并能增强上肢支撑能力,训练时在胸下垫一个楔形垫,必要时护理人员可帮助患儿固定肘部或托起下颌,使患者抬头,便于游戏。

(2)抱姿:为使患儿头颈脊柱竖直,尽可能使两上肢及手保持正中位,双下肢屈曲分开,一般采用下列抱姿。

1)面对面抱法:对双上肢有一定肌力的患儿,令其双手搂抱住抱者的颈部,两腿分开置于抱者胯部,抱者双手托住患儿臀部;如患儿为低张型,则将患儿两腿分开置于抱者两胯部,一手托住患儿臀部,一手从患儿腋下穿出托住患儿颈部,并用前臂托住患儿背部。

2)面对背抱法:抱者位于患儿背后,一种方法是用双手及前臂从患儿腋下插向前方,抱住患儿两大腿内侧,左右分开;另一种方法是将双手从腋下插向前方,然后用双手搂抱在患儿的胸腹部。

(3)坐姿:护士在护理患儿时,要使患儿髋、膝关节保持屈曲位,患儿全脚掌着地,护士用双手将患儿腿分开,用前臂控制患儿双肩内收,上肢伸展。

(4)穿衣时的体位:在给患儿穿脱衣服的过程中,由于体位不正确,常会引起或加重患儿的痉挛。为此,在给患儿穿脱衣服时要特别注意患儿体位的放置。在俯卧位穿衣时,护士应使患儿趴在自己双腿上,并使患儿髋、膝关节屈曲,两腿分开;在仰卧位时要在患儿头下垫一头枕,使患儿髋、膝关节处于屈曲位;在坐位穿衣时,要保持患儿坐位平衡,髋、膝关节屈曲,躯干前倾。

2. 功能训练的护理

(1)头部功能训练的护理

1)俯卧位时:令患儿俯卧于楔形垫上,头置于正中位,保持躯干呈一条直线,双臂自然伸直,在楔形垫前摆放一些色彩鲜艳的玩具,以吸引患儿的注意力,使患儿学会用眼观察,用手触摸。

2)仰卧位时:护士用双前臂轻压患儿双肩,双手托住患儿头部两侧,先使小儿颈部拉伸,再用双手轻轻向上抬起头部。

(2)坐位训练的护理

1)弛缓型:护士用一只手扶住患儿胸部,另一只手扶住其腰部,帮助患儿坐稳。也可将患儿放置于自己的大腿上进行上述操作。这一体位有利于患儿将双腿分开,手放在中线位活动。

2)痉挛型:为缓解痉挛,使患儿背部充分伸展,护士可将自己的双手从患儿腋下穿过,用双臂顶住患儿双肩,防止肩胛内收,同时用双手将患儿大腿外旋分开,再用双手分别压患儿的双膝,使下肢伸直,保持长腿坐位。

3)手足徐动型:在无支撑坐位时,手足徐动患儿的上肢及下肢会有不自主运动,身体可能向后倒,无法用双手支撑自己或向前伸手抓握东西。护理人员可将患儿双腿并拢后屈曲,然后用双手握住患儿双肩,做肩关节内旋动作,带动肩胛骨向外使双手放到胸前,便于玩耍。

（3）站立行走训练的护理：首先在控制好患儿姿势的前提下，进行安静状态下的扶持站立，每次 10~20 分钟，逐步变成独立站立；单腿支撑站立；最后进行平衡杠内行走训练。

（4）患儿翻身训练的护理：该训练的目的是提高患儿的翻身坐起能力。患儿处于仰卧位，双下肢屈曲，训练者用自己双腿夹住患儿的双下肢以固定，并用自己的双上肢交叉握住患儿的双手。如果让患儿向右侧旋转，可让患儿的右侧上肢轻轻地内旋并保持住，用左手抓握患儿的左手或左臂向右侧诱导，同时头部也向右旋转。

（5）爬行训练的护理：指导患儿爬行，强化髋部控制按扶跪、直跪、分腿跪训练。

（6）言语功能训练的护理：护士在护理过程中要多与患儿交流，不要无声护理，可以利用各种感觉器官的刺激来帮助患儿对语言的理解。

（7）日常生活活动的护理

1）穿衣训练：穿衣时，患者坐于椅上，右手抓住衣领，纽扣面对护理者，先将左手交叉穿进衣袖里，右手抓衣领转向身后并拉向右侧，右手往后伸进另一衣袖里，然后整理衣服，扣好纽扣。如果患儿有健侧、患侧之分时，则穿衣先穿患侧，脱衣先脱健侧。

2）进食训练：首先让患儿保持良好的姿势，控制患儿的下颌，帮助进食。

3）漱洗训练：首先让患儿了解身体各部位的名称、位置及方位；熟悉常用的漱洗用具并知道如何使用；然后训练患儿上肢的运动和控制能力，尤其是手的精细动作和控制能力。

4）如厕训练：一般先训练小便，再训练大便；先训练使用痰盂，后训练坐厕；再训练脱穿裤、清洁等技巧。

三、康复健康教育

脑性瘫痪的康复治疗时间长，所需费用高，给家庭、社会造成很大负担。因此，加强对脑瘫的宣教，以预防为主，防止脑性瘫痪的发生，是提高人口素质，减轻家庭、社会负担的根本方法；同时也尽可能地做到早发现、早治疗、早康复；在对脑瘫的康复治疗过程中，应对患儿家庭进行康复训练的教育，使患儿在日常生活中得到正确的训练和指导，从而提高康复的效果。

1. 康复预防　坚持优生优育，保证胎儿健康发育；积极开展产前检查，及早发现和治疗妊娠高血压、妊娠毒血症，避免难产；保证孕妇良好营养，预防早产；孕期避免不必要的服药，并做好风疹预防；提倡母乳喂养，增强婴儿的抵抗力。

2. 定期体检　婴儿出生后定期去医院检查，早期发现发育迟缓的症状，并给予及时指导和治疗；定期进行预防接种，预防脑膜炎及其他传染病发生；教育家长识别脑膜炎的早期症状及发热的正确处理，有病应及时送医院诊治。

3. 早发现早治疗　密切监测婴幼儿，从运动、语言和进食三方面早期发现可疑脑瘫患儿。如有异常，应及时就诊，明确诊断，进行有针对性的治疗。

4. 家庭治疗　对于脑瘫患儿，家庭治疗具有重要的意义。家庭要为患儿制造一个良好的康复环境，从心理上、生理上帮助患儿全面康复，促进人格的健全发展。父母要有耐心，也要有毅力，因为脑瘫治疗是一个长期的过程，家长除了给予正确的指导和训练外，还要把训练融入日常生活中去，反复强化，才能收到较好的效果。

第六章　颈部疾病患者的护理

甲状腺为人体内最大的内分泌腺体,重 20~30g,位居甲状软骨下方、气管两旁,由峡部和左右两个侧叶构成。甲状腺腺体被结缔组织分割成许多小叶,每个小叶均由许多甲状腺滤泡构成。滤泡是甲状腺的结构与功能单位,产生并分泌甲状腺素(T_4)及三碘甲状腺原氨酸(T_3)。正常情况下,成人甲状腺不易触摸到。

甲状腺主要由两侧的甲状腺上、下动脉供血。甲状腺共有上、中、下三条静脉,前两者汇入颈静脉,后者汇入无名静脉。甲状腺的淋巴液汇入颈深淋巴结。喉上神经来自迷走神经,分为内外两支:内支为感觉支,分布在喉黏膜上;外支为运动支,支配环甲肌,使声带紧张,受损后可出现声带松弛、声音低钝。喉返神经也来自迷走神经,支配声带运动,一侧喉返神经受损,可出现声带麻痹、声音嘶哑,双侧受损,可导致窒息。

甲状腺激素影响机体的热能代谢,小剂量可促进酶及蛋白质合成,并增加全身组织细胞的氧耗及产热;大剂量则抑制蛋白质合成,可使血浆、肝及肌肉中游离氨基酸增高。对糖代谢的作用呈两面性,除加快肠道对糖的吸收外,与胰岛素及儿茶酚胺呈协同作用。甲状腺激素促进机体生长发育及组织分解,主要在出生后影响脑和长骨的生长发育。如甲状腺素分泌不足,则代谢全面下降等。甲状腺滤泡旁 C 细胞分泌降钙素(CT)抑制骨钙的再吸收,与甲状旁腺激素(PTH)一起调节钙、磷代谢,影响血钙水平。

甲状旁腺分为上下两对,位于甲状腺侧叶的后面。甲状旁腺含颗粒的主细胞分泌 PTH,PTH 促进破骨细胞活动,增加骨钙的再吸收;促进肾小管钙的再吸收,减少尿钙排出;与降钙素及 1,2-二羟基维生素 D_3 共同调节体内钙、磷代谢。

甲状腺的功能活动与人体各器官、各系统的活动及外部环境相互联系、相互影响,并受下丘脑、垂体前叶及其分泌的促甲状腺素(TSH)调节。促甲状腺素可促进甲状腺素的合成与分泌,它本身又受血液中甲状腺素浓度的影响。血中甲状腺素浓度下降或甲状腺素的需要量增加时,可引起促甲状腺素分泌增加,促进甲状腺的增生肥大和功能上的改变;血中甲状腺素的浓度增加到一定程度后,又能抑制促甲状腺素的分泌,以维持人体内在活动的动态平衡。

第一节　甲状腺功能亢进

一、疾病概述

甲状腺功能亢进,简称甲亢,是由各种原因引起的甲状腺激素分泌过多所致的神经、循环、消化等系统兴奋性增高和代谢亢进为主要表现的临床综合征,多见于女性。

1. 病因病理　主要分为原发性甲亢、继发性甲亢和高功能腺瘤三类。

(1)原发性甲亢:最常见,占 80%~90%。在甲状腺肿大的同时,伴甲亢症状。患者年龄多在 20~40 岁,两侧腺体呈弥漫性、对称性肿大,常伴有眼球突出,也称 Graves 病。本病是以遗传易感为背景,在感染、精神刺激等因素作用下,诱发体内的免疫功能紊乱,患者体内能产生多种刺激甲状腺的自身抗体,刺激甲状腺上皮细胞增生,导致甲状腺激素大量分泌。

(2)继发性甲亢:多继发于单纯性甲状腺肿,较少见。病因未完全明了,患者往往有结节性甲状腺肿病史多年,继而出现甲亢症状。患者年龄多在 40 岁以上,两侧腺体呈不对称性、结节性肿大,软硬不一,可有钙化,无眼球突出。

(3)高功能腺瘤:为腺体内单个自主性高功能结节引发甲亢症状,结节周围的甲状腺组织呈萎缩性改变,无眼球突出,少见。其病因目前尚不清楚。

临床上也有少部分患者出现碘源性甲亢(多因一次或多次摄入大剂量的碘或含碘药物所致)、垂体性甲亢(因垂体瘤或下丘脑-垂体功能紊乱所致促甲状腺激素分泌过多引起)、hCG 相关性甲亢(妊娠和滋养层细胞疾病分泌大量 hCG 刺激甲状腺所致)及医源性甲亢(由于替代治疗时使用甲状腺激素过量所致)等。

2. 临床表现　患者往往性情急躁易怒、易激动,多语,失眠多梦,怕热多汗,近端肌无力、震颤,食欲亢进但却消瘦、体重下降,大便次数增多甚至腹泻,易疲乏。

甲状腺常呈弥漫性、对称性肿大,质地柔软,边界不清,随吞咽上下移动,无压痛,触诊有震颤,听诊可闻及血管杂音(尤其在甲状腺上动脉进入上极处更为明显)。

心悸、脉快且有力,脉率常在 100 次/分以上,休息和睡眠时仍快,收缩压升高致脉压增大。脉率增快和脉压升高常作为判断病情严重程度和治疗效果的重要标志。病程长,伴有左心肥大时可出现收缩期杂音,严重者可出现心律失常、心力衰竭。继发性甲亢易发生心肌损害。

双侧眼球突出、眼裂增宽和瞳孔较大常为原发性甲亢的典型症状。同时可出现视力减退、畏光、复视、结膜充血、眼部肿痛和流泪,严重者因损伤角膜和视神经致失明。体格检查可见 Stellwag 征、Von Graefe 征、Mobius 征及 Joffroy 征等眼征表现。

有的患者还可出现停经、阳痿,个别患者还伴有周期性肌麻痹和局部性胫前黏液水肿。

3. 辅助检查

(1)基础代谢率(BMR)测定:多采用脉压和脉率计算的方法,基础代谢率(BMR)=(脉压+脉率)−111。正常值为−10%~+10%,+20%~+30%为轻度甲亢,+30%~+60%为中度甲亢,+60%以上为重度甲亢。

(2)甲状腺摄^{131}I 率的测定:正常甲状腺 24 小时内摄^{131}I 量为人体总量的 30%~40%。如果在 2 小时内甲状腺摄取^{131}I 量超过人体总量的 25%,或 24 小时内超过 50%,且吸^{131}I 高峰提前出现,均提示甲亢。但摄取的速度和积聚的程度并不能反映甲亢的严重程度。

(3)血清 T_3 和 T_4 测定:甲亢时血清 T_3 常高于正常的 4 倍,T_4 常高于正常的 2.5 倍。T_3 的测定对甲亢的诊断更敏感。测定游离 T_3、T_4 更能反映甲状腺功能。

4. 处理原则　甲亢目前常用抗甲状腺药物治疗、放射性^{131}I 治疗和外科手术治疗三种方法。

(1)抗甲状腺药物治疗:抗甲状腺药物疗效肯定、安全,很少引起持久性甲低,但疗程长,复发率高,可使粒细胞减少。常用药物有硫脲类药物丙硫氧嘧啶和咪唑类药物甲巯咪唑。抗甲状腺药物治疗主要用于病情轻、甲状腺较小者,年龄小于 20 岁者,合并有严重器质性疾病不能耐受手术者,也可作为甲状腺手术治疗的术前准备。

（2）放射性¹³¹I治疗:国外甲亢的首选治疗方法,但其主要不良反应是治疗后早期或后期出现甲减。放射性¹³¹I治疗主要用于:成人甲状腺Ⅱ度肿大以上甲亢;抗甲状腺药物过敏者,或因其不良反应而不能再继续服药者;有严重器质性疾病不能耐受手术者;手术后复发者;药物治疗无效或治疗后复发而又不愿意手术者;甲亢合并白细胞较少者;某些高功能结节者;老年甲亢患者。

（3）甲状腺大部切除术:此法仍然是国内目前治疗甲亢的一种常用且有效的方法。

1）手术适应证:中度以上的原发性甲亢;继发性甲亢;高功能腺瘤;腺体较大,有压迫症状或胸骨后甲状腺肿等类型的甲亢;抗甲状腺药物或¹³¹I治疗后复发者,或坚持长期用药有困难者;妊娠早、中期的甲亢患者具有上述指征者。

2）手术禁忌证:青少年患者;症状较轻者;老年或有严重器质性疾病不能耐受手术者。

二、护理评估

1. 健康史　了解患者甲亢的种类。原发性甲亢患者应了解发病前有无精神刺激、病毒感染等诱发因素存在;了解有无家族发病史或其他自身免疫性疾病,如桥本甲状腺炎等。继发性甲亢或高功能腺瘤的患者,应了解有无结节性甲状腺肿或甲状腺瘤等病史。

2. 身体状况　评估甲状腺的质地、大小、活动度及有无压迫症状。评估患者有无心悸、胸部不适、心率增快与脉压增大程度等心血管系统改变,及早发现心律失常或甲亢性心脏病表现。评估患者有无多言多动、烦躁易怒、失眠震颤等精神神经系统兴奋表现及其程度。评估患者有无突眼及球后软组织、眼外肌、角膜受累,有无视力受损。评估患者营养状态与排便情况。评估患者有无肌无力、周期性瘫痪、月经异常等其他状况。

3. 心理社会状况　患者易激动、不合作、失眠、易产生抱怨情绪,同时患者易产生紧张和恐惧,受到不良刺激后会更加明显,也是致甲亢症状加重的原因之一。甲亢患者多为女性,甲状腺肿大或有突眼者,影响外观,易产生自卑感而有碍自尊和社交活动。同时应评估甲亢对患者生活和工作是否影响,患者对本病基本知识的了解程度,家属及其周围人群是否对患者给予心理安慰、对疾病的治疗是否能够给予大力支持等。

4. 辅助检查　测定基础代谢率,在患者清晨、空腹、安静、无任何刺激(冷与热)下反复多次测量,了解甲亢程度,选择手术时机;协助医师进行甲状腺摄¹³¹I率和血清 T_3、T_4 测定,以评估甲状腺功能;颈部X线片,检查气管壁有无软化,了解气管有无受压或移位;心电图检查,了解心脏有无扩大、杂音或心律失常等;喉镜检查,了解声带功能;血清钙和磷测定,检查神经肌肉的应激性有无增高,了解甲状旁腺功能。

5. 术后评估　麻醉方式、手术类型、局部伤口情况及术后并发症情况。

三、护理诊断/合作性问题

1. 营养失调——低于机体需要量　与基础代谢率显著增高有关。

2. 睡眠形态紊乱　与机体自主神经系统功能紊乱、交感神经过度兴奋有关。

3. 焦虑　与心理不适、交感神经过度兴奋、环境改变、手术治疗有关。

4. 切口疼痛　与手术创伤有关。

5. 清理呼吸道无效　与咽喉部及气管受刺激有关。

6. 知识缺乏　缺乏甲状腺功能亢进的相关防治知识。

7. 潜在并发症　窒息与呼吸困难、甲状腺危象、喉返神经损伤、喉上神经损伤、手足抽搐等。

四、护理措施

1. 术前护理

（1）心理护理：对患者应和蔼可亲，介绍手术的必要性和方法，以及手术前后应配合的事项，消除患者对手术的顾虑和恐惧，避免紧张与情绪激动。对精神过度紧张或失眠者可遵医嘱给予镇静剂或安眠药。避免和病情危重的患者同住一室，以免患者情绪不安。向同病室患者介绍甲亢的基本知识，以获得同室病友的理解或忍让。限制来访探视次数，减少外来过多的不良刺激，保持愉快的生活氛围，使患者的情绪稳定。术前晚予以镇静催眠剂，使其身心处于接受手术的最佳状态。

（2）生活护理

1）注意休息：保持环境安静和通风良好，指导患者少活动，适当卧床休息，以避免体力过多消耗。

2）卧位：睡眠时应抬高枕侧卧位，颈部略微屈，以减轻肿大的甲状腺对气管的压迫。

3）饮食：应给予高热量、高蛋白质和富含维生素、矿物质的清淡饮食，鼓励多饮水，注意维持患者的液体平衡，加强营养支持。忌饮用咖啡、浓茶、烟酒及辛辣等具有较强中枢神经兴奋作用及刺激性食物。

4）保护眼睛：对于突眼及眼裂增宽的患者，卧床时要保持半卧位或头部抬高位，避免眼部充血。睡眠时应使用眼药膏或油纱布遮盖眼部，避免角膜干燥受损后发生溃疡。

（3）完善术前检查：遵医嘱，协助医师完善术前检查。

（4）药物准备：用药物降低基础代谢率是甲亢患者手术前准备的重要环节。中度甲亢患者，应遵医嘱指导其服用碘剂，即复方碘化钾溶液（Lugol′s 溶液，卢戈氏溶液）。碘剂作用是抑制甲状腺激素的释放，减少甲状腺对血运的影响，使腺体变小变硬，以利于手术进行。口服复方碘化钾溶液每天 3 次，由 3 滴/次开始，以后逐天每次增加 1 滴至 16 滴，并维持此剂量至手术日，需 2~3 周。待患者情绪稳定，睡眠好转，体重增加，脉搏稳定在 90 次/分以下，基础代谢率在+20%以下时，即可考虑施行手术。重度甲亢患者单纯使用碘剂往往控制效果不佳，可先遵医嘱使用硫脲类药物降低甲腺素的合成，控制甲亢症状，当症状得到明显控制时停服硫脲药物，改用碘剂，当达到上述甲亢症状控制标准时，施行手术。对于心率控制效果不佳者，可合用普萘洛尔。在服用复方碘化钾溶液的同时，从术前 4~7 天开始口服普萘洛尔，每次 20~40mg，每 6 小时 1 次，当甲亢的主要症状、脉率接近正常时即可手术。术前 1~2 小时还须服普萘洛尔一次，术前不用阿托品，以免心动过速。

（5）体位准备：患者入院后要教会其在术中的体位，即头颈过伸位。反复练习使患者在术前有充分的准备，以便在术中密切配合。

（6）其他：术前做好皮肤准备和手术后紧急抢救的准备，如气管切开包、吸引器等。术前教会患者有效咳嗽、深呼吸的方法，督促患者戒烟，防止呼吸道感染的发生。

2. 术后护理

（1）一般护理

1）卧位：血压平稳后取半卧位，有利于呼吸和渗出液的引流。应鼓励患者在床上变换体位、起身、咳嗽，但注意保持患者头颈部的固定。

2)饮食与营养:麻醉清醒后患者即可进少量温水,不可过热,以免颈部血管扩张,加重创口渗血。术后1~2天,无呛咳、误吸等不适,可进流质饮食,但不能过热或过快,以后逐步过渡到半流质和软饭。鼓励患者加强营养,促进伤口愈合。

3)观察病情:监测生命体征直至平稳。若发现呼吸困难,应迅速联系医师,查明原因,采取果断措施,保持呼吸道通畅;如患者高热、脉快、烦躁不安,应警惕甲状腺危象的发生;麻醉清醒后,应尽早了解有无喉返、喉上神经的损伤,应鼓励患者讲话,以检查患者发音情况;注意患者饮水时有无呛咳。

4)切口渗血情况:甲亢术后患者切口常规放置橡胶引流片或引流管1~2天,应密切观察引流物的量、颜色及其性状,注意切口渗血情况,及时更换敷料,估计并记录出血量,及时发现有无切口淤血肿胀,避免出现气管受压。

5)保持呼吸道通畅:鼓励或帮助患者咳嗽、咳痰,以免痰液阻塞气管。床边常规准备气管切开包、给氧和吸痰设备,以及抢救药品,以备急救。

6)术后特殊药物的应用:术后需要继续服用复方碘化钾溶液,每天3次,从16滴/次开始,逐天每次减少1滴,直至3滴/次时停用。术前应用过普萘洛尔的患者,术后需继续口服普萘洛尔4~7天后停药。

(2)术后并发症的护理

1)呼吸困难和窒息:术后最危重的并发症,多在术后48小时内发生。常见原因与处理:①切口内出血压迫气管,可出现切口处渗血,颈部肿胀。应立即报告医师,床边拆除切口缝线,清除血肿,进行妥善彻底止血,必要时行气管切开术;②痰液阻塞气道时,应立即吸痰,如无效再做气管切开或气管插管术;③喉头水肿是由于手术操作刺激或气管插管引起。可用蒸汽吸入疗法和静脉滴注氢化可的松100~200mg或地塞米松30mg,呼吸困难无好转时可行环甲膜穿刺或气管切开;④气管塌陷是切除大部分甲状腺后、已经软化的气管壁失去支持所致,发现时应及时做气管切开术;⑤双侧喉返神经损伤,可引起双侧声带麻痹,出现呼吸困难和窒息,发现时也应及时做气管切开术。

2)喉返神经损伤:术中切断、缝合、结扎喉返神经所致的损伤,为永久性损伤;由钳夹、牵拉、血肿压迫、炎症粘连所致的损伤,为暂时性损伤。患者术后发音正常,若第2天出现声音嘶哑,多因局部水肿压迫神经所致,1周左右可恢复;对喉返神经已经损伤的患者,应认真做好解释工作;如暂时性损伤,一般经针刺、理疗等处理,3~6个月可逐渐恢复;如一侧喉返神经受损伤,则可由对侧代偿而好转;若双侧喉返神经损伤则需要手术修补。

3)喉上神经损伤:喉上神经外支受损可引起声带松弛,术后说话音调变低;喉上神经内支受损,饮水时可发生呛咳,甚至出现误咽。一般经针刺、理疗后症状可明显改善;术后进食有呛咳者,应取坐位或半坐位进食,予半流质或干食,缓慢吞咽,尤其应注意避免饮水时误咽。

4)手足抽搐:术中挫伤或误切除甲状旁腺所致,可引起低钙性抽搐。轻者仅有面部、口唇周围和手足出现针刺感、麻木感或强直感;重者可发生喉或膈肌的痉挛,引起呼吸困难甚至窒息。如果仅因血肿压迫或牵拉所致,大约1周内症状可消失。护理应注意适当限制肉类、乳类和蛋类等含磷较高食品,减轻对钙吸收的影响。抽搐发作时,可立即静脉注射10%葡萄糖酸钙或氯化钙10~20mL予以缓解。症状轻者可口服葡萄糖酸钙或乳酸钙;症状重或长期不能恢复者,可加服维生素D_3,以促进钙自肠道的吸收。口服二氢速固醇油剂效果更佳,但需注意定期监测血钙的变化。

5）甲状腺危象：甲状腺术后的严重并发症。术前甲状腺准备不充分，症状没有得到很好的控制，术中大量的甲状腺激素入血，可诱发甲状腺危象，多在术后 12～36 小时内出现。表现为高热（39℃以上）、脉快（120 次/分以上）、烦躁、谵妄甚至昏迷并伴有呕吐、腹泻、水样便等，如处理不及时或不当，患者常很快死亡。预防的关键是正确把握手术时机，只有甲亢患者基础代谢率在＋20% 以下时才考虑施行手术，术后应继续服用碘剂。术后早期对患者定期巡视，加强病情观察，一旦发生危象，立即配合治疗。①镇静：常用苯巴比妥钠 100mg，或冬眠合剂Ⅱ号半量，肌内注射，每 6～8 小时 1 次；②吸氧：以减轻组织的缺氧；③应用碘剂：口服复方碘化钾溶液，首次 3～5mL，以后每 4～6 小时 2～3mL，紧急时以 10% 碘化钠溶液 5～10mL 加入 10% 葡萄糖溶液 500mL 中静脉滴注；④氢化可的松：每天 200～400mg，分次静脉滴注；⑤肾上腺素能阻滞剂：可用普萘洛尔 5mg 加 10% 葡萄糖溶液 100mL 静脉滴注以降低周围组织对肾上腺素的反应；⑥降温：用退热剂、冬眠药物和物理降温等，保持患者体温在 37℃ 左右；⑦营养支持：静脉补充足量葡萄糖溶液和电解质溶液，补充能量，维持体液平衡；⑧有心力衰竭者，加用洋地黄制剂；⑨保持病房安静，避免强光、噪声的刺激。

五、健康指导

1. 休息与活动　活动时以不感疲劳为度，适当增加休息时间，维持充足的睡眠，防止病情加重。

2. 心理指导　指导患者自我控制情绪，防止情绪过激；避免剧烈活动，做到动静结合。

3. 指导患者进行深呼吸和咳嗽咳痰训练，术后避免感冒，预防肺部并发症。

4. 饮食与营养　高热量，高蛋白质，高维生素及矿物质丰富的饮食；充足的水分，每天 2000～3000mL；进食牛奶、鸡蛋、面包、汉堡、牛肉、各种蔬菜、水果、豆类、肝脏、蘑菇等；避免含碘丰富的食物，禁食海产品，如海带、紫菜、贝类等，凭医师处方到指定药房购买无碘盐食用；禁止摄入刺激性的食物及饮料，如咖啡、可乐、浓茶等，减少粗纤维食物的摄入，如韭菜、芹菜、菠菜、粗粮等，以便减少排便次数。

5. 眼部护理　采取保护措施，预防眼睛受到刺激或伤害。外出戴深色眼镜，减少光线、灰尘和异物的侵害。经常以眼药水湿润眼睛，避免过度干燥，睡前涂抗生素眼膏，眼睑不能闭合者用无菌纱布或眼罩覆盖双眼。睡觉或休息时，抬高头部，减轻球后水肿。指导患者当眼睛有异物感、刺痛或流泪时，勿用手直接揉眼睛；指导患者定期检查角膜以防角膜溃疡造成失明。

6. 碘剂使用　指导患者正确服用碘剂。碘剂可刺激胃黏膜引起呕吐、畏食，因此要在饭后服用，服用时要将其稀释，即滴在冷开水中或馒头、面包上服用。

7. 术后颈部无力者，有计划地指导患者做好颈部肌肉训练，促进功能恢复。

8. 若患者出现言语行动缓慢、表情淡漠、记忆力下降、水肿、疲乏无力等现象，要警惕甲状腺功能减退（甲减）的发生，这时应向患者做好解释工作，告诉患者大部分甲减是暂时的，应用甲状腺片替代治疗多数可以恢复正常。术后一段时间内如有声音嘶哑、失音等症状可结合理疗、针灸及药物治疗，告诉患者不要过分紧张。

9. 定期复查。

第二节　单纯性甲状腺肿

一、疾病概述

单纯性甲状腺肿是因缺碘、先天性甲状腺激素合成障碍或致甲状腺肿物质等多种原因引起的非炎症性、非肿瘤性甲状腺肿大，不伴甲状腺功能减退或亢进表现。多发生于青春期、妊娠期、哺乳期和绝经期，女性发病多于男性。

1. 病因病理

(1)碘缺乏：①碘摄入不足：地方性甲状腺肿流行地区的食物与饮水中含碘量较非流行地区低，导致碘摄入不足。碘缺乏是地方性甲状腺肿的最常见原因；②碘需要量增加：儿童生长期、青春期、妇女妊娠期、哺乳期或感染、创伤、寒冷等状况下，机体对甲状腺素和碘的需要量增加，在碘供应相对或绝对不足的情况下，甲状腺代偿性暂时性肿大，可诱发或加重本病。

(2)甲状腺激素合成和分泌障碍：①长期大量食用某些食物，如木薯、萝卜、卷心菜、大豆、豌豆、花生、黄豆、核桃、栗子等能阻止甲状腺激素的生物合成或妨碍肠道内甲状腺激素的重吸收；②家族性先天性甲状腺激素合成酶缺陷，可导致甲状腺激素合成和分泌障碍。

(3)致甲状腺肿物质：对氨基水杨酸、硫脲类药物、硫氰酸盐、保泰松、磺胺类药物、碳酸锂等可影响甲状腺摄取无机碘，阻碍甲状腺激素合成引起甲状腺肿。

(4)摄碘过多：摄碘过多可抑制甲状腺激素的合成和释放，进而导致甲状腺肿，称高碘性甲状腺肿。

各种原因致血甲状腺激素浓度降低或不足，机体通过神经-体液调节，可使垂体前叶分泌促甲状腺激素(TSH)增多，引起甲状腺组织增生，腺体代偿性肿大。腺体内滤泡扩张均匀分布时，表现为弥漫性甲状腺肿；若滤泡集中成团，则表现为结节性甲状腺肿；若结节肿大，血供不足，则结节中心可出现液化或出血现象，继而形成甲状腺囊肿，久之可纤维化或钙化。

2. 临床表现　甲状腺常呈轻度或中度弥漫性、对称性肿大，表面平滑，质地较软，随吞咽上下移动。随腺体的增大，可出现颈部增粗和颈前肿块，有时可在肿大腺体的一侧或两侧扪及单个或多个结节。较大的甲状腺肿，尤其是胸骨后甲状腺肿可引起周围组织器官的压迫症状：如气管受压，可出现喉部紧张感，刺激性干咳，劳动后气促甚至呼吸困难；如压迫食管可引起吞咽困难；如压迫喉返神经可引起声音嘶哑；如压迫颈交感神经丛可出现霍纳(Horner)综合征，表现为病侧瞳孔缩小、上眼睑下垂、眼球内陷、同侧头面部无汗等。

该病病程较长，发展缓慢。但若囊肿内出血，则可突然发生疼痛与腺体急剧肿大。结节性甲状腺肿可继发甲状腺功能亢进，且有发生恶变的可能。

在地方性甲状腺肿流行地区：如自幼碘缺乏严重，可出现地方性呆小病；如患者摄入过多的碘，则可诱发甲状腺功能亢进症。

3. 辅助检查

(1)基础代谢率测定：多数正常，少数稍高或偏低。

(2)血 T_3、T_4 和 TSH 测定：血清 T_4 水平正常或偏低，T_3 水平正常或偏高，TT_4/TT_3 常增高。TSH 增高或正常。

(3)血清蛋白结合碘：正常或稍低于正常。

（4）放射性核素检查：放射性核素扫描显示甲状腺增大或变形，放射性分布不均匀。摄^{131}I率增高但无高峰前移，可被T_3所抑制。当甲状腺结节有自主功能时，可不被T_3抑制。

（5）甲状腺超声检查：可见弥漫性甲状腺肿，常均匀分布。此检查有利于甲状腺内囊性、实质性或混合性多发结节的鉴别。

（6）细胞学检查：诊断不明确时，可做甲状腺穿刺活检。

（7）颈部X线检查：可发现不规则的胸骨后甲状腺肿及钙化的结节，也能确定有无气管受压、移位及狭窄的部位。

4. 处理原则 单纯性甲状腺肿的治疗取决于病因及病情发展的程度。

（1）药物治疗：青春期或妊娠期的生理性甲状腺肿，一般不需特殊治疗，可多食含碘丰富的海带、紫菜等。20岁前的弥漫性单纯性甲状腺肿年轻患者可使用碘剂、甲状腺制剂，但应避免大剂量碘治疗，以免诱发碘甲亢。

（2）手术治疗：有以下情况时，应行甲状腺大部切除术：①有局部压迫症状者；②胸骨后甲状腺肿；③巨大甲状腺肿影响生活和工作者；④结节性甲状腺肿继发功能亢进者；⑤结节性甲状腺肿疑有恶变者。

二、护理评估

1. 健康史 主要了解患者是什么原因引起甲状腺肿的。了解患者是否来自地方性甲状腺肿流行地区，是否处于青春期、妊娠期和哺乳期等阶段。了解患者的饮食习惯。了解患者正在进行的治疗和服用的药物种类。

2. 身体状况 评估甲状腺的质地、大小、活动度及有无压迫症状。评估患者有无心动过速、呼吸急促、食欲亢进、怕热多汗、腹泻等甲状腺功能亢进症表现等。若腺体肿大发展迅速，或突然发生疼痛与腺体急剧肿大，要考虑囊肿内出血甚至发生恶变的可能。

3. 心理社会状况 患者因颈部形体改变易产生自卑感，可引起情绪上的不良反应，如焦虑和恐惧感。当甲状腺肿大对生活影响不大时，患者会习以为常，不愿意配合治疗，所以应评估患者对本病基本知识的了解程度，应评估家属及其周围人群是否对患者给予心理安慰，对疾病的治疗是否能够给予大力支持等。

4. 辅助检查 血清TT_4、TT_3正常，TT_4/TT_3常增高。血清TSH水平一般正常。摄^{131}I率增高但无高峰前移，可被T_3所抑制。甲状腺扫描可见弥漫性甲状腺肿，常均匀分布。

5. 术后评估 评估麻醉方式、手术类型、局部伤口情况及术后并发症情况。

三、护理诊断/合作性问题

1. 自我形象紊乱 与颈部外形异常有关。
2. 知识缺乏 缺乏单纯性甲状腺肿的相关防治知识。
3. 潜在并发症 甲状腺功能亢进症等。

四、护理措施

1. 一般护理 向患者解释甲状腺引起形体改变的原因，使患者了解到经补碘等治疗后可使甲状腺肿逐渐缩小或消失；指导患者利用服饰进行外表修饰，完善自我形象。指导患者多食海带、紫菜等海产品及含碘丰富的食物。

2. 病情观察 观察患者甲状腺肿大的程度、质地，有无结节和压痛。了解患者是否出现呼吸、吞咽困难,声音嘶哑等压迫症状。

3. 用药护理　指导患者遵医嘱准确服药,不可随意增多和减少;观察甲状腺药物治疗的效果和不良反应,注意补充碘剂及甲状腺素片剂后甲状腺是否缩小或出现结节。如患者出现心动过速、呼吸急促、食欲亢进、怕热多汗、腹泻等甲状腺功能亢进症表现,应及时联系医师处理。结节性甲状腺肿患者避免大剂量使用碘治疗,以免诱发甲亢。

4. 手术前后护理　原则上参见甲状腺功能亢进围术期护理。

五、健康指导

1. 大力宣传和指导地方性甲状腺肿流行地区居民食用碘化食盐,指出这是预防缺碘性地方性甲状腺肿最有效的措施。

2. 指导碘缺乏患者和妊娠期妇女多进食含碘丰富的食物,如海带、紫菜等海产类食品,并避免摄入大量阻碍甲状腺激素合成的食物和药物,食物有卷心菜、花生、菠菜、萝卜等,药物有硫氰酸盐、保泰松、碳酸锂等。育龄期妇女在妊娠前或妊娠初期应补充足够的碘,以预防其子女发生地方性呆小病。

3. 指导患者在甲状腺显著肿大甚至出现压迫症状、继发功能亢进或疑有恶变时,应及时手术治疗。

4. 嘱患者按医嘱准确服药和坚持长期服药,以免停药后复发。

5. 定期复查。

第三节　甲状腺腺瘤

一、疾病概述

甲状腺腺瘤是最常见的甲状腺良性肿瘤,多见于 40 岁以下的女性,无明显症状,生长缓慢,常为单发结节,有完整包膜,按形态学分为滤泡状和乳头状囊性腺瘤两种。滤泡状腺瘤常见,周围有完整的包膜。乳头状囊性腺瘤少见。甲状腺腺瘤有 10% ~ 20% 发生恶变,故一经诊断为腺瘤,均应手术治疗。

1. 病因病理　甲状腺腺瘤的病因未明,可能与性别、遗传因素、射线照射、TSH 过度刺激、地方性甲状腺肿疾病有关。

(1)性别:甲状腺腺瘤在女性的发病率为男性的 5 ~ 6 倍,提示性别因素可能与发病有关。

(2)癌基因:甲状腺腺瘤中可发现癌基因 c-myc 的表达。腺瘤中还可发现癌基因 H-ras 的活化突变和过度表达。高功能腺瘤中还可发现 TSH-G 蛋白腺嘌呤环化酶信号传导通路所涉及蛋白的突变,包括 TSH 受体跨膜功能区的胞外和跨膜段的突变和刺激型 GTP 结合蛋白的突变。

(3)家族性肿瘤综合征:甲状腺腺瘤可见于一些家族性肿瘤综合征中,包括 Cowden 病和 Catney 联合体病等。

(4)外部射线照射:幼年时期头、颈、胸部曾经进行行 X 线照射治疗的人群,其甲状腺肿瘤的发病率也增高。

(5)TSH 过度刺激:部分甲状腺腺瘤患者可发现其血 TSH 水平增高,可能与其发病有关。实验发现,TSH 可刺激正常甲状腺细胞表达前癌基因 c-myc,从而促使细胞增生。

2.临床表现

(1)症状:本病进展缓慢,往往为无意中发现颈前包块。除功能自主性腺瘤有甲亢症状外,少有特殊不适主诉。如发生腺瘤囊内出血,肿瘤可突然增大,伴局部疼痛和压痛。在腺瘤增长到一定程度对周围组织器官产生压迫时可有呼吸困难、吞咽困难,如出现声音嘶哑时,需高度警惕甲状腺腺瘤发生恶变。

(2)体征:视诊可见颈部局部隆起;触诊甲状腺结节为单发,呈圆形或椭圆形,表面光滑、质韧、边界清楚、可随吞咽活动、无压痛。如结节质地硬、不规则,需警惕甲状腺癌的可能。

3.辅助检查

(1)B 超检查:可发现甲状腺肿块;伴囊内出血时,提示囊性变。

(2)放射性^{131}I 或^{99m}Tc 扫描:多呈温结节,伴囊内出血时可为冷结节或凉结节,边缘一般较清晰。

(3)颈部 X 线片:若瘤体较大,正侧位片可见气管受压或移位,部分瘤体可见钙化影像。

(4)甲状腺淋巴造影:显示网状结构中有圆形充盈缺损,边缘规则,周围淋巴结显影完整。

4.治疗原则　甲状腺腺瘤有诱发甲亢(约 20%)和恶变(约 10%)的可能,原则上应早期行包括腺瘤的患侧甲状腺大部或部分(腺瘤小)切除。切除标本必须立即行病理学检查,以判定肿块病变性质。

二、护理评估

1.健康史　详细评估患者的疾病发展史,如病史是否较长,数年或更长,肿块是否一直为单发,是否偶然发现,有无自我症状

2.其余参见"单纯性甲状腺肿"的相关内容。

三、护理诊断/合作性问题

1.焦虑　与担心手术及预后有关。

2.疼痛　与手术引起的组织损伤有关。

四、护理措施

1.术前护理

(1)皮肤的准备:男性患者刮胡须,女性患者发髻低需要理发。

(2)胃肠道的准备:术前禁食 8~12 小时,禁水 4~6 小时。

(3)体位训练:术前指导患者进行头颈过伸位的训练。

2.心理护理　针对患者术前紧张和手术预后进行心理护理。

(1)讲解手术的必要性,若不进行手术治疗,则有恶变的可能。

(2)讲解此手术为外科中等手术,手术医师经验丰富。

(3)讲解手术及麻醉方式。

(4)讲解过于紧张影响手术的进行及麻醉效果。

(5)请手术已经康复的患者与之交流经验体会。

(6)调动社会支持体系给患者予协助和鼓励。

3.术后护理　同单纯性甲状腺肿术后护理。

五、健康教育

术后多做吞咽动作，防止颈前肌粘连；伤口拆线后适当进行颈部运动，防止瘢痕挛缩。定期门诊复查。

第四节 甲状腺癌

一、疾病概述

甲状腺癌是最常见的甲状腺恶性肿瘤，约占全身恶性肿瘤的 1%。甲状腺癌在甲状腺疾病中的发生率为 5%～10%，是近年来人类增长最快的实体肿瘤，每年增加 4%～6%。甲状腺癌以女性发病较多，较多发生于青壮年。

1. 病因病理

（1）病因：确切病因尚不明确，目前认为主要与以下因素有关：①内分泌因素；②遗传因素及基因突变；③辐射因素；④甲状腺良性疾病恶变；⑤慢性炎症；⑥激素作用。

（2）分类：按肿瘤的病理类型可分以下 4 种。

1）乳头状癌：约占成人甲状腺癌的 60% 和儿童甲状腺癌的全部。多见于 30～45 岁的女性，恶性程度较低，约 80% 的肿瘤为多中心性，约 1/3 累及双侧甲状腺。较早出现颈淋巴结转移，但预后较好。

2）滤泡状腺癌：约占 20%，常见于 50 岁左右的中年人，肿瘤生长较快属中度恶性，且有侵犯血管倾向，33% 可经血运转移到肺、肝、骨及中枢神经系统。颈淋巴结侵犯仅占 100%，其预后不如乳头状癌。

3）未分化癌：约占 15%，多见于 70 岁左右的老年人，发展迅速，且约 50% 早期就有颈淋巴结转移，高度恶性，除侵犯气管和（或）喉返神经或食管外，还能经血运向肺、骨远处转移。预后很差，平均存活 3～6 个月，一年存活率仅 5%～15%。

4）髓样癌：仅占 7%，来源于滤泡旁降钙素分泌细胞，细胞排列呈巢状或囊状，无乳头或滤泡结构，呈未分化状，瘤内有淀粉样物沉积。可兼有颈淋巴结侵犯和血运转移。预后不如乳头状癌，但比未分化癌好。

总之，不同病理类型的甲状腺癌，其生物学特性、临床表现、诊断、治疗及预后均有所不同。甲状腺癌的转移方式包括淋巴转移（最主要）、直接浸润、血行转移。

2. 临床表现 乳头状癌和滤泡性腺癌的初期多无明显症状，前者有时可因颈淋巴结肿大而就医。随着病程进展，肿块逐渐增大，质硬，吞咽时肿块移动度降低。未分化癌上述症状发展迅速，并侵犯周围组织。晚期可产生声音嘶哑、呼吸困难、吞咽困难。颈交感神经受压，可产生引起 Horner 综合征。颈丛浅支受侵犯时，患者可有耳、枕、肩等处疼痛。可有颈淋巴结转移及远处器官转移。

髓样癌除有颈部肿块外，由于癌肿产生 5-羟色胺和降钙素，患者可出现腹泻、心悸、颜面潮红和血钙降低等症状。对合并家族史者，应注意多发性内分泌肿瘤综合征 Ⅱ 型（MEN-Ⅱ）的可能。

3. 辅助检查

（1）B 超检查：可区分结节的实体性或囊肿性，结节若为实性并呈不规则反射，则恶性可能大。

（2）X线检查：胸部及骨骼摄片可了解有无肺及骨转移；颈部摄片可了解有无气管移位、狭窄、肿块钙化及上纵隔增宽。若甲状腺部位出现细小的絮状钙化影，可能为癌。

（3）放射性核素扫描：甲状腺癌的放射性^{131}I或^{99m}Tc扫描多提示为冷结节，边缘一般较模糊。

（4）细针穿刺细胞学检查：将细针自2~3个不同方向穿刺结节并抽吸、涂片。据此诊断的正确率可高达80%以上。

（5）血清降钙素测定：有助于诊断髓样癌。

4. 处理原则

（1）手术治疗：甲状腺癌的手术治疗包括甲状腺本身的手术，以及颈淋巴结清扫，常见手术方式有：①腺叶次全切除术仅适用于诊断为良性疾病，手术后病理诊断为孤立性乳头状微小癌；②腺叶+峡部切除术适用于肿瘤直径≤1.5cm，明确局限于一叶者；③近全切除术适用于肿瘤直径>1.5cm，较广泛的一侧乳头状癌伴有颈淋巴结转移者；④甲状腺全切除术适用于高度侵袭性乳头状、滤泡状癌，明显多灶性，两侧颈淋巴结肿大，肿瘤侵犯周围颈部组织或有远处转移者；⑤颈淋巴结清扫的手术：包括中央区颈淋巴结清扫、改良颈淋巴结清扫、传统颈淋巴结清扫。

（2）内分泌治疗：甲状腺癌做次全或全切除者应终身服用甲状腺素片，以预防甲状腺功能减退及抑制TSH。

（3）放射性核素治疗：乳头状腺癌、滤泡状腺癌，术后应用^{131}I治疗，适合于45岁以上患者、多发性癌灶、局部侵袭性肿瘤及存在远处转移者。

（4）放射外照射治疗：主要用于未分化型甲状腺癌。

（5）化疗：分化型甲状腺癌对化疗不敏感，不常规使用，仅用于甲状腺未分化癌及分期很晚的分化型甲状腺癌，在其他治疗方法无效时的辅助治疗。阿霉素、顺铂及紫杉酸类相对有效。

二、护理评估

参见"甲状腺功能亢进症"的相关内容。

三、护理诊断/合作性问题

1. 恐惧　与颈部肿块性质不明、担心手术及预后有关。

2. 清理呼吸道无效　口咽喉部及气管受刺激、分泌物增多及切口疼痛有关。

3. 潜在并发症　呼吸困难和窒息、吞咽困难、喉返神经损伤、喉上神经损伤或手足抽搐等。

四、护理措施

1. 术前护理

（1）心理护理：由于患者及家属对疾病缺乏正确认识，一般会对手术产生不同程度的恐惧心理。护理人员应根据患者情况介绍手术治疗的远期效果、手术医师的工作经验及手术技巧，消除其顾虑和恐惧。由于本病女性患者较多，考虑到术后留下瘢痕造成的美容问题，可向患者解释手术设计的皮肤切口不影响外貌，并教会患者利用服饰遮挡颈部瘢痕的方法，以满足患者爱美之心。

（2）体位准备：术前一周开始，护理人员指导患者进行头颈过伸位的训练。一般餐后2小时练习，以防呕吐发生。充分暴露颈部，采取仰卧、伸颈、垫高肩背部（双肩垫 20～30cm 高软枕）、头后仰，尽量使其下颌、气管、胸骨处于同一水平线，以利于充分暴露手术区域。避免术中因颈过伸位而压迫颈部神经及血管，使颈椎周围组织疲劳，引起患者烦躁不安，误伤周围组织、神经及血管，引起严重并发症。指导患者深呼吸，学会有效咳嗽的方法，练习床上排尿、排便。

（3）皮肤准备：皮肤准备是手术前准备工作的重要环节。

备皮范围原则要大于手术范围，上至下唇、下至两乳头连线，两侧至腋前线，后至斜方肌前缘，如需行颈淋巴结清扫术者同时去除患侧耳上一寸半至颈后中线的头发。

2.术后护理

（1）全麻术后护理：密切观察患者的面色、体温、脉搏、呼吸、血压和血氧饱和度，及时发现病情变化。患者麻醉清醒后如生命体征平稳可取半卧位，以利于呼吸和伤口渗液引流。

（2）呼吸道护理：护理人员要严密观察患者，确保患者呼吸道通畅，鼓励患者早期活动。患者呕吐时，护理人员应及时清除口腔内的呕吐物，防止误吸造成窒息。对于呼吸道分泌物多的患者则需要鼓励并且协助患者进行咳嗽、咳痰，护理人员遵医嘱给予患者雾化吸入治疗，稀释痰液，以充分湿化气道，从而利于患者痰液咳出。

（3）伤口及引流护理：观察颈部伤口加压包扎的压力是否适宜，敷料是否清洁干燥，如有少量渗血属正常现象，如伤口渗出鲜血较多，渗血面积不断扩大，说明有活动性出血，须立即通知医师。如患者出现进行性呼吸困难、烦躁、发绀时，须在床旁进行抢救，必要时进行气管切开。

术后切口引流接负压吸引，注意负压适宜，调节压力为 0.04MPa，以清除颈内积液和积气，使术后残腔迅速消失，以利于切口愈合。应保持引流管通畅，避免引流管扭曲、受压、阻塞及脱落。注意引流液的颜色及量，每小时观察引流量，计算 24 小时引流量，并详细记录。术后第 1 天的引流量为 50～250mL；如果第 1 天的引流量超过 250mL 或每小时超过 50mL，则提示伤口可能有出血、乳糜漏等情况；少于 50mL 则要检查有无阻塞等情况，以后逐渐减少至 10mL 以下，引流液的颜色变浅，一般 72 小时拔管。

（4）早期活动：全麻清醒后给予半卧位，鼓励患者早期下床活动，利于伤口处引流。活动时要量力而行、循序渐进，若有不适，应就地休息，以活动后不感到疲劳为宜。

（5）术后饮食：术后第 1 天可遵医嘱进食，一般从流质开始，逐渐恢复正常饮食。饮食搭配中要注意高热量、高蛋白、高维生素，以满足术后身体对营养的需要。多吃水果和蔬菜。由于左侧颈部淋巴结清扫术易损伤胸导管，故术后饮食宜进食清淡食物，避免进食生奶、鸡蛋、肉类、脂类食物。

（6）并发症的观察与护理

1）出血：主要由于术中止血不完全或结扎血管脱开而引起，一般发生在术后 12～48 小时。如果管内引流量较少或无、颈部肿胀、呼吸困难进行性加重，患者出现脉搏加快、血压正常或偏低等情况要及时通知医师，打开伤口清理淤血，重新止血；如因出血发生呼吸困难，必要时可做气管切开；如果引流液鲜红、引流管温热、血液不凝固，引流液每小时超过 50mL，需要重新加压包扎或打开伤口进行止血。

2）呼吸困难和窒息：多发生在术后 48 小时以内，是术后最危急的并发症，主要原因为切口内出血形成血肿压迫气管、手术创伤或气管插管引起喉头水肿、痰液阻塞气道、气管塌陷及双侧喉返神经损伤表现为呼吸困难并有喉鸣音，处理不及时可产生致命性后果。应保持呼吸道通畅，给予半卧位，遵医嘱给予雾化吸入、静脉输液等治疗，由气管塌陷所致的呼吸困难应立即行气管切开。

3）喉返神经损伤：一侧喉返神经损伤可出现声音嘶哑；双侧喉返神经损伤者可出现失声或严重的呼吸困难。发生喉返神经损伤后可应用促神经恢复药物，一般 6 个月内发音可好转，严重呼吸困难者需要做气管切开。

4）喉上神经损伤：喉上神经外支损伤时，可出现声调降低；内支损伤时，可出现饮水呛咳。发生后，指导患者抬头进餐低头吞咽的姿势即可缓解呛咳现象，并口服营养神经的药物保护声带，少说话多休息，过一段时间即可恢复。

5）甲状旁腺功能低下：因术中误伤甲状旁腺或结扎供应甲状旁腺血管，致使甲状旁腺素的生成不足、钙盐沉积、血钙下降，而引起甲状旁腺功能低下，出现低血钙，使神经肌肉的应激性增高。多在术后 1~4 天出现，一般数周可恢复，轻摸面部、口唇针刺感，随后出现手足麻木和僵硬感；重者出现手足抽搐、面部肌肉和手足持续性痉挛，甚至喉与膈肌痉挛，可引起窒息死亡。

预防与护理：①术中避免误伤、误切甲状旁腺。切下甲状腺标本时要仔细检查其甲状旁腺有无误切，如发现有甲状旁腺，立即设法移植于胸锁乳突肌肉中，是避免此并发症的关键；②术后监测血钙情况，密切观察患者病情变化，重视患者主诉，注意面部、唇周和手足部有无针刺和麻木感或强直感，有无手足抽搐；③抽搐发作时，立即缓慢静脉推注 10% 葡萄糖酸钙或氯化钙 10~20mL。症状轻者口服钙剂，必要时加服维生素 D_3 促进钙的吸收；④适当控制饮食，限制蛋类、乳类、肉类等含磷较高的食物，给予患者高钙低磷食物，如豆腐和海产品。

6）甲状腺危象：多与术前甲状腺功能亢进未得到控制、术前准备不充分和手术应激反应有关。多发生在术后 12~36 小时，表现为高热（体温>39℃）、寒战、脉搏快而弱、烦躁不安、谵妄甚至昏迷，常伴有呕吐和腹泻，如抢救不及时可发生死亡。

预防及护理：①甲状腺功能亢进患者做好充分的术前准备，常规让患者口服卢戈液，基础代谢率控制在 20% 左右；心率快者给予普萘洛尔，使患者心率稳定在 90 次/分以下；精神紧张者给予地西泮，保证患者充分睡眠；②有效的心理支持是预防甲状腺危象的关键，多与患者交谈，消除患者易怒、急躁、焦虑和恐惧心理，必要时适当应用镇静剂；同时减少活动，避免外来刺激，保持情绪稳定；③术后 48 小时内加强巡视，密切观察病情及生命体征，体温控制在 38℃ 以下，以物理降温为主；④一旦出现甲状腺危象的症状，应及时给予积极处理，包括吸氧、物理降温、建立静脉通路输入葡萄糖、静脉注射肾上腺皮质激素以降低应激，并服复方碘化钾，抑制甲状腺激素的分泌。

7）甲状腺功能减退：甲状腺功能减退由于术中切除甲状腺过多引起，可出现表情淡漠、疲劳、嗜睡、怕冷、食欲减退、体重增加等症状，宜服用甲状腺素片替代治疗。

8）乳糜漏：大多数发生在左侧颈淋巴结清扫术后，极少发生于右颈淋巴结清扫术。一般于术后 48~72 小时出现。发生原因为术中损伤胸导管或结扎不全，出现乳糜液外溢，引流液为米汤样混浊，混有血性引流液时为粉红色；实验室检查正常颈淋巴结清扫术后引流液中的甘油三酯含量约为 0.4mmol/L，如果引流液中甘油三酯的含量超过 1.1mmol/L 或乳糜微粒的含量超过4%应诊断为乳糜漏。

乳糜液漏出量24小时小于500mL者可行保守治疗,高负压引流会导致胸导管或淋巴导管及其分支的持续开放而不利于漏口的闭合,应在局部加压、清淡饮食配合下改用平压引流。漏出量24小时大于500mL者应尽早损伤,可结扎或缝扎乳糜管。引流量较少者可进清淡饮食,较多者应禁食并由静脉补充营养。

(7)颈部淋巴结清扫术后功能锻炼:颈清扫术切除副神经后,可引起患者抬肩困难,而切除胸锁乳突肌及软组织可引起颈部外形塌陷。进行性的纤维化可引起肩部固定、疼痛,谓之"肩部综合征"。尽管颈改良性淋巴结清扫及择区性淋巴结清扫的应用显著减少了这些并发症,但有些患者即使保留了副神经和胸锁乳突肌,仍出现相应症状,甚至肩部失用。抬肩困难和疼痛的治疗主要在于预防,因此在颈淋巴结清扫术后应指导患者进行适度循序渐进的颈肩部功能锻炼,增大肩部活动范围、减少疼痛。

3. ^{131}I 治疗的护理

(1)接受^{131}I治疗的患者给药前至少2周停用甲状腺素制剂和含碘食物、药物。含碘食物主要包括碘盐、海带、紫菜、海参、海藻、海里的鱼虾等,并防止从其他途径进入人体的碘剂,如皮肤碘酒消毒、碘油造影等。

(2)^{131}I口服液需空腹服用,服药2小时后方可进食,以免影响药物吸收。^{131}I的放射性强,可对周围人群和环境造成放射性损伤,因此患者服药后应住^{131}I治疗专用隔离病房或住单间,大小便使用专用厕所,便后多冲水,衣服、被褥进行放置衰变处理(7~14天)且单独清洗;指导患者勿随地吐痰,及时处理呕吐物。

(3)指导患者多饮水、及时排空小便,加速放射性药物的排泄,以减少膀胱和全身的放射性损伤。患者可咀嚼口香糖或含话梅,促进唾液分泌,预防放射性唾液腺炎。饭前饭后使用漱口液漱口,加强口腔卫生,预防放射性口腔黏膜炎。

4.居家护理

(1)患者出院后要保持良好的情绪,注意规律生活,养成良好的生活习惯,保证充足的休息和睡眠,出院3个月内避免重体力劳动。此外,行颈部淋巴清扫术的患者应指导其出院后继续进行颈肩部功能锻炼,至少持续至出院后3个月,以促进颈肩部功能的恢复。

(2)指导患者使用衣领或围巾遮挡颈部瘢痕,减少瘢痕对患者日常活动所带来的影响。

(3)甲状腺癌手术后患者甲状腺功能降低,甲状腺素水平低于正常或缺乏,患者可出现表情淡漠、疲劳、嗜睡、怕冷等甲状腺功能减退症状;同时还可刺激残余腺体增生、诱发病变。因此大部分患者术后需长期服用甲状腺素替代治疗,维持甲状腺激素和促甲状腺激素(TSH)的正常水平,以预防甲状腺功能的减退和抑制TSH的分泌,预防甲状腺癌的复发。应在早餐前30分钟空腹服用甲状腺素片。指导患者遵医嘱定时服药,勿擅自停药或改变剂量。指导患者定期复查甲状腺功能,服药过程中注意观察用药后反应,如出现心悸、失眠、多汗等不适,提示可能为用药过量,应及时到医院就诊调节服药剂量。甲状腺素片是一种胰岛素拮抗剂,可减弱胰岛素和口服降糖药的效果。因此对于糖尿病患者服用甲状腺素时,应指导患者定期监测血糖,调整降糖药的剂量。

(4)疾病恢复期应选择含丰富维生素、蛋白质的饮食,以增强体质。禁烟酒、辛辣刺激性食物,养成良好的饮食习惯。对甲状旁腺功能低下的患者指导其坚持遵医嘱服用钙剂,定时监测血钙情况,同时应限制蛋类、乳类、肉类食物的摄入,以免影响钙的吸收。避孕药、糖皮质激素、地西泮、苯妥英钠、苯巴比妥(苯巴比妥钠)等制剂可加重低血钙,因此应指导患者不宜长期服用。

(5)指导患者定期到医院复查,一般于出院后1个月、3个月、6个月、1年复查一次。以后每年复查一次,共5年,此后可每2~3年复查一次。同时还要教会患者颈部自行体检的方法,若发现颈部结节、肿块或异常情况时要及时到医院接受治疗。

(6)行^{131}I治疗的患者在人体内^{131}I剂量<1.11GBq时可出院,但不能到公共场所活动,且应避免与孕妇及婴幼儿接触;当体内剂量<0.31GBq时,可以在公共场所或医院内自由活动。^{131}I治疗2个月内禁用碘剂、溴剂,以免影响^{131}I的重吸收而降低疗效。女性患者一年内、男性患者半年内需避孕。治疗后3~6个月进行随访,以评价治疗效果。

五、健康指导

1.休息与活动　活动时以不感疲劳为度,适当增加休息时间,维持充足的睡眠,防止病情加重。

2.心理指导　引导患者正确对待所患的疾病,学会自我控制情绪,保持心情愉快。

3.指导患者进行深呼吸和咳嗽咳痰训练,术后避免感冒,预防肺部并发症。

4.术后颈部无力者,有计划地指导患者做好颈部肌肉训练,促进功能恢复。

5.让患者除学会自查颈部外,出院后要定期复查,术后第1、第3、第6、第12个月各复查一次,以后每年复查一次。

6.督促和指导患者按医嘱服药。

第七章　乳房疾病患者的护理

成年女性的乳房位于两侧胸部胸大肌前方,在第 2~6 肋之间。乳头为乳房中心向前突出的部分,其上有许多小窝,为乳腺导管(输乳管)开口。乳晕为乳头周围皮肤色素沉着较深的环形区域。乳头、乳晕处的皮肤较薄,周围的皮肤较厚。乳头、乳晕处的神经末梢丰富,发生乳头皲裂或破损时,疼痛十分明显。

乳腺主要由腺体、导管系统、脂肪组织和纤维组织等构成。乳腺腺体由腺叶组成,每一腺叶分成若干个腺小叶,由诸多小乳管和腺泡组成的腺小叶为乳腺的基本单位。腺叶和输乳管以乳头为中心呈放射状排列。输乳管内衬上皮细胞,其基底层明显增生时可导致乳腺囊性增生病。靠近输乳管开口段膨大形成输乳管窦(壶腹部),此处是乳管内乳头状瘤的好发部位。

乳腺腺体位于皮下浅筋膜的浅层与深层间,由结缔组织间隔和纤维束所形成的包囊内。腺叶间与皮肤垂直的纤维束,上连浅筋膜浅层,下连浅筋膜深层,起支持和固定乳腺腺体的作用,称为乳腺悬韧带(Cooper 韧带)。有时部分乳腺腺体可穿过乳腺后间隙间疏松组织而深入到胸大肌浅层,故做乳腺癌根治术时,应将胸大肌筋膜及肌肉一并切除。

乳房的淋巴网甚为丰富,其淋巴液输出主要通过如下途径:①乳房大部分淋巴液经胸大肌外侧缘淋巴管流至腋窝淋巴结,再汇入锁骨下淋巴结;②乳房上部淋巴液可直接流入锁骨下淋巴结,再汇入锁骨上淋巴结;③乳房内侧的淋巴液通过肋间淋巴管流向胸骨旁淋巴结,再汇入锁骨下淋巴结;④两侧乳房间皮下有交通淋巴管,一侧乳房淋巴液可流向对侧;⑤乳房深部淋巴网可与腹直肌鞘和肝镰状韧带的淋巴管相通,可与肝脏相通。其中,腋窝淋巴结和胸骨旁淋巴结最值得注意,该淋巴结组群常为乳腺癌淋巴转移的第一站。

乳房的静脉与淋巴管伴行,在乳腺癌的血行转移中有重要意义。乳房的深组静脉回流径路是乳腺癌经血行转移的一条重要途径。

乳腺腺体是多种内分泌激素的靶器官,其生长发育及生理活动有赖于垂体前叶、卵巢及肾上腺皮质等分泌的激素的共同作用,并产生相应的组织结构上的变化。其中对乳腺起直接作用的激素有雌激素、孕激素(黄体素)、催乳素等;对乳腺起间接作用的激素有促卵泡激素、促黄体生成素、催产素等。

第一节　急性乳腺炎

一、疾病概述

急性乳腺炎是乳腺组织的急性化脓性感染,是产后哺乳期妇女常见疾病,多见于初产妇,易发生在产后 3~4 周,发病率约占产妇的 10%。近年来由于卫生条件改善和对产妇乳腺护理的重视,发病率已明显降低。

1. 病因病理

(1)乳汁淤积:乳汁淤积为侵入乳腺的细菌生长繁殖提供了有利条件,是本病发生的重要原因。乳头过小或内陷等发育不良,泌乳过多及婴儿吸乳少,哺乳、断乳方法不当,乳管不通畅而影响乳汁排出等均可导致本病发生。

(2)细菌侵入:乳头、乳晕皮肤破损、皲裂及感染,致细菌沿淋巴管侵入是感染的主要途径。婴儿口腔感染、吸乳或含乳头睡眠,也有利于细菌直接逆行进入乳管而发病。致病菌以金黄色葡萄球菌为主,少数为链球菌。此外,少数患者因细菌经血行播散导致了乳腺炎的发生。

(3)产后体虚:产后体虚、全身抵抗力下降是本病的重要病因。

2. 临床表现　急性乳腺炎一般发生于单侧乳腺,且以单房脓肿常见。也可因感染扩散或同时存在数个病灶而形成多个脓肿。主要表现是患侧乳腺的明显充血与肿痛,严重者可导致全身化脓性感染的发生。

早期常有乳头破损,随之患乳出现红、肿、热、痛,可扪及压痛性硬结,全身症状多不明显。随着炎症继续发展,乳房肿胀变硬,充血与肿痛加重,呈搏动性,常伴有寒战高热,患侧腋窝淋巴结肿大、压痛,脉搏加快,白细胞计数增高等表现,如治疗不及时,感染灶中心常在数天内坏死、液化形成脓肿。脓肿穿破乳管则可出现乳头溢脓,深部脓肿可向体表破溃,也穿破至乳腺与胸肌间的疏松组织中,形成乳腺后脓肿。若久治不愈,乳汁可自溃口溢出,提示形成了乳瘘。感染严重者,可发展为全身化脓性感染。

3. 辅助检查

(1)血常规检查:白细胞计数明显增高,中性粒细胞比例增高,可见核左移。

(2)超声检查:可显示脓腔的大小和部位。

(3)细菌培养与药敏试验:确定致病菌,为抗生素的应用提供依据。

(4)脓腔穿刺:深部脓肿形成可穿刺确诊。

4. 处理原则　处理原则是消除感染、排空乳汁。

(1)非手术疗法:适用于脓肿形成之前。早期足量应用抗生素控制局部炎症,预防全身感染及减轻全身中毒症状,通常可获得较好疗效。应依据细菌培养及药敏试验结果合理选用抗菌药物。未做药敏试验之前,可首选青霉素治疗,应避免使用通过乳汁排泄的药物,以免影响婴儿。

避免乳汁淤积,可采用乳腺按摩并配合抽吸方法促进乳汁经乳头排出。对于严重感染者可考虑药物退乳,常用药物有溴隐亭、己烯雌酚、苯甲酸雌二醇或中药炒麦芽,服药退乳时乳汁停止分泌即停药。

配合清热解毒、活血化瘀中药内服外敷,可起到增强抗生素疗效,提高机体抵抗力的作用。如金黄散、四黄膏外用,或用鲜菊花、鲜蒲公英、鲜马齿苋、鲜荷叶、鲜紫花地丁、去皮刺的仙人掌等捣烂外敷。

患乳早期热敷或局部超短波理疗,可以促进局部血液循环,加速早期炎症的消散。局部水肿明显者可用30%的硫酸镁溶液湿热敷。

(2)手术疗法:适用于脓肿成熟患者。较小的脓肿可穿刺吸脓后局部注入抗生素,并外敷金黄散或四黄膏。较大脓肿应在良好麻醉下,于波动感及压痛最明显处切开脓肿引流。乳房内脓肿手术切口应与乳管走向一致,呈放射状,切至乳晕处为止,以免损伤乳管而形成乳瘘。乳腺后脓肿或深部脓肿则沿乳腺下缘做弧形切口,经乳腺后间隙引流。乳晕下脓肿沿乳晕周边做弧形切口,切口应足够大,便于术中分开脓腔内纤维间隔,利于引流。必要时可在脓腔的最低部位另加切口,做对口引流。术后若出现长时间的乳瘘,应考虑用药物退乳。

二、护理评估

1. 健康史　了解患者生育与哺乳经历,了解患者乳汁淤积的原因:是否存在乳头发育不良,妨碍婴儿吮吸;是否乳汁分泌过多而婴儿吸乳少;是否存在乳管阻塞;是否存在不恰当哺乳方法或习惯。注意患者有无乳头破损或皲裂情况存在。了解患者个人卫生习惯,有无其他部位感染出现。

2. 身体状况　评估患者乳房肿痛程度和进展趋势,局部有无压痛硬结、波动感,体温是否升高,全身感染性中毒症状程度如何。

3. 心理社会状况　患者初次哺乳无应对问题的经验,同时担心婴儿喂养及乳房形态改变有碍女性自尊和社交活动,易产生紧张。应评估本病对患者生活和工作的影响程度,患者对本病基本知识的了解程度,家属及其周围人群是否对患者给予心理安慰,对疾病的治疗是否能够给予大力支持等。

4. 辅助检查　介绍血常规检查、超声检查、细菌培养与药敏试验和脓腔穿刺检查的目的与意义,取得患者的配合。

5. 术后评估　局部伤口情况及术后并发症情况。

三、护理诊断/合作性问题

1. 体温过高　与细菌或细菌毒素入血有关。

2. 疼痛　与乳汁淤积、炎症肿胀有关。

3. 皮肤完整性受损　与手术切开引流或脓肿破溃有关。

4. 焦虑　与担心婴儿喂养及乳房形态改变有关。

5. 知识缺乏　缺乏哺乳期卫生及乳腺炎的预防措施。

四、护理措施

1. 一般护理

(1)心理护理:对患者应和蔼可亲,介绍治疗的方法和必要性,以及应配合的事项,消除患者对疾病和治疗的顾虑和恐惧,避免紧张与情绪激动。向患者解释疼痛的原因,做好安慰和心理疏导,减少外来的不良刺激,保持愉快的生活氛围,使患者的情绪稳定。

(2)注意休息:保持环境安静和通风良好,适当卧床休息。乳汁淤积引起的疼痛:指导患者用吸乳器吸出乳汁,以缓解疼痛;协助患者采取舒适卧位,教患者用宽松的胸罩或绷带将两乳托起,避免下垂;必要时可遵医嘱给予止痛剂。

(3)饮食:应给予高热量、高蛋白质和富含维生素、矿物质的清淡饮食,鼓励多饮水。必要时应遵医嘱静脉输液,以补充水、电解质和营养物质。应禁食促进乳汁分泌的食物,如鱼、米酒,防止刺激乳汁分泌加重而引起的乳汁淤积性疼痛。

(4)其他:发热患者易引起口腔炎和黏膜溃疡。应在清晨、餐后及睡前患者或协助患者漱口,如口唇干裂可涂润滑油保护,防止口腔感染。发热患者在退热时应及时擦干汗液,更换衣服和床单,保持皮肤的清洁,防止受凉。

2.非手术治疗护理

（1）密切观察病情：观察患乳局部及全身表现的发展情况。定时测量体温，并做好记录，根据体温变化情况给予相应处理，若患者出现高热，可行物理降温。

（2）抗感染治疗护理：遵医嘱足量给予青霉素类抗生素治疗，并根据脓液培养、细菌药物敏感试验结果调整抗生素。

（3）促进局部血液循环：做好局部药物外敷、物理疗法的护理，促使炎症消散或局限。

3.手术治疗护理

（1）心理护理：耐心向患者说明和解释手术的目的与过程等情况，正确解答患者的疑问，给患者以安全和信任感，消除紧张情绪；术后给患者精神上的安慰和支持，关心、体贴患者，及时处理术后不适。

（2）皮肤准备：按手术要求进行备皮，保持清洁卫生等待手术。

（3）病情观察：注意术后患者症状与体征是否好转。观察伤口情况，注意脓液的量、颜色、气味。若伤口疼痛厉害，应检查伤口是否引流不畅，及时与医师联系。

（4）伤口换药：按时换药，注意保持伤口引流通畅，保持伤口敷料干燥，防止交叉感染。

4.退乳护理　疾病或其他原因不能哺乳者或终止哺乳者应尽早退乳。产妇在饮食营养上注意限制进汤类食物，停止吸吮及挤奶。按医嘱给予溴隐亭、己烯雌酚、苯甲酸雌二醇，或用中药炒麦芽配合退乳。

五、健康指导

1.孕前准备　初产妇在分娩前3个月开始，每天用手指牵拉乳头数次，使乳头和乳晕皮肤变坚韧，以减少婴儿吸吮而发生皲裂的概率。如有先天性乳头内陷，应在分娩前3个月开始做矫正乳头内陷的动作（自己用双手的拇指和示指上下及左右适当用力在乳晕处下压乳房组织，同时做离乳头方向牵拉，反复操作数次，乳头稍凸出后，改用手指捏住乳头向外提拉，每天操作数次），多数乳头内陷可得到矫正。乳房应保持清洁、干燥，经常擦洗，忌用肥皂、乙醇等刺激皮肤的液体擦洗，以免引起局部皮肤干燥、皲裂。

2.哺乳期　初产妇一般产后3天内乳房可胀实有硬结，触之疼痛，稍有轻度发热，一般于产后一周乳腺管畅通后自然消失。鼓励产妇尽早哺乳，哺乳前热敷乳房，从乳房边缘向乳头中心按摩乳房，可使乳腺管畅通，可促进乳汁排出，减少疼痛。产妇每次哺乳前后均应使用温水毛巾擦洗清洁乳头和乳晕。哺乳前用手轻柔乳房，刺激泌乳反射。每次喂乳时应让婴儿吸空乳汁，婴儿饥饿时强力吸吮，也有利于吸通乳腺管。多余乳汁用吸乳器吸出，以免乳汁淤积，也可预防乳腺管阻塞及两侧乳房大小不一等情况。同时注意婴儿吸吮姿势，吸吮时不能含着乳房睡觉，也应注意婴儿口腔卫生。

3.急性乳腺炎早期　轻微时，在哺乳前湿敷乳房5分钟左右并按摩乳房，哺乳时先哺患侧乳房，每次哺乳时一定要充分地吸空乳汁，在哺乳的同时按摩患侧乳房。

4.乳头皲裂　产妇在喂乳时应取正确、舒适且松弛的喂乳姿势。哺前湿敷乳房和乳头5分钟左右，并在乳晕区涂抹少量乳汁使之变软，让婴儿容易含吮，同时按摩乳房。先哺乳病情轻的乳房，以减轻对另一侧乳房的吸吮力。哺乳后，挤出少许乳汁涂在乳晕和乳头上，短暂暴露并使乳头干燥，此法具有抑菌作用，且含丰富蛋白质的乳汁能起到修复表皮的作用。疼痛严重时可用乳头罩间接哺乳。

第二节　乳腺癌

一、疾病概述

乳腺癌是发生于乳腺导管和小叶上皮组织的恶性肿瘤,是女性常见恶性肿瘤之一。在我国占全身各种恶性肿瘤的 7%～10%,其发病率仅次于子宫颈癌,在部分城市已居女性恶性肿瘤首位。其发病年龄多在 40～60 岁,尤以 40～49 岁的更年期妇女多见,男性罕见。

1. 病因　乳腺癌的发病原因尚不清楚,可能与下列因素相关。

(1)内分泌因素:流行病学研究表明,性别、年龄、月经、婚姻、生育、哺乳等状况与乳腺癌的发生密切相关。多种现象表明内分泌激素的水平及活性在乳腺癌的发生中起着重要作用。乳腺是多种内分泌激素的靶器官,如雌激素、孕激素及泌乳激素等,其中雌酮及雌二醇对乳腺癌的发病有直接关系。

(2)遗传因素:乳腺癌的发生具有明显的种族差异和家族聚集性趋势,如同一地区白人女性较黑人女性乳腺癌发病率高;一级亲属有乳腺癌病史的人群罹患乳腺癌的危险性是普通人群的 2～3 倍。

(3)病毒因素:病毒因素可能与乳腺癌的发生有关,但目前尚存在争议。

(4)临床因素:目前多数认为乳腺小叶有上皮高度增生或不典型性增生者可能与乳腺癌发病有关。有原发癌病史也可能增加患乳腺癌的危险性,特别是一侧乳腺患乳腺癌后,另一侧患乳腺癌的危险性可增加 5 倍以上。

(5)其他因素:营养过剩、肥胖和高脂肪饮食可增强或延长雌激素对乳腺上皮细胞的刺激,从而增加发病机会。此外,环境行为因素、精神因素、电离辐射及化学制品等也与乳腺癌的发病有一定关系。

2. 病理

(1)病理分型:依据癌细胞对周围组织侵犯程度和远处转移可能性大小,乳腺癌病理分型分为如下几种。

1)非浸润性癌:又称原位癌,指癌细胞局限在上皮基膜内生长,一般无转移,常需较长时间才会发展为浸润癌,预后良好。包括小叶原位癌和导管内癌。

2)早期浸润癌:癌细胞突破上皮基膜,但浸润程度尚浅,是从原位癌发展到浸润癌的早期阶段,较少发生转移,预后较好。包括早期浸润性小叶原位癌和早期浸润性导管内癌。

3)浸润癌癌细胞:突破上皮基膜,广泛浸润周围组织,易发生转移,预后较差。依据癌的组织来源又分为浸润性非特殊癌、浸润性特殊癌及罕见癌。

(2)转移方式:乳腺癌转移方式主要有局部浸润、淋巴转移和血行转移,其中以淋巴转移最常见。

1)局部浸润:乳腺癌细胞早期沿乳腺导管蔓延生长,突破腺上皮基膜后,沿筋膜间隙浸润扩展,侵犯皮肤、淋巴管和胸廓深部肌肉组织。

2)淋巴转移:乳腺外侧的癌细胞首先经胸大肌外侧缘淋巴管向同侧腋窝淋巴结转移,再循锁骨下淋巴结至锁骨上淋巴结,最后经胸导管或右淋巴导管进入静脉,发生远处转移。此淋巴转移途径多见。乳腺内侧的癌细胞向内侧胸骨旁淋巴结转移,继而转移到锁骨上淋巴结,之后经上述同样途径进入静脉,随血行发生远处转移。此途径转移较少见,但一经发生则预后较差。淋巴转移可与血行转移一起形成乳腺癌的远处脏器转移。

3)血液转移:癌细胞除可经淋巴途径进入静脉外,也可直接侵入血液循环而致远处转移。常见的远处转移依次为肺、骨、肝、脑。

3.临床分期　乳腺癌详尽的临床分期,对拟定治疗方案和评价预后至关重要。目前常用国际抗癌协会提出的 TNM 分期法,其中 T 代表原发肿瘤,N 代表区域淋巴结,M 代表远处转移,三个字母的右下角附加 0、1、2、3、4 等数字以表示其变化的程度和某一癌瘤的目前临床情况。

T_0:原发癌瘤未查出。

T_{is}:原位癌(非浸润性癌及未查到肿块的局限于乳头的乳头湿疹样癌)。

T_1:癌瘤长径≤2cm。

T_2:癌瘤长径>2cm,≤5cm。

T_3:癌瘤长径>5cm。

T_4:癌瘤大小不计,但侵及皮肤或胸壁(前锯肌、肋间肌、肋骨),也包括炎性乳腺癌。

N_0:同侧腋窝无肿大淋巴结。

N_1:同侧腋窝有肿大淋巴结,尚可推动。

N_2:同侧腋窝肿大淋巴结彼此融合成块,或与邻近组织粘连。

N_3:同侧胸骨旁淋巴结有转移。

M_0:无远处转移。

M_1:有远处转移(包括同侧锁骨上淋巴结转移)。

根据以上情况进行组合,可把乳腺癌分为以下各期。

0 期:$T_{is}N_0M_0$。

Ⅰ 期:$T_1N_0M_0$。

Ⅱ 期:$T_0 \sim T_1N_1M_0$;$T_2N_0 \sim N_1M_0$;$T_3N_0M_0$。

Ⅲ 期:$T_3N_1 \sim N_2M_0$;$T_0 \sim T_2N_2M_0$;T_4 任何 N、M_0;任何 TN_3,M_0。

Ⅳ 期:包括 M_1 的任何 TN。

以上分期以临床检查为依据,应结合术后病理检查结果进行校正。

4.临床表现

(1)乳腺肿块:患侧乳房出现单发进行性生长的无痛性小肿块是最常见的早期表现,常发生在乳房的外上象限,其次在乳晕区和内上象限。肿块质硬,表面不光滑,边缘不整齐,与周围组织分界不清。因多无自觉症状,肿块常在无意中发现而就诊。随着肿瘤增大,可出现乳房局部隆起。晚期癌肿侵犯神经时则出现疼痛。

(2)局部组织侵蚀与破坏表现:若癌块侵犯连接腺体与皮肤的 Cooper 韧带,使之收缩,导致皮肤表面凹陷,则称为“酒窝征”;如癌肿侵犯近乳头的大乳管,则可使乳头偏移、抬高或内陷,造成两侧乳头位置不对称;癌肿继续增大,与皮肤广泛粘连,当皮内或皮下淋巴管被癌细胞堵塞时,可出现皮肤淋巴水肿,在毛囊处形成许多点状凹陷,使皮肤呈“橘皮样”改变。当为乳腺导管癌或癌肿累及乳腺导管时,可出现血性或浆液性乳头溢液。一旦向深层侵及胸筋膜、胸肌,则癌块固定于胸壁而不易推动。癌肿蚀穿皮肤时,可形成经久不愈的皮肤溃疡,恶臭,易出血,边缘外翻似菜花状。

（3）转移表现：若癌肿向周围组织转移，可在原发癌肿周围形成多个散在的结节，称"卫星"结节。乳腺癌淋巴结转移最多见于同侧腋窝，开始为少数散在的淋巴结肿大，质硬，无压痛，尚可推动。随后肿大的淋巴结增多与融合成团，甚至可与皮肤和深部组织粘连，不易推动。若腋窝主要淋巴管被癌细胞堵塞，可引起患侧上肢水肿。癌细胞通过血液循环转移到远处组织或器官时，可出现相应的症状和体征，如肺转移可出现咳嗽、咯血、胸痛、气促、胸腔积液；肝转移可出现黄疸、肝大、骨转移可出现局部疼痛甚至病理性骨折；脑转移常伴有剧烈头痛，同时有相应颅神经损害的症状和体征。

（4）癌性中毒与消耗表现：晚期乳腺癌患者有全身消瘦、乏力、水肿、贫血等恶病质表现。

（5）特殊类型的乳腺癌：①炎性乳腺癌：患者多于妊娠期或哺乳期起病。肿块生长速度很快，早期呈皮肤发红、水肿、增厚、粗糙、表面温度升高等局限性急性炎症样改变，但很快扩展到乳腺大部分皮肤，可伴有乳头内缩。腋窝淋巴结转移出现较早，对侧乳腺也常被累及。恶性程度高，预后甚差。临床少见；②乳头湿疹样癌：表现为初起乳头有瘙痒或烧灼感，继而出现乳头和乳晕皮肤粗糙、糜烂如湿疹样改变。病变多位于一侧乳房的乳头区大乳管内，逐步移行至乳头皮肤。双侧者罕见。随病情发展，可出现乳头凹陷、溃疡，有时覆盖黄褐色鳞屑样痂皮。本病恶性程度低，发展缓慢，淋巴结转移发生较晚。临床较少见；③乳腺胶样癌：临床少见。癌肿生长缓慢，质地较软，多数边界清楚，常无疼痛，淋巴结转移少见。

5. 辅助检查

（1）影像学检查：X线钼靶摄片、干板静电摄片和乳管造影检查等，对区别乳房肿块性质有一定的价值，前二者也可用于乳腺癌的普查；超声检查能发现直径在1cm以上的肿瘤。

（2）病理学检查：可取乳头溢液或用细针穿刺肿块吸取组织细胞，做细胞学检查。有必要时，术前行活体组织病理学检查或术中做快速切片检查进行确诊。

6. 处理原则　以手术治疗为主，辅以化学药物、内分泌、放射治疗和生物治疗等综合治疗。

（1）手术治疗：手术是乳腺癌的主要治疗手段之一。手术方式的选择应根据病理分型、疾病分期、患者身体状况及辅助治疗条件而定，要最大限度清除局部包块及区域淋巴结，提高生存率，同时兼顾外观及功能。目前应用的手术方式有乳腺癌根治术、扩大根治术、改良根治术、全乳腺切除术及保留乳腺的乳腺癌切除术等。Ⅰ期、Ⅱ期乳腺癌临床较常使用改良根治术，术后需配合化疗、放疗、内分泌治疗等综合治疗；Ⅲ期乳腺癌患者先行术前化疗、放疗，再行根治术，术后配合化疗、放疗、内分泌治疗等综合治疗，常可获得较好效果；Ⅳ期乳腺癌，由于有远处转移，应采取全身性综合治疗（包括中医中药治疗）加乳腺扩大根治术。

（2）化学药物治疗（化疗）：乳腺癌患者必需的一种全身性治疗。有条件时应于术前即进行辅助化疗，或于术后即开始用药，目的在于减少术后复发及转移。化疗一般可使术后复发率降低40%，可提高5年生存率。常用治疗方案有CMF、CAF、CF、ACMF等，A、C、M、F分别代表阿奇霉素、环磷酰胺、氨甲蝶啶、氟尿嘧啶。化疗期间应经常检查肝功能和白细胞计数，若白细胞计数降至$3×10^9$/L以下，应给予升白细胞药物或延长化疗间隔时间。

（3）放射疗法：乳腺癌局部治疗手段之一。Ⅰ期乳腺癌行根治术后可不做常规化疗，Ⅱ期以上的乳腺癌应于手术后2~3周开始放疗。晚期乳腺癌行放射治疗，可使瘤体缩小，甚至可使不宜手术的乳腺癌转变为可手术切除的。孤立性的局部复发病灶，可再次手术后放疗和化疗。其他器官或组织转移如骨骼转移可视情况行姑息性疗效。

（4）内分泌治疗：对雌激素受体与孕激素受体测定阳性的绝经前患者,常用去势治疗、雄激素或用抗雌激素药物三苯氧胺,每次剂量 10～20mg,每天 2 次,持续用药 5 年。或可使用第二线抗雌激素药物。绝经 5 年以上患者,可用雌激素治疗。也可根据患者特点选用芳香化酶抑制剂和黄体酮类药物治疗。

二、护理评估

1. 健康史　了解患者有无乳腺癌易发因素：①有乳腺癌家族史；②月经初潮早于 12 岁、绝经期迟于 55 岁；③40 岁以上未孕或初次足月产迟于 35 岁；④高脂饮食、高蛋白质、低纤维素饮食；⑤一侧曾患乳腺癌者；⑥部分与乳腺癌相关的乳房良性疾病；⑦环境因素和生活方式等。

2. 身体状况　注意乳房外上象限出现的单发无痛性小肿块,注意肿块质地、表面、边缘、活动度及生长速度,注意有无局部组织侵蚀与破坏表现,如"酒窝征""橘皮样"改变、血性或浆液性乳头溢液、肿块与胸壁粘连固定及经久不愈的皮肤溃疡。注意有无癌肿转移表现,如"卫星"结节,同侧腋窝淋巴结肿大并融合成团,患侧上肢水肿及肺、肝、骨与脑转移表现。评估患者癌性中毒与消耗程度。评估有无特殊类型乳腺癌表现。

3. 心理社会状况　患者往往对癌症怀有恐惧,同时对疾病的预后、经济承受能力等产生忧虑。术后因失去了女性第二性征和哺乳的功能,可引起情绪上的不良反应如焦虑,易产生自卑感,并影响社交功能。还会因为手术的痛苦而产生恐惧心理。应评估本病对患者生活和工作的影响程度,患者对本病基本知识的了解程度,家属及其周围人群是否对患者给予心理安慰,对疾病的治疗是否能够给予大力支持等。

4. 辅助检查　协助医师进行影像学检查和病理学检查,进行确诊。

5. 术后评估　麻醉方法、手术方式、局部伤口情况及术后并发症情况。

三、护理诊断/合作性问题

1. 组织灌注量改变　与手术失血有关。

2. 焦虑　与担心手术造成身体外观改变与预后有关。

3. 疼痛　与手术、癌肿压迫、转移有关。

4. 皮肤完整性受损　与手术和放射治疗有关。

5. 有感染的危险　与手术及术后并发症有关。

6. 身体活动障碍　与手术影响手臂和肩关节的活动有关。

7. 自我形象紊乱　与乳房切除及化疗致脱发等有关。

8. 知识缺乏　缺乏乳腺癌自我检查、预防知识。

9. 潜在并发症　皮下积液,皮瓣坏死,上肢水肿等。

四、护理措施

（一）手术前护理

1. 心理护理　据文献报道,64%乳腺癌患者术前出现焦虑,47%发生抑郁,大多数患者不仅处于癌症诊断的惊恐、悲伤的应激心理状态,同时还面临乳房被切除,身体残缺的精神困扰,患者焦虑、抑郁心理严重,亟待医护人员及家人的心理援助。护士是与患者密切接触者,主动关心患者、取得患者的信任,建立良好的护患关系,是做好心理护理的基础。细致入微的服务、耐心的倾听、感知患者的痛苦、良好的沟通技巧是做好心理护理的保障,护士应运用专业知识,全面了解评估患者的病情、家庭社会背景、职业、性格特点及患者的主要心理需求,保持与医师、家属的良好沟通,还要关注对家属的心理指导,建立医护、患者、家属共同参与的照顾模式,对患者进行个体化、专业化护理,帮助患者建立起心理创伤后成长的正性观念,让患者积极主动的参与到手术治疗中来,配合医师,加速患者康复护理进程。

2. 患肢功能评估　乳腺癌患者往往需要接受腋窝淋巴结清扫的手术,可能导致患者术后患肢功能障碍,影响生活自理能力。术前患者患肢功能评估结果可作为术后患肢功能恢复程度的对比指标。评估内容包括患肢上举高度、肩关节活动度(ROM)(包括内旋、外旋、内收、外展、前屈、后伸)、患肢臂围的围度(临床一般常用固定的皮尺,在固定位置测量:虎口、腕横纹上 5cm、肘横纹下 5cm、肩峰下 10cm),并做好以上评估记录。肩关节活动度的测量方法如下。

(1)测量肩关节前屈、后伸活动度:患者坐位或立位,臂置于体侧,肘伸直。量角器的轴心固定于肩峰,其固定臂与腋中线平行,移动臂与肱骨纵轴平行测量范围:前屈 0°~180°,后伸 0°~60°。

(2)测量肩关节内收、外展活动度:患者坐位或立位,臂置于体侧,肘伸直。量角器的轴心固定于房峰,其固定臂与身体中线平行,移动臂与肱骨纵轴平行。测量范围:内收 0°~75°,外展 0°~180°。

(3)测量肩关节内旋、外旋活动度:患者坐位或立位,臂外展至 90°,肘关节屈曲 90°且手心向下,量角器的轴心固定在肘关节的鹰嘴突,其固定臂与地面垂直,移动臂与尺骨长轴平行。测量范围:外旋 0°~90°,内旋 0°~70°。

3. 常规准备　手术前常规准备,手术前一天,采用皮肤清洗法,备皮范围上起锁骨水平,下至脐水平线,前至健侧锁骨中线,后至患侧腋后线,包括患侧上臂上 1/3 皮肤及腋下,腋下毛发≥1cm 需采用剪毛或剃毛器剔除。皮肤准备后由医师和患者共同确认手术部位并做标记。

术日晨,护士使用 2% 的葡萄糖氯己定消毒溶液涂擦患者手术区皮肤两遍,注意手术标记不清时应及时补记。更换清洁衣服,取下义齿、发夹、首饰等。注意指导患者手术日晨不宜化妆及涂指(趾)甲油等,以免影响术中及术后病情观察。

(二)手术后护理

1. 乳腺癌根治手术术后护理

(1)按全麻术后护理常规:去枕平卧,头偏向一侧,防止误吸;清醒后给枕,生命体征平稳后改半卧位,并密切观察患者生命体征及血氧饱和度变化。

(2)体位:患侧肢体及肩部垫一软枕,患肢内收,前臂屈肘 90°放于胸前,采用三角巾固定,这种体位可防止皮瓣张力过大,有利于引流和患肢水肿的预防。

(3)术后饮食及活动:待患者完全清醒后,根据患者有无恶心、呕吐和食欲情况,可及早给予流质饮食。术后协助患者早期下床活动,有利于加速全身康复。

(4)负压引流管的护理

1)一般负压引流管放置在患侧腋前线或腋中线术野最下方,相当于第 5~6 肋间,皮下引流管不宜过长,防止扭曲、打折、受压、堵塞,妥善固定防止脱出。经常挤压引流管保持引流通畅,术后切口加压包扎,观察伤口有无渗血渗液。

2)负压压力适宜,一般压力选择 0.025~0.04MPa,有利于皮瓣与胸壁组织的贴合,防止积液和血肿的发生。如压力过大易引起引流管壁间吸附紧密,不利于引流。另外,过高的负压易损伤创面小血管,造成出血或局部淤血;若负压压力过小,又起不到负压吸引作用,不利于引流及皮瓣的贴合。

3)密切观察引流液的性质、颜色和量。一般 24 小时引流量为 50~200mL,每天呈递减趋势,颜色由血水样变为浅黄色。当 24 小时引流量少于 10mL,可考虑拔管。若引流量突然增多,护士应结合引流液的性状和量判断有无活动性淋巴管瘘。一般引流量逐天递减,若引流量突然增多、呈红色或有灼热感,考虑血管结扎线脱落,有活动性出血的可能。以上情况均应及时观察,及时通知医师,及时给予有效处理。

4)观察评估皮瓣的颜色、温度、有无漂浮、出血等情况。如皮瓣皮肤苍白说明动脉阻塞;若皮瓣皮肤淤紫,考虑静脉回流不畅;触及皮瓣区有漂浮波动感,说明有皮下积血积液。

(5)并发症护理

1)出血:主要因血管结扎线脱落、凝血功能差或者敷料包扎不当引起。一般发生在术后 24 小时内,主要表现为引流管引流出鲜红色血液、一般每小时>50mL、心率增快、血压下降,提示有出血征兆,立即通知医师。保持引流通畅,检查引流管位置,加压包扎,加压力度要适宜,过紧可造成静脉回流受阻,有皮瓣坏死的风险。密切观察生命体征变化,必要时返回手术室止血处理。

2)皮下积液:主要由于引流不畅、拔管过早、肥胖患者脂肪液化、无效腔感染等引起,一般发生在术后 4~5 天。主要表现为引流液骤减,皮瓣下有积液,触及有漂浮感或波动感,有胀痛、压痛伴低热。应配合医师及时抽出皮下积液,局部加压消灭无效腔,维持有效的负压引流,加强伤口管理。

3)皮瓣坏死:这是最严重的并发症,主要由于切口张力过大、包扎过紧、皮瓣游离、皮下积液、感染等引起局部血运障碍,最终出现皮瓣坏死。主要表现为皮瓣苍白、黑紫或黑色结痂坏死。紧急处理措施:减压包扎,乙醇湿敷,防感染,切除黑色结痂,采用伤口湿性愈合,必要时采取植皮等措施。

4)乳糜漏:若术后引流瓶中发现引流液呈乳白色黏稠状,则考虑为乳糜漏形成,可以局部加压包扎,基本全部能够自愈。护士应指导患者低脂饮食,因高脂饮食中含有大量长链三酰甘油,经肠道吸收后进入淋巴系统,会增加乳糜液的形成,且高脂肪类的饮食还会影响淋巴管的愈合,进而加重乳糜漏。

5)患肢淋巴水肿:主要原因为手术切除腋窝淋巴结,过度加压包扎,肥胖,肩关节制动,术后放疗腋窝瘢痕挛缩或胸部及腋下组织纤维化,造成静脉淋巴回流受阻。早期表现:患者自觉患侧手麻木、疼痛、沉胀感,严重者出现患侧前臂或上臂的肿胀,依据肿胀程度分为轻、中、重度水肿。患肢淋巴水肿评估方法有上肢体积测量法、上臂围度测量法等,临床通常采用围度测量法,此方法简便易行。上臂围度测量法将患肢淋巴水肿程度分为三度:自觉患肢肿胀感,测量各围度之和比术前同侧增长 3cm 以内为轻度水肿;患肢明显肿胀,测量各围度之和比术前同侧增长 3~5cm 为中度水肿;患肢明显肿胀,皮肤颜色发红,患肢硬,毛发脱落甚至皮肤韧或纤维化,测量各围度之和比术前同侧增长 5cm 以上为重度水肿。

患肢淋巴水肿预防方法:患肢淋巴水肿的发生是一慢性过程,可发生在手术后任何阶段,其中手术或放疗患者发生率较高。预防患肢淋巴水肿的方法包括术后抬高患肢;进行渐进性康复训练;禁止在患侧进行测血压、取血、输液等治疗性操作;避免患肢佩戴戒指、手表、手镯等首饰;防止患肢蚊虫叮咬;洗浴时避免水温过热或水压过大冲击患肢;乘坐飞机时应戴弹力袖带;避免患肢长期负重或受压等。

患肢淋巴水肿治疗方法:目前国内外针对患肢淋巴水肿根治性的治疗方法尚无统一方案。有研究表明,对于患肢淋巴水肿的患者开展了联合治疗方法并取得较好效果,对轻度水肿采用上举悬吊方法,即嘱患者平卧,患肢抬高 60°~90°,同时做向心性的交替式按压,每次 20 分钟,每天 2 次;对于中重度水肿者,天津医科大学肿瘤医院采取患肢训练+全身有氧运动+空气波压力泵+微波理疗等综合治疗手段。

6)肩关节功能受限:主要原因为手术后肩关节长时间制动、未及时进行康复训练、放疗引起的组织纤维化及术后腋下及胸壁伤口瘢痕挛缩等,表现为肩关节前屈、后伸、内收、外展、内旋、外旋等功能受到限制。因此术后需加强肩关节的康复运动,评估皮瓣区贴合良好,无皮下积液等情况下,可于术后 5~7 天开始循序渐进增加肩关节的活动强度。

2. 腹直肌肌皮瓣转移乳房重建术术后护理

(1)执行全麻术后护理常规。

(2)体位:抬高床头 30°,床尾抬高 45°,双下肢保持屈膝屈髋位,膝下垫软枕以减轻腹部伤口张力及防止蒂部受压影响组织正常供血,并有利于胸壁负压引流和腹部伤口愈合。

(3)并发症的护理:此手术创伤人、身体恢复慢、并发症多,因此应加强术后护理,特别是并发症的预防及护理。

1)肌皮瓣坏死:乳房重建术后最严重的并发症,一般出现在术后 2~3 天,文献报道发生率为 5%。主要原因是皮瓣切除范围大、超出供血范围,或血管扭曲、痉挛,局部长时间供血不足等。主要表现为皮瓣暗红或青紫,常提示静脉回流受阻;皮瓣区颜色由苍白迅速变紫黑,重者伴水疱,常提示动脉供血障碍。预防护理要点如下。

A. 保持室温在 22~24℃,移植后的皮瓣区局部加盖棉垫保暖,也可采用理疗,如微波照射治疗,每天 2 次,每次 30 分钟,以促进局部血液循环,促进组织生长愈合;必要时遵医嘱静脉输入低分子右旋糖酐,防止局部血栓形成,改善微循环。

B. 加压包扎以防止创面出血和皮瓣下积血,减少手术瘢痕形成,加压压力一般为 1.3~2.0kPa(相当于 10~15mmHg),压力>3.32kPa 时,可造成局部组织回流受阻,血运障碍、增加皮瓣坏死风险,术后应随时期检查加压包扎的压力。

C. 密切观察皮瓣血运情况:术后 72 小时内注意观察和监测皮瓣温度和局部血运情况,皮温监测可采用皮温监测仪,每 2~4 小时监测患侧与对侧皮温,如果患侧温度低于 2℃,视为异常;也可采用多普勒血管"听诊 B 超",识别皮瓣区域动、静脉搏动声音来确定皮瓣区供氧状况;还可采用指压反射观察法,观察皮瓣血运供氧情况,如在皮瓣区手指按压后迅速抬起,1~3 秒皮瓣恢复红润,说明血运良好;若皮瓣颜色苍白,说明动脉痉挛;若皮肤暗红表示静脉回流不畅。

2)皮瓣积血积液:为乳房重建术后常见并发症,多因术中止血不彻底,术后引流不畅,患者凝血机制差等引起。一般发生在术后 4~5 天,主要表现为局部皮肤呈紫色,有胀痛、压痛感,血肿位置表浅时有波动感。关键的预防护理措施是保持有效的负压引流,维持引流通畅,压力选择一般为 0.025~0.04MPa。

3)腹壁疝:腹直肌肌皮瓣乳房重建术后,腹直肌的缺损可能会出现腹壁疝,主要表现为供区腹部凸起形成腹壁疝囊。

预防护理要点:术后早期协助患者采取屈膝屈髋半卧位,定时检查腹带是否起到加压作用;指导患者拔管后穿塑身衣;饮食方面应进食产气少,含粗纤维食物,预防便秘;排便时避免用腹部压力,避免早期做蹲起等增加腹压的动作;术后 3 个月内避免重体力劳动。

4)乳房下垂:术后及早佩戴无钢托文胸,避免重建后乳房下垂,塑造良好形态。一般佩戴文胸时间为术后 7~10 天,应选择松紧及罩杯适宜的文胸。

5)其他并发症:腹直肌肌皮瓣乳房重建术创面大,手术时间长,术后恢复相对较慢,加之术后特殊的卧位要求,术后除加强感染控制及上述并发症的预防护理外,还应积极采取预防下肢静脉血栓及骶尾部压疮等措施。

3. 背阔肌肌皮瓣转移乳房重建术术后护理

(1)体位:患肢外展,与胸壁呈 30°角,避免压迫血管蒂。背部垫棉垫起到保暖加压的作用,拔出引流管前减少患肢肩部活动,进而促进皮瓣的贴合。

(2)患者术后饮食、活动、负压引流管及并发症的护理措施同乳腺癌仿根治术后护理。

4. 异体组织乳房重建术后护理

(1)观察伤口有无渗血、渗液:应用压力绷带加压包扎胸壁伤口,同时注意妥善固定扩张器导管末端。

(2)防止植入物移位:可采用胸带外固定,保证与对侧乳房在同一水平线,同时避免剧烈运动及提重物。

(3)定期 0.9%氯化钠溶液扩张:伤口 Ⅰ 期愈合后,进行 Ⅱ 期手术前,每 1~2 周进行 0.9%无菌氯化钠溶液注射,注射时需严格执行无菌操作,注射剂量应根据患者皮肤张力及患者自主胀感程度而调节。

(4)感染预防:扩张器植入后遵医嘱应用抗生素,扩张器植入后密切观察生命体征有无感染征象,发现异常及时通知医师。

五、健康指导

1. 凡 30 岁以上妇女,应每月自我检查乳房一次,在两次月经之间进行。自查技巧:站在镜前以各种姿势对比双侧乳房是否对称、一致。注意皮肤颜色、乳头是否内陷,两臂放松垂于身侧、向前弯腰,双手高举压于头后,双手叉腰用力向中线推压。仰卧床上,手指平放乳上,轻压,从外向乳头逐圈检查乳房有无包块,被查侧的手臂放于身侧检查一遍,压在头后再查一遍,同法查对侧,疑有异常即去医院检查。

2. 患侧上肢功能锻炼 早期功能锻炼是减少瘢痕牵拉,恢复术侧上肢功能的重要环节,术后 24 小时内患侧肩部制动,患者可做伸指、握拳、屈腕活动。术后 1~3 天,进行上肢肌肉等长收缩,开始肘关节伸屈活动;术后第 4 天患者应开始做肩关节小范围活动,开始患者练习患侧手打对侧肩部及同侧耳朵的动作。

3. 保护伤口,避免外伤 应避免使用患肢搬动、提拉过重物体。出院后不宜在患侧上肢测量血压、行静脉穿刺,避免皮肤破损,减少感染的发生,防止肢体肿胀。

4. 遵医嘱继续化疗及放疗。

5. 手术后 5 年内应避免妊娠。定期检查,每月进行健侧乳房自查。

6. 做好防癌教育,尤其对乳房某些良性肿块,应密切观察,及时正确治疗。

第八章　胸部疾病患者的护理

第一节　胸部损伤

一、概述

胸部是身体暴露较大的部分,无论是战时还是平时均易受损伤,常伴有复合性损伤。如伤及心、肺等重要脏器,则可导致呼吸、循环衰竭而危及生命,无论其发生率或危害程度,在创伤中均具重要地位。

1. 分类　根据损伤是否穿破胸壁全层,胸膜腔与外界是否连通,胸部损伤可分为闭合性胸部损伤和开放性胸部损伤。

由于暴力挤压、冲撞或钝器打击胸部所引起的多为闭合性损伤。轻者仅有胸壁软组织挫伤和(或)单纯肋骨骨折,重者常伴有胸腔内脏器或血管损伤,出现血胸、气胸。甚至可造成心脏挫伤、裂伤,引起心包腔内出血。此外,十分强烈的暴力挤压胸部,可引起创伤性窒息,高压气浪、水浪冲击胸部可引起肺爆震伤。

开放性损伤多因利器引起,战时多由火器弹片伤所引起,可导致开放性气胸或血胸,影响呼吸和循环功能,伤情多较严重。

闭合性或开放性胸部损伤,不论膈肌是否穿破,都可能同时伤及腹部脏器,统称为胸腹联合伤。

2. 临床表现

(1)胸痛:胸部损伤最常见的症状,尤以肋骨骨折时为甚,常位于受伤处,在深呼吸、咳嗽及变换体位时加剧,受伤局部可有明显压痛。另外,下胸部肋骨骨折所致疼痛尚可沿肋间神经走行放射到腹部,表现为腹痛,但无明显的腹肌紧张,需与急腹症鉴别。

(2)呼吸困难:患者表现有呼吸加快、胸闷、呼吸费力,甚至辅助肌参加呼吸运动。形成呼吸困难常见的原因如下:胸痛导致胸廓运动受限;多根多处肋骨骨折后形成胸壁软化,引起胸廓反常呼吸运动,致缺氧和二氧化碳潴留,呼吸困难加剧;气胸、大量血胸后因肺受压萎陷,使呼吸面积减少;气管、支气管内有异物、分泌物或血液阻塞气道,以及外伤后肺水肿、肺挫伤引起肺淤血,导致通气和换气功能障碍,在昏迷患者尤易发生误吸;创伤后成人呼吸窘迫综合征或急性失血所致贫血,也可引起或加剧呼吸困难。如果患者出现浅快呼吸,应考虑有中枢神经损伤或镇静药物的影响。

(3)咯血:提示肺或支气管有损伤。在伤后咯血出现早而量较多者,多为邻近肺门的肺实质或气管、较大的支气管损伤;周边肺的损伤出现咯血时间较晚,量也较少,也可以无咯血,肺爆震伤常咯出血性泡沫样痰。

(4)休克:导致休克的常见原因:心脏、大血管损伤及胸腔内大量出血所致失血性休克;心脏挫伤、心包腔内积血所引起的急性心脏压塞;胸腔大量积气,特别是开放性气胸和张力性气胸时,严重影响肺功能与静脉回心血流,致使回心血量减少,导致循环功能紊乱。胸部损伤常合并其他部位损伤,难以用胸部损伤解释的休克,则应考虑合并其他脏器损伤,特别是腹内脏器出血的可能。

(5)体征:根据损伤性质和伤情轻重,局部体征有所不同,可有皮肤青紫、胸壁血肿、皮下气肿、骨摩擦音、胸廓变形、胸壁软化及反常呼吸运动等;若胸壁伤口与胸膜腔相通,则可听到随呼吸出现的气体流动响声;触诊气管,可因血胸或气胸出现向一侧移动;胸部叩诊气胸呈鼓音,血胸则呈浊音,听诊呼吸音可有减弱或消失。

3.急救 胸部损伤的紧急处理包括院前急救处理和院内急诊处理两部分。

(1)院前急救处理:包括基本生命支持与严重胸部损伤的紧急处理。其原则如下:维持呼吸通畅、给氧,控制出血、补充血容量、镇痛、固定长骨骨折、保护脊柱(尤其是颈椎),并迅速转运;威胁生命的严重胸外伤需现场施行急救处理。张力性气胸应放置有单向活瓣的胸腔穿刺针或紧急行闭式胸腔引流。开放性气胸需迅速包扎和封闭胸部伤口,使其转化为闭合性气胸后再安置胸腔穿刺针或行胸腔闭式引流。多根多段肋骨骨折伴有大面积胸壁软化形成连枷胸有呼吸困难者,需固定胸廓并应予以人工辅助呼吸。

(2)院内急诊处理:下列情况时应行急诊开胸探查手术:胸膜腔内活动性出血;心脏大血管损伤;严重肺裂伤或气管、支气管损伤;食管破裂;胸腹联合伤;胸壁大块缺损;胸内存留较大的异物。

院前急救使具有严重生理紊乱的创伤患者能送达医院急诊室,濒死与重度休克者往往需要最紧急的手术处理,于是提出了急诊室开胸手术的概念。急诊室开胸探查手术抢救成功的关键是迅速缓解心脏压塞、控制出血、快速补充血容量和及时回收胸腔或心包内失血。

二、肋骨骨折

(一)疾病概述

肋骨骨折在胸部损伤中较为常见,常为闭合性损伤,多发生于第4~7肋。肋骨骨折较多发生于中老年人。

1.病因病理 直接或间接暴力均可引起肋骨骨折,也可为病理性骨折。

单根或数根肋骨单处骨折,其上、下有完整的肋骨支持胸廓,对呼吸功能的影响不大。但尖锐的骨折断端易刺破壁层胸膜、肺组织或肋间血管,而产生气胸、血胸或血气胸、皮下气肿,或引起血痰、咯血等。

多根多处骨折因前后端失去支撑,可使该部位胸廓软化,产生反常呼吸运动,即吸气时,胸腔内负压增高,软化部分向内凹陷;呼气时,胸腔内负压降低,该部位胸壁向外凸出,与正常胸壁呼吸运动相反,又称连枷胸。如果存在范围较广的软化区,在呼吸时由于两侧胸膜腔内压力不平衡,使纵隔左右摆动,可引起体内缺氧和二氧化碳滞留,并影响静脉血回流,严重时可发生呼吸和循环衰竭。

第1肋因其解剖特点,若骨折应注意有无合并锁骨、肩胛骨骨折和颈部、腋部血管神经损伤的可能,如合并臂丛神经及锁骨下血管的损伤。

2.临床表现 局部疼痛,深呼吸、咳嗽或转动体位时疼痛加剧。受伤处胸壁肿胀、压痛明显、挤压胸部时疼痛加重(胸廓挤压试验阳性)。骨折移位时可触及骨摩擦感(音)。患侧呼吸音减弱,多为疼痛而呼吸运动受限的结果。多根多处肋骨骨折的患者,出现胸壁反常呼吸运动,患者常伴有明显的呼吸困难。若伴有广泛肺挫伤、挫伤区域的肺间质或肺泡水肿将导致氧弥散障碍,出现低氧血症。骨折断端向内移位可刺破胸膜、肋间血管和肺组织,产生血胸、气胸、皮下气肿或咯血。

3.辅助检查 胸部 X 线片是最可靠的诊断方法,可显示骨折部位、数量、程度,并发血胸、气胸时可发现胸膜腔积气、积液征象。

4.处理原则 处理原则包括镇痛,保持气道通畅,固定胸廓,纠正呼吸、循环功能障碍及肺部并发症的防治。常用镇痛方法包括应用镇痛药物、使用自控镇痛装置、肋间神经阻滞、骨折痛点封闭、胸廓固定等。鼓励患者早期下床活动,咳嗽排痰,以减少呼吸系统的并发症。

(1)闭合性单处肋骨骨折:重点是镇痛、固定胸廓和防治并发症。固定胸廓的主要目的是降低肋骨断端活动度,减轻疼痛,避免继发损伤。可采用宽胶布条、多头胸带或弹性胸带固定胸廓。

(2)闭合性多根多处肋骨骨折:应充分予以镇痛,维持气道通畅,处理软化胸壁,消除反常呼吸运动,改善呼吸和循环功能。常用的局部处理方法:现场急救时可用手掌施压于胸壁软化部位;较小区域的胸壁软化,可在胸壁软化部位用厚敷料覆盖,再用胸带或胶布加压固定;较大区域的胸壁软化,反常呼吸运动明显的患者或包扎固定效果不佳者,于伤侧胸壁放置牵引支架,在体表用巾钳抓持游离段肋骨,固定在牵引支架上,作为伤侧胸壁外固定;对于肋骨错位严重及大面积胸壁软化的患者,可以开胸或使用电视胸腔镜导入钢丝,内固定肋骨两断端或软化区肋骨。

(3)开放性肋骨骨折:清创胸壁伤口,固定骨折断端,如胸膜腔已穿破,行闭式胸腔引流。

(二)护理评估

1.健康史 了解伤因、伤时、地点、姿势、伤后局部和全身表现、处理经过等。

2.身体状况 注意患者的神志、呼吸、脉搏、血压等生命体征,确定有无休克、重要脏器伤或多发伤。如伤者有危及生命的严重损伤或并发症,应先采取相应的急救措施。注意确定损伤部位、性质、程度、范围及有无反常呼吸活动。对闭合伤要查明深部重要组织器官有无损伤。对开放伤要了解伤口形状、大小、深度、出血情况、污染程度、有无异物存留,以及深层重要组织器官损伤情况等。

3.心理社会状况 了解患者胸部损伤后的情绪变化,有无焦虑或恐惧。心肺损伤后因窒迫感也会加剧焦虑、恐惧心理。应评估本病对患者生活和工作的影响程度;患者对本病基本知识的了解程度;家属及其周围人群是否对患者给予心理安慰,对疾病的治疗是否能够给予大力支持等。

4.辅助检查 胸部 X 线片可确诊是否存在骨折,并可发现胸膜腔积气、积液征象。

5.术后评估 麻醉方法、手术方式、局部伤口情况及术后并发症情况。

(三)护理诊断/合作性问题

1.疼痛 与胸部损伤、肋骨骨折有关。

2.气体交换受损 与胸部损伤所致多根多处肋骨骨折引起反常呼吸运动有关。

3.清理呼吸道无效 与局部疼痛不敢咳嗽等因素有关。

4.潜在并发症如肺炎、脓胸 与胸部损伤有关。

(四)护理措施

1.心理护理 要关心和尊重患者,耐心倾听患者的诉说,了解患者的心理状态。减轻患者的焦虑或恐惧,使患者充满信心,积极配合治疗。

2.病情观察　胸部损伤后,尤其伴胸腔内脏损伤后,病情变化迅速,常需紧急处理,必须密切观察呼吸、血压、心率、意识、胸腹部活动,以及气促、发绀、呼吸困难等情况。存在胸壁伤口者,应定时观察伤口渗血情况及有无气流来回通过伤口。

3.维持有效气体交换

(1)现场急救:发现患者有胸壁浮动,立即用躯体重量压迫或大棉垫固定患部胸壁,以减轻反常呼吸运动,促进患侧肺复张;必要时配合医师行气管切开术。

(2)清理呼吸道分泌物:鼓励患者咳出分泌物和血性痰,以减少肺不张的发生。

4.减轻疼痛　遵医嘱行胸带、肋骨带或宽胶布条固定,必要时应用镇痛、镇静剂。

5.预防感染

(1)密切观察体温,若体温超过 38.5℃,应联系医师及时处理。

(2)鼓励并协助患者有效咳痰。

(3)对开放性损伤者,及时更换创面敷料,保持敷料洁净干燥和引流管通畅。

(4)遵医嘱合理使用抗菌药。

(五)健康指导

1.向患者说明深呼吸、有效咳嗽的意义,鼓励患者在胸痛的情况下积极配合治疗。

2.告知患者,肋骨骨折损伤恢复期及恢复后胸部仍可能有轻微疼痛,活动不适当时疼痛可能会加重,但不影响患侧肩关节锻炼及活动。

3.定期复查。

三、损伤性气胸

(一)疾病概述

由于胸壁伤口穿破胸膜或肺组织、气管、支气管破裂,空气逸入胸膜腔,造成胸膜腔内积气称为气胸。一般将其分为闭合性气胸、开放性气胸和张力性气胸三类。

1.病因病理

(1)闭合性气胸:闭合性气胸多为肋骨骨折断端刺破肺表面,空气进入胸膜腔所致。气胸形成后,胸腔内压仍低于大气压。肺萎陷的程度与胸腔内压改变一致,随着胸膜腔内积气增加,肺裂口缩小、封闭,吸气时也不开放,气胸趋于稳定。

(2)开放性气胸:暴力造成胸壁部分缺损,使胸膜腔与外界大气相交通,外界空气随呼吸自由进出胸膜腔。当体表伤口大于气管口径时,空气入量多,胸腔内压几乎等于大气压,伤侧肺完全萎陷,并致健侧肺扩张受限;同时随着呼吸运动,健侧肺吸入的气体逐渐成为含二氧化碳丰富的废气,使呼吸功能丧失,出现二氧化碳潴留和缺氧。在压力作用下,纵隔向健侧移位,并随呼吸出现纵隔扑动,引起心脏大血管移位(尤其是腔静脉的扭曲),严重影响静脉回心血流,使回心血量减少,最终引起患者呼吸和循环功能障碍。

(3)张力性气胸:由于气管、支气管或肺损伤裂口呈单向活瓣状,进入胸膜腔的空气不断增多,压力逐渐升高,甚至超过大气压,故又称为高压性气胸。患侧肺严重萎陷,纵隔显著向健侧移位,健侧肺受压不断萎陷,腔静脉回流障碍,产生呼吸、循环功能的进行性严重障碍。高压气体还可经支气管、气管周围疏松结缔组织或壁胸膜裂伤处,进入纵隔及面、颈、胸部皮下形成气肿。

2.临床表现

(1)闭合性气胸:胸闷、胸痛、气促和呼吸困难,随胸膜腔积气量和肺萎缩程度而不同。胸膜腔少量积气,肺萎陷30%以下者,多无明显症状。大量积气常有明显的呼吸困难,气管向健侧移位,伤侧胸部叩诊呈鼓音,呼吸音减弱或消失。

(2)开放性气胸:患者有明显的呼吸困难、发绀,甚至休克。胸壁伤口处能听到空气出入胸膜腔的吹风声。气管向健侧移位,叩诊伤侧胸部呈鼓音,听诊呼吸音减弱或消失。

(3)张力性气胸:患者表现为严重或极度呼吸困难、烦躁、意识障碍、发绀、大汗淋漓甚至休克等。体格检查可见伤侧胸部饱满,常触及面、颈、胸部皮下气肿,肋间隙增宽,呼吸运动减弱,叩诊呈高度鼓音,呼吸音消失。

3.辅助检查

(1)X线检查:诊断气胸的重要方法,可以显示肺脏萎陷程度,以及有无胸膜粘连、纵隔移位等。气胸的典型X线片表现为肺向肺门萎陷呈圆球形阴影,气体带聚集于胸腔外侧或肺尖,局部透亮度增加,无肺纹理。

(2)肺功能检查:急性气胸肺萎陷大于30%时,肺容量和肺活量降低,通气与血流比例失调,产生缺氧。

4.处理原则　以抢救生命为主要原则,处理包括封闭胸腔开放性伤口,通过胸腔引流排出胸腔内积气和防止感染,积极治疗原发病及并发症。

(1)闭合性气胸:积气量较少的患者,无须特殊处理。大量气胸需进行胸膜腔穿刺或闭式胸腔引流,促使肺尽早膨胀,同时使用抗生素预防胸膜腔内感染。

(2)开放性气胸:使用无菌敷料如凡士林纱布、棉垫在伤者呼气末封闭伤口后加压包扎,将开放性气胸转变为闭合性气胸,然后穿刺胸膜腔,抽气减压暂时缓解呼吸困难。转送至医院后按闭合性气胸进一步治疗:给氧,维持血容量,防治休克;清创缝合伤口,并做闭式胸腔引流;给予抗生素,鼓励患者咳嗽排痰,预防感染;如疑有胸腔内脏器损伤或进行性出血,则需行开胸探查术。

(3)张力性气胸:紧急抢救原则是立即排气,迅速降低胸膜腔内的压力。可使用粗注射器针在伤侧锁骨中线第2肋间刺入胸膜腔排气减压,并在外接上单向活瓣装置(如在针柄部外接剪有小口的柔软塑料袋、气球或避孕套等),使气体自胸腔内向胸腔外单向流动。送达医院后,在局部麻醉下于伤侧锁骨中线第2或第3肋间进行闭式胸腔引流,并使用抗生素预防感染。待漏气停止24~48小时后,经X线检查证实肺已膨胀,可拔除胸腔引流管。胸腔闭式引流效果不佳,胸部X线显示伤侧肺未能复张,则需考虑开胸探查手术。

(二)护理评估

1.健康史　了解伤因、伤时、地点、姿势、伤后局部和全身表现、处理经过等,注意伤后有无胸闷、气短、咯血等症状,已经采取了哪些抢救措施。注意患者有无慢性支气管炎、肺气肿、哮喘等病史。

2.身体状况　评估生命体征是否平稳,特别注意呼吸、循环功能的变化。注意确定患者有无休克、重要脏器或多发伤。如伤者有危及生命的严重损伤或并发症,应先采取相应的急救措施。对闭合伤要查明深部重要组织器官有无损伤。对开放伤要了解伤口形状、大小、深度、出血情况、污染程度、有无异物存留,以及深层重要组织器官损伤情况等。

3.心理社会状况　了解患者胸部损伤后的情绪变化,有无焦虑或恐惧。有无加剧焦虑、恐惧心理的因素存在,应评估本病对患者生活和工作的影响程度,患者对本病基本知识的了解程度,家属及其周围人群是否对患者给予心理安慰,对疾病的治疗是否能够给予大力支持等。

4.辅助检查　X线检查可见肺萎陷和胸膜腔积气。胸膜腔穿刺可抽出气体。

5.术后评估　麻醉方法、手术方式、局部伤口情况及术后并发症情况。

(三)护理诊断/合作性问题

1.气体交换受损　与胸膜腔内压力升高、肺萎陷及与通气与血流比例失调有关。

2.心排血量减少　与纵隔偏移影响静脉血液回流入心脏有关。

3.低效性呼吸形态　与肺萎陷、气道阻塞有关。

4.疼痛　与胸膜腔内压力升高导致胸膜受牵拉、撕裂有关。

5.有感染的危险　与胸壁的完整性受损有关。

6.潜在并发症　复发性气胸、血气胸、慢性气胸。

(四)护理措施

1.现场急救护理　密切观察生命体征、神志、瞳孔变化,有血压下降、呼吸困难者,应及时联系医师。按病情间断或持续给氧。伴休克患者应立即建立一条以上的静脉通道,保证输血输液通畅顺利。如为开放性气胸,应立即用敷料堵住伤口,以待进一步处理。发现有张力性气胸时,应立即用粗针头穿刺排气减压,并接上单向活瓣装置;有皮下气肿时可用粗针头做皮下穿刺排气;纵隔气肿加重时,可协助医师在胸骨切迹上方做小切口排气。患者出现呼吸、心搏骤停或窒息时,应及时清除呼吸道分泌物或异物,立即行心肺复苏术。协助医师尽快明确有无复合性损伤及其性质,在排除食管或腹部脏器损伤之前,禁忌给患者饮水。遵医嘱应用止痛剂,以减轻患者痛苦。

2.一般护理　做好心理支持,以减轻患者的恐惧与焦虑不安,使其树立信心,积极配合治疗,保持室内空气新鲜,保持适当的温度和相对湿度,提供舒适安静的病房环境。如果无明显呼吸困难患者,可不予吸氧,但应限制活动,以卧床休息为主。如有明显的呼吸困难,应给予半坐卧位,并给予吸氧,必要时遵医嘱协助医师进行排气治疗。应给予蔬菜、水果及含粗纤维丰富的饮食,以保持大便通畅。对于剧烈咳嗽者应遵医嘱给予镇咳剂。重症患者做好必要的术前准备。

3.病情观察　对于气胸患者,应密切观察病情变化,如体温升高、寒战、胸痛加剧,血白细胞升高,则可能并发胸膜炎或脓气胸。应定时观察伤口渗血情况及伤口有无空气流动的声音。

4.排气治疗

(1)闭合性气胸:当积气量少于该侧胸腔容积30%时,可不抽气,气体多可在2~3周自行吸收,但应定期做胸部X线检查,直到气胸消失,积气量较多时,可行胸腔闭式引流排气。

(2)开放性气胸:配合医师将开放性气胸转变为闭合性气胸。可使用无菌敷料,如凡士林纱布加棉垫填盖住伤口,以绷带包扎固定。然后行胸腔穿刺抽气减压或胸腔闭式引流排气。

(3)张力性气胸:由于病情严重、危急,必须紧急进行胸腔闭式引流排气减压处理。

5. 胸腔闭式引流及护理

(1) 闭式胸腔引流的目的和适应证:排出胸腔内积气积液,恢复和保持胸膜腔负压,维持纵隔的正常位置,消除纵隔摆动,促使萎陷的肺复张,控制胸膜腔感染,防止胸膜腔粘连。适用于:各种胸腔手术之后;支气管胸膜瘘、食管-胃吻合口瘘、食管破裂;胸部外伤伴大量胸膜腔积气;血胸;急性化脓性脓胸、结核性脓胸并发感染,经反复胸腔穿刺抽脓效果不佳者。

(2) 闭式胸腔引流的方法:闭式胸腔引流是利用手术在胸膜腔内插入管径为 1~2cm 带侧孔的胸腔引流管,并连接无菌水封瓶,以重建胸膜腔负压,并保持单一引流方向,避免逆流而致胸膜腔感染。引流气体一般选在患侧锁骨中线第 2 肋间插管;引流液体选在患侧腋中线和腋后线之间的第 6~8 肋间。局限性脓胸,可以在 X 线、B 超定位下确定插管位置。

(3) 胸腔引流的种类及其装置:①单瓶水封闭式引流:两根中空玻管从橡皮塞上插入,短管为空气通路,下口远离液面,使瓶内空气与大气相通,长管插至水平面下 3~4cm,另一端与患者的胸腔引流管连接;②双瓶水封闭式引流:一个空瓶收集引流液,而另一个是水封瓶。多在引流液体量较多时采用;③三瓶水封闭式引流:吸引负压过大时可用三瓶水封闭式引流,即在双瓶之后加一缓冲瓶。

(4) 胸腔引流装置的固定:引流瓶放置应低于胸腔引流出口 60cm 以上,并妥善安置,以免意外翻倒。搬运患者时,应先用两把止血钳交叉夹紧胸腔引流管,将引流瓶放在病床上;在松开止血钳前需先把引流瓶放到低于胸腔的位置上。

(5) 维持引流通畅:有气体或液体经引流管排出时,或引流瓶长管中的水柱随呼吸上下波动时,说明引流管通畅。应告诫患者定时挤压引流管,防止黏稠的引流液、组织碎屑、蛋白质沉着物堵塞引流管。同时应定期检查引流管是否受压、折曲、阻塞、漏气等。

(6) 体位与活动:为了有利于引流与改善呼吸,半坐卧位是最常采用的体位。如果患者患侧卧位,可用沙袋或折叠的毛巾垫在引流管两旁,以免压迫引流管。鼓励患者经常深呼吸与咳嗽,以促进肺膨胀,促使胸膜腔气体与液体的排出。若引流瓶意外打破,应立即将胸腔引流管夹闭。若引流管脱落,应迅速用无菌敷料堵塞、包扎胸壁引流管处伤口或捏闭伤口两旁皮肤,并迅速联系医师处理。

(7) 胸腔引流的观察与记录:观察引流液量、性状并准确记录。引流液呈鲜红色,伴有血块,应考虑胸腔内有活动性出血,需联系医师进一步判断,引流液呈混浊状态、收集瓶底部有沉淀物时,应考虑胸膜腔内感染的可能;引流液内出现食物残迹时,需注意食管胸膜瘘的可能。

(8) 拔管指征:24 小时引流液少于 50mL,脓液小于 10mL,无气体逸出,或引流管口处不适,但患者无呼吸困难,听诊呼吸音恢复,X 线检查肺膨胀良好,可去除引流管。

(9) 拔管方法:患者坐在床边缘或躺向健侧,嘱患者深吸气后屏气拔管,并迅速用凡士林纱布覆盖,再盖上纱布,胶布固定。

(10) 注意事项:拔管后观察患者有无呼吸困难,引流管口处有无渗液、漏气,管口周围有无皮下气肿等。

(五)健康指导

1. 向患者说明深呼吸、有效咳嗽的意义,教会患者如何做有效的咳嗽。鼓励患者在胸痛的情况下积极配合治疗。

2. 告诉患者及其家属发生气胸时的症状,教给患者如何避免诱发因素,以预防气胸的发生。

3. 合理膳食,少食刺激性食物,保持适量的水分摄入。

4. 预防感冒,避免受凉。

5. 加强体育锻炼,提高肺活量。

四、损伤性血胸

(一)疾病概述

胸膜腔积血称为血胸,是胸外伤后常见的并发症。与气胸同时存在,称血气胸。

1. 病因病理

(1)胸腔积血主要来源

1)心脏和大血管损伤出血:包括主动脉及其分支,上、下腔静脉和肺动脉、静脉出血。

2)胸壁血管损伤出血:多来自肋间动脉、静脉和胸廓内动脉、静脉,是血胸最常见的原因。

3)肺组织裂伤出血:由于肺循环压力低,出血量少且缓慢,多可自行停止。

4)也有部分胸膜腔积血因膈肌破裂合并肝脾破裂、胸椎骨折所致。

(2)胸腔积血的病理变化:胸腔内出血量和速度与血胸的病理生理变化特点及程度有关。大量胸腔内出血可引起急性循环血量减少,导致休克。同时还可导致肺组织受压萎陷,减少呼吸面积,纵隔向健侧移位,影响静脉回心血量,导致急性呼吸循环功能紊乱。迅速的大量胸腔内出血,胸腔内积血因去纤维蛋白作用减弱或失效,可形成凝固性血胸。凝血块机化后形成纤维板,附着于肺脏层胸膜表面,限制肺的膨胀而影响呼吸功能,形成机化性血胸。胸腔内积血也可导致脓胸的发生。

2. 临床表现　血胸的临床表现随出血量、出血速度、胸内器官损伤情况及患者体质而有所不同。少量血胸(成人积血量 500mL 以下)可无明显症状和体征。中量血胸(积血量 500~1000mL)和大量血胸(积血量 1000mL 以上),尤其是急性出血,则呈现不同程度的烦躁不安、面色苍白、脉搏细速、呼吸急促、血压下降等低血容量性休克症状。肺和纵隔因胸膜腔大量积血压迫导致呼吸困难和缺氧等加重。体格检查可见患侧肋间隙饱满,呼吸运动减弱,气管向健侧移位,胸部叩诊呈浊音,心界向健侧偏移,呼吸音减弱或消失。

早期胸部损伤发现有血胸时,必须判断胸内出血是否停止。以下征象提示进行性出血:①脉搏逐渐增快、血压进行性下降,经输血补液等抗休克措施后,血压不回升或先升后降者;②胸膜腔穿刺因血液凝固而抽不出血液,但连续胸部 X 线检查示胸膜腔阴影继续增大;③实验室检查显示血红蛋白、红细胞计数和血细胞比容进行性降低;④安置胸腔闭式引流,连续观察 3 小时,平均每小时引流量超过 200mL。

3. 辅助检查

(1)X 线检查:胸部 X 线检查显示肋膈角变钝,患侧胸膜腔有大片积液阴影,气管、纵隔向健侧移位。若合并气胸则显示液平面。

(2)胸膜腔穿刺:抽出血性液体可明确诊断。并且可以通过白细胞计数和细菌培养来明确有无继发感染。穿刺部位多在腋后线 6~8 肋间,以抽尽积血为原则。

(3)血常规检查:血红细胞计数、血红蛋白定量试验降低。

4. 处理原则

（1）非进行性血胸：可根据积血量多少，行胸膜腔穿刺或闭式胸腔引流，及时排出积血，促使肺膨胀，改善呼吸功能，并使用抗生素预防感染。

（2）进行性血胸：在防治低血容量性休克的同时及时行开胸探查术。

（3）凝固性血胸：应待伤者情况稳定后尽早手术，清除血块，剥除胸膜表面血凝块机化而形成的包膜。

（4）感染性血胸：应及时改善胸腔引流，排尽感染性积血积脓。若效果不佳或肺复张不良，应尽早手术清除感染性积血，剥离脓性纤维膜。

（二）护理评估

1. 健康史　了解伤因、伤时、地点、姿势、伤后局部和全身表现、处理经过等，注意伤后有无胸闷、气短、咯血等症状，已经采取了哪些抢救措施。

2. 身体状况　评估生命体征是否平稳，特别注意呼吸、循环功能的变化。注意患者有无低血容量休克和胸腔积液的症状和体征。应早期判断胸内出血是否为进行性出血。对闭合伤应注意确定患者有无重要脏器伤或多发伤。如伤者有危及生命的严重损伤或并发症，应先采取相应的急救措施。对开放伤要了解伤口形状、大小、深度、出血情况、气流出入情况、污染程度、有无异物存留，以及深层重要组织器官损伤情况等。

3. 心理社会状况　了解患者胸部损伤后的情绪变化，有无焦虑或恐惧。有无加剧焦虑、恐惧心理的因素存在。应评估本病对患者生活和工作的影响程度，患者对本病基本知识的了解程度，家属及其周围人群是否对患者给予心理安慰，对疾病的治疗是否能够给予大力支持等。

4. 辅助检查　血红细胞计数、血红蛋白定量试验下降。X线检查可见肺萎陷和胸膜腔积液。胸膜腔穿刺可出现不凝固血。

5. 术后评估　麻醉方法、手术方式、局部伤口情况及术后并发症情况。

（三）护理诊断/合作性问题

1. 低效性呼吸形态　与肺受压萎陷、气道阻塞有关。

2. 心排血量减少　与胸膜腔内积血、出血量多致有效循环血量减少有关。

3. 气体交换受损　与肺萎陷、循环血量减少致通气与血流比例失调有关。

4. 体液不足　与血液丢失有关。

（四）护理措施

1. 提供舒适安静的环境，保持室内空气新鲜，温度及相对湿度适宜。

2. 密切观察病情　观察患者的生命体征及一般情况变化。有伤口者，观察有无渗血、气体进出伤口。合并肋骨骨折者，观察患者是否有反常呼吸、皮下气肿等。出现反常呼吸，开放性、张力性气胸窒息，呼吸心搏骤停者要及时迅速予以急救。动态观察红细胞计数、血红蛋白和血球压积的化验指标。对于出血量多的患者，应密切观察呼吸频率、幅度及缺氧症状，血压、脉搏、胸腔引流量及色泽并做好记录，必要时予以吸氧，氧流量 $2\sim4L/min$。

3. 引流积血　协助医师做胸腔穿刺和胸腔闭式引流术，保持胸腔闭式引流，准确记录出血量。出血已自行停止、病情稳定者，可做胸膜腔穿刺术，尽可能抽净积血，或做胸腔闭式引流，促使肺扩张，改善呼吸功能。如有进行性出血，应做好剖胸止血术的准备工作，持续做中心静脉压监测,及时补足血容量,纠正休克。

4. 预防感染 合理使用抗生素,充分引流,以预防感染的发生。遵医嘱给予抗生素、输血补液,预防并发脓胸及纠正低血容量。对于已感染的血胸,遵医嘱早期给予抗生素进行抗感染治疗,及时行胸腔闭式引流术。

5. 维持呼吸功能 给予吸氧,保持呼吸道通畅,必要时吸痰。

6. 维持循环功能 建立静脉通道,补血补液以维持充足的血容量。

7. 营养支持 注意补充营养、维生素,维持水、电解质及酸碱平衡,进行全身支持治疗。

8. 凝固性血胸与机化性血胸 少量凝固性血胸,通过胸部理疗多可吸收,不需手术;但中等以上凝固性血胸,除可继发感染外,尚可发展为机化性血胸,影响肺功能,应及早剖胸清除积血和血块。血块机化形成机化性血胸后,可于伤后4~6周行胸膜纤维板剥除术。

(五)健康指导

1. 胸部损伤患者需要做胸膜腔穿刺、闭式胸腔引流,操作前向患者或家属说明治疗的目的、意义,以取得配合。

2. 鼓励患者深呼吸、有效咳嗽。

3. 胸部损伤后出现肺容积显著减少或严重肺纤维化的患者,活动后可能出现气短症状,嘱咐患者戒烟并减少或避免刺激物的吸入。

4. 心肺损伤严重者,定期来院复诊。

5. 预防感冒,恢复期要加强呼吸功能的训练。

第二节 肺 癌

一、疾病概述

呼吸系统由呼吸道、肺和胸膜组成。呼吸道是气体进出肺的通道,以环状软骨为界,分为上、下呼吸道。上呼吸道由鼻、咽、喉组成。鼻对吸入气体有过滤、保湿、加温作用;咽是呼吸系统和消化系统的共同通路;喉是发音的主要器官,在咳嗽中起重要作用。下呼吸道由气管、支气管组成。气管在隆嵴处分为左、右两支主支气管,在肺门处分为肺叶支气管,进入肺叶。右支气管较左支气管粗、短而陡直,左支气管相对较细长,且趋于水平。因此,异物吸入更易进入右肺。肺位于胸腔内纵隔的两侧,左、右各一,是进行气体交换的器官。左肺分为上、下两叶,右肺有上、中、下三叶,肺表面被胸膜覆盖。胸膜分为脏层、壁层,脏层紧贴在肺表面,壁层衬于胸壁内面,两层胸膜在肺根处相互移行,构成潜在的密闭腔隙,称为胸膜腔。正常胸膜腔内为负压,腔内仅有少量浆液起润滑作用。因为壁层胸膜有脊神经分布,病变累及胸膜时可引起胸痛。

肺具有通气与换气功能。肺有双重血液供应,即肺循环和支气管循环。呼吸系统具有防止有害物质入侵的防御功能。通过上呼吸道的加温、湿化和过滤作用,调节和净化吸入的空气;呼吸道黏膜和黏液纤毛运载系统,参与净化空气和清除异物;咳嗽反射、喷嚏和支气管收缩等反射性防御功能可避免吸入异物;肺泡巨噬细胞为主的防御力量,对各种吸入性尘粒、微生物等有吞噬或中和、解毒作用。

肺癌多数起源于支气管黏膜上皮,也称支气管肺癌。据统计,在欧美某些国家和我国大城市中,肺癌的发病率已居男性各种肿瘤的首位。发病大多在 40 岁以上,以男性多见,男女之比为(3~5)∶1。但近年来,女性肺癌的发病率也明显增加。

1. 病因病理

(1)病因:肺癌的病因至今尚未完全明确。

1)长期大量吸烟:吸烟公认的肺癌危险因素。据统计,男性肺癌 85%~90%、女性 19.3%~40% 都与吸烟有关。吸烟者肺癌发生率比非吸烟者高 10~20 倍,病死率高 10~30 倍(被动吸烟者危险性增加 50%)。

2)化学和放射性物质的致癌作用:城市居民肺癌的发生率比农村高的重要原因在于城市中大气污染严重,空气中致癌物质含量比农村明显增高。多种致癌性工业原料和产品的生产,以及煤、柴油、汽油的大量燃烧和使用,是导致大气污染的主要原因。也有资料表明,有长期石棉、铬、镍、铜、锡、砷、放射性物质等致癌物接触史者,肺癌的发病率较其他人群高。

3)内在因素:有资料表明,人体内在因素如免疫状态、代谢活动、遗传因素、肺部慢性感染等,可能对肺癌的发病有影响。

4)生物学方面:近年来,分子生物学方面的研究表明,p53 基因、nm23-H1 基因等表达的变化与基因突变与肺癌的发病也有密切的关系。动物实验证明,维生素 A 及其衍生物 β 胡萝卜素能够抑制化学致癌物诱发肿瘤,若上述两种物质摄入减少,患肺癌的危险性则增高。

5)电离辐射:自然界、医疗、工矿产生的辐射也是引起肺癌的原因之一。

6)其他:病毒感染、真菌毒素(黄曲霉菌)、机体免疫功能低下、内分泌失调及家族遗传等因素对肺癌的发生可能也起一定的作用。

(2)分类:肺癌根据部位分为中心型肺癌和周围型肺癌,且右肺多于左肺,上叶多于下叶。前者占 60%~70%,位置靠近肺门者,多起源于主支气管、肺叶支气管;后者占 30%~40%,位置在肺的周围,多起源于肺段支气管以下。

当癌肿局限在黏膜上皮内时称原位癌。癌肿可向支气管腔生长,引起支气管不同程度的阻塞;肺癌可向支气管腔外生长,侵犯邻近的肺组织,并可通过淋巴转移(常见的转移途径)、血行转移(肺癌的晚期表现)或经支气管转移扩散。

(3)病理分型:按组织病理学分型,肺癌分为鳞状上皮细胞癌(鳞癌),约占 50%,50 岁以上的男性占大多数,多为中心型,由淋巴转移,预后较好;小细胞癌(未分化小细胞癌),发病率比鳞癌低,发病年龄较轻,多见于男性,中心型多于周围型,较早出现淋巴和血行转移,恶性程度高,生长快,对放射和化学药物治疗虽较敏感,但在各型肺癌中预后最差;腺癌,发病年龄较小,多为周围型,为血源性转移,女性多见;大细胞癌,多为中心型,由淋巴或血行转移,较少见;肺泡癌,源自肺泡,预后较好。

(4)分期:肺癌的分期对临床治疗方案的选择具有重要指导意义。世界卫生组织按照肿瘤的大小(T)、淋巴结转移的情况(N)和有无远处转移(M)将肺癌加以分类,是目前广泛采用方法。

1)T 原发肿瘤

T_x:支气管分泌物包括痰或冲洗液中找到恶性细胞,影像学或支气管镜下未见肿瘤,或不能测量的任何原发肿瘤。

T_{is}：原位癌。

T_0：无任何原发瘤的依据。

T_1：肿瘤最大直径≤3cm,被肺或脏层胸膜所包绕(未累及脏层胸膜);未侵及主支气管;少见的任何大小的浅表肿瘤,其侵犯程度局限在支气管壁,但可能累及主支气管近端,也被定义为 T_1。

T_2：肿瘤的大小或扩散范围有以下任何一项特征:瘤体最大直径>3cm;累及脏层胸膜;累及主支气管,但距隆嵴≥2cm;脏层胸膜受侵;肿瘤扩散到肺门引起肺不张或阻塞性肺炎,但并未累及全肺。

T_3：无论肿瘤大小,只要直接侵犯以下任一部位:胸壁(肋骨、包括上沟瘤)、横膈、壁层胸膜(纵隔胸膜)、壁层心包等,侵及主支气管距隆嵴不到2cm,但未及隆嵴;由其引起全肺的肺不张、阻塞性肺炎。

T_4：无论肿瘤大小,只要侵犯以下任一部位:纵隔或心脏、大血管、气管、食管、椎体、气管隆嵴;肿瘤伴有恶性胸腔积液、心包积液,肿瘤的卫星灶局限在原发肺叶内。

2)N 局部淋巴结转移

N_x：能确定有无区域淋巴结转移。

N_0：区域淋巴结转移。

N_{1a}：转移至同侧支气管周围淋巴结和(或)同侧肺门淋巴结,包括原发肿瘤的直接侵犯。

N_{1b}：一般指叶支气管淋巴结及其与纵隔胸膜返折之间的淋巴结,右侧还包括在中间支气管周围的淋巴结。

N_2：转移到同侧纵隔和(或)隆嵴下淋巴结。

N_3：转移到对侧纵隔、对侧肺门、同侧或对侧斜角肌或锁骨上淋巴结。

3)M 远处转移

M_x：不能确定。

M_0：无远处转移。

M_1：有远转移。

2.临床表现　肺癌的临床表现与癌肿的部位、大小、是否压迫和侵犯邻近器官,以及有无转移等情况有着密切的关系。

周围型肺癌早期多无症状,大多数在胸部 X 线检查时被发现。中央型肺癌生长在较大的支气管黏膜上皮,常出现刺激性咳嗽,痰中带血丝或间断少量咯血。当癌肿影响支气管引流时,可继发肺部感染,患者有脓性痰液,痰量增多。肿瘤造成较大的支气管阻塞时,可出现胸闷、哮鸣、气促、发热和胸痛等肺不张、肺炎症状。

晚期肺癌压迫侵犯邻近器官、组织或发生远处转移,可以产生下列征象:①压迫或侵犯膈神经可引起同侧膈肌麻痹,表现为膈肌升高,运动消失,呼吸紧迫;②声带麻痹、声音嘶哑常提示肿瘤压迫或侵犯喉返神经;③压迫上腔静脉可导致面部、颈部、上肢和上胸部静脉怒张,皮下组织水肿,上肢静脉压升高,称为上腔静脉压迫综合征;④侵犯胸膜时可引起胸膜腔积液,往往为血性,若积液量大,则可引起气促;⑤持续性剧烈胸痛提示癌肿侵犯胸膜及胸壁;⑥侵入纵隔,压迫食管,引起吞咽困难;⑦上叶顶部肺癌(Pancoast 肿瘤),可以侵入纵隔和压迫位于胸廓上口的器官或组织,如颈交感神经等而产生剧烈胸肩痛、上肢静脉怒张、上肢水肿、臂痛和运动障碍,同侧上眼睑下垂、瞳孔缩小、眼球内陷、面部无汗等颈交感神经综合征(Horner综合征);⑧肺癌晚期可出现大咯血,危及生命。

少数肺癌可产生内分泌物质,临床上呈现非转移性全身症状,如骨关节综合征(杵状指、骨关节痛、骨膜增生等)、库欣综合征等。

3. 辅助检查

(1)影像学检查:是诊断肺癌的一个重要手段。胸部X线检查在肺部可见块状阴影,边缘不清或呈分叶状,周围有毛刺。电子计算机体层扫描(CT)是对胸部X线检查的补充,可发现一般X线检查隐藏区的早期肺癌病变,对肺癌的诊断有重要价值。CT可显示位于纵隔内的肿块阴影、支气管受侵犯的范围、癌肿的淋巴结转移状况、对肺血管和纵隔内器官组织侵犯的程度,以及是否侵犯胸膜、胸壁及其他脏器,可作为制订手术或非手术治疗方案的重要依据。

(2)组织病理学检查:痰细胞学检查可在痰液中找到癌细胞,准确率为80%以上。起源于较大支气管的中央型肺癌,特别是伴有血痰的病例,痰中找到癌细胞的机会更多。临床上对肺癌可疑病例,应连续数天重复送痰液进行检查。经胸壁穿刺活组织检查,对周围型肺癌阳性率较高,但可能产生气胸、胸膜腔出血或感染,以及癌细胞沿针道播散等并发症,须严格掌握检查适应证。晚期肺癌病例可取锁骨上、颈部、腋下等处淋巴结转移或出现皮下转移结节行转移病灶活组织检查,以明确诊断。有胸腔积液者,可抽取胸腔积液经离心处理后,取其沉淀做涂片检查,寻找癌细胞。

(3)内镜检查:支气管镜检查诊断中心型肺癌的阳性率较高,可在支气管腔内直接看到肿瘤的大小、部位及范围,并可取或穿刺组织做病理学检查。纵隔镜诊断中心型肺癌阳性率较高,检查可直接观察隆嵴下及两侧支气管区淋巴结情况,并取组织做病理切片检查,明确肺癌是否已转移到肺门和纵隔淋巴结。检查阳性者,一般说明病变范围广,不适宜手术治疗。

(4)放射性核素肺扫描检查:可在癌变部位显示放射核素浓集影像,阳性率可达90%左右。但肺部炎症和其他一些非癌病变也可呈现阳性现象,因此必须结合临床表现和其他检查资料综合分析。

(5)剖胸检查:肺部肿块经多种方法检查,仍未能明确病变的性质,而肺癌的可能性又不能排除时,如无禁忌证,应做剖胸探查术。

4. 处理原则　以手术治疗为主,结合放射、化学药物、中医中药及免疫治疗等。

(1)手术治疗:目的是彻底切除肺部原发癌肿病灶和局部及纵隔淋巴结,尽可能保留健康的肺组织。尽管80%的肺癌患者在明确诊断时已失去手术机会,但手术治疗仍然是肺癌最重要和最有效的治疗手段。周围型肺癌患者一般施行解剖性肺叶切除术;对中心型肺癌患者一般施行肺叶或一侧全肺切除术;若病变位于一个肺叶内,但已侵及局部主支气管或中间支气管,可行支气管袖状肺叶切除术。手术中,应同时行系统性肺门及纵隔淋巴结清除术。

手术禁忌证:已有远处转移者,如脑、骨、肝等器官转移;重要脏器功能不全、全身情况差的不耐受手术者;广泛肺门、纵隔淋巴结转移,无法清除者;严重侵犯周围器官及组织,估计切除困难者;胸外淋巴结转移,肺切除术应慎重考虑。

(2)放射治疗:是局部消灭肺病灶的一种手段。临床上常采用的是手术后放射疗法。晚期肺癌病例,并有阻塞性肺炎、肺不张、上腔静脉阻塞综合征或骨转移引起剧烈疼痛者,以及癌肿复发的病例,也可进行姑息治疗,即用放射疗法,以减轻症状。一般在术后 1 个月左右,患者健康情况改善后开始进行放射治疗,剂量为 40~60Gy,疗程约 6 周。为了提高肺癌病灶的切除率,有的病例可在手术前进行放射治疗。小细胞癌对放射疗法敏感性较高,鳞癌次之,肺癌和细支气管肺泡癌最低。

放疗禁忌证:健康情况不佳,呈现恶病质者;高度肺气肿放疗后将引起呼吸功能代偿不全者;全身或胸膜、肺广泛转移者;癌变范围广泛,放射治疗后将引起广泛肺纤维化和呼吸功能代偿不全者;癌性空洞或巨大肿瘤,后者放射治疗将促进空洞形成。

(3)化学治疗:可用于晚期肺癌病例,或与手术、放射等疗法综合应用,以防止癌肿转移复发,提高治愈率。对有些分化程度低的肺癌,特别是小细胞癌,疗效较好。常用于治疗肺癌的化学药物有环磷酰胺、氟尿嘧啶、丝裂霉素、阿霉素、表柔比星、丙苄巴肼、长春碱、甲氨蝶呤、洛莫司汀、顺铂、卡铂、紫杉醇等。应根据肺癌的类型和患者的全身情况合理选用化疗方案,以提高化疗的疗效。

(4)中医中药治疗:辨证施治,减轻患者症状,改善生存质量。

(5)免疫治疗:①特异性免疫疗法:用经过处理的自体肿瘤细胞或加用佐剂后,做皮下接种进行治疗。此外,尚可应用各种白介素、肿瘤坏死因子、肿瘤核糖核酸等生物制品;②非特异性免疫疗法:用卡介苗、短小棒状杆菌、转移因子、干扰素、胸腺素等生物制品,或用左旋咪唑等药物激发和增强人体免疫功能。

二、护理评估

1.健康史　了解患者年龄、性别、婚姻和职业、有无吸烟史、吸烟的时间和数量等。了解患者健康状况,有无长期大量吸烟及化学物质接触史;了解患者是否长期从事接触石棉、砷、铬、煤焦油等工作;注意询问是否有慢性肺部疾病,分析咳嗽、咳痰情况,家庭居住周围环境污染状况等。注意家庭中有无肺部疾病、肺癌或其他肿瘤患者。有无其他部位肿瘤病史或外伤手术治疗史,有无其他伴随疾病,如糖尿病等。有无冠心病、高血压、慢性支气管炎等。

2.身体状况　患者有无肿瘤压迫和侵犯邻近器官的表现及肺外表现,注意患者有无体重下降,有无刺激性咳嗽,有无痰中带血、咯血及咯血的量、次数;患者有无疼痛及其部位和性质,如有无放射痛、牵扯痛;患者有无呼吸困难、发绀;患者颈部、锁骨上淋巴结是否肿大;患者有无杵状指、内分泌紊乱等。评估营养状况,有无贫血、恶病质。

3.心理社会状况　患者对疾病的预后、经济承受能力等易产生忧虑,还会因为手术的痛苦而产生恐惧心理。应评估本病对患者生活和工作的影响程度,患者对本病基本知识的了解程度,家属及其周围人群是否对患者给予心理安慰,对疾病的治疗是否能够给予大力支持等。

4.辅助检查　胸部 X 线检查在肺部可见块状阴影,边缘不清或呈分叶状,周围有毛刺。若痰中找到癌细胞即可明确诊断。支气管镜检查诊断中心型肺癌的阳性率较高,并可取或穿刺组织做病理学检查。CT、放射性核素扫描等检查也能为肺癌诊断与治疗方案的制订提供依据。

三、护理诊断/合作性问题

1.气体交换受损　与肺组织病变、胸腔积液、手术、麻醉等因素有关。

2. 低效性呼吸形态　与肿瘤阻塞支气管、呼吸道分泌物潴留、肺换气功能降低等有关。

3. 疼痛　与手术所致组织损伤有关。

4. 体温过高　与免疫力低下、呼吸道引流不畅、肺部感染有关。

5. 皮肤完整性受损　与接受放疗损伤皮肤组织或长期卧床导致局部循环障碍有关。

6. 预感性悲哀　与对疾病治疗丧失信心,感到无望有关。

7. 潜在并发症　出血、感染、肺不张、支气管胸膜瘘、肺水肿、急性呼吸窘迫综合征。

四、护理措施

(一)术前护理

1. 心理护理　因肺癌患者多有不同程度的咳嗽和呼吸困难病史,呈现烦躁、焦虑等心理状态。当出现咯血或病情加剧时更有恐惧感。同时在整个诊治、康复过程中,患者多伴随着较大的心理变化,表现出烦躁、抑郁等多种不良心态,这些心理的失衡或障碍可直接影响到治疗的效果和患者的生活质量。故在护理过程中要实施有效的心理干预,为患者创造舒适的环境、转移患者对自身疾病的注意力、鼓励家属给予有效的心理支持,从而引导患者保持积极乐观的健康心态,促进疾病的康复。

2. 戒烟　目前常规要求患者至少术前两周戒烟。有针对性戒烟计划可提高戒烟成功率。参照《中国临床戒烟指南》,对戒烟者采取 5A 法:询问(ask):询问吸烟者的基本情况;建议(advice):强化吸烟者的戒烟意识,用清晰的、强烈的、个性化的方式,敦促吸烟者戒烟,让他们知晓吸烟的危害,并走出误区;评估(assess):明确吸烟者戒烟的意愿;帮助(assist):包括帮助吸烟者树立正确观念、审查戒烟的理由、确定开始戒烟日期、签署戒烟协议、选择适当的戒烟方法、使用戒烟药物、处理戒断症状等;安排(arrange):在吸烟者开始戒烟后进行有效监督。

对患者实施个体化有效干预方法,指导患者主动参与戒烟计划,具体内容:①根据患者吸烟量,制订逐步减少吸烟量的计划;②餐后喝水、吃水果或户外散步,做深呼吸 15～30 分钟;③指导患者饭后刷牙或漱口,穿干净无烟味的衣服;④烟瘾来时,立即做深呼吸活动,或咀嚼无糖分的口香精,避免用零食代替香烟,否则会引起血糖升高、身体过胖;⑤戒烟过程中充分休息,保持规律的生活习惯等。在患者遇到问题时提供进一步建议和支持,并指导其亲友给予患者劝告和鼓励。同时使用 WHO 推荐的其他诸如健康教育、心理支持、药物干预等措施也有助于患者戒烟或减少吸烟。

3. 呼吸道准备

(1)呼吸功能锻炼:有意识地进行深呼吸及咳嗽的训练,使胸廓、肺泡充分扩张,提高肺功能,预防肺不张等并发症的发生。术前呼吸锻炼方法包括:①缩唇呼吸:用鼻深吸气,然后用口呼气,呼气时口唇收拢,做口哨样,缓慢将气体呼出。呼吸需按规律进行,吸气与呼气时间之比为 1∶2 或 1∶3,每次 10 分钟,每天两次;②膈肌呼吸锻炼:一只手轻搁胸部,另一只于轻搁腹部,然后呼气,感到放在腹部的手起伏较大,加强膈肌运动,做深而缓慢的呼吸,以增进肺泡通气量,缓解缺氧。腹式呼吸的要点是吸气时使腹部尽量鼓起,呼气时使腹部尽量内收,每次 10～15 分钟,每天 2～3 次或更多;③咳嗽、排痰训练:方法 1,深吸气-屏住呼吸-用力咳嗽,咳嗽时应引起胸腔震动,将气管内的痰液排出,避免只用喉头震动引起的咳嗽,那样仅仅能将咽喉部的痰液咳出,对清理气管内的痰液是无效的。每天 4～5 次,每次 20 下;方法2,先进行深呼吸5~6次,深吸气后浅咳一下将痰咳至咽部,再迅速将痰咳出;④其他辅助方法:如爬楼梯、吹气球等。爬楼梯主要是通过吸与呼的配合,在运动中使患者增加膈肌活动,使胸部扩张,锻炼肋间肌等参与呼吸的重要肌群;吹气球法则可使气道正压增大,在扩张萎缩的细小支气管及肺泡等方面作用明显,而且在不断用力吹的同时使膈肌得到一定程度的锻炼。训练强度由小到大,锻炼后以不感到心悸气短和疲劳为宜。

(2)药物治疗改善呼吸道梗阻:对于存在呼吸道梗阻者遵医嘱给予药物雾化或口服,常用药物有沐舒坦、吉诺通(强力稀化粘素)、β肾上腺能受体激动剂(沙丁胺醇、比托特罗定、特布他林等)、抗胆碱药物(异丙托溴铵)、抗炎药物(皮质激素药物)、甲基黄嘌呤(茶碱类药物)、抗生素等。许多治疗气道梗阻有效的药物都可以通过吸入途径使用,相比全身给药有突出的优点,尤其是良好的气道利用率和明显减低的全身不良反应。在吸入过程中,指导患者尽可能深呼吸,以使药液充分吸入支气管和肺内,以更好发挥疗效。

4.皮肤准备　手术前一天常规进行实时部位皮肤准备。范围:上起手术侧锁骨上部,包括肩、腋窝、上臂上1/3,下至脐平线,前过胸骨中线,后至对侧肩胛线。方法同外科常规备皮。

(二)术后护理

1.生命体征的观察　术后密切观察患者的生命体征(呼吸、血压、脉搏、体温)、血氧饱和度、面色等,及时发现病情变化。观察患者呼吸频率、幅度及节律,以及双肺呼吸音;密切观察血氧变化,注意患者有无气促、发绀等缺氧征象,若有异常及时告知医师予以处理;术后24~36小时,血压会有波动现象,需严密观察。若血压持续下降,心率加快,应考虑是否为心脏疾病、出血、组织缺氧或循环血量不足所造成。

2.术后体位　全身麻醉未清醒前取平卧位,头偏向一侧,患者清醒后如生命体征平稳,可给予头下垫枕床头抬高30°~45°;术后第一天可取半卧位,避免腹部脏器影响膈肌的活动,并使处于低位的肺小泡充气,有利于增加深吸气的幅度。全肺切除术者,避免过度侧卧,可采取1/4侧卧位,以预防纵隔移位和压迫健侧肺而导致呼吸循环功能障碍,产生生命体征变化。

3.氧疗　术后给予正确的氧疗可以减少低氧血症的发生。因为氧气也是一种治疗用药,使用时应根据患者病情特点,选择适宜的给氧方式,以避免并发症发生。肺叶切除后由于肺泡毛细血管床减少、麻醉剂抑制、伤口疼痛、肺膨胀不全及胸带包扎等因素可使呼吸频率和幅度受限,造成不同程度的低氧,一侧全肺切除后肺泡交换面积减少,健侧肺和右心负荷加重,肺功能急骤下降到术前的35%~44%,易发生低氧血症;故术后应持续吸氧4~6L/min,直到麻醉恢复后,动脉血氧分压(PaO_2)大于10.6kPa(80mmHg),血氧饱和度值大于95%,即可选用鼻导管持续低流量给氧(即氧流量为1~2L/min)

4.呼吸道管理　保证病室空气流通,每天开窗通风至少2次,每次至少30分钟。同时应限制陪护及探视人员的数量,术后协助患者排痰,保证呼吸道通畅,是胸部术后护理的关键。

(1)咳嗽、排痰:全麻清醒后立即鼓励患者咳嗽和深呼吸,以形成呼吸道冲击力,使分泌物排出。术后24~48小时,每隔1~2小时协助患者咳嗽、深呼吸5~10次,借助重力和震荡力,使黏附在呼吸道的分泌物松动脱落,以利于引流,采取以下方法可协助有效咳嗽。

1)叩击排痰法:协助患者取舒适的体位,固定好各引流装置,按时协助患者翻身,拍打背部,震动支气管,使附着在气管、支气管、肺内的分泌物松动,以利排出,防止肺泡萎缩和肺不张。方法:协助患者坐位或侧卧位,护士五指并拢呈弓形,用力中等,以患者能承受为宜,腕关节用力,以 40~50 次/分的频率由下至上,由外至内,反复叩拍 10~15 分钟,同时指导患者深吸气后用力咳痰。

2)刺激气管法:一手在背后扶住患者,另一只手的拇指指腹在患者深吸气末用力咳嗽时按压胸骨上窝处气管,刺激气管黏膜引起刺激性咳嗽,以利于排痰。注意压迫气管松紧适宜,过松达不到刺激作用,过紧不利于咳嗽,患者咳嗽时及时放开拇指。

3)振动排痰机排痰法:振动排痰机通过物理定向叩击作用,使附着在支气管内的黏稠分泌物松动脱落并借助重力作用流入较大支气管,排出呼吸道,从而改善呼吸功能。方法:根据患者年龄、病情等调节频率、时间,一般为 10 分钟。一手持叩击接头,另一手轻触振动位置,以感受振动的力度。先从肺下叶开始,自下而上,由外向内进行叩击和振动排痰,停留 10~15 秒后更换部位,然后翻身振动叩击另一侧。对于肺部感染部位,延长叩击时间,增加频率,并用手对叩击头增加压力,促进其深部排痰。

4)智能呼吸排痰系统排痰法:智能呼吸排痰系统使用时患者需穿一自动排痰背心或胸带,本系统采用"高频胸壁震荡"(HFCWO)技术,通过主机发出脉冲信号,使自动排痰背心产生 300~500 次/分高频震荡,形成定向自主引流力,促使呼吸道及肺叶深部分泌物松弛、液化、脱落,并轻松排出体外。方法:根据术式及胸围选择相应型号的背心或胸带;振荡频率以 Hz 为单位,一般选择 10~14Hz,平均 12Hz;振荡强度一般选择 1~4 档;普通患者振荡时间每次 15~30 分钟为宜,每天 2~3 次,因术后患者耐受性较差,减少每次振荡时间,而增加使用的次数,以每次 15 分钟,每天 4 次较好。在治疗过程中多和患者沟通,提高配合度,增加振荡压力的稳定性,提高实施效果。

(2)其他方法:若患者呼吸道分泌物黏稠,可用沐舒坦、糜蛋白酶、地塞米松、氨茶碱、抗生素等药物进行超声雾化,以达到稀释痰液、消炎、解痉、抗感染的目的。若以上方法均不能奏效,可采取环甲膜穿刺、鼻导管或支气管镜吸痰。

5.胸腔闭式引流的护理　术后通常于腋中线第 8 肋间安置胸腔闭式引流管以引流胸腔渗液;若是上叶切除,再在第 2 前肋间放置另一根引流管,以排出气体,全肺切除术后,胸腔内放置一根引流管,接无菌胸瓶以调节胸腔内压力,此引流管通常持续夹闭,防止纵隔向健侧移位,当出现胸腔积液、积气过多,气管偏向健侧时,立即开放引流管排出积液、积气,以纠正纵隔移位。胸腔闭式引流主要靠重力引流,胸瓶应放置在患者胸部水平以下 60~100cm 处,太短会影响引流,太长易扭曲且增大无效腔,影响通气。护理时注意各管道连接有无错漏。具体护理措施如下。

(1)保持整个引流系统的密闭性,更换时注意无菌操作,并做好记录。更换前先钳夹胸引管,防止气体进入胸腔。胸瓶位置不能高于胸腔,胸瓶长管需入水 2~4cm,并保持直立位。注意观察胸腔积液的颜色、性状、量和水柱波动情况,术后 24 小时内,正常的水柱波动 4~6cm,胸腔引流液呈暗红色,少于 500mL。如引流液呈鲜红色,每小时超过 100mL 者,警惕胸内出血。如水柱波动较弱,引流液少,注意检查:连接管道是否正确;管道是否被血块堵塞;导管是否下垂、成角、扭曲或受压;管道接头是否漏气;管道内口是否脱出胸腔。出现上述情况,迅速予以相应处理。如胸腔引流管上端血块堵塞,应钳夹胸管离胸壁 20cm 处,反复挤压胸引管近端部使其通畅。若胸引管脱出,应立即捏紧引流口皮肤并通知医师处理。

（2）全肺切除术后观察气管有无移位，气管位置是否居中是了解纵隔位置、判断胸腔内压力的标志。判断气管位置是否居中的方法：护士站在患者术侧，面向患者，用靠近患者一侧手的示指、无名指分别放在患者胸锁乳突肌与气管的夹角处，中指放在胸骨上窝，若中指恰位于示指和无名指的中间则说明胸腔两侧压力平衡、气管位置居中，此时不予开放引流管；若无名指偏向中指，则气管向术侧偏移，原因是术侧胸腔内的液体和气体经引流管排出过多，术侧胸腔内压力减低或对侧胸腔因肺大疱破裂造成自发性气胸使对侧胸腔内压力增高，若示指偏向中指，则气管向健侧偏移，应及时通知医师，并协助开放胸引管，放出适量液体或气体。

（3）手术后48~72小时，肺复张良好，引流管中无气体排出，胸腔引流量在100mL/24小时以下，引流管中液面波动小或更多不动，听诊肺呼吸音清晰，胸部X线片显示肺复张良好，即可拔除引流管。拔管后要观察患者有无胸闷、呼吸困难、气胸或皮下气肿。检查引流管口有无渗液及出血等症状。一旦出现以上症状应立即通知医师，并协助医师进行吸氧、吸痰、伤口换药等。

6. 早期活动　术后早期活动有利于增加肺活量，减少肺部并发症；有利于改善全身的血液循环，促进伤口愈合；有利于防止深静脉血栓形成；有利于胃肠功能和膀胱收缩功能恢复，减少腹胀和尿潴留。术后患者病情稳定后协助其进行被动、主动功能锻炼，循序渐进，以患者实际情况为度。需要注意的是，开胸手术后，由于切口长，肋骨被切除，患者常因疼痛而不敢活动术侧手臂，以致肩关节活动范围受限，造成肩下垂。因此，术后应指导患者进行肩关节功能锻炼，主要为上举与外展，逐渐练习术侧手扶墙抬高和拉绳运动，使肩关节尽快恢复到术前水平。

7. 并发症的预防、观察及护理

（1）乳糜胸：常发生于术后2~7天。由于胸导管的走行不固定，并且各淋巴管之间、胸导管和属支之间存在交通，故肺癌淋巴结广泛清扫时游离大块淋巴结组织，电刀或超声刀操作时容易损伤胸导管和右淋巴导管及其属支，有时术中即使远离常规胸导管走行的部位操作，也有可能损伤其迷走变异的分支。临床通常采取保守治疗，护士要密切观察引流情况，维持有效的胸腔闭式引流，使肺膨胀良好。乳糜液的主要成分为脂肪、蛋白质、葡萄糖、电解质。引流量过多时可致患者营养不良，免疫功能下降。因此须加强支持治疗，从静脉给予补充液体、血浆、氨基酸、全血、维生素等，同时保证水、电解质平衡。饮食方面，如果胸引量大于1000mL/d，应禁食水，并常规应用中心静脉高营养支持；如果胸引量为600~1000mL/d，可低脂饮食或禁食不禁水；如果小于600mL/d，低脂饮食即可。

（2）支气管胸膜瘘：近年来肺癌术后支气管胸膜瘘已很少见，发生率为1%~1.8%。常发生于术后7天以后，患者有发热、刺激性咳嗽、脓性痰。咳出与胸腔积液性质相同的痰液。胸部X线片显示低位气液平。胸腔引流有大量气体逸出，拔除胸管者可出现气胸。与支气管缝合不严密、缝合处感染破裂、支气管残端过长或血供受损有关。护理方面要特别重视营养支持，遵医嘱给予充足静脉及肠内营养；遵医嘱及时应用敏感的抗生素，有效控制感染；同时给予充分的胸腔引流，密切观察胸引液的变化。严格执行胸引管的护理常规及无菌操作。

（3）胸腔内感染：多在术后4~5天后出现症状，表现为高热、寒战、呼吸急促、气短、咳嗽加重。多由胸腔内积液继发感染、手术后胸腔内止血不彻底或余肺有持续漏气导致。充分引流、应用有效抗生素抗感染治疗及给予充足的营养支持是治疗胸腔内感染的三大原则。

护理方面要遵医嘱使用抗生素液或甲硝唑液经胸腔引流管进行胸腔冲洗；给予患者充足肠内外营养；指导患者进行有效呼吸功能锻炼，促使患侧余肺复张。

(4)肺不张：约占所有手术后肺部并发症的90%，主要原因一般是术毕未能吸净气管、支气管内积存的分泌物、痰液和血块；术后因伤口疼痛而咳嗽无力，不能有效排痰；另外，吸烟、哮喘、肥胖和肺气肿都是术后患者容易发生肺不张的重要因素。肺不张的症状一般表现为发热、心动过速和呼吸急促。体格检查可发现患侧呼吸音减低，管状呼吸音和肺底啰音。而肺不张面积较大者则出现呼吸困难、发绀和血压下降等。胸部X线检查见不张的肺阴影。预防的措施是：术前1~2周严格禁烟，并积极治疗急、慢性呼吸道感染；术后强调早期活动，帮助患者咳嗽，排出痰液；进行有效的胃肠减压，减少胃肠胀气对呼吸的影响。遵医嘱进行雾化吸入稀释痰液，同时有效应用镇痛药物，指导患者进行有效呼吸功能锻炼，合并肺部感染时，可遵医嘱适当应用抗生素。

(5)肺水肿：术后肺水肿比较少见，发生率为2%~5%，但后果严重，多见于既往有心源性疾病、输液过多过快、低蛋白血症、年老、体弱、呼吸道梗阻和误吸的患者。主要表现为呼吸急促、呼吸困难，咳大量粉红色泡沫痰。肺部听诊有湿性啰音，而以肺底部最为明显。湿性啰音的位置可随体位而改变。出现肺水肿后立即停止输液或减慢输液速度，保留静脉通路；及时与医师联系进行紧急处理；将患者置于端坐位，双下肢下垂，减少回心血量；高流量给氧或遵医嘱使用无创呼吸机辅助呼吸；遵医嘱给予镇静、利尿、扩血管和强心药物；必要时进行四肢轮扎。

(6)肺栓塞：肺癌术后发生肺栓塞目前已不少见，发生率为1%~5%，文献报道病死率为50%。对于肥胖、血脂和胆固醇高、凝血酶原时间异常、心肌梗死及心功能不全、术后活动少、双下肢做静脉穿刺，尤其是有静脉血栓栓塞史的高危人群术后，可遵医嘱行间歇充气压力泵治疗，预防下肢血栓形成。当术后患者发生不明原因的呼吸困难，大汗淋漓、胸骨后挤压性剧痛，同时伴心率加快、血氧饱和度下降，特别是活动后加重应考虑为肺栓塞的可能。如怀疑肺栓塞，首先检测D-二聚体水平，如果D-二聚体>500ng/mL，则高度支持肺栓塞的诊断，若患者一般情况允许，做胸部强化CT即可诊断。发生肺栓塞后立即给予患者平卧制动。遵医嘱充分吸氧(2~5L/min)，密切监测生命体征，给予抗凝剂，必要时通知麻醉医师给予气管插管，呼吸机辅助呼吸

(7)心律失常：肺切除术后并发心律失常的发生率为3.4%~30%。房性多见，表现为心房颤动、心房扑动和室上性心动过速。一般发生于大于60岁的患者常见危险因素包括：术前因素，与患者的年龄、心肺功能及吸烟史有关；术中因素，与手术方式、手术时间、术中失血量、麻醉药物及是否心包剥离有关；术后因素，与血流动力学改变、低氧血症、纵隔摆动、疼痛、便秘等因素有关。术后密切观察患者生命体征变化，尤其是心电图波形的节律和频率变化，及时发现异常变化，遵医嘱用药，常规用药有毛花甙C、维拉帕米、胺碘酮等。严密监测心肺功能，严格控制出入量，24小时补液量控制在1000~1500mL，静脉输液速度30滴/分；此外严格记录24小时出入量。

8.胸腔镜损伤的护理

(1)术前护理：同常规开胸术前护理。

(2)术后护理：胸腔镜手术后护理同常规开胸术后护理。此外，还应密切观察胸瓶内有无气泡逸出，如有气泡不断逸出肺断面持续漏气，应及时联系医师给予相应处理；观察引流

液的颜色、性质和量,以及患者的面色、神志等,密切观察有无活动性出血的发生征象,同时应注意观察患者有无皮下气肿的发生。

(3)并发症的护理

1)胸腔漏气:胸腔漏气是电视胸腔镜手术(VATS)最常见的并发症,并可导致皮下气肿、气胸等。术后应密切观察胸腔闭式引流管中有无气体溢出,如胸瓶内有气泡不断逸出表明有空气自肺组织漏出,这是由肺泡未闭合引起的。漏气可分为3度。漏气较轻,仅在患者咳嗽时才有气泡从引流管内逸出,且气泡量少为Ⅰ度;漏气略重,患者说话或深呼吸时即有气泡逸出为Ⅱ度;漏气较重,患者在平静呼吸时即有大量气泡逸出,有时由于大量气泡,胸瓶内向外逸出液体为Ⅲ度,此时可向胸瓶内倒入少许75%乙醇,以减轻气泡的表面张力,使胸瓶内的气泡液不至于逸出。出现肺泡漏气时,嘱患者绝对卧床休息,避免剧烈咳嗽,保持大便通畅,持续胸腔闭式引流等。

2)广泛性皮下气肿:常与肺持续漏气并发,其产生原因有多种,如手术操作粗暴、切口过多、胸壁软组织损伤和壁层胸膜撕裂、引流管放置后缝合不严密等。如出现广泛性皮下气肿后,首先患者采取半卧位。如果是轻度的皮下气肿可用双手轻压皮肤,并将皮下气体引向放置引流管的切口处,以助气体排出;严重皮下气肿者,可行皮下穿刺排气。

胸腔镜手术后性肺水肿、肺不张、乳糜胸、感染等的护理见本节开胸等后并发症的护理部分。

9.健康教育

(1)合理饮食:除常规外科术后饮食外,应严格戒烟酒,多吃具有润肺化痰功效的食物,宜选用梨(有润肺、止咳化痰作用)、白果(有敛肺、定喘作用)、柿饼(润肺)、甘蔗(其汁可润燥止咳)、百合(镇静止咳)。少吃刺激性食物及生痰伤肺之物,如辣椒、生葱蒜、肥肉等食物。

(2)带管期间的健康教育:告知患者胸腔引流的目的和配合方法,指导并协助患者咳嗽、深呼吸及改变体位;患者下床活动时,引流瓶的位置应低于膝盖且保持平稳,保证长管没入液面下;外出检查前须夹闭引流管;漏气明显的患者不可夹闭引流管。

(三)居家护理

1.出院指导

(1)指导患者加强营养支持,注意劳逸结合,保证良好的身体状态,养成良好的卫生及生活习惯。宣传吸烟对健康的危害性,提倡不吸烟并避免被动吸烟。鼓励患者做一些力所能及的事,出院后体力恢复后可适当工作,从事体力劳动者应该在第一次门诊复查后决定是否开始工作。注意改善工作和生活环境。家属应该为患者创造良好的居住环境,保持室内空气新鲜,定时开窗通风,避免接触煤烟、油烟污染,避免易产生致癌因素的环境及食物。同时要注意预防呼吸道感染,防止肺癌患者病情加重。

(2)给予患者及家属心理上的支持,使之正确认识疾病,增强治疗信心,提高生活质量。指导患者如感觉手术伤口有针刺样疼痛和麻木感,与手术时切断胸壁的神经有关,这是正常的愈合过程,数月后这种不适感会慢慢消退。如果有一些刺激性咳嗽,指导患者不必紧张,因为肺切除后,支气管残端在愈合过程中可能会引起咳嗽。

(3)肺叶切除术后患者出院后,如在外院输液需提醒相关医务人员有肺叶切除术病史,注意输液速度不超过60滴/分,左全肺切除患者不超过30滴/分,右全肺患者不超过20滴/分。

2.定期复查 出院后为了及早发现肿瘤的转移复发,需要定期复查,一般根据医嘱,在出院后的1个月、3个月、6个月、1年、3年到医院复查,其间如有异常(如剧烈咳嗽、咯血等)应及时来院检查。术后复查一般检查的项目:相关血液检查、胸部X线片或者CT复查前准备好既往病例及相关影像学资料,家属陪同,提前预约,保持平稳情绪,居家期间的疑问或身体不适需及时向医务人员咨询。

3.居家锻炼的方法 同术后肢体功能锻炼及呼吸功能锻炼方法,同时可结合爬楼梯、慢跑、太极拳等有氧活动锻炼肺功能,循序渐进,劳逸结合。

五、健康指导

1.宣传吸烟对机体的危害,提倡不吸烟或戒烟。

2.术后需要化疗或放疗时,应使患者理解治疗的意义,并按时接受治疗。

3.告诉患者出院返家后数星期内,仍应进行呼吸运动及有效的咳嗽。

4.向患者介绍预防呼吸道感染的重要性。注意保持良好的口腔卫生,避免出入公共场所或与上呼吸道感染者接近,避免与烟雾化学刺激物的接触,若发生呼吸道感染,应及早返院治疗。

5.保持良好的营养状况,每天有充分的休息与活动。患者出院后数星期内,活动量逐渐增加,以不出现心悸、气短、乏力等症状为标准。

6.对肺癌高危人群,做到早发现、早治疗。

7.若有伤口疼痛、剧烈咳嗽及咯血等症状应返院追踪治疗。

8.晚期癌肿转移的患者要告知患者及家属对症处理的措施,坚持出院后定期到医院复诊。

第三节 食管癌

一、疾病概述

食管上连咽部,下端在膈下与贲门相连接,长28~30cm,门齿距食管起点约15cm。食管分为颈、胸、腹三部,胸部食管为了便于描述,又分为上、中、下三段。颈部自食管入口至胸骨柄上沿的胸廓入口处;胸部上段自胸廓上口至气管分叉平面;胸部中段自气管分叉平面至贲门口全长度的上一半;胸部下段自气管分叉平面至贲门口全长度的下一半。通常将食管腹段包括在胸下段内。胸中段和胸下段食管的交界处接近肺下静脉平面处。食管有三处较为狭窄。一处在环状软骨下缘平面,即食管入口处;另一处在主动脉弓水平;最后一处为食管穿过膈的裂孔处。食管由黏膜、黏膜下层、肌层和外膜构成。食管无浆膜层,是食管术后愈合较慢易引起术后吻合口瘘的因素之一。

食管癌是常见的消化道肿瘤,次于胃癌。发病年龄多在40岁以上,男性多于女性。我国是世界上食管癌高发地区之一,其中河南省发病率最高,此外,江苏、山西、河北、福建、陕西、安徽、湖北、山东、广东等省均为高发区。

1.病因病理

(1)致病因素:食管癌的人群分布与年龄、性别、职业、种族、地理、生活环境、饮食生活习惯、遗传易感性等有一定的关系。目前认为食管癌是多种因素所致的疾病。

1)化学致癌因素:在高发区的膳食、饮水、酸菜甚至患者唾液中,测得的亚硝酸盐含量远比低发区的高。

2)生物因素:真菌能促使亚硝胺及其前体的形成,促进癌肿的发生。某些高发区的粮食中、食管癌患者的上消化道中或切除的食管癌标本上,能分离出多种真菌。

3)微量元素缺乏:食物与饮水中钼、铁、锌、氟、硒等微量元素的缺乏也与食管癌发生有一定关系。

4)维生素的缺乏:新鲜蔬菜、水果摄入不足,是食管癌高发区的一个共同特点。

5)慢性刺激:长期饮烈性酒、嗜好吸烟、食物过硬或过热、进食过快、口腔不洁、龋齿等也可能与食管癌的发生有关。

6)慢性食管疾病史:慢性食管炎、食管白斑病、食管瘢痕狭窄、食管憩室、贲门失弛缓症等病变的长期作用可诱发癌变。

7)食管癌遗传易感因素。

(2)分类:食管癌源自食管黏膜,多数为鳞状上皮细胞癌,食管下段和贲门部则由黏膜下层腺组织发生为腺癌。偶见鳞癌及腺癌并发。早期食管癌病变多数限于黏膜表面,未见明显肿块。中、晚期癌肿长大,逐渐累及食管全周,肿块突入腔内,还可穿透食管壁全层,侵入纵隔和心包等临近组织。临床上食管癌可分为四种类型。

1)髓质型:本型临床上最常见,癌肿浸润食管壁全层,并向管腔生长而造成食管阻塞。恶性程度最高,预后较差。

2)蕈伞型:肿瘤突向食管腔内,向腔内呈蘑菇样突起,引起食管腔内梗阻。本型多累及食管一侧,外侵较少,手术切除率较高,恶性程度最低。

3)缩窄型:癌肿环形生长,形成管腔狭窄,其上端食管明显扩张,梗阻较严重。

4)溃疡型:癌肿形成凹陷的溃疡,深入肌层,常累及食管周围组织。本型食管腔梗阻较轻,但可穿透食管壁,累及气管、支气管、主动脉而形成食管气管瘘或主动脉穿孔。

(3)发生部位:食管癌可发生在任何部位,但以胸中段食管癌较多见,下段次之,上段较少。淋巴转移是食管癌的主要转移途径,血行转移较晚。

(4)分期:食管癌的分期对临床治疗方案的选择具有重要指导意义。世界卫生组织按照肿瘤的大小(T),淋巴结转移的情况(N)和有无远处转移(M)对食管癌进行分类,为目前广泛采用的方法。

1)T分级标准

T_x:原发肿瘤不能测定。

T_0:无原发肿瘤的证据。

T_{is}:黏膜内癌。

T_1:肿瘤侵及黏膜固有层或黏膜下层。

T_2:肿瘤侵及肌层。

T_3:肿瘤侵及食管纤维膜。

T_4:肿瘤侵及邻近器官。

2)N分级标准

N_x:区域内淋巴结不能测定。

N_0:无远处转移。

N_1:区域淋巴结转移。

3)M 分级标准

M_x:远处转移不能测定。

M_0:无远处转移。

M_1:有远处转移。

胸上段食管癌:

M_{1a}:颈淋巴结转移。

M_{1b}:其他远处转移。

胸中段食管癌:

M_{1a}:没有应用。

M_{1b}:非区域淋巴结发生转移,和(或)其他远处转移。

胸下段食管癌:

M_{1a}:腹腔动脉淋巴结转移。

M_{1b}:其他远处转移。

2.临床表现　早期症状多不明显,偶有咽下食物哽咽感、停滞感或异物感;胸骨后闷胀不适或疼痛,疼痛多为隐痛、刺痛或烧灼样痛。症状时轻时重,进展缓慢,不易被重视。中、晚期食管癌典型症状为进行性吞咽困难,初为吞十食困难,继而吞咽半流质困难,最后水、唾液和流质饮食也难以咽下。当癌肿梗阻所引起的炎症水肿暂时消退,或部分癌肿脱落后,梗阻症状可暂时减轻,常被误认为病情好转。患者逐渐消瘦、脱水、无力。

随着病情发展,肿瘤侵及邻近器官并出现相应症状。持续胸痛或背痛表示它已成为晚期症状,癌已侵犯食管外组织。若癌肿侵犯喉返神经,可出现声音嘶哑;若压迫颈交感神经节,可产生 Horner 综合征;若侵犯气管、支气管,可形成食管、气管或支气管瘘,吞咽水或食物时可出现剧烈呛咳,并可发生呼吸道感染。若有肝、脑等脏器转移,可出现黄疸、腹腔积液、昏迷等症状。晚期患者可有不同程度的脱水、消瘦、贫血和低蛋白血症等恶病质表现,以及出现肝大、胸腔积液、腹腔积液等。

3.辅助检查

(1)食管吞钡 X 线检查:是诊断食管癌的常用重要手段。典型病例表现为病变段食管黏膜皱襞紊乱、粗糙或有中断现象,并有不同程度的管壁僵硬、不规则的狭窄、充盈缺损,甚至可见到肿瘤的块影,其上方食管扩张。

(2)食管内镜检查:对临床已有症状或怀疑而又未能明确诊断者,应尽早做食管镜检查。可以观察病变的部位、形态及范围,并可摄影、录像、刮片做细胞学检查及取活体组织检查,这是早期对食管癌进行定性、鉴别诊断的重要手段。

(3)食管脱落细胞学检查:用带网气囊摩擦食管壁,将黏附于丝网上的黏液或血性液做涂片检查癌细胞,早期病变阳性率可达 90%~95%。这是一种简便易行的普查筛选诊断方法。

(4)电子计算机体层扫描检查:对中晚期病例有助于观察食管癌外侵及淋巴结转移情况,有助于治疗方法的选择。

(5)活组织检查:对疑有转移的淋巴结或软组织块,施行活体组织检查,可确定或排除肿瘤有无转移。

（6）放射性核素扫描：放射性核素^{32}P检查可鉴别恶性肿瘤。

4.处理原则　有外科治疗、放射治疗、化学治疗和综合治疗。两种以上疗法同时或先后应用称为综合治疗。结果显示以综合治疗效果较好。

（1）手术治疗：治疗食管癌的首选方法。适用于全身情况良好、有较好的心肺功能储备、无明显远处转移征象者。病变范围以颈段癌长度小于3cm、胸上段癌长度小于4cm、胸下段癌长度小于5cm切除的机会较大。对较大的鳞癌估计切除可能性不大而患者全身情况良好者，可先采用术前放疗，待瘤体缩小后再做手术。原则上食管应切除的长度应在距癌瘤上、下5cm以上，常用的可代替食管的器官是胃，有时用结肠或空肠。常见的术后并发症是吻合口瘘和吻合口狭窄。

手术禁忌证：全身情况差，或已有严重心、肺或肝、肾功能不全者；病变侵犯范围大，已有明显外侵及穿孔征象者；已有远处转移者。

对晚期食管癌，不能根治或放射治疗、进食困难者，可做姑息性减轻症状的手术，如食管腔内置管术、食管胃转流吻合术、食管结肠转流吻合术或胃造口术等。这些减轻症状的手术有可能发生并发症，应严格掌握适应证。

（2）放射疗法：颈段、胸上段食管癌多采用单纯放射疗法，也可用于有手术禁忌证而患者尚可耐受放疗者。若采用放射和手术综合治疗，则术前放疗可以使肿瘤及转移的淋巴结缩小，增加手术切除率，也能提高远期生存率。可在术后3~6周开始术后放疗。

（3）化学疗法：采用化疗与手术治疗相结合或与放疗、中医中药相结合的综合治疗，有时可提高疗效，或使食管癌患者症状缓解，存活期延长。但要定期做血常规检查，并注意药物反应。

二、护理评估

1.健康史　术前要重点了解患者的饮食习惯，是否喜食粗硬热及腌制食物、进食过快过热过硬，是否吸烟和饮酒，有无食管其他疾病，如慢性食管炎等。了解家族病史。了解患者目前的进食情况。

2.身体状况　评估有无咽下食物的哽噎感、胸骨后疼痛及异物感等早期肿瘤表现。是否出现进行性吞咽困难。评估营养状况，有无消瘦、贫血、营养不良表现。有无声音嘶哑、咯血、呛咳和持续胸痛背痛。注意颈部、锁骨上淋巴结是否肿大；有无胸腔积液、腹腔积液；有无杵状指、内分泌紊乱等。

3.心理社会状况　食管癌是一种恶性程度较高的肿瘤，主要症状是吞咽困难，可影响患者的进食，给患者造成极大的心理压力。患者对疾病的预后、经济承受能力等易产生忧虑，还会因为手术的痛苦而产生恐惧心理。应评估本病对患者生活和工作的影响程度；患者对本病基本知识的了解程度；家属及其周围人群是否对患者给予心理安慰，对疾病的治疗是否能够给予大力支持等。

4.辅助检查　食管内镜检查是早期食管癌定性、鉴别诊断的首选方法，可以观察病变的部位、形态及范围，并可摄影、录像、刮片做细胞学检查及取活体组织检查。食管吞钡X线检查是诊断食管癌的常用重要手段，可观察病变段食管壁僵硬，不规则狭窄、充盈缺损，甚至可观察到肿瘤的块影，其上方食管扩张。食管脱落细胞学检查是一种简便易行的普查筛选诊断方法。CT检查、活组织检查及放射性核素扫描也有助于疾病的定性与治疗方法的选择。

5. 术后评估　麻醉、手术方式、呼吸与循环情况、胸腔闭式引流情况及术后并发症情况。了解患者对术后禁食和饮食护理要求是否理解。

三、护理诊断/合作性问题

1. 营养失调——低于机体需要量　与吞咽困难、手术后禁食、肿瘤消耗有关。
2. 体液不足　与进食困难、摄入不足有关。
3. 焦虑与　对癌症的恐惧及担心疾病预后有关。
4. 清理呼吸道无效　与手术麻醉有关、与手术创伤及并发症有关。
5. 潜在并发症　水电解质紊乱、胸腔出血、吻合口瘘、肺部感染、乳糜胸。

四、护理措施

(一)术前护理

1. 术前评估要点

(1)进食状况评估:评估患者饮食习惯,包括日常是否进食过快,常吃霉变食物,喜食过热、过硬、腌制品食物;有无长期饮烈性酒、抽烟、口腔清洁不佳或存在慢性疾病;有无在食管癌高发区长期居住史;进食时吞咽有无哽咽、呕吐、消化道出血、胸骨后疼痛、异物感、下行缓慢等症状;进食干或稀食物有否差别;近期进食量和体重有否下降。通过了解进食状态可以评估症状与肿瘤部位、分期及病理类型之间的关系,当肿瘤侵犯食管周径小于1/3时,患者仍可进普通饮食,超过周径2/3时,可以引起一系列临床症状。

(2)营养风险评估:食管是消化道的第一段,也是最细的部分,食管发生恶性肿瘤后,极易发生管腔狭窄,影响进食,使营养素摄入不足,引起营养不良。另外,肿瘤在生长和发展过程也"盗用"了大量的营养,从而更加重了机体的消耗,使营养不良进一步加重。食管癌根治手术创伤大,操作复杂,风险高,对将损伤的患者进行评估十分重要。一般认为,白蛋白<35g/L,转铁蛋白<2.0g/L,前白蛋白<0.16g/L,提示营养不良。有研究结果表明,入院时即有26.35%的肿瘤患者具有营养不良,45.56%的患者具有营养风险,且高于非消化道肿瘤实施患者。营养不良是影响实施并发症的独立预测因子和长期生存的主要因素。因此对于食管癌手术患者,早期识别患者营养状态,对于存在营养不良及营养风险患者及时采取营养干预有重要意义。入院时要应用主观全面营养评价法(PG-SGA)筛查患者的营养风险,PG-SGA是由美国营养师协会大力推荐与广泛使用的最为理想、应用最广的一种适合于肿瘤患者的评价工具。具体内容包括体重、摄食情况、症状、活动和身体功能、疾病与营养需求的关系、代谢方面的需要、体格检查等7个方面,前4个方面由患者自己评估,后3个方面的评估由责任护士完成。评估结果分为SGA-A(营养状态良好0~1分)、SGA-B(中度或可疑营养不良2~8分)、SGA-C(严重营养不良≥9分)。

(3)呼吸系统评估:开胸手术术后容易发生肺不张、肺感染。有资料显示,长期大量吸烟患者(吸烟>20支/天或烟龄超过20年),气道内纤毛波浪运动迟缓,清除黏液和吸入小微粒或其他物质的能力减弱,术后肺感染发生率38.2%,而少量吸烟者术后肺感染发生率为12.5%。因此要仔细了解患者吸烟的持续时间和每天(或有规律的)吸烟支数。

(4)术前分期和手术耐受能力评估:合理安排患者的各项检查,如心电图、肺功能检查、心脏超声检查、食管X线钡餐造影检查、纤维食管胃镜检查、内镜超声、CT扫描、MRI、PET-

CT 等,通过检查了解患者的术前分期和耐受手术的能力。

(5)心理及社会支持系统评估:胸部肿瘤手术涉及与生命相关的重要脏器,患者心理压力较大。了解患者对疾病的认知程度,有无心理不良反应,如紧张、焦虑、恐惧、情绪低落、对手术的态度等;家属对患者的关心程度、支持力度、家庭经济承受能力。

能否耐受手术和预测手术后可能出现的并发症是评估的重点,其中对手术影响较大的是患者的营养状况、呼吸和循环的功能。

2. 手术前准备

(1)改善营养状况:2013 年中国抗癌协会肿瘤营养与支持治疗专业委员会推荐的临床路径是无营养问题的直接手术治疗,重度营养不良必须先营养干预,轻或中度营养不良者进行营养教育。特别患者在术前经常需要空腹完成各项检查,错过进食时间,进食量减少,术前又要清洁肠道,导致本已处于负氮平衡的身体状况更加"雪上加霜"。因此应根据患者进食状况制订个体化饮食指导计划。鼓励进食高蛋白质、高热量、少纤维的饮食。有吞咽困难者可指导家属将食物用搅拌器打成糊状或流体状。必要时添加肠内营养乳,推荐剂量为200~1200mL/d,520~1560kcal。分次口服,每次 100mL,间隔 30 分钟。开瓶后应倒入杯中再饮用,直接口对瓶饮用会使瓶内剩余营养液污染并引起变质。初始使用时,应从小剂量、低浓度开始,逐步加量,室温 5~25℃保持,不得冰冻。开启后最多可在冰箱内(2~8℃)保存24 小时。对食欲差、严重营养不良伴有消化功能障碍者,可采用肠外营养。血红蛋白<100g/L、白蛋白<30g/L 者,应输新鲜全血或血浆,迅速改善其营养状况。

(2)呼吸系统准备

1)戒烟:研究发现,术前至少应禁烟 2 周,才能使痰量减少。指导患者戒烟的方法包括餐后喝水、吃水果或散步,做一些事情分散注意力,摆脱饭后一支烟的想法。研究表明,在戒烟初期多喝一些果汁可以帮助戒除尼古丁的成瘾。吸烟者的手和嘴每天都会很多次重复吸烟的动作,戒烟之后一般不会立即改掉这个习惯性动作,所以可选择一些替代品来帮助克服,如咀嚼无糖口香糖等可针对嘴上的习惯,握铅笔等针对手上的动作。

2)呼吸功能锻炼:正确的呼吸训练可使胸廓扩张,有利于萎陷的肺膨胀,增加气体交换和弥散,在减轻症状与体征的同时增加承受手术的能力,对预防术后并发症有显著作用。特别是老年人,肺实质已发生变化,纤维结缔组织增加,肺弹性减弱、肺泡塌陷,导致肺的顺应性下降、呼吸阻力增加而引起肺通气和换气功能减退。护士不仅要认真讲解呼吸功能训练是帮助手术后排痰,促进肺复张,控制肺感染的重要方法,同时还要加强指导,使患者积极配合练习。主要方法如下。

A. 咳嗽训练:指导患者深吸气后用腹部的力量做最大咳嗽,保持胸廓相对不动以减少开胸术后的伤口疼痛,通过膈肌的运动来实现肺膨胀与震动,不仅可使肺复张也可以咳出痰液。每天练习 3 次,每次 20 分钟左右。

B. 缩唇呼气训练:在呼气时将嘴唇缩紧,增加呼气时阻力,使呼吸道较长时间地打开,增加气体从肺泡内的排出,减少肺内残气量。

C. 腹式呼吸训练:膈肌下降 1cm 时,肺组织可多吸入约 300mL 气体,故腹式呼吸能明显增加肺泡通气量。患者坐卧或平卧于床上,腹肌充分放松,一手放于胸骨柄,一于放于腹部,头、双肩及上肢放松,用鼻深吸气,吸气时使膈肌尽量下降,吸至不能再吸屏气 1~3 秒,用口呼气,呼气时口唇拢缩成鱼口状,同时收缩腹部,放于腹部的手感觉到吸气时抬起,呼气时落下,放于胸部的手几乎不动。每天 2~3 次,每次 15 分钟左右。护士每天要认真评估患者练习的效果,及时给予指导,使患者能够熟练掌握腹式呼吸技巧。

D. 呼吸训练器练习:根据患者肺活量遵医嘱设定目标容量,患者取坐位,连接后嘱患者缓慢深吸气,使第一格内小球上升到顶,其他格内小球停留不动,屏气 2~3 秒。继续快速吸气,使第二格内小球上升到顶,第三格内小球不动,屏气 2~3 秒。观察浮标升起时显示吸气时的空气量。休息 1~3 分钟后,重复上述训练 10 次。每天训练 2~3 次。

E. 登楼梯运动训练:登楼梯过程中,整个心肺系统及氧输送系统负荷增加,在一定程度上模拟了手术给患者施加的负荷。研究显示,登楼梯试验不但可以推荐作为开胸患者手术前一个简便易行的常规心肺功能评估方法,而且术后心肺并发症与术前登楼梯能力明显相关,无法登上 12m 高度楼梯的患者的术后心肺并发症发生率和病死率分别是能登上 22m 高度患者的 2.5 倍和 3 倍。因此要特别重视肺功能处于能否手术的边界状态、高龄、有合并其他心肺疾病或需全肺切除的患者。训练方法是在患者充分休息和进食后 2 小时进行,鼓励患者尽可能在 2 分钟内匀速登上 5 楼,每天 2 次。登楼梯过程中出现胸闷、力竭、自觉明显心悸气短则停止。

F. 原地做蹲起运动:从每次 5 个开始,逐渐增加,每天 3 次。每天早晚到室外活动,散步 50m 或慢跑 50m,不要求速度和时间。

3)保持口腔清洁:口腔卫生欠佳者,应劝告按时刷牙,漱口液漱口,每天 3~4 次,特别是有呕吐或胃食管反流患者,应反复强调在餐后或呕吐后及时漱口。有龋齿及严重牙垢者,应及时治疗。

4)慢性肺部疾病或肺部感染的患者,按医嘱进行解痉、抗感染、雾化吸入等对症治疗。

(3)心理准备:手术复杂、创伤大、病理结果、手术费用和家庭负担等都使患者充满了恐惧与纠结。特别是对于术后"禁食水",很多患者和家属由于在理解上存在误区而存在恐惧心理,过度的恐惧会增加应激反应。研究显示食管癌手术患者焦虑、抑郁的发生率分别为 80.7% 和 68%,一旦发生焦虑、抑郁,患者不能很好配合手术,增加手术的危险性和术后并发症的发生率。因此,要耐心向患者及家属详细介绍治疗方法、目的和意义,详细说明围术期各治疗方法和各阶段所需的时间等,减轻生理应激反应,增强患者战胜疾病的信心,使患者平稳渡过围术期,减少手术并发症的发生。

(4)皮肤准备:目前食管癌的备皮以淋浴清洁为主,手术前一天指导患者用毛巾蘸沐浴液或皂体进行全身洗浴,重点加强手术部位皮肤的清洗,脐孔应用液状石蜡清洁脐部污垢。毛发浓密部位应用医疗专业皮肤脱毛剂。手术区皮肤准备范围如下。

1)后外侧切口:最常用,它分为左侧和右侧后外侧切口。术侧前正中线至后脊柱线,包括腋下,上至锁骨水平线,下至剑突。

2)食管三切口:左颈部、右胸部(同后外侧切口)、腹部(包括脐部和会阴部、两侧至腋中线,大腿上 1/3 部)。

(5)输血的准备:胸部肿瘤相邻众多重要脏器,手术复杂,风险较大,解剖时易造成出血,如果肿瘤侵犯心脏、大血管,手术难度更大,术中出血更多。因此术前对手术的难度和范围要有充分的评估,备足血量。

(6)肠道准备

1)对有明显进食后梗阻者,术前 3 天开始每晚经胃管给予 0.9% 温氯化钠溶液冲洗食管及胃,缓解局部充血水肿,有利于术后吻合口愈合。

2)术前一天晚流质饮食,根据医嘱进行肠道准备,结肠代食管手术患者,术前3天进高热量无渣饮食,每晚温盐水灌肠一次。

近年来,国内多家医院开展了食管癌快速康复外科的多项研究,如术前晚正常进食,术前2小时饮糖盐水300~500mL等措施提高手术耐受性,降低术后胰岛素抵抗的发生。

(7)手术当天准备

1)皮肤准备:手术当天晨,使用2%葡萄糖氯己定消毒溶液涂擦手术区皮肤两遍,协助患者更换清洁的衣服,与医师共同核查手术体表标识。

2)术日晨留置胃管及营养管,遇梗阻部位严重时不宜用力,以免出血。可置于梗阻部位上端,待手术中直视下置入。若行空肠造瘘,术前仅置胃管即可告知患者胃管与营养管的重要性,切勿自行拔除。

3)测量生命体征,若体温、血压升高,及时通知医师。

4)抗生素在术前30分钟应用,并在手术核查单上注明时间。

5)与麻醉医师共同核对手术患者信息,在手术核查单上签字后交接患者。

(8)手术床单位准备:患者接入手术室后,应准备好麻醉床,床旁备输液泵、微量泵、多功能监护仪、吸痰用物、氧气用物(鼻导管与吸氧面罩),检查上述物品处于正常备用状态。另备胃肠减压袋、胃管固定贴、各引流管标识、约束带等。

(二)手术后护理

患者手术毕送回病房后,监护室护士要和医师确认手术术式;了解手术的难易程度,对机体的影响程度;有无特殊注意事项,术中出血、输血、输液、尿量情况;带入监护室的液体种类,各种药物的浓度等;检查皮肤有无电灼伤和压伤,肢端温度较低时,应注意保暖与复温。妥善固定各类管道并在醒目位置贴管道标识。

1.体位 全麻未完全清醒前予以去枕平卧位,头偏一侧,及时清除口腔、呼吸道内分泌物,防止窒息或呼吸道感染,通气道要在患者完全清醒后及时拔除,以免患者不耐受、躁动、屏气,从而加重呼吸、循环的不稳定性。特别注意肥胖、颈部较短者,其舌根容易后坠。清醒后床头抬高30°~40°,有利于胸膜腔内积液、积气引流,改善患者呼吸和循环功能,并能减轻伤口疼痛,增加患者舒适度。定时协助患者翻身。

2.呼吸道管理

(1)吸氧:开胸手术后均有不同程度的缺氧,湿化吸氧是缓解缺氧症状,保证全身氧供的直接方法。术后1~3天,氧流量4~6L/min,COPD患者鼻导管吸氧流量<3L/min,症状改善后可改为间断吸氧,一周后视病情需要吸氧。术后避免长时间吸入高浓度氧气(氧浓度>35%),防止氧中毒。

(2)排痰:食管手术创伤大,伤口涉及胸腹,患者因疼痛不敢用力咳嗽;老年患者术后体弱无力咳嗽;也有患者没有掌握正确咳嗽方法,这些均可能造成呼吸道内分泌物潴留,阻塞呼吸道,引起肺不张和肺感染。因此想方设法帮助患者排痰是胸科医护人员非常重要的一项工作。排痰措施主要包括一般措施和特殊措施两方面。

1)一般措施

A.患者主动排痰:首先要耐心解释排痰对预防术后肺炎、肺不张的重要作用,告知无效咳痰会引起患者疲倦、胸痛、呼吸困难、支气管痉挛加重,取得患者全面合作,主动用力咳嗽排痰。咳嗽时协助患者立位或坐位,用两手掌按压术侧胸壁,一方面产生较高的胸膜腔内压和气流速度有利排痰,另一方面可以减轻疼痛。

B.叩背咳痰:每天每2小时给患者叩击胸背一次。方法:握起手心屈曲成碗状、放松手腕,依靠腕动的力量双手轮流有节奏地在引流部位的胸部上叩拍,促进受压部位分泌物的松动。叩背的顺序是沿着脊柱两侧支气管大致走向、由下到上向心性叩击,根据患者情况叩拍,每次1~5分钟。也可用振动排痰机振动胸肺部,振动幅度为10~15Hz,每次10分钟,每天2~4次。避免叩拍背部伤口、锁骨、前胸及脊椎部,不能在裸露的皮肤上叩击。

C.雾化吸入:开胸手术破坏了胸壁的完整性,麻醉插管可能造成气管及声带水肿、充血,同时造成呼吸道纤毛系统被破坏,使患者咳嗽、排痰困难。雾化吸入是将水分和药液形成气溶胶的液体微滴或固体微粒,被吸入并沉积于呼吸道和肺泡靶器官,以达到治疗疾病、改善症状的目的。同时雾化吸入也具有一定的湿化气道的作用,是一种简便易行、效果明确的祛痰方法。目前,临床常用的雾化方法是氧气雾化(SVN)和超声雾化(USN)两种,前者是通过压缩空气泵产生的气源的压力和流量较为恒定,治疗效果的回喷化、可比性更好,更适用于比较临床疗效;后者是由于超声的剧烈震荡可使雾化容器内的液体加温,这对某些药物如含蛋白质或肽类的化合物可能不利,超声雾化对混悬液(如糖皮质激素溶液)的雾化效果也不如氧气雾化。使用SVN时,频率为每次15~20分钟,每天4次,保持一定的流量(6~8L/min)利管道的通畅。COPD伴呼吸衰竭,高流量氧气雾化吸入在迅速提高PaO_2的同时,也会加重二氧化碳潴留。其原因可能是药液低渗,防腐剂诱发,气雾温度过低或对药液过敏所致。应寻找原因,及时采取防治措施。

D.刺激气管:一手在背后扶住患者,另一只手的拇指指腹在患者深吸气末用力咳嗽时按压胸骨上窝处气管,咳嗽时松开,刺激气管黏膜引起咳嗽反射,促进排痰。

2)特殊排痰措施

A.鼻导管吸痰:当肺内有大量痰鸣音或一侧肺呼吸音减低并且患者咳痰无力时,应果断采用鼻导管吸痰,吸出声门以上的痰液,同时导管刺激黏膜引起主动咳嗽,咳出深部痰液,避免肺感染和肺不张。

B.环甲膜穿刺:患者取半坐位,头后仰,用手指纵向固定颈部气管,取10mL注射器抽吸0.9%无菌氯化钠溶液5mL,将注射器针头经环状软骨与甲状软骨之间的环甲膜刺入,回抽注射器有气泡逸出,证实已刺入气管,嘱患者吸气末屏气,迅速将注射器内0.9%无菌氯化钠溶液推入气管,拔出针头。此时患者出现呛咳,可将气道内分泌物咳出。本操作要防止进针过深,以免咳嗽时划破气管膜部。拔针后按压2~3分钟,偶有轻微出血和皮下气肿,一般不需特殊处理。

C.纤维支气管镜吸痰:体弱无力排痰或已有肺不张,鼻导管吸痰无效者,采用此法。一般在床旁局部麻醉下施行。尽量取半卧位,咽喉部局部喷雾麻醉,痰液不易吸出时,可经气管镜快速注入黏液溶解剂,使痰液稀释,有利于痰液吸出。吸痰对患者的刺激性较大,易诱发支气管痉挛,操作期间要给患者充分供氧,以防缺氧造成心脑血管并发症发生。吸痰过程中密切监测患者意识、外周血氧饱和度和心率的变化。

D.气管内插管或切开:已有大量分泌物积聚而致呼吸道梗阻或有较严重的呼吸功能不全时,应及早行气管内插管或切开,彻底清除分泌物或以呼吸机辅助呼吸。

总而言之,患者排痰遵循由主动到被动、无创到有创的原则。正确的咳痰、叩背方法及切实认真地落实有时可以起到抗生素难以达到的效果。

3)痰液的观察

A.痰的性质:术后第一日痰多为暗红色血性黏痰、黑灰色胶冻状痰,一般是麻醉插管造成黏膜损伤或手术支气管出血所致。如果有感染,逐渐变为黄色黏痰,也可为血丝痰随感染逐渐控制,组织愈合,纤毛功能恢复,痰液逐渐变浅为白色痰液。

B.痰量变化:术后1~3天由于气管插管、吸痰等对气管黏膜的损伤,痰量较正常时多,如果肺与支气管感染加重,痰量会明显增多,特别是既往有慢性肺疾患的患者。若痰量突然增多且为泡沫痰时,要高度警惕心力衰竭的可能性。

4)呼吸功能监测:呼吸功能监测的意义在于早期发现缺氧和二氧化碳潴留,使呼吸衰竭的患者得到早期诊断和治疗。基本呼吸功能监测包括呼吸频率和幅度、皮肤黏膜色泽、外周血氧饱和度、肺部听诊、血气分析及胸部 X 线检查。听诊发现呼吸音减弱或消失提示肺膨胀不全、肺不张或胸腔积液;局部湿啰音提示呼吸道分泌物、肺水肿及左心功能不全;局部哮鸣音多表示存在气管、支气管痉挛。

3.胸腔引流管的护理　术后放置胸引管的目的是维持胸腔负压、引流胸腔内积气、积液,促进肺复张。食管手术的引流管位置一般在第 8 肋间与腋中线相交处。患者术后返回病房,要打开胸带确认管道位置与深度,注意胸带要松紧适宜。

(1)保持密闭性:检查水封瓶及管道有无漏气,水封瓶的长管应置于液面下 2~3cm,并保持直立,以免空气进入;每次换引流瓶时,要盖紧瓶盖,各部衔接要紧密,切勿漏气;水封瓶被打破,应立即夹闭引流管,另换一水封瓶,然后开放,排除胸腔内气体。

(2)保持引流通畅:为保持引流通畅,手术后要经常挤压引流管,一般情况下,术后每 15~30 分钟挤压一次,以免管口被血凝块、纤维素性物质堵塞,稳定后 2~4 小时挤压一次。方法:①护士站在患者术侧,双手握住引流管,距插管处 10~15cm,太近易使引流管牵拉引起疼痛,太远则影响挤压效果。挤压时两手前后相接,后面的手用力捏住引流管,使引流管闭塞,用前面手的示指、中指、无名指、小指指腹用力,快速挤压引流管,使挤压力与手掌的反作用力恰好与引流管的直径重叠,频率要快,这样可使气流反复冲击引流管口,防止血凝块形成而堵塞管口,然后两只手松开,胸腔内积液由于重力作用可聚积于引流管下端;②用止血钳夹住引流管下端,两手同时挤压引流管然后打开止血钳,使引流液流出。遇到特殊情况时,如患者发生活动性内出血,应时刻注意挤压引流管。

(3)引流管长短要适度:一般为 1.5m,过长不易观察波动和管理,过短易造成引流液回吸与滑脱;液面低于引流管胸腔出口处 60~70cm。

(4)预防上行感染:管内水柱不要过高,以免管腔内有污染,导致细菌上行繁殖到胸膜腔内;引流管内不得有渗液或有血凝块滞留,因为渗液和血液均为细菌繁殖和上行传播的条件。

(5)胸腔闭式引流管的监测

1)颜色和性质:正常胸引液为淡黄色、清亮、无味。术后从血性液逐渐过渡到血水液。若颜色为鲜红色或胸引液中血红蛋白含量接近静脉血中的含量时,可考虑为活动性出血。术后胸引量增多,进食后胸引颜色为乳白色,应考虑是胸导管损伤所致乳糜胸。若颜色混浊,可考虑感染性胸腔积液。

2)引流量:通过对于胸引流管引流液的量和颜色变化的观察,可以判断有无术后早期胸内出血的发生,术后 24 小时胸引量<500mL 属正常范围。若血性引流液较多,应记录每小时胸引量,胸瓶上做标记,及时报告医师。血性胸引量 24 小时超过 800mL;或 1 小时超过 200mL,连续 4 小时无减少;或虽经大量输血而休克征象无明显改善;或估计胸内有大量积血,均应考虑立即开胸探查止血。

3)水柱波动:水柱波动高低间接反映了患者的呼吸幅度和胸内残腔大小。正常波动在 4~6cm。术后患者因伤口疼痛而呼吸较浅时,水柱波动较小。波动大提示胸内残腔大,术后残肺未填充,应加强吸痰和膨肺治疗。波动消失,患侧呼吸音减弱或出现皮下气肿时,提示存在气胸致肺萎陷,应检查引流管内是否有血纤维素堵塞、胸引管被胸带压迫或打折、引流管脱出胸腔位于皮下,如果引流管不断有气泡逸出,可能是手术本身造成的肺漏气,应视其程度予以处理。

(6)拔管指征:48~72 小时后,查胸部 X 线片示肺完全复张,24 小时引流液<100mL,波动 1~2cm,胸引液颜色正常,无气体排出,患者无呼吸困难即可拔管。拔管后密切观察生命体征,及时发现病情变化。

4. 口腔护理　禁食水或免疫力低下时,栖息于口咽部的细菌和外来的细菌自然下移到下呼吸道,同时食管癌术后容易发生胃液反流,因此食管癌术后患者容易发生肺感染或发生误吸性肺炎。从细菌学的角度,尽管不可能将口腔内的细菌数减少到零的程度,但要将细菌总数、菌种控制在一定限度内,降低肺部感染发生率。口腔细菌多可形成生物被膜薄层,而清除困难。因此,口腔护理非常重要,每天早晚刷牙两次,每 4 小时用漱口液含漱 3~5 分钟(研究报道,口腔护理液可以选择氯己定及弱酸性的液体),特别是患者咳痰后要及时给予漱口,及时清理舌苔上残余的痰液。研究认为,术后第 1 天开始咀嚼无糖型口香糖(每天 4~5 次,每次 2~3 粒,咀嚼 15~20 分钟)不但清洁口腔,防止口腔内细菌大量繁殖,保持口腔清洁无异味,还可以使胃肠蠕动增加,刺激排气;但是咀嚼时要注意防止误吸。结肠代食管的患者,因结肠逆蠕动,患者常嗅到大便气味,需向患者解释原因,并指导其加强口腔卫生,一般此情况半年后会缓解。

5. 胃管与营养管护理　食管癌术后需留置胃管行胃肠减压,以减少对吻合口的拉力、保障胃壁的血运,防止胃内容物过多挤压肺而影响呼吸,防止胃液反流发生误吸和吻合口瘘。另外,患者还需留置营养管以保证营养需求,营养管置管途径包括鼻肠管和空肠造瘘管,前者采用聚氯乙烯材料制成,含有增塑剂,柔韧性差,术中放入空肠,留置 7 天左右;后者采用聚氨酯材质制成,组织相容性好,管壁薄、内径粗、内壁光滑,对患者刺激小,术中放置,可以留置 6~8 周。

(1)确认深度:术后要及时检查胃管及营养管的深度,胃管置于胃内,距鼻孔一般为 30~40cm。营养管置于空肠内,蔡氏韧带下 15~20cm,距鼻孔一般大于 60cm。妥善固定,并在管道标识上注明置管时间与深度,班班交接。

(2)妥善固定:鼻肠管应与胃管固定于鼻翼及耳垂,常规 24 小时更换胶布,固定胶布有污染或松动时,应随时更换。胃管固定要安全、牢固且活动方便。勿长时间系扣、打折。空肠造瘘管固定于腹壁。无论采取哪一种固定方法,都要强化患者的相关教育,特别要叮嘱高龄患者,鼻腔内的管道有任何不适要及时告知医护人员,切勿自行拔除。

(3)保持胃肠减压通畅:患者完全清醒后,检查口腔内有无盘管、打折。冲洗胃管每天 4~6 次,每次冲洗液量不可过多,可用 20mL0.9%氯化钠溶液慢慢推注后吸出,反复冲洗,确保管腔通畅。忌用力过猛,冲管时若遇阻力、冲不开时,应报告医师,不可自作主张。待患者胃肠功能恢复后拔除胃管。行结肠代食管术时,要保持置于结肠袢内的减压管通畅。注意观察腹部体征,若引流出大量血性液或呕吐大量咖啡样液体并伴有全身中毒症状,应考虑代食管的结肠袢坏死,应立即通知医师并配合进行抢救。

(4)胃液的观察:术后早期胃管内可有少量血性液或咖啡样液引出,逐渐变浅。若持续为咖啡色或暗红色或引出大量新鲜血性液,应及时报告医师,对症处理。术后第一天因全麻的影响,胃尚未恢复蠕动,引流量少。术后 2~3 天,胃蠕动恢复,胃液引流量较前增加。当胃肠功能恢复正常后,胃引流量逐渐减少。

6.肠内营养护理　随着对临床营养认识的不断深入,肠内营养越来越受到外科医师的重视,特别是早期肠内营养可以较快地恢复患者的营养状态,减少术后吻合口瘘的发生,促进恢复。肠内营养能够起到保护肠道屏障、减少毒素吸收、防止菌群移位等作用。小肠蠕动从术后 6 小时开始,胃蠕动恢复约需要 48 小时,最后是结肠,3~5 天开始恢复。术后 24 小时开始通过营养管给予盐水 250mL 通过营养泵缓慢滴注,刺激肠蠕动证实是安全的,第 2 天开始给予肠内营养制剂(选用高脂、低糖类配方或肿瘤专用型配方)200mL,如无不适,每天递加 200mL,至 1000mL。

(1)配制营养液的护理

1)操作前后洗手,配制营养液的器具应严格消毒,有条件时尽量使用一次性灭菌用品。

2)输注营养液时应适当加温,通常采用简易加温棒,一般为 38~40℃。要根据流速调整加温棒的位置,若流速快可将加温棒放置在稍远处,流速慢则应将加温棒靠近患者身体放置,以确保加温效果。

3)营养液现配现用,注明开启时间,未及时饮用可放入冰箱冷藏,超过 24 小时废弃。

(2)输注营养液的护理

1)有明确的 EN 标识悬挂于输液架上,肠内营养与肠外营养分别置于患者身体两侧。检查连接终端是否正确。每次输注前要确认营养管标识和营养管位置,要评估患者的状态,确定营养液的配方、量、输注的速度,床头抬高 30°~45°,确认通畅后开始滴注肠内营养液。

2)要匀速滴注,开始时滴注速度较慢,20~30mL/h,每天递增 20mL/h,最大速度为 100~125mL/h。

3)保持营养管通畅,用 20mL 注射器每 4 小时温开水冲洗一次管道,每次 30mL。结束时用 0.9%氯化钠溶液脉冲式冲洗管腔,每次冲洗量至少 30mL。禁忌在肠内营养乳内添加任何药物,以免产生化学反应。管入固体药物时要充分研磨溶解,管入前后温开水 30mL 冲管,注意药物的配伍禁忌。如遇堵管,及时用 20mL 注射器抽适量温开水反复冲洗;也可使用可口可乐或胰酶片 220mg 溶于碳酸氢钠后冲管,切勿使用导丝通管。

4)含膳食纤维的肠内营养仅含 75%~80%的游离水,因此要在输注肠内营养乳间隙给予适量水分,以免增加便秘的危险。

5)在输注过程中密切监测患者有无恶心、呕吐、反流、腹泻、便秘、误吸、营养管堵塞等,及时对症处理。

6)注意保持营养管外端的清洁,及时去除黏渍等。输注管道应 24 小时更换,接头处保持无菌状态。同时应注意观察胃管内有无营养制剂反流现象,若量较多,考虑是鼻肠管深度不够,应调慢输注滴速。

（3）空肠造瘘护理：每天消毒造瘘周围皮肤,保持清洁干燥,观察穿刺及缝线处皮肤有无红肿、渗液、缝线脱落、出血、渗漏、瘘形成、梗阻、疝、感染等。

7. 伤口护理　食管手术切口较长且顺肋缘走行有一定弧度,术毕固定伤口敷料时,应采用无张力粘贴的方法,最大限度减轻敷料对皮肤的牵拉,以免出现水疱术后要定时协助患者变换体位,避免后外侧切口受压时间过长。检查伤口敷料渗血情况,保证病服的清洁干燥。注意敷料周围有无水疱,无菌性水疱可自行吸收,皮肤已破溃者,可采用局部吹氧,并保持胸部清洁干燥。每天观察伤口有无红肿、渗液、切口裂开等情况,特别是后外侧切口,发现异常通知医师及时处理。

8. 术后镇痛　食管手术范围大,术后疼痛较重,不仅影响休息,更重要的是会对呼吸、循环、胃肠、内分泌、凝血等功能造成严重影响。因此,有效止痛是术后护理的重要内容之一。近年来常用的镇痛方法主要有自控镇痛泵（PCA）、局部镇痛、肌内注射、口服阿片类药物等；药物包括吗啡、哌替啶、阿法罗定、芬太尼等。护士要动态评估患者的疼痛等级、镇痛效果、影响患者疼痛耐受的因素,及时向医师提供合理的镇痛意见,特别要注意的是,除按照医嘱使用止痛药物,患者咳嗽时,护士可用两手掌按压术侧胸壁,以减轻疼痛,协助患者活动时避免胸引管受牵拉。听一些轻松的音乐,舒缓紧张情绪,分散患者对疼痛的注意力。

9. 尿管护理　术后尿管持续开放,观察并记录尿量、颜色。无异常,术后48小时即可拔除,并观察拔除尿管后患者有无尿频、尿少等尿路刺激症状。年老体弱、前列腺肥大的患者可酌情延迟拔除尿管时间。

10. 术后早期活动　术后早期活动可以防止肺部并发症发生；调动全身肌肉群的活动,减少下肢深静脉栓塞及肺栓塞的发生；促进胃肠蠕动与排气,有助于排尿功能的恢复。活动前应先评估患者生命体征,若稳定,指导患者循序渐进活动。一般先指导患者双腿搭在床边活动,无头晕、心悸后可协助其下地在床旁原地活动做踏步、抬膝、轻微转臀的动作。逐渐过渡到床旁走行3~5分钟,每天2次,下地活动前后均需要特别关注测量血压、心率和血氧的变化,如有异常立即停止活动。食管癌术后患者身上管道较多,肠外营养与肠内营养输注时间又较长,限制了患者的活动,继而影响胃肠的蠕动和排空,易出现腹胀、无食欲、便秘等。在病情允许情况下,可将肠内营养输注泵固定在移动式输液架上,并挂上营养液,在护士陪伴下,在病区内活动。输注泵电力充足情况下可连续使用2~3小时,输注管道必须保持通畅。

拔管后,应指导患者进行肩关节活动锻炼,如术侧手臂上举、肩关节向前、向后旋转活动等,以使肩关节活动范围恢复至术前水平,并预防肩下垂。鼓励患者用患侧的手做力所能及的事情。

合理的营养支持配合适当的运动能促进身体内蛋白质的合成,增加肌肉组织和体重,改善全身情况；使参与运动的肌肉群增加,运动强度增大,使身体更有力,还可以增强患者的自信心。

11. 饮食的护理

（1）一般排气后开始试饮水,次日开始进半量流质,30~50mL/2小时,1~2天后给予全量流质,逐渐过渡到半流质,在此期间要特别关注患者进食后有无体温升高、腹胀、反流、误吸等症状,如无异常,出院1周后开始吃软食。

（2）开始进食时宜小口慢咽。少量多餐,每天6~8次。特别要提出的是,要根据个体差异,以能耐受为宜。

（3）进食时半卧位,促进胃排空,防止反流。进食 30 分钟后宜适当活动。进食前后饮适量温水,起到润滑和冲洗食管的作用。晚餐不宜过晚,以免夜间出现反流、误吸。

12. 食管癌术后常见并发症的观察与护理 食管肿瘤跨越颈、胸、腹 3 个区域,切除肿瘤后还要重建消化道,手术时间长。加之食管癌患者合并基础病较多,故术后并发症不仅包括呼吸、循环系统,还有消化道和感染等并发症。近年来,随着手术操作方法的改进,外科设备和器械的进步,围术期处理技术的提高,术后并发症大为降低,病死率也相应减小。

（1）吻合口瘘:食管与胃、空肠或结肠吻合术后,从吻合口有消化道内容物外溢,通常称之为吻合口瘘,但实际上有少数病例瘘口位于吻合口上方的食管壁或下方的胃壁,因此也有人称之为吻合区瘘或吻合术瘘。目前,吻合口瘘仍然是食管癌术后最严重的并发症之一,包括胸内吻合口瘘和颈部吻合口瘘。手术切除食管,重建消化道后,吻合口瘘的发生率在 2.68%~6.4%,一旦发生吻合口瘘,特别是胸腔吻合口瘘,病死率较高。吻合口瘘可根据症状和体征,胸部 X 线检查,胸腔穿刺,口服亚甲蓝、碘油检查做出诊断。

1）原因:形成吻合口瘘的因素比较复杂,主要与吻合口张力过大、感染、血液供应差、高龄、贫血、营养差、糖尿病、术前放化疗等因素有关。

2）胸内吻合口瘘的类型与表现:吻合口瘘的发生时间早晚不一,最常见于术后 4~6 天,按发生时间的早晚可分为三种:①早期瘘:术后 3 天内出现,多因手术操作不当所致。瘘口大者术后 24~48 小时即可从胸引管引出较混浊的引流液。表现为发热、心悸、呼吸困难等;②中期瘘:发生于术后 4~14 天,多与感染有关,较常见,表现为持续性高热、面色潮红、呼吸浅促、烦躁不安、口干舌燥、白细胞升高等。胸引管可见混有食物残渣的引流液排出;③晚期瘘:术后 2 周以上发生者,主要与营养欠佳有关。常表现为持续性低热,一般降温效果不佳。

3）颈部吻合口瘘:多表现为颈部皮肤红肿、压痛、皮下气肿,有脓液引出,伴有或不伴有体温升高。因其位置表浅,易及时处理,预后好。

4）处理原则:充分引流,营养支持,控制感染,三者缺一不可。为方便临床护士记忆,将其归纳为"三管一禁"。三管:做好胸引管、胃肠减压管和营养管的护理;一禁:经口禁食水。

（2）乳糜胸:创伤或手术造成的胸导管损伤使乳糜渗漏到胸腔,即为乳糜胸。食管癌术后乳糜胸的发生率为 0.06%~2.5%,乳糜胸发生后,多数患者较为危重,如不及时处理,可以造成严重后果并危及生命。

1）原因:在食管癌切除过程中,锐器分离肿瘤的操作最易伤及胸导管而未及时发现和处理,在清扫淋巴结时伤及较大的淋巴管等。

2）观察要点:乳糜胸典型的症状为胸闷、心悸、气短、活动费力,患侧胸部沉重与不适感,这主要是乳糜漏至胸腔引起的压迫症状。乳糜液渗漏快的患者,短时间内即有脱水、电解质紊乱、循环血量不足、胸闷、呼吸困难等休克前期的表现。乳糜含有卵磷脂或游离脂肪酸,如果病情迁延,连续大量丢失含丰富脂肪和血浆成分的乳糜液,患者出现虚弱、饥饿、口渴等症状,如果出现进行性衰竭,患者在短时间里就会出现消瘦、营养不良、脱水、表情淡漠等症状,还会出现由于低蛋白而导致的水肿。

乳糜胸很少在术后立即出现大量的乳糜液。多出现在术后第 2~15 天,平均术后 7 天出现。胸引量增加每天数百至数千毫升不等。术后早期,因患者禁食水,胸腔渗液渗血和乳糜混合,外观是淡红色,渗血逐渐停止,液体变为橙黄色,透明微混。若患者进食,特别是进食含脂肪和蛋白的食物,由乳糜瘘流出的液体即为乳白色。乳状液存放试管内一般不凝,鉴别方法:①乙醚萃取试验:乳糜液5mL装入试管内加少许乙醚震荡后乳白色液体变为澄清为阳性;②苏丹三染色:见脂肪颗粒为阳性;③胸引液中的细胞分类计数中细胞总数约为外周血白细胞数的1/2,淋巴细胞为主。

3)措施:包括禁食,补充液体保持水电解质平衡,必要时输注血浆。若每日丢失<1000mL,绝大多数保守治疗后可治愈。保守治疗无效,需要再手术重新结扎胸导管,否则患者很快会因营养衰竭死亡。

（3）术后出血

1)原因:开胸术后出血是严重并发症,造成的原因很多,但是根本的原因是术中止血不彻底,特别是胸膜广泛粘连的患者,创面渗出较多,并且胸膜腔内为负压,患者本身有出血性疾病或凝血机制障碍、麻醉清醒前患者躁动等因素,都可以使胸膜腔内渗血增多。

2)观察要点:护士应严密监测生命体征,定期检查切口敷料及引流管周围有无出血或渗血,严密观察引流液的颜色、性质、量并做记录。小量出血无明显症状,多表现为胸引管引流量增多。若术后5小时内引流量多于1000mL或每小时多于200mL并持续4小时以上,无减少趋势,或引流出的血液很快凝固,同时伴有血压下降,脉搏增快,冷汗,则提示胸腔内活动性出血,由于部分血液可能在胸腔内形成血块,故患者实际出血量往往比引流量要多。

3)措施:遵医嘱应用止血药物,定时挤压引流管,及时排出胸内积血。加快静脉输血补液速度,胸内活动性出血时,经输血或补液等抗休克治疗后,血压不升或回升后又下降,必要时做好开胸探查的准备。

（4）心律失常:心律失常是开胸术后常见的并发症。

1)原因:与手术创伤、年老体弱、原有心血管疾病、术后呼吸功能不全等因素有关。

2)观察要点:术后心律失常多以室性期前收缩、心动过速、心房颤动多见,可以是一过性或阵发性,主要是心电图异常。轻者无自觉症状,也可以表现为心悸、气急、烦躁不安、血氧饱和度下降等。

3)措施:持续心电监护,根据心律失常类型对症处理,必要时应用输液泵严格控制流速,观察用药后的心律、心率、血压的变化,做好记录。纠正诱发心律失常的原因,如低氧血症,稳定血压,保持电解质平衡,止疼。保持环境安静,减少声、光对患者的不良刺激,加强与患者的沟通,增强信任感和安全感。

（5）肺不张和肺炎

1)原因:手术致胸壁软化、膈神经损伤、胸腔积液积气、疼痛、敷料包扎过紧等因素限制了术后呼吸功能的恢复,造成患者不敢咳痰或咳痰无力;术中挤压或牵拉使肺组织损伤、呼吸肌肌力减退、小气道狭窄并易塌陷,分泌物潴留等。

2)观察要点:多发生在术后48小时以内或术后第2~5天,起初有呼吸急促、气短、呼吸浅促、烦躁不安等明显缺氧表现,血氧饱和度下降至90%以下,胸引管波动较大。

3)措施:首先在于增强患者清除呼吸道分泌物的能力,加强翻身叩背咳痰,环甲膜穿刺、支气管镜吸痰等。酌情选取适宜的雾化吸入药物,增加雾化频次,鼓励患者饮水湿化气道。特别是要注意夜间咳痰情况,既保证患者睡眠,又要见缝插针,协助患者充分咳痰。

（6）吻合口狭窄

1)原因:可能与手术操作、吻合口缺血性挛缩、患者瘢痕体质等有关。

2）观察要点:吻合口狭窄发生时间从术后4周到1年或2年以上不等,发生率为1.8% ~10.0%,老年人甚至可高达30%。吻合口狭窄可分为良性狭窄和癌性狭窄两类,引起狭窄的因素较多。良性狭窄主要由于术后瘢痕挛缩所致。术后还可因为反流性食管炎引起纤维瘢痕增生;手术后期进食流食或半流食,使吻合口未得到相应的扩张而挛缩等;癌性狭窄则为癌肿局部复发堵塞所致。狭窄开始时患者一般感到进食不顺,以后逐渐加重。食管钡餐造影可判断狭窄程度。

3）措施:除给予全身支持治疗外,还可行探条扩张术、激光、微波切割术、球囊扩张术、永久性支架扩张术和暂时性支架扩张术,依据不同的情况扩张一次至数次。扩张术前与患者建立良好的沟通关系,对患者进行细致耐心的心理辅导,及时解答患者的疑问,增加患者对疾病的了解,缓解其心理压力,根据患者的实际病情,做好充分的手术前准备。术后需密切监测患者的体温、呼吸、血压等生命体征,并对其呼吸道和口腔进行清洁护理,防止感染及其他并发症的发生;饮食上注意常规禁食3天,期间注意对患者进行充分的营养支持,3天后根据患者的恢复情况补充流食或软食,逐渐过渡到普食,食物选择高蛋白、高营养及易消化食物,进食过程中注意细嚼慢咽,禁食刺激性食物。

(7)反流性食管炎:食管癌术后反流性食管炎的发生率在1.7%,多出现在术后半年左右,有的甚至在术后几年出现。

1）原因:主要与手术切除了贲门的抗反流结构或吻合口较宽有关。另外,由于胃上提入胸并切除迷走神经,使幽门呈痉挛状态,胃酸从胃内向食管腔反流引起吻合口水肿、炎症,甚至溃疡。

2）观察要点:患者常出现反酸、烧灼感、胸骨后疼痛,平卧时加重。饭后恶心、呕吐、吞咽疼痛和困难等。

3）措施:应指导患者避免睡前、躺卧时进食,进食速度要慢,不宜过饱,温度40~42℃,以免温度过高烫伤食管黏膜。避免酸性饮料、咖啡、可乐等,进食后饮100~200mL温水冲洗食管,减少食物滞留。应用抗酸、抗反流药物后症状减轻或消失。

(8)倾倒综合征:食管癌手术后,食物可以更快地通过消化系统,导致倾倒综合征。有两种类型:早期倾倒综合征和晚期倾倒综合征。在食管癌切除术后晚期倾倒综合征更为常见。

1）早期倾倒综合征:为进食后30分钟内可能发生的症状。患者会感觉头晕、虚弱、心率增快、血压下降等,一些人也会有胃痉挛及腹泻,这些症状可能会持续10~15分钟。这主要是食物大量快速进入小肠,肠内高渗状态使体液向肠内转移,循环血量减少,水、电解质紊乱,肠管膨胀,蠕动亢进所致。一旦出现应减慢进食,少量多次进食干燥的食物,在两餐之间饮水,进食鱼、肉类和鸡蛋等高蛋白食物和面条、米饭、面包及土豆等淀粉类;避免进食含添加糖分高的饮食;在进食后立即休息15~30分钟。随着时间的推移,早期倾倒综合征会逐渐缓解。

2）晚期倾倒综合征:通常发生在进食几小时后或错过一餐时,患者会突感头晕、不适及摇晃。这是由于低血糖引起的。处理方法同早期倾倒综合征,如果症状依然持续,可以进食糖块。

13.居家护理

(1)食管术后一段时间吻合口还处于水肿状态,进食宜少食多餐,细嚼慢咽。指导患者术后1个月应逐渐过渡到普食,以免造成吻合口狭窄。

（2）食管胃吻合术后的患者,应少食多餐,忌食高脂肪饮食、咖啡、浓茶、糖果和饮酒等;进食后需站立、端坐、慢走半小时,以预防进食后胀满感;饭后 2 小时内不宜卧床,餐后散步,睡前 4 小时内勿进食;睡眠时可垫高枕或使床头抬高;平时不穿紧身衣和不扎弹力腰带,以缓解进食后胀满感。

（3）在术后的最初几周内患者会有明显体重下降,随着饮食的恢复,体重下降的速度会减慢。指导患者每周测体重并记录,了解自己的体重变化趋势,如果在正常进食的情况下体重仍然呈下降的趋势,应及时与医师沟通。

（4）术后半年内应每月复查一次,以后视病情定期复查。如有咯血、吞咽困难、持续体重下降、全身不适等情况时,应及时就诊。

五、健康指导

1. 加强营养,注意饮食的调配,保证每天的营养摄入量,以保持良好的营养状态,提高机体抵抗力。

2. 指导饮食 术后患者建立饮食习惯,饮食应少食多餐,细嚼慢咽,以高热能、高蛋白质、易消化的软食为宜。若患者进食后出现胸闷和呼吸困难症状,多因胸腔内胃膨胀压迫心肺所引起,预防方法是餐后 2 小时不平卧;食物反流症状较重者,睡眠时应把枕头垫高,防止胃液反流至食管引起恶心、呕吐。要坚持戒烟戒酒,避免过烫及辛辣等刺激性食物。禁食带骨、刺等干硬食物,防止发生晚期吻合口瘘,质硬的药片或药丸,也应研碎后再服用。

3. 结肠代食管术后,因结肠逆蠕动,患者口腔常嗅到粪臭气味,应向患者耐心解释,一般半年后症状会逐步减轻。

4. 术后循序渐进地进行肩关节功能锻炼。

5. 定期复查,坚持后续放疗、化疗。

6. 告诉患者手术后进食干硬食物时有可能出现哽噎症状,需要观察。如果吃半流食仍然咽下困难,应该到医院就诊。

第九章　肾脏疾病患者的护理

第一节　肾脏损伤

肾脏位于腹膜后间隙内脊柱两旁,包绕在肾周筋膜内,位置较深,其前后、内、外侧均有脂肪囊和周围组织结构保护。正常情况下肾脏有 1~2cm 活动度,一般情况下受伤机会较少。在泌尿系损伤中,肾损伤发病率仅次于尿道损伤,位居第二位,多见于青壮年男性。多为闭合性损伤,1/3 常合并其他脏器损伤,当肾脏存在结石、积水、囊肿、肿瘤等病理改变时,损伤可能性更大。

一、病因

1.开放性损伤(穿透伤)　因弹片、子弹、刺伤和爆炸致伤,多见于战时,常合并腹、胸部脏器损伤,伤情重而复杂。

2.闭合性损伤　分直接暴力损伤和间接暴力损伤。

(1)直接暴力损伤:上腹部和腰部、肾区受到外力的打击或腹侧受到挤压,肋骨和横突骨折时骨折片可刺伤肾脏。

(2)间接暴力损伤:受伤者自高处跌下,足跟和臀部着地时发生的对冲力,引起肾脏或肾蒂损伤。

(3)自发破裂:肾脏原有病变,如肾积水、结石和肿瘤,在轻微压力之下,如肌肉突然收缩,身躯扭摆而发生破裂。

3.医源性损伤　指由于医护人员在治疗或检查过程中所造成的损伤,包括开放性手术时意外撕裂、穿破肾脏。腔道手术,如经皮肾镜术、经皮肾穿刺活检或造口术等,以及在行体外 ESWL 时肾脏受到意外损伤。

二、病理

根据肾脏损伤的部位与程度不同,分为以下几种类型。

1.肾挫伤　仅局限于部分肾实质,形成肾瘀斑和(或)包膜下血肿,肾包膜和肾盂黏膜完整。

2.肾部分裂伤　部分肾实质裂伤伴有包膜破裂,致肾周血肿。

3.肾全层裂伤　肾实质深度裂伤,外及包膜,内达肾盂肾盏黏膜,常引起广泛肾周血肿、血尿和尿外渗。

4.肾蒂损伤　肾蒂血管或肾段血管的部分和全部撕裂;也可因肾动脉突然牵拉,致内膜撕裂。

5.病理性肾破裂　轻度的暴力即可导致有病理改变的肾脏破裂,如肾肿瘤、肾囊肿、肾积水、移植肾的排斥期等。

三、诊断要点

1. 临床表现

（1）病史：有外伤史，尤其是腰部或肾区受伤史。

（2）休克：常发生在重度的肾脏损伤，如肾全层裂伤、肾破裂及肾蒂血管断裂，特别是开放性肾损伤及合并其他脏器的损伤，出血严重的患者极易出现休克。伤后数天内出现休克，表示有继发性出血或反复出血。在儿童的肾损伤，迟发性休克较常见。

（3）血尿：是肾损伤最常见且重要的症状，分为镜下血尿和肉眼血尿。血尿的严重程度与肾损伤的程度不一定成正比，约40%肾损伤患者可无血尿，如肾蒂、输尿管断裂或发生血块堵塞输尿管时，可能不出现血尿，而表现全身失血征，常出现失血性休克，危及生命。

（4）疼痛及肿块：肾破裂后出现出血或尿外渗，在肾周形成肿块。如后腹膜出现较大的血肿，可出现腹膜刺激征。腰部肿块表示尿外渗和腹膜后积血较多，这是伤情较重的症状之一。

（5）感染及发热：血肿及尿外渗有可能继发肾周感染，在伤后数天患者会出现发热、局部压痛和肌紧张等体征。

2. 辅助检查　①B超检查：了解伤侧肾结构改变及肾内血肿的部位、对侧肾脏结构是否完整等；②CT检查：清晰显示肾皮质裂伤、尿外渗和血肿范围；③静脉肾盂造影：明确损伤程度、范围，指导治疗；了解对侧肾脏情况，是否缺陷、发育不全、异常等；了解有无肾脏其他疾病，如结石、积水等；④动脉造影：了解伤肾血运及有无肾动脉损伤或栓塞；⑤腹部X线片：了解体内有无金属利器、断裂刀具及子弹或碎弹片的残留；⑥血常规及尿常规：血红蛋白与血细胞比容降低，尿中有红细胞。

四、治疗

1. 防治休克　对重度肾损伤患者，严密观察病情变化，失血严重者及早输血输液，补充血容量，维持血压，并采取止痛保暖等措施。在休克得到纠正后，再尽快明确肾脏损伤的程度及有无其他脏器的损伤，再作进一步处理。

2. 非手术治疗

（1）休克的处理：严密观察病情变化，失血严重者及早输血输液，补充血容量，维持血压，并采取止痛保暖等措施。

（2）观察治疗：密切观察生命体征，并予以镇痛止血药物。对持续血尿较重而无尿外渗的患者，可采取肾动脉插管做选择性栓塞或根据需要行肾动脉栓塞术。如患者的血红蛋白持续下降，腰腹部肿块继续增大，脉搏增快，血压持续下降，应积极考虑手术探查。

（3）感染的预防：应用抗生素预防感染。

（4）卧床休息：绝对卧床10~14天，避免过早活动而再度出血。

3. 手术治疗

（1）肾周引流术：适用于尿、血外渗，形成感染，或因贯通伤并有异物和感染。

（2）肾修补术和肾部分切除术：适用于肾裂伤。

（3）肾切除术：适用于严重的肾粉碎伤或严重的肾蒂损伤，肾切除前一定要了解对侧肾功能是否正常。

（4）肾损伤或粉碎的肾脏需要保留时，可用大网膜或羊肠线织袋包裹损伤的肾脏。

（5）闭合性腹内脏器损伤合并肾脏损伤行开腹探查时，要根据伤肾情况决定是否同时切开后腹膜探查伤肾。如血尿轻微,肾周血肿不明显,则不需要切开后腹膜探查伤肾。

五、护理诊断/问题

1. 舒适的改变　与疼痛、卧床有关。

2. 组织灌注量不足　与出血有关。

3. 部分生活自理缺陷　与医疗限制,绝对卧床休息有关。

4. 皮肤完整性受损的危险　与外伤、绝对卧床休息、局部皮肤持续受压有关。

5. 焦虑/恐惧　与患者受外伤打击、担心预后有关。

6. 潜在并发症　感染、出血或再出血、高血压、尿漏、肾积水、下肢深静脉血栓形成等。

六、护理目标

1. 患者主诉不适感减轻或消失。

2. 患者生命体征稳定,四肢温暖。

3. 患者生活需要得到满足。

4. 患者皮肤完整或受损区域好转未扩大。

5. 患者焦虑/恐惧程度减轻,配合治疗及护理。

6. 未发生相关并发症或并发症发生后能得到及时治疗与处理。

七、术前及非手术治疗的护理措施

1. 心理护理

(1)讲解损伤后的注意事项,各种检查的必要性。

(2)及时向患者及家属反馈检查结果、伤势情况,嘱患者卧床休息。

(3)解释治疗的方式及治疗的必要性、注意事项。

(4)鼓励患者表达自身感受。

(5)教会患者自我放松的方法。

(6)针对个体情况进行针对性心理护理,安慰患者及家属,解释血尿是肾损伤后的临床表现。

(7)鼓励患者家属和朋友给予患者关心和支持。

2. 饮食

(1)对严重肾脏断裂伤,肾蒂伤及严重合并伤者,应禁饮禁食,静脉补充水、电解质、热量及其他营养。

(2)保守治疗者,指导患者进食高蛋白、高热量、高维生素、易消化、富含粗纤维的蔬菜、水果,适当多饮水。保持排便通畅,避免腹压增高导致继发性出血。

3. 病情观察及护理

(1)肾损伤伴休克时迅速采取输液、交叉配血、镇静、镇痛、复苏等抢救措施。

(2)持续心电监护及吸氧,严密监测患者神志、生命体征。

(3)观察并记录患者腰腹部体征、局部肿块进展情况。

(4)注意观察患者尿液的性状、量及排出血尿的浓度变化。

(5)注意观察血红蛋白及血细胞比容的变化。

(6)维持电解质平衡及有效血容量,绝对卧床,加强基础护理,预防再次出血感染、压疮等并发症的发生。

(7)观察抗生素、止痛、镇静、止血药物的效果及不良反应。

(8)合并骨盆骨折的患者,应卧硬板床,并做好相应的护理。

(9)保守治疗期间随时做好手术准备,非手术治疗适合于肾挫伤,轻型肾破裂伤未合并其他脏器损伤者。大量出血或再次大量出血者,及时手术治疗。

4.术前常规准备

(1)完善相关检查:B超检查、CT检查、X线检查、静脉肾盂造影检查、出凝血试验等。

(2)术前行抗生素皮试,遵医嘱带入术中用药。

(3)饮食:术前禁食12小时,禁饮4小时。

(4)灌肠:术前1天清洁灌肠一次。对于需急诊手术的患者,不需灌肠。

(5)术前备皮。

(6)更换清洁患者服。

(7)与手术室人员进行患者、药物及相关信息核对后,送入手术室。

八、术后护理措施

1.外科术后护理常规

(1)麻醉术后护理常规:了解麻醉和手术方式、术中情况、切口和引流情况;②持续低流量吸氧;持续心电监护,严密监测生命体征。床挡保护防坠床。

(2)伤口观察及护理:观察伤口有无渗血渗液,若有,应及时通知医师并更换敷料;观察腰腹部体征,有无腰痛、腰胀等。

(3)各管道观察及护理:①创腔引流管接无菌引流瓶,妥善固定于床旁;②创腔引流管保持引流通畅,避免扭曲折叠、受压;③密切观察引流液的性质、颜色和量,并做好记录;④拔管:24小时引流量<10mL可拔除引流管;⑤输液管保持通畅,留置针妥善固定,注意观察穿刺部位皮肤;⑥尿管护理。

(4)疼痛护理:评估患者疼痛情况;对有镇痛泵(PCA)患者,注意检查管道是否通畅,评价镇痛效果是否满意;遵医嘱给予镇痛药物;提供安静舒适的环境。

(5)基础护理:做好患者清洁,定时翻身,预防压疮发生;做好口腔护理,雾化吸入等,满足患者生活需要,预防并发症发生。

2.尿管护理

(1)通畅:定时挤捏管道,使之保持通畅;引流管长度适宜,避免折叠、扭曲、压迫尿管;接管与引流管管腔粗细适宜;尿管引流不畅时,用0.9%无菌氯化钠溶液进行床旁冲洗,必要时更换尿管。

(2)固定:妥善固定。告知患者留置导管的重要性,避免过度牵拉,切勿自行拔出。

(3)预防逆行感染:引流管位置低于耻骨联合;及时倾倒尿液;保持会阴部清洁;每天行尿管护理2次;每周更换引流袋1~2次;指导患者多饮水,保持尿量>2000mL/d。

(4)拔管:肾切除患者术后1~3天可拔除保留尿管;肾部分切除患者14天拔除保留尿管;拔管后注意观察患者自行排尿情况。

3.饮食护理　术后禁食;肛门排气后进流质饮食;逐渐过渡为半流质饮食、软食与普食。饮食要注意营养丰富;嘱患者多饮水,保持尿量24小时>2000mL;保持排便通畅。

4. 体位与活动

(1)肾切除患者术后卧床休息1~2天后,可逐步下床活动。

(2)肾部分切除患者,绝对卧床休息至少2周。

(3)卧床休息的患者给予下肢按摩,预防下肢血栓形成。

九、健康宣教

1. 用药 肾脏切除后尽量不使用对肾脏有害的药物,如氨基糖苷类药、抗结核药。

2. 活动 肾部分切除患者,绝对卧床休息至少2周;2~3个月内避免重体力劳动和剧烈的体育活动。注意保护腰部,避免挤压、碰撞。

3. 复查 术后1个月B超复查肾脏形态和功能;观察血压变化情况;如出现腰痛、血尿,及时就诊。

十、并发症的处理及护理

1. 感染

(1)临床表现:伤口局部皮肤红、肿、痛,有脓性渗出液;体温持续38.5℃以上;尿痛,尿液混浊;咳嗽,咳痰。

(2)处理:严格无菌技术操作;给予抗生素治疗;充分引流;保持伤口敷料干燥;药物或物理降温治疗;雾化吸入。

2. 出血

(1)临床表现:腹胀、腹部叩诊呈移动性浊音;血压进行性下降,心率快,出冷汗;眼睑苍白等贫血貌;血红蛋白进行性下降;引流管持续有新鲜血液流出,1小时内引出鲜红色血液>100mL或24小时>500mL。

(2)处理:静脉快速补液;输血;静脉滴注止血药物;保守治疗无效者应及时行手术治疗。

3. 高血压

(1)临床表现:血压进行性升高>150/90mmHg以上;头痛、头昏等不适。

(2)处理:卧床休息;口服或静脉应用降压药;严密监测血压;经保守治疗无效者可行血管成形术、肾部分切除或肾切除。

4. 尿外渗(形成假性尿囊肿、肾周脓肿)

(1)临床表现:高热、寒战;腹部或腰部膨隆;腰部胀痛;腹膜刺激症状。

(2)处理:半卧位;给予抗生素治疗;充分引流;手术治疗。

5. 肾积水

(1)临床表现:腰部钝痛或无明显症状。

(2)处理:根据梗阻程度和对肾功能的影响程度决定治疗方案。

第二节 肾脏结石

所谓的泌尿系统结石(又称尿路石),即是尿液中的矿物质结晶体在泌尿系统沉积,而泌尿系统包括肾脏、输尿管、膀胱与尿道,这几个地方都可以因为长期受到这些沉积物的影响而形成结石,因而产生各种临床症状。它们的体积小至沙粒般,大至像个高尔夫球,更甚者可以整个肾充满结石。较小的结石可以随尿液排出体外,但如果直径增加到数毫米,可能堵塞输尿管,造成梗阻,肾脏压力增加而引起剧烈腰痛,有时疼痛会延伸至下腹部或腹股沟。肾结石的成因和胆结石不同。

一、病因

结石的形成是由无机盐类堆积而成,多发生于 20~55 岁的人,男性多于女性,最先也最常发生在肾脏,其后随着尿流而流至泌尿系统其他位置。而结石的病因可分为原发性或继发性(常见于前列腺增生症而引致的膀胱结石)。一般形成结石因素的可包括:

1. 年龄　与性别一般而言,男性结石发生率是女性的 2~3 倍,而 30~50 岁的中年男性则为高危患者。

2. 种族　许多种族尿路结石发生率较低,如北美印第安人、黑人、以色列人。相反的在中亚高加索地区则较高。

3. 地理环境　研究指出,结石的成分可能会因为地理位置的不同而不同。如英国、苏丹、我国的台湾地区以草酸钙及磷酸钙混合的成分居多。在以色列则以尿酸结石居多。此种因地理位置不同,多半与当地的温度、湿度及饮食习惯有关。

4. 季节　因素尿路结石在夏季较为常见(7~9 月),这是因为气温高时,排汗量增加,尿量相对减少,尿液的浓度提高,使得尿液容易形成结晶变成结石。

5. 职业与生活形态　调查发现,从事劳动工作、外勤人员、职业司机等人较易患有结石。主要是因为工作环境的温度较高排汗量增加,缺少饮水所致。结石与饮水量有着密切关系,每天摄水充足的人尿中的饱和浓度下降,结晶形成机会减少,造成结石的概率也就跟着减少。一般人的观念总以为摄取过量的钙会加速肾脏结石产生。然而有充分的证据指出,对许多肾脏结石患者而言,低钙饮食和高结石率有关联,反之亦然。

6. 其他　如长期因工作憋尿或是因病(如脊椎损伤、卒中、前列腺增生症)排尿不勤的患者也容易形成尿路结石,多以膀胱结石为主。此外能分解尿素的细菌中,最常见的是变形杆菌,其他尚有克雷伯菌、沙雷菌、Providencia 等属的细菌。尿液中的氨会使小便发出氨水一般的臭味,而结石体积较大呈鹿角形。

二、病理

病理变化的特点和程度取决于肾结石的性质、部位、大小、多少、形状、活动度及尿液引流的影响,有无感染和增大速度对肾脏的病理变化关系也较密切。尿路梗阻、感染和异物是诱发肾结石的主要局部因素,而梗阻、感染和结石等因素可以相互促进,互为因果。各种解剖异常导致的尿路梗阻是肾结石形成的重要原因,临床上容易引起肾结石的梗阻性疾病包括机械性梗阻和非机械性梗阻两大类。梗阻可导致肾积水,积水易发生感染,感染又可加重梗阻。如此反复恶化可使肾实质遭到破坏,最后使肾功能完全丧失。但结石的大小与梗阻的程度不一定呈正比关系。

此外,肾结石,尤其多发性结石,在继发感染的基础上发生癌变,多为鳞状上皮癌。因此在多发性肾结石诊疗中要想到癌变的可能。

三、诊断要点

1. 临床表现

(1)疼痛:肾脏结石患者中 40%~50% 有腰痛症状,常常表现为腰部的钝痛和腰胀。当肾脏结石移动卡在肾盂输尿管连接部或输尿管时,造成急性阻塞或痉挛而阻断了尿液的流动,肾脏内的尿液无法排出积聚于肾脏,导致肾脏积水,肾脏内压急剧上升,同时由于结石刺激输尿管管壁,会因而加剧输尿管的蠕动,在这双重影响下,就会使患者的下腹部或腰部突然剧痛,为尿路结石所致肾绞痛发作。结石的阻塞位置不同,也会引起不同部位之疼痛。

1）肾脏结石:会产生肾绞痛或钝痛(典型肾脏结石为钝痛),疼痛自肾脏向前向下辐射至膀胱,甚至会产生恶心、呕吐及血尿现象等肾肠反射现象,此种情况是因为肾脏与胃、胰脏、结肠的解剖位置相近。

2）输尿管结石:会出现急性且极痛苦的输尿管绞痛,且会辐射至大肠与生殖器。当阵发性疼痛出现时想排尿,且都是小量血尿。这是结石随尿液流动时,磨损泌尿道黏膜产生的。

3）膀胱结石:会使膀胱产生刺激性的症状,若结石阻塞膀胱颈,则会产生尿液滞留。

（2）阻塞:结石阻塞不矫正会降低血流使尿液逆流产生肾盂积水,引起肾的坏死,如阻塞在膀胱颈时会产生尿急、尿频及排尿疼痛。

（3）排尿形态改变:如结石位于下段输尿管或膀胱内,容易使得膀胱受到刺激,会引起尿急、尿频、排尿困难、血尿、尿潴留等症状。另外,若是尿道结石,如果是部分阻塞,会觉得排尿疼痛且尿柱变细、难解,如果完全塞住,则可能会排尿困难,形成急性膀胱尿滞留。

（4）感染:结石阻塞后降低血流也降低液体的流动,而增加感染危险。肾盂肾炎常会合并结石而发生;当有感染时,患者会有发热、寒战、全身不适、脓尿现象产生。

（5）血尿:当结石随着尿液往输尿管下降时划伤管壁,输尿管绞痛之后即引起出血,有时出现肉眼的血尿,但大都是镜下血尿。

2. 辅助检查

（1）腹部 X 线片(kidney,ureter & bladder,KUB):不能显示出透光结石部分,如尿酸结石和黄嘌呤结石,在 KUBX 线片上不显影称为透 X 线结石或阴性结石。理论上约 90% 的结石可在 X 线检查中看见,但由于腹部肠内有空气和粪便,加上每个人的泌尿系统位置都有差异,所以实际能见的为 70%~80%,甚至只有 60%~70%。

（2）超声波扫描(ultrasound,USG):超声波扫描是指利用超声波生成人体组织结构的影像,又称为超声检查。

（3）静脉注射尿路摄影检查(intravenous urogram,IVU):是一个动态的摄影检查过程。必须先照一张肾脏、输尿管、膀胱的 X 线片,再静脉注射显影剂(含碘),注射后 5 分钟、10 分钟、30 分钟分别照 X 线片,并可能依每位患者不同的病情需要加照不同体位或延长时间。全程 30~40 分钟。

（4）计算机体层扫描(computerized tomography,CT):是一种影像诊断学的检查。这一技术曾被称为计算机轴切面断层影像。

（5）肾功能检查:包括血中尿素氮、血清肌酐,以确定肾脏损坏的情形。

（6）尿液分析及细菌培养:用来协助确定泌尿道是否有感染。

（7）收集 24 小时的尿液标本:以寻找分析沉渣里的结晶成分,而确定结石的种类。

四、治疗

治疗原则包括清除结石,解除病因,预防复发。

1. 体外震波碎石术(extracorporeal shock wave lithotripsy,ESWL)　是目前最被广泛使用

于尿路结石的治疗方式。但是仍有少数特例需要排除体外震波的治疗。例如,凝血功能异常或服用抗凝血药物而未停药 3 天以上者、严重尿路感染或高热者、结石颗粒太大者、肾脏结石超过 2.0cm 或怀孕妇女。此外,X 线片上结石不明显者、严重肥胖患者,因为定位的困难度增加,都有必要审慎评估体外震波的适用性。

虽然体外震波碎石术对结石的治疗效果良好,不良反应低。但仍有些手术的注意事项需事先告知患者留意。

(1)术后可能会造成皮下微血管破裂,引起皮肤瘀青,部分肌肉肿胀充血会引起酸痛。通常不需特别处理,皮肤瘀青约 1 周内恢复,酸痛也会在 1~2 周消失,必要时可服用适量止痛剂。

(2)实行体外震波碎石术有可能会导致肾脏或输尿管轻微挫伤引起血尿,因此排尿会变红,不需紧张,血尿会在 24~72 小时消失。

(3)小碎石在排出过程中,可能会刺激输尿管,引起肾绞痛,可用适当止痛剂及大量饮水来控制。

2. 输尿管肾镜碎石手术(ureterorenoscopic lithotripsy, URSL) 尿路结石往往会引起肾积水、尿路感染或泌尿道梗阻等现象,这些病变也都可透过输尿管镜检查获得正确的诊断,并接受良好的治疗。例如,肾积水的患者可以在体内放置双 J 管迅速引流;尿路长息肉或怀疑有癌症病变者,可在手术当中同时做切片检查或息肉切除;肾盏、肾盂或输尿管狭窄者,可同时将狭窄处切开以利结石排出、消除肾积水及治疗尿路感染。将直径只有 0.2~0.3cm 的半硬式细长输尿管镜,从尿道伸入膀胱、输尿管和肾脏,输尿管镜的前端内置具放大功能的镜头,可以将泌尿系统一览无遗,再配合钬激光碎石机或其他篮子,可以将结石击碎,或是直接取出结石分析其成分。

逆行性输尿管镜手术的好处是能有效击碎结石、排除结石,并能彻底检查整个泌尿系统,同时予以矫治;完全没有伤口,对身体的损伤极少,患者恢复迅速。目前,更有最新的软式输尿管肾脏纤维镜。软式输尿管肾脏纤维镜的前端可以经手控弯曲,通过扭曲或困难探察输尿管,轻巧灵活地到达泌尿系统难以探视的角落。可以用以诊断不明原因血尿、尿路上皮细胞癌或其他肿瘤;治疗输尿管狭窄、肾脏憩室结石、困难的肾盏结石、体外震波治疗无效结石及上泌尿道肿瘤烧灼或切片等。

3. 经皮肾镜取石术(percutaneousnephrolithotomy, PNL) 于 1976 年由 Fermstrom 与 Johannson 完成首例,到 1980 年早期已是一趋近成熟的手术。根据美国泌尿科医学会专家意见,在处理感染性鹿角状的结石或结石其直径≥2.0cm 者,首先应采取 PCNL 治疗,术后如有残余结石,可视残余结石大小,再使用体外震波碎石术当作辅助治疗方式。

微创经皮肾镜取石技术(MPNL)是由传统方法改良而成的新技术,透过缩小肾穿刺造瘘通道直径,用输尿管镜或小号肾镜取石,传统的经皮肾镜常扩张至 F26~F30,故创伤大,出血多。而采用微创经皮输尿管镜技术(MPNL)以 F8 输尿管镜代替肾镜仅扩张至 F16~F18。减少了创伤和造瘘引起的出血。与 ESWL 和开放手术相比,PNL 的优点是:能直视下发现结石并碎石取石;可一次将结石击碎、实时全部取出;操作可以随时停止、分期进行;可与 ESWL 配合治疗结石;损伤比开放手术小,也比反复多次 ESWL 小,术后痛苦小、复原快,并发症也减少。治疗可作为直接溶石治疗,也可作为预防性治疗。泌尿专科医师会根据诊断及检查结果而提供最有效的治疗方案。

4. 开放手术或腹腔镜手术取石　近年来,开放性手术取石显著减少,主要用于经 ESWL、PNL 和 ICRS 治疗失败者;结石远端存在尿路狭窄,需在取石同时行尿路成形手术者;结石导致肾功能丧失而行肾切除者。手术方法包括肾盂切开取石术、肾盂肾实质联合切开取石术、肾实质切开取石术、肾部分切除术、肾切除术、肾盂输尿管连接部成形术等。

5. 药物治疗　对于肾绞痛的止痛治疗,有尿路感染的抗感染治疗,尿酸结石、胱氨酸结石等药物治疗。

五、护理诊断/问题

1. 疼痛　与疾病、排石过程有关。
2. 焦虑　与患者因疼痛而产生恐惧、担心病情的严重性及治疗细节有关。
3. 排尿形态障碍　与结石引起阻塞及手术后留置尿管、肾造瘘管有关。
4. 潜在并发症　与结石导致阻塞、肾积水、感染有关。
5. 潜在并发症　出血、肾实质损伤、狭窄,周围脏器损伤与手术本身有关。
6. 知识缺乏　与缺乏预防结石及治疗的相关知识有关。
7. 部分生活自理缺陷　与疾病、手术后管道限制等有关。

六、护理目标

1. 患者诉疼痛缓解或减轻,舒适度增加。
2. 患者焦虑缓解。
3. 患者自诉排尿形态改善。
4. 患者无并发症出现或并发症发生后能得到及时有效的处理。
5. 患者了解疾病相关知识并有一定的疾病防治知识,能遵从新的饮食计划。
6. 患者生活需求得到满足。

七、非手术治疗护理措施

1. 肾绞痛的护理　发作期患者应卧床休息,遵医嘱使用解痉、止痛药物,必要时静脉补液使用抗生素等。

2. 促进排石　鼓励督促患者多饮水,使每天尿量保持在 2000mL 以上,病情允许的情况下下床活动,适当做些跳跃、改变体位的活动促进结石的排出。

3. 病情观察　监测血尿常规、体温变化及排尿性状,如有尿路感染遵医嘱及时治疗。密切观察有无结石排出。

4. 体外冲击波碎石

(1)平日有服用高血压药物者,请当天以少量开水服用。

(2)要实行体外震波碎石术当天最好空腹禁食。如有禁食,糖尿病患者应暂停当天服用降血糖药。

(3)术后可能有头晕、呕吐、倦怠的现象,此乃麻醉止痛剂的关系,大约 2 小时后可消退。如果欲进食,建议先喝点温开水,无不适反应即可恢复正常饮食。

(4)术后需要多喝水,若无特殊疾病限制,建议每天尿量在 2000mL 以上。

(5)尿路结石因为位置的关系,有时需要姿势引流,如下肾盏的结石可抬高屁股、头低脚高(膝胸卧式)合并背部叩击的方式或身体倒立来辅助排出。适当的运动,如跳绳(原地跳跃)、慢跑等有助于碎石后结石颗粒早日排出。

(6)碎石后务必遵照医师指示返回门诊追踪检查,切勿以为不痛、有解出小碎石就没事了,有时石头能残存体内,阻塞尿路造成肾水肿,长期下来影响肾功能,导致肾脏萎缩。

(7)患者接受体外震波碎石后,若有发生腰部剧烈疼痛、畏寒高热、无尿、严重血尿不止等异常现象,请立即返回医院门诊或急诊室就医。

八、术前护理措施

1. 心理护理

(1)解释手术必要性、手术方式及注意事项。

(2)针对个体情况进行个性化心理护理。

(3)鼓励患者的家属和朋友给予患者关心和支持。

2. 病情观察及护理　观察患者的腰部症状、排尿及体温情况,必要时遵医嘱使用抗生素控制感染,鼓励患者多饮水,达到冲洗目的。

3. 术前常规准备

(1)协助完善相关术前检查:B超、心电图、肝肾功检查、出凝血试验等。

(2)术前1天行抗生素皮试,根据皮试结果及医嘱带入术中用药。

(3)术前晚过度紧张或疼痛的患者,可遵医嘱给予适当的镇静治疗。

(4)术前12小时禁食,4小时禁饮;术前备皮、更换清洁患者服。

(5)术晨与手术室人员进行患者、药物及相关信息核对后,送入手术室。

九、术后护理措施

1. 外科术后护理常规

(1)麻醉术后护理常规:了解麻醉及手术方式、术中情况、手术切口和引流情况;持续心电监护及吸氧;床挡保护预防坠床;严密监测生命体征。

(2)常规护理:持续心电监护及吸氧;床挡保护预防坠床;严密监测生命体征。

(3)伤口观察及护理:观察伤口渗血渗液情况,如有异常及时通知医师。观察腰部体征,有无腰痛、腰胀等。

(4)各管道观察及护理:输液管保持通畅,留置针妥善固定,注意观察穿刺部位皮肤。尿管按照尿管护理常规进行,观察排石情况。创腔引流管参照引流管护理相关要求。肾造瘘管遵医嘱夹闭数小时后开放,妥善固定,保持通畅,密切观察引流液的性状及量,术后1天可复查KUB,如无残余结石,可于术后1~2天拔除。

(5)疼痛护理:①动态评估患者疼痛的时间、部位、程度、性质等;②疼痛时,鼓励患者卧床休息,安排适当卧位,并教导深呼吸以缓解疼痛;③教导患者缓解疼痛的技巧,如分散注意力、肌肉放松、音乐疗法等;④告知患者疼痛无法缓解时,需告知医护人员,强调止痛剂其作用是舒缓疼痛,而因此导致成瘾的机会并不高;⑤如果符合需要即可遵医嘱给予止痛药,并做观察及记录用药后之效果及不良反应,提供安静舒适的环境;⑥有镇痛泵患者,评价镇痛效果是否满意。

(6)基础护理:做好晨晚间护理、尿管护理、患者皮肤清洁、定时翻身等工作。

2. 创腔引流管护理

(1)通畅:定时挤捏管道,使之保持通畅,勿折叠、扭曲、压迫管道。

（2）固定：告知患者引流管放置的重要性。若引流管不慎脱出，应立即通知主管医师，由医师或在医师指导下重置引流管。

（3）观察并记录：观察引流液性状颜色、量及患侧肾功能情况；如果突然出现引流液由暗红变为鲜红或者量由少变多、血压下降、心率增快等情况时提示有出血的现象，应引起重视立即通知医师。

（4）无菌：无异常情况下不需更换引流袋，遇特殊情况必须更换引流袋时，应注意无菌原则，倾倒引流液时也需注意无菌观念，并做引流标识。

3. 饮食护理

（1）术后当天至肛门排气或术后 2~3 天禁食。

（2）肛门排气后或术后 2~3 天，清淡易消化饮食，少食多餐。注意根据结石成分调节饮食结构。术后第 2~3 天，如肛门仍未排气，则可以尝试让患者进少量水。无不适后，逐渐开始饮食，以刺激胃肠功能的恢复，但需注意循序渐进的原则。

4. 体位与活动　全麻清醒前，平卧位，头偏向一侧。全麻清醒后手术当天低半卧位或侧卧位，以利于引流。术后第 1 天半卧位为主，床上肢体运动。术后第 2 天半卧位为主，增加床上活动。术后第 3 天起协助室内活动，适当增加活动度。

活动应当根据患者手术情况、个体化情况及伤口引流液情况而定，循序渐进。对于年老或体弱及伤口引流量较多者，应当相应推后活动进度。PNL 术后出血多的患者应限制活动减少出血，肾实质切开取石的患者，应绝对卧床 2 周。

十、健康宣教

1. 饮食　清淡易消化饮食，多饮水，根据结石成分调整饮食种类。

2. 活动　根据手术情况和个体情况适当活动，劳逸结合，生活规律。

3. 并发症　观察观察排尿情况，如有排尿异常、腰痛、尿路刺激症状、发热、血压高等异常表现时应及时就诊。

4. 复查　术后 1 个月门诊随访。以后 3~6 个月复查排泄性尿路造影，以了解肾功能的恢复情况。行排尿检查、B 超检查，观察有无结石复发，残余结石情况，肾积水恢复情况等。

十一、并发症的护理

1. 出血

（1）临床表现：引流管突然有新鲜血液流出，伤口敷料持续有新鲜血液渗出，引流量由少变多，患者脉搏增快，血压下降，排尿量减少等休克症状。

（2）处理：保守治疗，用止血药；用升压药物，加快输液速度；保守治疗无效者应及时行再次手术。

2. 感染

（1）临床表现：体温升高，血常规升高，伤口红肿热痛，甚至有脓性分泌物，进展到感染性休克时，可有血压下降、心率加快、意识障碍等表现。

（2）处理：严格无菌操作原则，对症治疗，合理运用抗生素，加强伤口管理。

3. 结石复发

（1）临床表现：再次出现结石的症状。

（2）处理：以饮食饮水预防为主，复发后按结石再次寻求治疗。

第三节　肾结核

泌尿生殖系统结核病是一种继发于全身其他器官的结核,尤其是肺结核以后的结核病变。泌尿生殖系统结核是继发的,其原发病灶几乎都在肺部。原发病灶的结核杆菌经血液可达全身各个器官。主要包括肾结核、输尿管结核、膀胱结核、尿道结核等。肾结核是成人的疾病,多发生在 20~40 岁的青壮年,男性多于女性。

一、病因

肾结核是由结核分枝杆菌引起的慢性、进行性、破坏性病变。原发病灶多在肺部,其次在骨、关节、淋巴及肠道。结核分枝杆菌经血行或淋巴途径进入肾脏后,常引起双侧肾皮质的病变。如果机体抵抗力较强,大都能自行痊愈,临床上不出现症状,称为病理型肾结核。但当机体抵抗力降低时,结核结节增大,病变逐渐发展蔓延,形成一侧或双侧临床型肾结核,出现临床一系列症状。据临床资料统计,肾结核约 90% 为单侧性病变,10% 为双侧性病变。发病年龄多在 20~40 岁,男性较女性多见,约为 2:1。

二、病理

主要病理变化为肾皮质的阻塞性缺血性挛缩,肾髓质的干酪样坏死、空洞形成及尿路的纤维化、梗阻。

三、诊断要点

1. 临床表现

(1)病史:有泌尿系或其他部位结核病史。

(2)尿频、尿急、尿痛症状进行性加重,伴血尿、脓尿。

(3)肾结核的局部症状并不常见,只有 10% 患者肾区可触及肿大的肾脏与压痛。

(4)全身症状:如低热、盗汗、血沉加快、消瘦、贫血等。晚期可出现肾积水,甚至肾功不全、膀胱挛缩等。

2. 辅助检查

(1)尿液检查:尿结核杆菌检查是诊断肾结核的关键,连续留 3 天 24 小时尿,24 小时尿液浓缩做直接涂片抗酸染色后做抗酸杆菌检查。

(2)B 超检查:中晚期可发现结核空洞,肾实质钙化,病变广泛成为脓肾、肾缩小等。

(3)X 线检查:泌尿系统 X 线片(KUB)、静脉尿路造影(IVU)。

(4)放射性核素肾图检查:对两肾功能及排尿状态做初步了解。

(5)CT、MRI:肾结核晚期肾内存在广泛的干酪坏死空洞、腔内积脓等。

四、治疗

1. 一般治疗　加强营养,注意休息,避免劳累。

2. 药物治疗　疗程一般 2 年,临床常用抗结核药包括利福平、异烟肼、吡嗪酰胺等。

3. 手术治疗　肾结核破坏严重或抗结核药物治疗 6~9 个月无效者,应在抗结核药物治疗的配合下行手术治疗。手术前抗结核治疗 2 周以上。包括全肾切除、肾部分切除、肾病灶清除术和肾结核晚期并发症的手术治疗。

五、护理诊断/问题

1. 焦虑 与患者对肾结核的认识及担心预后有关。

2. 知识缺乏 与患者缺乏肾结核相关疾病知识有关。

3. 排尿形态改变 与结核性膀胱炎、膀胱挛缩有关。

4. 营养失调——摄入低于机体需要量 与结核病变消耗、结核病灶浸润及食欲缺乏有关。

5. 舒适改变 与肾积脓、膀胱结核排尿疼痛及术后切口疼痛、管道牵拉不适等有关。

6. 潜在并发症 继发感染、出血、肾功能不良。

7. 部分生活自理缺陷 与患者术后卧床及留置治疗性管道有关。

六、护理目标

1. 患者焦虑程度减轻,配合治疗及护理。

2. 患者了解肾结核检查和治疗等相关疾病知识。

3. 排尿形态改变得到改善。

4. 患者营养状况得到改善和维持。

5. 患者主诉不适感减轻或消失。

6. 无并发症发生或发生后能及时治疗及处理。

7. 患者生活需求得到满足。

七、术前护理措施

1. 一般护理

(1)多饮水,减轻结核性脓尿对膀胱的刺激症状。

(2)加强营养,多食营养丰富、易消化、清淡饮食,改善营养状况。

(3)保证休息及睡眠,适当户外活动。

2. 心理护理

(1)主动关心患者,鼓励表达内心感受,耐心倾听诉求。

(2)耐心与患者交谈,掌握思想动态,针对心理情况给予疏导。

(3)向患者说明肾结核手术治疗的安全性、有效性,术后生活质量等。

(4)教会患者自我放松的方法,如深呼吸、外出散步、听音乐、看书等。

(5)和患者家属进行沟通,说明肾结核不属于传染性疾病,鼓励家属给予患者心理支持。

(6)做好健康宣教,使患者对本病治疗的长期性有充足心理准备。

3. 胃肠道准备 术前1天口服泻药,清洁肠道。术前禁食12小时,禁饮4小时。

4. 术前常规准备

(1)抗生素皮试。

(2)协助完善相关术前检查:心电图、B超、出凝血试验等。

(3)备皮范围:术侧上至乳头,下至大腿上1/3,前至腹正中线,后至背部正中线。

(4)沐浴。

(5)术晨更换清洁患者服。

(6)与手术室人员进行患者、术中药品及物品的清点和交接。

八、术后护理措施

1.术后护理常规

（1）麻醉术后护理常规：了解麻醉和手术方式、术中情况、切口和引流情况，持续低流量吸氧，持续心电监护，床挡保护防坠床，严密观察生命体征。

（2）伤口观察及护理：观察伤口有无渗血渗液，若有，应及时通知医师并更换敷料；观察腹部体征，有无腹痛腹胀等。

（3）观察健侧肾功能：保持尿管引流通畅，观察尿液量及性状并做好记录，每天检测肾脏功能。

（4）各管道观察及护理：输液管保持通畅，留置针妥善固定，注意观察穿刺部位皮肤；引流管护理。

（5）基础护理：做好口腔护理、尿管护理、定时翻身、生活护理等工作。

2.引流管护理

（1）通畅：保持尿管及创腔引流管的通畅，防止引流管的打折及受压，避免引流不畅。

（2）固定：妥善固定，引流袋/瓶低于引流平面。

（3）观察并记录：观察尿管及创腔引流管引流液的量、色、性质，并记录。尿管或创腔引流管引流出大量血性液体，及时通知医师。

（4）预防感染：保持会阴清洁、干燥；每8小时尿道口清洁消毒2次；每周更换创腔引流瓶和尿袋1~2次，注意无菌操作。

3.饮食护理　术后当天至肛门排气前禁食禁饮。肛门排气后第1天流食，每次100~150mL，每天4~5次。肛门排气后第2~3天半流食，每次100~200g，每天4~5次。肛门排气后第4天普食，少量多餐。术后患者肛门排气前常会出现口渴、口唇干裂的症状，可以协助患者漱口，唇部涂液状石蜡或润唇膏，防止患者口唇干裂。患者肛门排气后，根据患者情况从流食逐渐过渡到半流食、普食，但要遵循少吃多餐、易消化饮食原则，有助于患者肠道功能的逐步恢复。

4.体位与活动

（1）全麻清醒前，术后去枕平卧，头偏向一侧。

（2）全麻清醒后手术当天，半卧位、侧卧位，协助患者双下肢做屈伸、脚腕旋转及脚尖屈伸运动，促进双下肢的静脉回流，降低下肢静脉血栓的发生率。询问有无因体位变化所引起头晕、伤口疼痛等不适。

（3）术后第1天协助床上半坐卧位休息。

（4）术后第2天根据患者身体状况下床活动时间，一天2~3次。

（5）术后第3天起多鼓励患者下床活动，促进肠蠕动的恢复及伤口的愈合。观察患者身体有无不适症状。

活动应根据患者手术情况及个体化情况而定，循序渐进。对于年老体弱的患者，应当相应推后活动进度。肾部分切除、肾病灶清除术患者应绝对卧床2周。

九、健康宣教

1.饮食　营养丰富，易消化饮食，忌烟酒。

2.活动　避免劳累，注意休息，根据体力，适当活动和锻炼、增强体质。有肾造瘘者做好自我护理,防止堵管、脱出、移位、感染等。

3.复查　定期复查血色素、尿抗酸杆菌及肝肾功能测定。

4.用药宣教　肾结核患者术后应口服抗结核药 6 个月以上,用药应坚持联合、规律、全程不间断,不随意减量、减药等,这些药物有不同程度的不良反应,要为患者做好药物宣教,并及时观察有无不良反应发生。对肾脏有损害的药物应慎用。

第四节　肾皮质及肾周脓肿

一、肾皮质脓肿

肾皮质脓肿是指致病菌经血运进入肾脏皮质而引起严重感染,病灶坏死、液化形成脓肿称为肾皮质脓肿。小脓肿融合扩大而成大块化脓组织称为肾痈。本病男多于女,好发于30~40 岁。

1.病因　肾皮质脓肿的致病菌最常见的是金黄色葡萄球菌,细菌可由体内其他部位化脓性病灶,经血液循环进入肾脏。例如疖、痈脓肿感染的伤口、上呼吸道感染或者肾邻近组织感染。近来有报道艾滋病患者发生肾脓肿常为真菌感染,而产气杆菌感染的肾脓肿常发生于糖尿病患者。

2.病理　初期病变局限于肾皮质,表现为肾间质充血、水肿。肾实质病灶可以坏死、液化形成脓肿。一部分病例未及时治疗,小脓肿融化成大脓肿,成为肾痈;少数病例发展到晚期,可穿破肾被膜,侵入肾周围脂肪,形成肾周围脓肿。病变愈合后局部可形成瘢痕。

3.诊断要点

(1)临床表现

1)症状:本病一般为突然发作,伴有寒战、高热、腰部疼痛、食欲缺乏,多无明显尿路刺激症状。

2)体征:患侧腰部可触及肿大的肾脏,肌肉紧张,有明显压痛和叩痛。

(2)辅助检查:①实验室检查:血常规、血液细菌培养、尿常规及尿细菌培养;②B 超检查;③X 线检查;④CT 检查;⑤放射性核素肾扫描。

4.治疗

(1)非手术治疗

1)一般治疗:卧床休息,多饮水,维持水、电解质、能量代谢平衡,必要时可用解热镇痛药。

2)抗感染治疗:肾皮质化脓性感染一旦确诊为金黄色葡萄球菌引起,应立即应用耐青霉素酶的抗生素或者喹诺酮类药物治疗。也可根据血液、尿液细菌培养结果,选用敏感抗生素。

3)原发感染灶处理:对于引起本病的原发感染灶要积极处理,对糖尿病患者要积极治疗。

(2)手术治疗。

(3)若药物治疗无效,肾痈形成或并发肾周围脓肿,需施行切开引流术。

(4)如脓肿引流不畅,肾脏破坏严重,必要时可行肾切除术。

二、肾周围脓肿

肾周围脓肿是指炎症位于肾包膜与肾筋膜之间的脂肪组织中,如感染未能及时控制,则可发展成脓肿,则称为肾周围脓肿。以单侧多见,双侧少见,右侧多于左侧,男性较多,发病年龄常见于 20~50 岁。

1.病因　肾周围脓肿可由多种致病菌引起,致病菌以金黄色葡糖球菌、大肠埃希菌及变形杆菌为主。肾周脓肿约 25% 为混合性感染。约 25% 既往有糖尿病史。感染途径包括:①肾内感染蔓延至肾周间隙。多数肾周脓肿由此途径感染,包括肾皮质脓肿、慢性或复发性肾盂肾炎、肾积脓等;②血源性感染。常见有皮肤感染,上呼吸道感染等;③经腹膜后淋巴系统侵入;④来自肾邻近组织的感染。

2.病理　脓肿如在肾上部周围,离膈肌较近,可引起病侧胸膜腔积液肺基底部炎症,或穿透横膈、胸膜和支气管形成支气管胸膜瘘。肾旁间隙脓肿,可向上形成膈下脓肿,如脓肿位于肾下后方,刺激腰肌,脓液沿腰大肌向下蔓延,可破入髂腰间隙、腹腔或肠道。

3.诊断要点

(1)临床表现

1)症状:畏寒、发热患侧腰部和上腹部疼痛,伴有患侧腰部及以下肢活动受限。

2)体征:患侧腰部肿胀,压痛、叩痛明显,肌紧张和皮肤水肿,有时可触及肿块。当患侧下肢屈伸及躯干向健侧弯曲时,均可引起剧痛。

(2)辅助检查:①实验室检查:血常规、血培养及尿常规;②X 线检查;③B 超检查;④CT 检查;⑤胸部 X 线检查;⑥MRI 检查。

4.治疗

(1)非手术治疗

1)一般治疗:卧床休息,解热镇痛,加强全身支持疗法。

2)抗感染治疗:应用有效的抗生素,疗程宜长。

(2)手术治疗

1)脓肿形成,可在 B 超或 CT 指引下行置管引流术或行手术切开引流。

2)如患侧肾功能严重损害伴有肾脏多处脓肿时,可行患肾切除,彻底清创及充分引流。

三、护理诊断/问题

1.焦虑　与患者将要进行的检查、手术及担心疾病预后有关。

2.营养失调——低于机体需要量　与长期发热所致的消耗增加有关。

3.知识缺乏　与缺乏疾病的相关知识有关。

4.部分自理缺陷　与患者术后卧床及留置治疗用管道有关。

5.体温过高　与肾脓肿疾病有关。

四、护理目标

1.患者焦虑程度减轻,配合治疗及护理。

2.患者营养状况得到改善或维持。

3.患者了解疾病的相关知识。

4.患者生活需求得到满足。

5.患者发热能够得到及时处理。

五、术前护理措施

1. **心理护理** 患者起病急,心理压力大,会表现出焦虑、烦躁,担心此病能否治愈等,应多与患者及家属交谈,消除顾虑,增强战胜疾病的信心,介绍该病的治疗与预后,解除心理障碍,取得患者与家属的配合。

(1)主动陪伴关心患者,鼓励患者表达内心感受,耐心倾听患者诉求。

(2)耐心与患者交谈,掌握患者思想动态,针对患者心理情况给予疏导。

(3)向患者讲解肾脓肿的相关疾病知识,如发病特点、B超、引导下肾脓肿穿刺的方法及穿刺前给予局部麻醉、预后情况等,取得患者配合。

(4)教会患者自我放松的方法,如深呼吸、外出散步、听音乐、看书等。

(5)和患者家属进行沟通,鼓励家属多陪伴患者,给予患者心理支持。

2. **营养支持** 本病一般起病较急,多有寒战高热、食欲缺乏等症状,要注意患者营养、水分摄入,维持水、电解质、能量代谢平衡。多饮水,根据情况给予高蛋白、高热量、高维生素、易消化饮食。必要时,遵医嘱静脉补充能量及其他营养。

3. **胃肠道准备**

(1)术前1天口服泻药,清洁肠道。

(2)术前禁食12小时,禁饮4小时。

4. **手术体位** 准备B超或CT引导下肾脓肿穿刺时为了保证手术顺利进行,需要患者进行术前体位训练。

(1)指导患者采取俯卧位,腹下垫一软枕。

(2)指导患者屏气练习,因进针时需要患者屏气,防止穿刺过程中因患者呼吸造成方向偏离。

(3)指导患者练习床上排尿、排便。

5. **高热的护理** 肾脓肿患者发病时由于细菌间断入血,造成菌血症,使患者出现寒战、高热等一系列中毒反应,需给予抗感染、退热药物及物理降温对症治疗。

(1)密切观察患者的生命体征及神志变化。

(2)采取冰袋物理降温或乙醇擦浴,必要时药物降温。

(3)鼓励患者多饮水,每天3000~4000mL。

(4)降温后要加强皮肤护理,及时更换被单、患者服,保持床单元整洁、干爽。

(5)加强口腔护理,保持口腔清洁湿润。

(6)及时记录体温及降温效果。

6. **术前常规准备**

(1)协助完善相关术前检查:如胸部X线片、心电图、B超、出凝血试验、肝肾功能检查等。

(2)抗生素皮试。

(3)备皮范围:术侧上至乳头,下至大腿上1/3;前至腹正中线,后至背部正中线。

(4)协助患者清洁,更换患者服。

(5)与手术室人员进行患者、术中药品及物品的清点和交接。

六、术后护理常规

1. B 超定位经皮穿刺抽吸并置管引流治疗

（1）术后常规护理

1）局麻术后护理常规：了解麻醉和手术方式、术中情况、穿刺处伤口和引流情况，持续心电监护，严密观察生命体征。

2）伤口观察及护理：观察穿刺处伤口有无渗血及疼痛，保持伤口敷料清洁干燥，如污染及时更换敷料。

3）各种管道观察及护理：输液管保持通畅，留置针妥善固定，注意观察穿刺部位皮肤引流管护理。

4）高热护理：监测体温变化并详细记录，体温≥38.5℃时给予物理降温或遵医嘱给予降温药物，并鼓励患者多饮水。

5）基础护理：做好患者口腔护理、皮肤护理、定时翻身、患者清洁等工作。

（2）引流管护理

1）通畅：保持引流管的通畅，防止引流管的打折及受压，以免引流不畅。

2）固定：将患者的引流管分别固定于患者床边，患者于床上活动时，为患者调整引流管的固定位置，以免牵拉引流管，导致引流管的移位或脱出，影响患者恢复。患者卧床时将引流袋固定于床边，下床活动时要将引流袋固定于造瘘口以下水平，防止流出液反流，引起逆行感染。

3）观察并记录：定时观察引流管内流出物的量、色、性质，并记录其变化。定时为患者更换引流袋，注意无菌操作，防止逆行感染。

（3）饮食护理：术后当天普食，少量多餐。手术后第 1 天起普食，正常进食量。肾脓肿患者由于长期发热，体质消耗严重，营养差，因此要给予高蛋白、高热量、高维生素、易消化饮食，以提高身体抵抗力，促进康复。

（4）体位与活动：手术当天平卧位、半卧位；术后第 1 天半卧位为主，增加床上活动，可在搀扶下适当下床活动；术后第 2 天半卧位为主，适当增加活动量；术后第 3 天有人陪伴下增加活动度。活动能力应当根据患者个体化情况，循序渐进，对于年老或体弱者，应当相应推迟活动进度。

（5）健康宣教

1）饮食：加强营养，多食高蛋白、高纤维素、易消化饮食。

2）活动：注意休息，不要做剧烈活动，要劳逸结合，如散步、太极拳等。

3）病情观察：注意体温变化，如出现不明原因体温升高，应到医院检查。

4）复查：定期复查，复查时带好各种检查结果。

2. 肾切除术后护理常规

（1）术后护理常规

1）麻醉术后护理常规：了解麻醉和手术方式、术中情况、切口和引流情况，持续低流量吸氧，持续心电监护，床挡保护防坠床，严密观察生命体征。

2）伤口观察及护理：观察伤口有无渗血渗液，若有，应及时通知医师并更换敷料；观察腹部体征，有无腹痛腹胀等。

3）观察健侧肾功能：一侧肾切除后，观察对侧肾功能是术后护理中的重点内容。术后应观察尿管是否通畅,尿的颜色、尿量和 24 小时出入量。特别是尿量的多少,可反映术后肾功能情况。如出现尿量过少,24 小时出入量差距太大,应及时报告医师进行处理。

4)各管道观察及护理:输液管保持通畅,留置针妥善固定,注意观察穿刺部位皮肤,引流管护理。

5)疼痛护理:评估患者疼痛情况;有镇痛泵的患者,注意检查管道是否通畅,评价镇痛效果是否满意;遵医嘱给予镇痛药物;提供安静舒适的环境。

6)基础护理:做好晨晚间护理、尿管护理、定时翻身、皮肤护理、患者清洁等工作。

(2)引流管护理

1)通畅:保持尿管及创腔引流管的通畅,防止引流管的打折及受压,以免引流不畅。

2)固定:将患者的尿管和创腔引流管分别固定于床边。床上活动时,为患者调整引流管的固定位置,以免牵拉引流管,导致引流管的移位或脱出,影响患者恢复。患者卧床时将引流袋固定于床边,下地活动时要将引流袋固定于尿道口及伤口以下水平,防止流出液反流,引起逆行感染。

3)观察并记录:定时观察尿管及伤口引流管内液体的量、色、性质,并记录。如尿管内及伤口引流出大量血性液体,要及时通知医师,协助处理,并安抚患者与家属。

4)常规操作:每天用含碘消毒液为患者清洁尿道口 2 次,去除尿道口周围的血迹及分泌物,保持尿管周围清洁,防止感染发生。

(3)饮食护理:术后当天至肛门排气前,禁食水;肛门排气后第 1~2 天流食,每次 100~150mL,每天 4~5 次;肛门排气后第 3~4 天半流食,每次 100~200g,每天 4~5 次;肛门排气后第 5 天普食,少量多餐。术后患者肛门排气前要禁食水。患者会出现口渴主诉和口唇干裂的症状等,可以协助患者漱口,注意使患者头偏向一侧,防止呛咳,为患者唇部涂液状石蜡或润唇膏,防止患者口唇干裂而产生不适。患者肛门排气后,可进少量流食,询问患者有无腹胀等不适。根据患者情况从流食逐渐过渡到半流食、普食,但要遵循少量多餐、易消化饮食原则,有助于患者肠道功能的逐步恢复。

(4)体位和活动

1)全麻清醒前,术后去枕平卧,头偏向一侧。

2)全麻清醒后手术当天,平卧位,侧卧位卧向患侧。半卧位,协助患者双下肢做屈伸、脚腕旋转及脚尖屈伸运动,促进双下肢的静脉回流,降低下肢静脉血栓的发生率。注意倾听患者主诉,询问有无因体位变化所引起头晕、伤口疼痛等不适。

3)术后第 1 天,患者病情平稳后可协助床上坐位休息,然后床边坐、站,再到病房内行走。密切观察患者病情变化,询问患者有无不适主诉,若患者体力不支,不可强行使患者下地活动。

4)术后第 2 天,根据患者身体状况为患者制订下床活动时间,下地活动 2~3 次,活动范围为病房内和病房楼道,时间根据患者体力情况而定。

5)术后第 3 天起,多鼓励患者下地活动,促进肠蠕动的恢复及伤口的愈合。患者活动时要有家属或护士在旁协助,观察患者身体有无不适症状。

活动能力应根据患者个体情况,循序渐进。

(5)健康宣教

1)饮食:营养丰富,易消化饮食,忌烟酒。

2)活动:患者应避免劳累,注意休息,根据体力,适当活动。

3)复查:遵医嘱定期门诊复查肾功能、血常规等。

第五节　单纯性肾囊肿及多囊肾

人体肾脏是成对的器官,位于腹膜后,右侧比左侧稍低,肾组织由外向内可分为皮质和髓质。囊性肾病变是人体最多的囊性疾病,是肾脏内出现大小不等的与外界不相通的囊性肿块的总称,分为遗传性和非遗传性两大类。遗传性病变以多囊肾多见且重要。非遗传性疾病中则以单纯性肾囊肿为常见,占囊性肾疾病中的70%左右。

一、单纯性肾囊肿

1.病因　单纯性肾囊肿病因不明确,绝大多数为非遗传性疾病,近年来研究认为可能由肾小管憩室发展而来。极少数为遗传病,可能是常染色体显性遗传。

2.病理　单纯性囊肿可以是一侧也可以是双侧,每个肾脏有一个或少数几个囊肿。囊肿一般孤立呈球形,位于肾皮质浅表者可改变肾脏外形。也可位于皮质深层或髓质,直径0.5~1cm,也可以是3~8cm,囊壁薄而透明,内含草黄色液体,较黏稠,如有过炎症,囊壁可增厚、纤维化、甚至钙化。囊肿与肾盂不相通,壁内衬以单层扁平上皮细胞。单纯肾囊肿的自然变化缓慢。

3.诊断要点

(1)临床表现:单纯性囊肿一般无明显临床症状,但当肿瘤生长到一定大小时,如有囊内出血或继发感染或压迫邻近肾实质时才引起症状。

1)腰、腹部不适或疼痛:其原因是肾脏肿大和扩张,使肾包膜张力增大,肾蒂受到牵拉,或者使邻近器官受压引起。另外,肾脏多囊导致肾脏含水量大,变得沉重,下坠牵拉,也会引起腰部疼痛。疼痛的特点为隐痛、钝痛,固定于一侧或双侧,向下部及腰背部放射。

2)感染:囊内出血或继发感染,则会使疼痛突然加剧。如合并结石或出血后血块阻塞尿路,则可加重肾盂积水,出现肾绞痛。这种梗阻还可以使肾脏发生感染,出现畏寒、发热、脉搏增快等症状。

3)血尿:可表现为镜下血尿或肉眼血尿。发作呈周期性。发作时腰痛常加剧,剧烈运动、创伤、感染可诱发或加重。出血原因是囊壁下方有许多动脉,由于压力增加或合并感染,使囊壁血管因过度牵拉而破裂出血。

4)腹部肿块:有时为患者就诊的主要原因,60%~80%的患者可触及肿大的肾脏。一般而言,肾脏越大,肾功能越差。

5)蛋白尿:一般量不多,24小时尿内不会超过2g。多不会发生肾病综合征。

6)高血压:因囊肿压迫肾脏,造成肾缺血,使肾素分泌增多,引起高血压。在肾功能正常时,已有50%以上患者发生高血压,肾功能减退时高血压的发生率更高。

7)肾功能减退:由于囊肿占位、压迫,使正常肾组织显著减少,肾功能进行性减退。

(2)辅助检查:①腰腹部超声检查;②CT检查;③MRI检查;④静脉肾盂造影检查。

4.治疗

(1)单纯性囊肿直径<4cm,无症状时不需要做任何治疗,但要定期复查,观察囊肿是否

继续增大。无症状者应经常进行尿液检查,包括尿常规、尿培养,每6~12个月进行一次肾功能检查,包括内生肌酐清除率。由于感染是本病恶化的重要原因,所以不在十分必要时,不要进行尿路创伤性检查。

(2)肾囊肿去顶减压术:当囊肿较大,出现腰部症状者需行手术治疗,绝大多数囊肿预后较好。

(3)单侧肾切除术:一侧肾实质广泛破坏,对侧肾功能正常者,可行肾切除术。

二、多囊肾

1.病因　多囊肾分为常染色体隐性遗传多囊肾(RPK)及常染色体显性遗传多囊肾(DPK)。RPK的基因定位于6号染色体;而DPK的基因定位于16号和4号染色体。DPK的预后不好,平均生存4~13年。

2.病理　多囊肾的肾脏里布满大小不等的与外界不相通的囊性肿块,直径从数毫米到数厘米不等。肾盂肾盏变形,可继发肾小球硬化、肾小管萎缩或间质纤维化。由于囊肿增大到一定程度压迫肾实质,进一步发展可致肾衰竭。

3.诊断要点

(1)临床表现

1)常染色体隐性遗传多囊肾:①胎儿型于胎儿期死亡;②新生儿型于1岁以内死亡,婴儿由于肺发育不良而表现为呼吸抑制,新生儿期少尿,常因肾衰竭或呼吸衰竭而死亡;③幼儿和少年可出现高血压和充血性心力衰竭、门脉高压症、食管静脉曲张、脾大。

2)常染色体显性遗传多囊肾:早年无症状,大多数在40岁左右出现症状。①高血压:是最常见症状,与肾缺血和肾素-血管紧张素-醛固酮系统激活有关;②肾功能受损:表现为夜尿增多,尿液检查有血尿、少量蛋白尿,常会缓慢地发展成为慢性肾衰竭;③腰部或腹部疼痛:主要表现为钝痛,有10%~20%的人合并有肾脏结石。30%~40%的人伴有多囊肝;④其他:可出现胰腺囊肿、脾囊肿、结肠憩室、蛛网膜下隙出血。

(2)辅助检查:①肾脏超声检查;②X线检查;③CT检查;④MRI检查;⑤放射性核素扫描;⑥在囊肿摄影术下经皮囊肿抽吸;⑦实验室检查:血常规、血生化、尿常规。

4.治疗

(1)肾囊肿去顶减压术:为减轻囊肿对肾实质的压迫,延缓肾功能的减退,延长生存期,可采用肾囊肿去顶减压术,也能减轻疼痛,降低血压。

(2)血液透析净化:晚期患者出现慢性肾衰竭时,行肾囊肿去顶减压术无治疗意义,需做血液透析。

(3)同种肾移植术:晚期患者肾衰竭合并严重高血压、感染时,条件许可者可做同种肾移植术。

三、护理诊断/问题

1.舒适的改变　与疼痛、血尿等有关。

2.焦虑/恐惧　与患者对疾病的恐惧、担心预后有关。

3.营养失调　与消化吸收不良、进食不当有关。

4.有受伤的危险　与高血压急性发作有关。

5.潜在并发症　感染、出血、肾衰竭。

四、护理目标

1. 患者主诉不适感减轻或消失。

2. 患者焦虑/恐惧程度减轻，配合治疗及护理。

3. 患者营养状况得到改善或维持。

4. 患者未发生意外损伤。

5. 术后未发生相关并发症或并发症发生后能得到及时治疗与处理。

五、术前护理措施

1. 心理护理

(1) 解释手术的必要性、手术方式、注意事项。

(2) 减轻患者焦虑和恐惧情绪，主动关心患者，倾听述说，稳定患者情绪。

(3) 教会患者自我放松的方法。

(4) 给予患者精神及心理支持，增强自信心。

2. 饮食护理　合理控制饮食，宜进低蛋白、低脂肪、高纤维、高维生素食物，不吃腌制类、辛辣刺激类、烧烤类食物。肾功能不全或发生尿毒症者还应注意少食豆类及其制品类食物，限制动物类高蛋白食品、油腻类食品等；宜进低钠易消化的食物。如无明显的肾衰竭、高血压时，不应盲目限水。术前常规禁食 12 小时，禁饮 4 小时。

3. 病情观察　定时监测血压及监测肾功能，观察尿液性状、体温变化等，并做好护理记录。遵医嘱及时给予降压药物及利尿药物，用药后密切观察疗效。

4. 预防意外发生　按时服药，控制血压，避免血压骤升引发脑出血及左心衰竭。

5. 预防感染　保持床铺清洁、平整。注意患者皮肤卫生，观察有无软组织及呼吸道感染。术前应做好各项准备，认真备皮，清理切口周围皮肤的污垢，剃净体毛。同时保持个人卫生，勤换内衣。

6. 术前常规准备

(1) 术前行抗生素皮试，术晨遵医嘱带入术中用药。

(2) 协助完善相关术前检查：心电图、胸部 X 线片、B 超、CT 或 MRI。

(3) 完成各项血液及体液检查：血常规、生化、出凝血试验、尿常规等。

(4) 备皮。

(5) 术晨沐浴，更换清洁患者服。

(6) 术晨遵医嘱留置尿管。

(7) 术晨与手术室人员进行患者、药物等相关信息核对后，送入手术室。

六、术后护理措施

1. 外科术后护理常规

(1) 麻醉术后护理常规：了解麻醉和手术方式、术中情况、切口和引流情况；持续低流量吸氧；持续心电监护；床挡保护防坠床；严密监测生命体征。

(2) 伤口观察及护理：观察伤口有无渗血渗液，若有渗湿，应及时通知医师并更换敷料；观察有无腰痛、腰胀等症状。

(3) 各管道观察及护理：输液管保持通畅，留置针妥善固定，注意观察穿刺部位皮肤尿管按照尿管护理常规进行，一般术后第 2 天可拔除尿管。腹膜后引流管保持通畅，避免扭曲、打折,观察引流液颜色、性质及量,认真做好护理记录。

（4）疼痛护理:评估患者疼痛情况;对有镇痛泵(PCA)患者,注意检查管道是否通畅,评价镇痛效果是否满意;安慰鼓励患者;遵医嘱给予镇痛药物;提供安静舒适的环境。

（5）基础护理:由于患者术后因疼痛惧怕活动,易出现压疮,故应保持皮肤清洁、干燥,定时皮肤护理及翻身。做好口腔护理、尿管护理、温水擦洗、雾化吸入、患者清洁等工作,预防感染。

2. 饮食护理　手术当天禁食,肛门排气后,可进流食,若无腹胀、腹痛等不适,可逐步过渡至正常饮食,宜进低热量、低糖、高蛋白、高钾、低钠、营养丰富、容易消化食物,忌生冷、产气、刺激性食物。

3. 体位与活动　活动能力应当根据患者个体化情况,循序渐进,对于年老或体弱的患者,应当适当推后活动进度。

（1）全麻清醒前:去枕平卧位,头偏向一侧。

（2）全麻清醒后手术当天:平卧位或侧卧位。

（3）术后第 1 天:自主卧位,但以半卧位为主,增加床上运动。

（4）术后第 2~3 天:可在搀扶下下床沿床边适当活动。

（5）术后第 4 天起:可在搀扶下适当屋内活动,并逐渐增加活动度。

4. 健康宣教

（1）饮食:饮食规律,宜进高热量、低蛋白、低钠、营养丰富、容易消化食物,防止水、电解质失调。

（2）活动:根据体力,适当活动,避免剧烈的体力活动和腹部创伤,肾脏肿大不宜手术者,宜用吊带代替腰带,以免引起囊肿破裂。

（3）服药:遵医嘱应用降压药物,控制高血压减少并发症的发生,应遵循病情,按时服药,不得擅自减药或停药。

（4）感染:预防感冒,防止急性肾炎加重肾脏负担,忌食被污染的食物。

（5）复查:术后定期门诊随访,检查肝、肾功能、血常规等;术后每 3 个月复查 B 超一次,半年后每半年复查一次,至少复查 5 年。

七、并发症的处理及护理

1. 出血

（1）临床表现:引流管持续有新鲜血液流出,2 小时内引出鲜红色血液>100mL 或 24 小时>500mL;伤口敷料持续有新鲜血液渗出;患者脉搏增快、血压下降、小便减少等失血表现。

（2）处理:保守治疗:静脉滴注止血药物,加快输液速度,输血,使用升压药物、吸氧等;保守治疗无效者应及时行再次手术。

2. 感染

（1）临床表现:术后体温>39℃;引流液浑浊呈脓性;伤口难以愈合。

（2）处理:抗生素治疗;高热时给予物理降温或退热药物治疗;解除尿路梗阻。

3. 肾衰竭

（1）临床表现:下肢水肿,少尿,无尿。

（2）处理:血液透析,有条件可做同种肾移植术。

第十章　消化系统疾病患者的护理

第一节　胃　炎

胃炎是指各种致病因子引起的胃黏膜炎性病变,常伴有上皮损伤和细胞再生。按临床发病急缓及病程长短分为急性胃炎和慢性胃炎两大类。

急性胃炎是指由多种病因引起的急性胃黏膜炎症。临床上急性发病,常表现为上腹部症状。急性胃炎主要包括:幽门螺杆菌(Hp)感染引起的急性胃炎;Hp之外的病原体及毒素对胃黏膜损害引起的急性胃炎;急性糜烂出血性胃炎主要病损是糜烂和出血,因这类炎症多由药物、急性应激造成,故也称急性胃黏膜损害。

慢性胃炎是指各种原因所引起的胃黏膜慢性炎症性病变。慢性胃炎是最常见的胃部疾患之一。男性稍多于女性。任何年龄均可发病,但随年龄增长发病率逐渐增高。

一、护理评估

(一)急性胃炎

1. 病因　病因多样,包括药物、急性应激、乙醇、缺血、感染、十二指肠液反流等。

(1)理化因素:药物,以非甾体抗炎药(NSAID)最常见,其他如肾上腺糖皮质激素、某些抗生素及抗癌药物;乙醇破坏黏膜屏障,引起上皮细胞损害、黏膜内出血和水肿;胆汁反流、胆盐、磷脂酶 A、胰酶破坏胃黏膜,产生多发性糜烂;物理因素如辛辣及粗糙食物对胃黏膜造成机械性损伤。

(2)急性应激:可由严重的脏器疾病、大手术、大面积烧伤、休克、颅脑外伤、颅内疾病、精神心身因素等引起。

(3)急性感染及病原体毒素:细菌常见有葡萄球菌、α-链球菌、大肠杆菌、嗜盐杆菌等,近年来幽门螺杆菌感染引起人们重视;病毒,如流感病毒和肠道病毒等;细菌毒素以金黄色葡萄球菌毒素常见。

(4)血管闭塞所致,常见于老年的动脉硬化患者及腹腔动脉栓塞治疗后等。

2. 临床表现

(1)健康史:询问患者有无进食不洁食物史,有无服用非类固醇抗炎药刺激胃黏膜药物、饮酒、应激病史,起病前有无精神刺激及服毒史,有无严重脏器疾病如大手术、大面积烧伤、休克等病史。

(2)症状:多数急性起病,症状轻重不一。轻者多无明显症状,少数患者表现为上腹部不适、疼痛、厌食、恶心呕吐等,伴有肠炎者可有腹泻,呈水样便。病程自限,数天内症状消失。如为急性胃黏膜病变,可表现为上消化道出血,出血常为间歇性,但也可发生大量出血,表现为咯血和(或)黑便。

(3)体征:可有上腹部或脐周压痛,肠鸣音亢进。

(4)并发症:病情严重,可合并脱水、酸中毒、休克及消化道出血,必须积极处理。

3. 辅助检查

（1）粪便检查：大便隐血试验阳性或阴性。

（2）胃镜检查：强调在出血后 24～48 小时进行，镜下见多发性糜烂、出血灶和黏膜水肿为特征的急性胃黏膜损害。

4. 心理-社会状况　急性胃炎是一种常见的急症，患者及家属易产生紧张与恐惧心理。

（二）慢性胃炎

1. 病因　慢性胃炎的病因尚未完全阐明，主要病因有以下几方面：①幽门螺杆菌（Hp）感染：目前认为 Hp 感染是慢性胃炎最主要的病因；②自身免疫：壁细胞损伤后能作为自身抗原刺激机体的免疫系统而产生相应的壁细胞抗体和内因子抗体；③物理及化学因素：长期饮浓茶、酒、咖啡，食用过热、过冷、过于粗糙的食物，服用非类固醇抗炎药，各种原因引起的十二指肠液反流等均可损伤胃黏膜；④其他因素：有人认为慢性萎缩性胃炎可能与胃黏膜退行性变有关。此外，某些疾病如心力衰竭、肝硬化门静脉高压、尿毒症及营养不良等也使胃黏膜易于受损。在慢性胃炎的发展过程中，胃腺细胞可发生肠上皮组织转化，或假性幽门腺组织转化和增生，增生的上皮和化生的上皮可发生发育异常，形成不典型增生，中度以上的不典型增生被认为是癌前病变。

2. 临床表现

（1）健康史：询问患者是否长期饮浓茶、酒、咖啡，食用过热过冷、过于粗糙的食物，服用非甾体抗炎药；有无心力衰竭、肝硬化门静脉高压、尿毒症等病史；家庭成员中有无慢性胃炎或消化性溃疡病史。

（2）症状：慢性胃炎患者病程迁延，大多无症状。部分患者症状很轻，表现为消化不良的症状，如上腹部不适、无规律性腹痛、反酸嗳气、恶心呕吐等非特异性表现。少数病例出现较重的症状：疼痛、厌食、消瘦，酷似胃癌的表现。自身免疫性胃炎可有明显厌食、消瘦，伴有贫血、舌炎等。

（3）体征：慢性胃炎体征不多，有时可有上腹部压痛。

3. 辅助检查

（1）胃镜及活组织检查：胃镜检查是最可靠的确诊方法。活组织检查可进行病理诊断，同时可检测幽门螺杆菌。

（2）幽门螺杆菌（Hp）检测：可通过培养、涂片、尿素酶测定等方法检测出 Hp。

（3）血清学检查：血清促胃液素水平可降低或正常，可存在抗壁细胞抗体，但滴度低。自身免疫性胃炎血清促胃液素水平常明显升高，血中可测得抗壁细胞抗体和抗内因子抗体。

（4）胃液分析：自身免疫性胃炎有胃酸缺乏。

4. 心理-社会状况　慢性胃炎患者常常是因病致郁，因郁致病。病情反复而产生紧张、焦虑心理，而精神障碍因素或应激状况可引起和诱发慢性胃炎的症状。也有研究表明，慢性胃炎患者的人格存在一定的矛盾性，一方面表现为顺从、依赖、随和的心理倾向，另一方面又易情绪激动，在行为上有苟且敷衍、保守的人格倾向。

二、护理诊断和合作性问题

1. 疼痛——上腹部痛　与胃黏膜的炎性病变有关。

2. 营养失调——低于机体需要量　与胃黏膜的炎性病变所致的食物摄入、吸收障碍有关。

3.焦虑 与咯血、黑便及与病程迁延不愈有关。

4.知识缺乏 缺乏急、慢性胃炎的病因及病情进展知识,缺乏急、慢性胃炎的自我护理知识。

三、护理措施

1.一般护理

(1)休息与活动:急性胃炎及慢性胃炎的急性发作期,应卧床休息;慢性胃炎恢复期,患者生活要有规律,避免过度劳累,注意劳逸结合。

(2)饮食护理:急性发作期可暂时禁食 1~2 餐或予以清淡流质食物,多饮水。制订饮食计划,向患者说明摄取足够营养的重要性,指导患者及家属改进烹饪技巧,变换食物的色、香、味,刺激患者食欲。胃酸低者食物应完全煮熟后食用,以利于消化吸收,并给刺激胃酸分泌的食物,如肉汤、鸡汤等;高胃酸者应避免进酸性、多脂肪食物。鼓励患者少量多餐,饮食宜少渣、温热、高热量、高蛋白、高维生素、易消化的饮食,避免过冷、过热、辛辣等刺激性食物及浓茶咖啡等饮料;嗜酒者应戒酒,防止乙醇损伤胃黏膜。少量出血者可给米汤等流食中和胃酸。剧烈呕吐急性大出血者禁食。

(3)心理护理:患者因出现咯血、黑便或症状反复发作而产生紧张、焦虑、恐惧心理。护理人员应向其耐心说明原因,给予解释和安慰。应告知患者,通过有效的自我护理和保健,可减少本病的复发次数。

(4)做好基础护理:鼓励患者晨起、睡前、进食前后刷牙或漱口,保持口腔清洁舒适,促进食欲。

2.病情观察 观察疼痛的部位、程度;评估营养状况;观察并记录患者每天进餐次数、量、品种,以了解其摄入营养能否满足机体需要;定期测量体重,监测有关营养指标的变化,如血红蛋白浓度、血清蛋白等,并及时将营养状况的改善转告患者,以增强患者的信心。

3.治疗配合

(1)急性胃炎:本病为自限性的病理过程,一般预后良好。治疗应注意去除病因,对处于急性应激状态的上述严重原发病患者应预防性使用抑酸药。腹痛剧烈给予局部热敷或解痉药。频繁呕吐等引起脱水和电解质紊乱者,应予静脉补液,纠正水、电解质紊乱。伴肠炎者可加用抗生素。

护理要点:指导患者正确服用药物,注意观察药物的疗效及不良反应。疼痛时遵医嘱给予物理或药物镇痛,如针灸和热敷,以减轻腹痛。若有出血,按上消化道出血护理。严重呕吐者记录出入量,并及时纠正水、电解质紊乱。

(2)慢性胃炎

1)根除 Hp 感染:对幽门螺杆菌感染引起的慢性胃炎,尤其有活动性者应给予灭菌治疗。迄今为止,尚无单一药物能有效根除 Hp 感染,需联合用药。常用的有铋剂加两种抗生素或质子泵抑制剂(PPI)加两种抗生素组成的三联疗法,如枸橼酸铋钾(CBS,每次 240mg,每天 2 次)或奥美拉唑(20mg,每天 2 次),与阿莫西林(每次 500~1000mg,每天 2 次)及甲硝唑(每次 200mg,每天 4 次)三药联用,1~2 周为 1 个疗程。抗菌药物还有克拉霉素(甲红霉素)、呋喃唑酮等。近年来 Hp 耐药率升高,将传统的三联疗法改为四联疗法,即铋剂、质子泵抑制剂加两种抗生素。

护理要点:遵医嘱给予患者根除 Hp 感染治疗,注意观察药物的疗效及不良反应。①胶体铋剂:枸橼酸铋钾(CBS)为常用制剂,因其在酸性环境中方起作用,故宜在餐前 1/2 小时服用。服 CBS 过程中可使齿、舌变黑,可用吸管直接吸入。部分患者服药后出现便秘和大便呈黑色,停药后自行消失。少数患者有恶心、一过性的血清转氨酶升高等,极少出现急性肾衰竭;②质子泵抑制剂:质子泵抑制剂的不良反应较小。如奥美拉唑,仅约有 1% 患者出现头痛、腹泻、便秘、腹痛、恶心、呕吐和胃肠胀气反应,极少发生红斑、丘疹、瘙痒、眩晕、肢端麻木、嗜睡、失眠和疲倦反应;③抗菌药物:阿莫西林服用前应询问患者有无青霉素过敏史,应用过程中注意有无迟发性变态反应,如皮疹。甲硝唑可引起恶心、呕吐等胃肠道反应,嘱饭后 1/2 小时服用,必要时可遵医嘱用甲氧氯普胺、维生素 B_{12} 等拮抗。

2)根据病因给予相应治疗:有胆汁反流者,可用氢氧化铝凝胶来吸附,或予以硫糖铝。因非甾体抗炎药引起的,应立即停服,并用米索前列醇、PPI 减轻胃黏膜损害。

护理要点:指导患者正确服用药物,硫糖铝在餐前 1 小时与睡前服用效果最好,氢氧化铝凝胶应在饭后 1 小时和睡前服用。其他用药方法和注意事项见"消化性溃疡患者的护理"。

3)对症治疗:有胃动力学改变者,可服用多潘立酮、莫沙必利、伊托必利等促进胃动力剂;A 型胃炎无特殊治疗;恶性贫血者,可注射维生素 B_{12} 加以纠正;对于胃黏膜肠化和不典型增生者,给予 β 胡萝卜素、维生素 C、维生素 E 和叶酸等抗氧化维生素,以及锌、硒等微量元素或有助于其逆转。有烟酒嗜好者,应嘱戒除。

护理要点:疼痛时遵医嘱给予物理或药物镇痛,如针灸和热敷,以减轻腹痛。促进胃动力药物应在饭前服用,不宜与阿托品等解痉药合用;若有出血,按上消化道出血护理。严重呕吐者记录出入量,并及时纠正水、电解质紊乱。

四、健康教育

1. 知识宣教　向患者及家属讲解有关病因,并指导患者避免诱发因素。如生活要有规律,劳逸结合;加强饮食卫生和营养,养成有规律的饮食习惯;避免使用对胃黏膜有刺激的药物;戒除烟酒等。

2. 生活指导　指导患者按时服用抗菌药物及胃黏膜保护剂等,并向患者介绍药物的不良反应,如有异常及时复诊,定期门诊复查。

第二节　消化性溃疡

消化性溃疡(peptic ulcer,PU)主要指发生于胃和十二指肠黏膜的慢性溃疡,即胃溃疡(gastric ulcer,GU)和十二指肠溃疡(duodenal ulcer,DU),因溃疡的形成与胃酸和胃蛋白酶的消化有关而得名,溃疡的黏膜缺损超过黏膜肌层。临床上 DU 较 GU 多见,两者之比约为 3∶1。DU 好发于青壮年,GU 的发病年龄一般较 DU 约迟 10 年。秋冬和冬春之交是消化性溃疡的好发季节。

一、护理评估

1. 病因　尚未完全阐明。

(1)幽门螺杆菌(Hp)感染:是消化性溃疡的主要病因。

（2）药物：非甾体抗炎药物，如阿司匹林、布洛芬、吲哚美辛等，除具有直接损伤胃黏膜的作用外，还能抑制前列腺素和依前列醇的合成，从而损伤黏膜的保护作用。此外，肾上腺皮质激素也与溃疡形成和再活动有关。

（3）胃酸和胃蛋白酶：胃酸和胃蛋白酶的自身消化作用是溃疡形成的基本因素。尤其胃酸的存在是溃疡发生的决定因素。DU 患者壁细胞总数明显增多，胃酸分泌过多在 DU 的发病机制中起主要作用。而 GU 患者的胃酸排泌量则多属正常甚至低于正常。

（4）胃排空延缓和胆汁反流：GU 患者多有胃排空延缓和十二指肠胃反流。幽门括约肌功能障碍时，可引起十二指肠-胃反流，反流液中的胆汁、胰液和卵磷脂等可损伤胃黏膜。

（5）遗传因素：消化性溃疡与遗传因素有关，孪生儿观察表明，单卵双胎同胞发生溃疡的一致性高于双卵双胎。GU 患者的家族中，GU 的发病率较正常人高 3 倍。O 型血者 DU 的发病率较其他血型高 1.4 倍。

（6）应激与心理因素：紧张、忧伤、焦虑、强烈的精神刺激，可影响胃酸分泌、胃肠运动、黏膜血流调控而引起溃疡。

（7）其他因素：吸烟者及高盐饮食者消化性溃疡的发生率高。

消化性溃疡大多是单发，呈圆形或椭圆形。DU 多发生在球部前壁，GU 多在胃角和胃窦小弯。溃疡浅者累及黏膜肌层，深者则可贯穿肌层，甚至浆膜层，穿破浆膜层时可致穿孔，血管破溃可引起出血。

2. 临床表现

（1）健康史：询问患者有无不良生活习惯，是否饮食无规律，暴饮暴食，长期食用过热、过冷、过于粗糙的食物及烟酒嗜好等；是否长期用非类固醇抗炎药物，如阿司匹林、布洛芬、吲哚美辛等；有无长期精神紧张；家属中有无类似疾病史等。

（2）症状：消化性溃疡症状轻重程度不一，少数患者可无症状，或以出血、穿孔等并发症作为首发症状，但多数患者表现为腹痛。临床特点：①慢性过程。病程平均 6~7 年，长者可达 30 年以上；②周期性发作：发作多在初秋至次年早春，精神紧张、过度疲劳、饮食不调或服用与消化性溃疡发病有关的药物常可诱发，发作一般为数天至数周，也可长达数月；③节律性疼痛：腹痛可为钝痛、灼痛、胀痛甚至剧痛，或呈不适感。胃溃疡疼痛多位于上腹部，剑突下正中或偏左；十二指肠溃疡疼痛则位于上腹部正中或偏右。多数患者疼痛有典型的节律，与进食有关：GU 的疼痛多在餐后 0.5~1 小时出现，至下次餐前自行消失，即 GU 的疼痛为进餐-疼痛-缓解；DU 的疼痛常在餐后 3~4 小时开始出现，如不服药，则持续至下次进餐后才缓解，即 DU 的疼痛为疼痛-进餐-缓解，故又称饥饿痛，约半数患者于午夜出现疼痛，称夜间痛。部分患者无上述典型疼痛，而仅表现为无规律性的上腹部隐痛不适，也可因并发症的出现而发生疼痛性质及节律的改变。腹痛可经服制酸剂、休息、用手按压腹部或呕吐而减轻。消化性溃疡除上腹部疼痛外，尚可有反酸、嗳气、恶心、呕吐、食欲减退等消化不良症状，也可有失眠、多汗、脉缓等自主神经功能失调表现及全身性症状如消瘦、贫血等。

（3）体征：溃疡活动期可有上腹部稳定而局限的压痛点，缓解期则无明显体征。

（4）特殊类型的消化性溃疡：①无症状性溃疡，多因其他疾病做胃镜或 X 线钡餐检查时偶然发现；或当发生出血、穿孔等并发症时被发现；②老年人消化性溃疡：胃巨大溃疡多见，临床表现多不典型；③复合性溃疡：指胃与十二指肠同时存在溃疡；④幽门管溃疡：较为少见，易出现幽门梗阻、穿孔、出血等并发症；⑤球后溃疡：指发生于十二指肠球部以下的溃疡。

球后溃疡的夜间痛和背部放射性疼痛更为多见,并发大量出血者也多见,药物治疗效果差。

3. 并发症

(1)出血:是消化性溃疡最常见的并发症。DU 比 GU 容易发生。常因服用 NSAID 而诱发。部分患者以大出血为首发症状。出血引起的临床表现取决于出血的速度和量。轻者表现为黑便、咯血,重者出现周围循环衰竭,甚至低血容量性休克,应积极抢救。

(2)穿孔:既往有溃疡病史,穿孔前数天溃疡病症状加剧。情绪波动、过度疲劳、刺激性饮食或服用皮质激素药物等常为诱发因素。穿孔多在夜间空腹或饱食后突然发生,表现为骤起上腹部刀割样剧痛,迅速波及全腹,患者疼痛难忍,可有面色苍白、出冷汗、脉搏细速、血压下降等表现。常伴恶心、呕吐。体格检查患者表情痛苦,仰卧屈膝位,腹式呼吸减弱或消失;全腹压痛、反跳痛,腹肌紧张呈"板样"强直,尤以右上腹最明显。叩诊肝浊音界缩小或消失,可有移动性浊音;听诊肠鸣音消失或明显减弱。站立位 X 线检查可见膈下新月状游离气体影。腹腔穿刺可抽出黄色浑浊液体。

(3)幽门梗阻:大多由 DU 或幽门管溃疡引起。急性梗阻多因炎症水肿和幽门部痉挛所致,梗阻为暂时性,随炎症好转而缓解;慢性梗阻主要由于溃疡愈合后瘢痕收缩而呈持久性。患者可感上腹部饱胀不适,疼痛于餐后加重,且有反复大量呕吐,呕吐物呈酸腐味的宿食,大量呕吐后疼痛可暂时缓解。严重频繁呕吐可致失水和低氯低钾性碱中毒,常继发营养不良。上腹部饱胀和逆蠕动的胃型,以及空腹时检查胃内有震水音,是幽门梗阻的特征性表现。

(4)癌变:少数 GU 可发生癌变,癌变率在 1% 以下。对长期 GU 病史,年龄在 45 岁以上,经严格内科治疗 4~6 周症状无好转,大便隐血试验持续阳性者,应怀疑是否癌变,需进一步检查和定期随访。

4. 辅助检查

(1)胃镜检查和黏膜活检:纤维胃镜和电子胃镜已广泛应用于临床,已成为诊断消化性溃疡的首选检查。可直接观察溃疡部位、病变大小、性质,并可在直视下取活组织做病理检查和 Hp 检测。其诊断的准确性高于 X 线钡餐检查。

(2)X 线检查:溃疡的 X 线钡餐检查直接征象是龛影,对溃疡诊断有确诊价值,但上消化道出血 1 周内不做此检查。立位腹部 X 线片见膈下游离气体对穿孔具有诊断意义。

(3)幽门螺杆菌检测:Hp 感染的检测方法主要包括快速尿素酶试验、组织学检查、$^{13}C-$ 或 $^{14}C-$尿素呼气试验和血清学实验等。其中 $^{13}C-$ 或 $^{14}C-$尿素呼气试验检测 Hp 感染的敏感性和特异性均较高,常作为根除治疗后复查的首选方法。

(4)胃液分析:GU 患者的胃酸分泌正常或低于正常,DU 患者则胃酸增多,故胃液分析对消化性溃疡的诊断仅作参考。

(5)大便隐血试验:隐血试验阳性提示溃疡有出血,如 GU 患者持续阳性,应怀疑癌变的可能。

5. 心理-社会状况　消化性溃疡患者多具有不同程度的神经质方面的特征,他们往往表现为孤僻、好静、悲观,遇事过分思虑,情绪易波动、易怒而又压抑。溃疡病患者缺乏社会有关方面的同情。在种种环境中,溃疡病患者具有明显的孤独感、陌生感、社会同情来源少、自信心不足、自我强化等弱点。

二、护理诊断和合作性问题

1. 疼痛——腹痛　与胃酸刺激溃疡面,引起化学性炎症反应有关。

2. 焦虑 与疾病反复发作、病程迁延有关。

3. 营养失调——低于机体需要量 与疼痛致摄入量减少及消化吸收障碍有关。

4. 知识缺乏 缺乏有关消化性溃疡病因及预防治疗知识。

5. 潜在并发症 上消化道出血、穿孔、幽门梗阻、癌变。

三、护理措施

1. 一般护理

(1)休息与活动:生活规律,工作劳逸结合,避免过劳。

(2)饮食护理:指导患者建立合理的饮食习惯和结构,可有效避免疼痛的发作。①进餐方式:患者应定时进食,以维持正常消化活动的节律。在溃疡活动期,宜少食多餐,每天进餐4~5次,避免餐间零食和睡前进食,使胃酸分泌有规律。饮食不宜过饱。进餐时注意细嚼慢咽,咀嚼可增加唾液分泌,具有稀释和中和胃酸的作用;②食物选择:选择营养丰富、易于消化的食物。症状较重的患者应以面食为主。不习惯于面食者则以软米饭或米粥代替。避免食用刺激性强的食物如生、冷、硬、粗纤维多的蔬菜、水果等及浓肉汤、咖啡、浓茶和辣椒、酸醋等调味品。

(3)心理护理:消除患者不安情绪,在语言和态度上对患者表示关心和安慰。

2. 病情观察 了解患者的疼痛的规律和特点;有无出血、穿孔、幽门梗阻、癌变等并发症。

3. 治疗配合 治疗目的在于消除病因,控制症状,愈合溃疡,防止复发和避免并发症。

(1)根除 Hp 治疗:对于 Hp 阳性的消化性溃疡患者,应首先给予根除 Hp 治疗。见慢性胃炎。

(2)降低胃酸的药物治疗:包括抗酸药和抑制胃酸分泌药两类。前者如碱性抗酸药氢氧化铝、氢氧化镁及其复方制剂等。但长期大量应用时,不良反应较大,很少单一应用抗酸药来治疗溃疡。目前临床上常用的抑制胃酸分泌药有 H_2 受体拮抗剂(H_2RA)和质子泵抑制剂(PPI)两大类。

1)H_2RA:主要通过阻止组胺与 H_2 受体结合,使壁细胞分泌胃酸减少。常用药物有西咪替丁 800mg/d,雷尼替丁 300mg/d,法莫替丁 40mg/d,三者一日量可分 2 次口服或睡前顿服,服药后基础胃酸分泌特别是夜间胃酸分泌明显减少;②PPI:使壁细胞分泌胃酸的关键酶即 H^+-K^+-ATP 酶失去活性,其抑制胃酸分泌作用较 H_2RA 更强,作用更持久。常用奥美拉唑 20mg、兰索拉唑 30mg 和泮托拉唑 40mg,每天 1~2 次口服。

护理要点:遵医嘱给患者进行药物治疗,并注意观察药效及不良反应。①抗酸药:如氢氧化铝凝胶,应在饭后 1 小时和睡前服用。服用片剂时应嚼服,乳剂给药前应充分摇匀。抗酸药应避免与奶制品同时服用。酸性食物及饮料不宜与抗酸药同服。服用镁制剂则易引起腹泻。

2)H_2 受体拮抗剂:应在餐中或餐后立刻服用,也可把一日剂量在睡前服用。如需同时服用抗酸药,则两药应间隔 1 小时以上。如静脉给药时应注意控制速度。少数患者还可出现一过性肝功能损害和粒细胞缺乏,可出现头痛、头晕、疲倦、腹泻及皮疹等反应,如出现上述反应,应及时协助医师进行处理。药物可从母乳排出,哺乳期应停止用药。

3)PPI:如奥美拉唑,可引起头晕,应嘱患者用药期间避免开车或做其他必须高度集中注意力的工作。

（3）保护胃黏膜治疗：常用的胃黏膜保护剂包括硫糖铝和枸橼酸铋钾（CBS）。硫糖铝和CBS能黏附在溃疡面上形成一层保护膜，从而阻止胃酸和胃蛋白酶侵袭溃疡面。硫糖铝常用剂量是1.0g，每天3次；CBS 480mg/d，疗程为4周。枸橼酸铋钾：合剂，每次5mL，3倍量温开水稀释后服用，每天3次，6周为1个疗程；颗粒剂，每次1包，每天3~4次，化水冲服，饭前1/2小时和睡前服用；片剂，2片，每天2次或1片，每天4次。此外，前列腺素类药物如米索前列醇也具有增加胃黏膜防御能力的作用。

护理要点：遵医嘱给患者进行药物治疗，并注意观察药效及不良反应。硫糖铝片宜在进餐前1小时服用，可有便秘、口干、皮疹、眩晕、嗜睡等不良反应，因其含糖量较高，糖尿病患者应慎用，不能与多酶片同服，以免降低两者的效价。枸橼酸铋钾服药期内口中可能带有氨味，并可使舌、粪染成黑色；也有报道出现恶心等消化道症状，但停药后即消失；牛奶和抗酸剂可干扰其作用，不宜同时进服；严重肾病者禁用；服药期间不得服用其他含铋制剂；服药前后0.5小时须禁食。

（4）外科手术治疗：对于大量出血经内科紧急处理无效、急性穿孔、瘢痕性幽门梗阻、内科治疗无效的顽固性溃疡及胃溃疡疑有癌变者，可行手术治疗。

4.疼痛的护理　疼痛的护理主要包括：①帮助患者认识和去除病因。向患者解释疼痛的原因，指导和帮助患者减少或去除加重和诱发疼痛的因素；对服用非类固醇抗炎药者，应停药；避免暴饮暴食和食用刺激性饮食，以免加重对胃肠黏膜的损伤；对嗜烟酒者，劝其戒除；②仔细观察、了解患者疼痛的规律和特点，并按其特点指导缓解疼痛的方法。如DU表现为空腹痛或夜间痛，患者可准备抗酸性食物（苏打饼干等）在疼痛前进食，或服用抗酸剂以防疼痛。也可采用局部热敷或针灸止痛等。在症状较重时，嘱患者卧床休息，可使疼痛等症状缓解。病情许可的患者则可鼓励适当活动，以分散注意力。

四、健康教育

1.向患者及家属讲解引起和加重溃疡病的相关因素。指导患者建立合理的饮食习惯和结构，戒除烟酒，避免摄入刺激性食物。

2.指导患者保持乐观情绪，规律的生活，避免过度紧张与劳累。

3.指导患者遵医嘱正确服药，学会观察药效及不良反应，不随便停药，以减少复发。嘱患者慎用或勿用致溃疡药物，如阿司匹林、咖啡因、泼尼松等。

4.嘱患者定期复诊，若上腹部疼痛节律发生变化并加剧，或者出现咯血、黑便时，应立即就医。

第三节　胃　癌

胃癌是我国最常见的恶性肿瘤之一，居消化道肿瘤死亡原因的首位。其发病率在不同年龄间，各国家地区和种族间有较大差异。一般而言，有色人种比白种人易患本病。日本、智利、俄罗斯和冰岛为高发区，而北美、西欧、澳大利亚和新西兰发病率较低。我国的发病率也较高，尤以西北地区发病率最高，中南和西南地区则较低。本病男性居多，男女之比为（2~3）∶1，高发年龄为40~60岁。

一、护理评估

1. 病因　胃癌的病因迄今尚未完全阐明,一般认为其产生与以下因素有关。①饮食与环境因素:不同国家和地区发病率的明显差异,说明本病与环境因素有关。流行病学研究结果表明,长期食用霉变粮食、咸菜、烟熏和腌制鱼肉及高盐食物,可增加胃癌发生的危险性;②幽门螺杆菌感染:大量流行病学资料提示 Hp 是胃癌发病的危险因素,已在实验室中成功地用 Hp 直接诱发鼠发生胃癌;③遗传因素:胃癌发病具有家族聚集倾向;④癌前变化:分为癌前疾病(即癌前状态)和癌前病变。前者是指与胃癌相关的胃良性疾病,有发生胃癌的危险性;后者是指较易转变为癌组织的病理学变化,主要指异型增生。如肠上皮组织转化、慢性萎缩性胃炎及异型增生、腺瘤型胃息肉,特别是直径>2cm 者、残胃炎、恶性贫血胃体黏膜有显著萎缩者、少数胃溃疡患者。胃癌的好发部位依次为胃窦(58%)、贲门(20%)、胃体(15%)、全胃或大部分胃(7%)。

2. 临床表现

(1)健康史:询问患者有无长期食用霉变粮食、咸菜、烟熏和腌制鱼肉及高盐食物等。

(2)症状:①早期胃癌,早期多无症状,部分患者可出现非特异性消化不良症状;②进展期胃癌:上腹痛为最早出现的症状,同时有食欲下降、体重进行性下降。胃壁受累时可有易饱感;贲门癌累及食管下端时可出现吞咽困难;胃窦癌引起幽门梗阻时出现严重恶心,呕吐;黑便或咯血常见于溃疡型胃癌。转移至身体其他脏器可出现相应的症状,如转移至骨骼时,可有全身骨骼剧痛;胰腺转移则会出现持续性上腹痛,并放射至背部等。

(3)体征:早期胃癌多无明显体征。进展期胃癌主要体征为腹部肿块,多位于上腹部偏右,呈坚实可移动结节状,有压痛。肝脏转移可出现肝大,并扪及坚硬结节,常伴黄疸。腹膜转移时可发生腹腔积液。远处淋巴结转移时可在左锁骨上触到质硬而固定的淋巴结,称为Virchow 淋巴结。某些胃癌患者可出现伴癌综合征,包括反复发作性血栓性静脉炎、黑棘皮病(皮肤皱褶处有色素沉着)和皮肌炎等。

3. 并发症　可并发胃出血、贲门或幽门梗阻、穿孔等。进展期胃癌如不治疗,存活时间约 1 年。在根治术后 5 年的存活率,如仅侵及黏膜层,可达 95%以上;累及黏膜下层存活率约 80%;如肿瘤已侵及肌层或深达浆膜层,预后不佳。

4. 辅助检查

(1)血常规检查:患者有缺铁性贫血。

(2)大便隐血试验:持续阳性,是胃癌普查时的筛选实验。

(3)胃液分析:胃液分析意义不大,虽进展期胃癌呈无酸或低胃酸分泌,但低胃酸分泌与正常人重叠,故已不列为常规检查。

(4)X 线钡餐检查:可表现为局限性充盈缺损或呈不规则的龛影。浸润型胃癌表现为胃壁僵直,蠕动消失,胃腔狭窄。

(5)胃镜检查:内镜直视下可观察病变部位、性质,并取黏膜做活组织检查,是目前最可靠的诊断手段。

5. 心理-社会状况　胃癌是一种严重危害人类身体健康的疾病,已被确诊为癌症的患者易产生心理反应,最常见的表现是恐惧感,这种危机心理持续下去可发展为焦虑和抑郁,患者时常感到生存无望,前景一片暗淡,不愿意和医护人员、家属、病友交流,甚至发生自杀的念头,严重影响了患者的病情转归和生存质量。

二、护理诊断和合作性问题

1. 疼痛　与癌细胞浸润有关。

2. 营养失调——低于机体需要量　与胃癌造成吞咽困难、消化吸收障碍、使用化疗药物有关。

3. 有感染的危险　与化疗致白细胞减少,免疫功能降低有关。

4. 预感性悲哀　与患者预感疾病的预后有关。

5. 活动无耐力　与疼痛及患者机体消耗有关。

6. 自我形象紊乱　与化疗致脱发有关。

7. 有体液不足的危险　与幽门梗阻致严重恶心、呕吐有关。

8. 知识缺乏　缺乏有关胃癌的防治知识。

三、护理措施

1. 一般护理

(1)休息与活动:保持环境清洁安静。

(2)饮食护理:让患者了解充足的营养支持对机体恢复有重要作用,对能进食者鼓励其尽可能进食易消化、营养丰富的流质或半流质饮食。提供清洁的进食环境,并注意变换食物的色、香、味,增进患者的食欲。

(3)心理护理:给予心理支持,消除患者悲观情绪。

(4)疼痛的护理

1)药物镇痛:遵医嘱给予相应的止痛药,目前治疗癌性疼痛的主要药物:①非麻醉性镇痛药(阿司匹林、吲哚美辛、对乙酰氨基酚等);②弱麻醉性镇痛药(可待因、布桂嗪等);③强麻醉性镇痛药(吗啡、哌替啶等);④辅助性镇痛药(地西泮、异丙嗪、氯丙嗪等)。给药时应遵循 WHO 推荐的三阶梯疗法,即选用镇痛药必须从弱到强。

2)患者自控镇痛(PCA):该方法是用计算机化的注射泵,经由静脉、皮下或椎管内注射药物,以输注镇痛药,患者可自行间歇性给药。

2. 病情观察　观察疼痛特点,注意评估疼痛的性质、部位,是否伴有严重的恶心和呕吐、吞咽困难、咯血及黑便等症状。如出现剧烈腹痛和腹膜刺激征,应考虑发生穿孔的可能性,及时协助医师进行有关检查或手术治疗。营养监测,定期测量体重,监测血清白蛋白和血红蛋白等营养指标。

3. 治疗配合

(1)手术治疗:是目前唯一有可能根治胃癌的方法。治疗效果取决于胃癌的病期、癌肿侵袭深度和扩散范围。对早期胃癌,一般首选胃部分切除术,如已有局部淋巴结转移,则应同时予以清扫。对进展期患者,如无远处转移,应尽可能手术切除。

(2)化学治疗:应用抗肿瘤药物辅助手术治疗,在术前、术中及术后使用,以抑制癌细胞的扩散和杀伤残存的癌细胞,从而提高手术效果。联合化疗也可用于晚期胃癌不能施行手术者。常用药物有氟尿嘧啶(5-FU)、丝裂霉素(MMC)、替加氟(FT-207)、阿霉素(ADM)等。

护理要点:遵医嘱进行化学治疗,以抑制和杀伤癌细胞。并向患者说明不良反应,使其有一定的思想准备。严密观察血常规变化。化疗药物对血管、组织损伤较大,在化疗过程中注意保护好静脉和局部组织。

（3）内镜下治疗：对早期胃癌可在电镜下用电灼、激光或微波做局部灼除，或做黏膜剥离术（ESD）治疗；中、晚期胃癌不能手术者，也可在内镜下局部注射抗肿瘤药、无水乙醇或免疫增强剂等治疗。

（4）支持治疗：应用高能量静脉营养疗法以增强患者的体质，使其能耐受手术和化疗；使用免疫增强剂如卡介苗、左旋咪唑等，提高患者的免疫力；配合应用中药扶正治疗等。

4. 护理要点　静脉营养支持，对贲门癌有吞咽困难者和中、晚期患者，应遵医嘱静脉输注高营养物质，以维持机体代谢需要。幽门梗阻时，可行胃肠减压，同时遵医嘱静脉补充液体。

四、健康教育

1. 开展卫生宣教，提倡多食富含维生素 C 的新鲜水果、蔬菜，多食肉类、鱼类、豆制品和乳制品。避免高盐饮食，少进咸菜、烟熏和腌制食物。粮食储存要科学，不食霉变食物。

2. 有癌前变化者，应定期检查，以便早期诊断及治疗。

3. 指导患者保持乐观态度，情绪稳定，以积极的心态面对疾病，运用适当的心理防卫机制。

4. 坚持体育锻炼，增强机体抵抗力。注意个人卫生，特别是体质衰弱者，应做好口腔、皮肤黏膜的护理，防止继发性感染。

5. 定期复诊，以监测病情变化和及时调整治疗方案。

第四节　溃疡性结肠炎

溃疡性结肠炎（ulcerative colitis，UC）也称非特异性溃疡性结肠炎，是多病因引起的、异常免疫介导的肠道慢性及复发性炎症，有终生复发倾向。本病可发生在任何年龄，好发年龄为 20~40 岁，也可见于儿童或老人，男女发病率无明显差别。我国 UC 近年患病率明显增加，虽然患者病情多较欧美国家的轻，但重症也较常见。

一、护理评估

1. 病因　由环境、遗传、感染和免疫多因素相互作用所致。①环境：饮食、吸烟、卫生条件、生活方式或暴露于某些不明因素，都是可能的环境因素。近几十年来，全球 UC 的发病率持续增高，这一现象首先出现在社会经济高度发达的北美、北欧。以往该病在我国少见，现已成为常见疾病，这一疾病谱的变化，提示环境因素所发挥的重要作用；②遗传：UC 发病具有遗传倾向。患者一级亲属发病率显著高于普通人群，而患者配偶的发病率不增加；③感染：多种微生物参与了 UC 的发生与发展。基于新近研究结果的观点认为，UC 是针对自身正常肠道菌群的异常免疫反应性疾病；④免疫：肠黏膜免疫屏障在 UC 发生、发展、转归过程中始终发挥重要作用，针对肠黏膜炎症反应而开发的生物制剂有显著治疗效果。UC 的发病机制可概括为：环境因素作用于遗传易感者，在肠道菌群的参与下，启动了难以停止的、发作与缓解交替的肠道天然免疫及获得性免疫反应，导致肠黏膜屏障损伤、溃疡经久不愈、炎性增生等病理改变。病变主要位于直肠和乙状结肠，也可位于降结肠，甚至整个结肠。病灶呈连续性分布，一般仅限于黏膜和黏膜下层。

2. 临床表现　反复发作的腹泻、黏液脓血便及腹痛是 UC 的主要临床症状。起病多为亚急性,少数急性起病。病程呈慢性经过,发作与缓解交替,少数症状持续并逐渐加重。病情轻重与病变范围、临床分型及病期等有关。

(1)健康史:询问患者有无感染、精神刺激、劳累、饮食失调等引起本病急性发作的诱因。

(2)症状

1)消化系统表现:①腹泻,为最主要的症状,典型者呈黏液或黏液脓血便,为炎症渗出和黏膜糜烂及溃疡所致。大便次数和便血程度反映病情严重程度,轻者每天排便 2~3 次,粪便呈糊状,可混有黏液、脓血;重者腹泻每天可达 10 余次,大量脓血,甚至呈血水样粪便。大多伴有里急后重感,为直肠炎症刺激所致。病变限于直肠和乙状结肠的患者,偶有腹泻与便秘交替的现象;②腹痛:轻者或缓解期患者多无腹痛或仅有腹部不适,活动期有轻或中度腹痛,为左下腹或下腹部阵痛,若并发中毒性巨结肠或炎症波及腹膜,可有持续性剧烈腹痛。有疼痛-便意-便后缓解的规律;③其他症状:可有腹胀、食欲缺乏、恶心、呕吐等。

2)全身表现:中、重型患者活动期有低热或中等度发热,高热多提示有并发症或见于急性暴发型。重症患者可出现贫血、消瘦、水与电解质平衡失调、低蛋白血症及营养不良等表现。

3)肠外表现:部分患者还可伴有一系列肠外表现,包括口腔黏膜溃疡、结节性红斑、关节炎、虹膜睫状体炎等。

(3)体征:患者呈慢性病容,精神差,重者呈消瘦贫血貌。轻型患者有左下腹轻压痛,有时可触及痉挛的降结肠和乙状结肠。重症者常有明显腹部压痛和鼓肠。若有反跳痛、腹肌紧张、肠鸣音减弱等,应注意中毒性巨结肠和肠穿孔等并发症。

(4)临床分型:按其病程、程度、范围及病期进行综合分型。

1)临床类型:①初发型,指无既往史的首次发作;②慢性复发型:临床上最多见,发作期与缓解期交替;③慢性持续型:症状持续,间以症状加重的急性发作;④急性型:急性起病,病情严重,全身毒血症症状明显,可伴中毒性巨结肠、肠穿孔、败血症等并发症。上述各型可相互转化。

2)临床严重程度:①轻度:腹泻每天少于 4 次,便血轻或无,无发热,贫血无或轻,红细胞沉降率正常;②重度:腹泻每天多于 6 次,有明显黏液脓血便,体温>37.5℃、脉搏>90 次/分,血红蛋白<100g/L,红细胞沉降率>30mm/h;③中度:介于轻度与重度之间。

3)病变范围:可分为直肠炎、左半结肠炎(结肠脾曲以远)、全结肠炎(病变扩展至结肠脾曲以近或全结肠)。

4)病情分期:分为活动期和缓解期,很多患者在缓解期可因饮食失调、劳累、精神刺激、感染等加重症状,使疾病转为活动期。

3.并发症

(1)中毒性巨结肠:约 5%的重症 UC 患者可出现中毒性巨结肠,此时结肠病变广泛而严重,肠壁张力减退,结肠蠕动消失,肠内容物与气体大量积聚,致急性结肠扩张,一般以横结肠为最严重。临床表现为病情急剧恶化,毒血症明显,有脱水与电解质平衡紊乱,出现鼓肠、腹部压痛、肠鸣音消失。血白细胞显著升高。腹部 X 线片可见结肠扩大,结肠袋形消失。本并发症易引起急性肠穿孔,预后差。

(2)直肠结肠癌变:多见于广泛性结肠炎、幼年起病而病程漫长者。

(3)其他并发症:结肠大出血发生率约为 3%;肠穿孔多与中毒性巨结肠有关;肠梗阻少见。

4.辅助检查

(1)血液检查:血红蛋白降低反映贫血;白细胞数增加、红细胞沉降率加快及 C-反应蛋白增高均提示 UC 进入活动期。

(2)粪便检查:肉眼观常有黏液脓血,显微镜检见红细胞和脓细胞,急性发作期可见巨噬细胞。粪便病原学检查的目的是排除感染性肠炎,是本病诊断的一个重要步骤。

(3)自身抗体检查:外周血中性粒细胞胞质抗体为 UC 的相对特异性抗体,如能检出,有助于 UC 的诊断。

(4)结肠镜检查:是本病诊断的最重要手段之一。检查时,应尽可能观察全结肠及末段回肠,确定病变范围,必要时取病变组织做活检。UC 病变呈连续性、弥漫性分布,从直肠开始逆行向近端扩展。内镜下所见黏膜改变有:①黏膜血管纹理模糊、紊乱或消失,黏膜充血、水肿、易脆、出血及脓性分泌物附着;②病变明显处见弥漫性糜烂和多发性浅溃疡;③慢性病变常见黏膜粗糙,炎性息肉,结肠变形缩短,结肠袋变浅、变钝或消失。

(5)X 线钡剂灌肠检查:主要 X 线征有①黏膜粗乱和(或)颗粒样改变;②多发性浅溃疡,表现为管壁边缘毛糙呈毛刺状或锯齿状及见小龛影,也可有炎症性息肉而表现为多个小的圆或卵圆形充盈缺损;③肠管缩短,结肠袋消失,肠壁变硬,可呈铅管状。重型或暴发型病例不宜做钡剂灌肠检查,以免加重病情或诱发中毒性巨结肠。

5.心理-社会状况 溃疡性结肠炎反复发作,迁延终生,并且有癌变的危险性,损害的对象主要为年轻患者,长期患病会影响青少年的成长,可以使年轻患者生长迟缓和性发育障碍;该病治疗的费用较高,并且患者往往由于疾病失去教育机会,难以就业和获得保险。因此,患者常有严重的心理负担,出现抑郁、抱怨的情绪,严重影响其生活质量,少数患者对医疗服务、社会服务等产生偏激的行为,给社会增加不安定的因素。

二、护理诊断和合作性问题

1.腹泻 与炎症导致肠蠕动增加,肠内水、钠吸收障碍有关。

2.疼痛——腹痛 与肠道黏膜的炎性浸润、溃疡有关。

3.有体液不足的危险 与频繁腹泻有关。

4.体温过高 与肠道炎症有关。

5.营养失调——低于机体需要量 与长期腹泻及吸收障碍有关。

6.焦虑 与频繁腹泻、疾病迁延不愈有关。

7.有皮肤完整性受损的危险 与频繁腹泻刺激肛周皮肤有关。

8.潜在并发症 中毒性巨结肠、直肠结肠癌变、下消化道出血。

三、护理措施

1.一般护理

(1)休息与活动:给患者提供安静、舒适的休息环境,注意劳逸结合,生活要有规律,保持心情舒畅,以减少患者的胃肠蠕动及体力消耗。急性发作期应卧床休息。

(2)饮食护理:应给予高热量、富营养而少纤维、易消化、软食物,禁食生、冷食物及含纤维素多的蔬菜水果,忌食牛乳和乳制品。急性发作期患者应进食无渣流质或半流质饮食,病情严重者应禁食,并给予胃肠外营养,使肠道得以休息,利于减轻炎症,控制其症状。

(3)心理护理:由于本病的病程特点,患者易出现抑郁或焦虑。为此应耐心向患者做好卫生宣教工作,使其积极配合治疗。同时帮助患者认识到不良的心理状态不利于本病的修复,要保持心情平静,建立起战胜疾病的信心和勇气。

2.病情观察 严密观察病情,注意监测患者的体温、脉搏、心率、血压的变化,同时观察患者的皮肤弹性,有无脱水表现。还应注意观察腹泻、腹部压痛及肠鸣音情况,如出现鼓肠、肠鸣音消失、腹痛加剧等情况,要考虑中毒性巨结肠的发生,及时报告医师,积极采取抢救措施。

3.治疗配合 治疗目的在于控制急性发作,黏膜愈合,维持缓解,减少复发,防治并发症。

(1)控制炎症反应:①5-氨基水杨酸(5-ASA)制剂:柳氮磺吡啶(SASP)一般作为首选药物,是治疗轻、中度或经糖皮质激素治疗已有缓解的重度 UC 常用药物。其他药物如奥沙拉嗪疗效与 SASP 相仿,但降低了不良反应率,适宜于对 SASP 不能耐受者。5-ASA 的灌肠剂适用于病变局限在直肠及乙状结肠者,栓剂适用于病变局限在直肠者;②糖皮质激素:对急性发作期有较好疗效。可用于对 5-ASA 疗效不佳的轻、中度患者,特别适用于重度的患者。减量期间加用 5-ASA 逐渐接替激素治疗;③免疫抑制剂:硫唑嘌呤或硫嘌呤可试用于对激素治疗效果不佳或对激素依赖的慢性持续型病例,加用这类药物后可逐渐减少激素用量甚至停用。

护理要点:应向患者做好有关药物的用法、作用、不良反应等的解释工作,并注意观察药效及不良反应。柳氮磺吡啶不良反应分为两类,一类是剂量相关的不良反应如恶心、呕吐、食欲减退、头痛、可逆性男性不育等,餐后服药可减轻消化道反应;另一类不良反应属于过敏,有皮疹、粒细胞减少、自身免疫性溶血、再生障碍性贫血等。因此,服药期间应定期复查血常规,一旦出现此类不良反应,应改用其他药物。对于采用灌肠疗法的患者,应指导患者尽量抬高臀部,达到延长药物在肠道内的停留时间的目的。

(2)对症治疗:及时纠正水、电解质平衡紊乱;贫血者可输血;低蛋白血症者应补充白蛋白。对腹痛、腹泻的对症治疗,要权衡利弊,使用抗胆碱能药物或止泻药如地芬诺酯或洛哌丁胺宜慎重,在重症患者应禁用,因有诱发中毒性巨结肠的危险。对重症有继发感染者,应积极抗菌治疗,给予广谱抗生素,静脉给药,合用甲硝唑对厌氧菌感染有效。

(3)手术治疗:并发大出血、肠穿孔、中毒性巨结肠、结肠癌或经积极内科治疗无效者,可选择手术治疗。

4.腹泻护理 由于患者腹泻次数较多,里急后重症状严重,应将患者安排至离卫生间较近的房间,或室内留置便器。协助患者做好肛门及周围皮肤的护理,如手纸要柔软,擦拭动作宜轻柔,便后用温水清洗肛门及周围皮肤,清洗后轻轻拭干,必要时给予护肤软膏涂擦,以防皮肤破损。同时注意观察粪便的量、性状、排便次数。

四、健康教育

1.指导患者合理休息与活动。在急性发作期或病情严重时均应卧床休息,缓解期也应适当休息,注意劳逸结合。

2.指导患者合理饮食,摄入足够的营养,忌食冷、硬及刺激性食物。

3.教育患者及家属正确对待疾病,让患者保持情绪稳定,树立战胜疾病的信心。

4.教会患者和家属识别有关的诱发因素,如饮食失调、精神紧张、过度劳累等,并尽量避免。

5.嘱患者坚持治疗,定期门诊复诊,遵医嘱用药,不随意更换药物或停药。教会患者识别药物的不良反应,以便出现时及时就诊。

第五节 肝硬化

肝硬化是一种或几种病因引起的慢性进行性弥漫性肝病。病理特点为广泛的肝细胞变性坏死,再生结节形成,结缔组织增生,致使正常肝小叶结构破坏和假小叶形成,使肝脏血液循环障碍和肝细胞的功能丧失,肝脏逐渐变硬、变形而发展为肝硬化。临床可有多系统受累,主要表现为肝功能损害和门静脉高压。晚期常有严重并发症,如消化道大出血、肝性脑病等。在我国,肝硬化是常见病,也是主要死亡病因之一。本病占内科总住院人数的4.3%~14.2%。患者以青壮年男性多见,35~48岁为发病高峰年龄,男女比例为(3.6~8):1。

一、护理评估

1.病因

(1)病毒性肝炎:是我国引起肝硬化的最主要原因,主要为乙型病毒性肝炎,其次为丙型肝炎,或乙型加丁型重叠感染,甲型和戊型一般不发展为肝硬化。

(2)乙醇中毒:是国外致肝硬化的重要原因,近年来我国乙醇中毒致肝硬化者增多。长期大量饮酒者,乙醇及其中间代谢产物(乙醛)直接引起酒精性肝炎,并发展为肝硬化,酗酒所致的长期营养失调也对肝脏起一定损害作用。

(3)血吸虫病:我国长江流域血吸虫病流行区多见。反复或长期感染日本血吸虫者,由于虫卵沉积在汇管区,虫卵及其毒性产物的刺激引起大量结缔组织增生,导致肝纤维化和门静脉高压症,称之为血吸虫病性肝纤维化。

(4)其他:如化学毒物或药物、胆汁淤积、循环障碍(如慢性充血性心力衰竭、缩窄性心包炎)、营养障碍、遗传和代谢性疾病等。

各种病因引起的肝硬化,其病理变化和发展演变过程是基本一致的。特征为广泛肝细胞变性坏死,结节性再生,弥漫性结缔组织增生,假小叶形成,造成肝内血管扭曲、受压、闭塞导致肝血循环紊乱。这是形成门静脉高压的病理基础。

2.临床表现

(1)健康史:询问患者有无病毒性肝炎、血吸虫病、长期酗酒或营养失调等病史;是否长期服用双醋酚丁、甲基多巴等药物,或长期反复接触磷、砷、四氯化碳等化学毒物;有无肝豆状核变性、血色病、半乳糖血症和 α_1-抗胰蛋白酶缺乏症等病史。

(2)症状和体征:肝硬化起病隐匿,病程发展缓慢,可隐伏3~5年或更长时间。各型肝硬化可因出现并发症、伴发病、大量饮酒、手术等因素,促进病情加重和发展。临床上将肝硬化分为肝功能代偿期和肝功能失代偿期,但两期界限常不清楚,有时不易划分。

代偿期症状轻,无特异性,常以疲乏无力、食欲减退为主要表现,可伴有恶心、厌油腻、腹胀、上腹隐痛及腹泻等。上述症状呈间歇性,劳累或发生其他疾病时症状表现明显,经休息或治疗可缓解。患者营养状况一般或消瘦,肝轻度肿大,质地偏硬,无或轻度压痛,脾轻至中度大,肝功能多在正常范围内或轻度异常。

失代偿期症状明显,主要为肝功能减退和门静脉高压所致的全身多系统症状和体征。

1)肝功能减退的表现:①全身症状和体征:一般状况与营养状况均较差、乏力、消瘦、不规律低热、面色灰暗黝黑(肝病面容)、皮肤干枯粗糙、水肿、舌炎、口角炎等;②消化道症状:食欲减退为最常见症状,进食后常感上腹饱胀不适、恶心、呕吐,对脂肪、蛋白质耐受性差,稍进油腻肉食易引起腹泻、腹胀。部分患者可有黄疸表现,提示肝细胞有进行性损害或广泛性坏死;③出血倾向和贫血:常有皮肤紫癜、牙龈出血、鼻出血、胃肠出血等倾向,患者常有程度不同的贫血。主要与肝合成凝血因子减少、脾功能亢进、营养不良、毛细血管脆性增加等因素有关;④内分泌紊乱:可出现雌激素增多、雄激素和糖皮质激素减少,肝对雌激素的灭活功能减退,故体内雌激素增多。雌激素增多时,通过负反馈致雄激素和肾上腺皮质激素减少。雌激素与雄激素比例失调,男性患者常有性欲减退、睾丸萎缩、毛发脱落及乳房发育;女性患者可有月经失调、闭经、不孕等。部分患者出现蜘蛛痣,主要分布在面颈部、上胸、肩背和上肢等上腔静脉引流区域;手掌大小鱼际和指端腹侧部位皮肤发红称为肝掌。肾上腺皮质功能减退,表现为面部和其他暴露部位皮肤色素沉着。肝功能减退时对醛固酮和血管升压素的灭活作用减弱,致体内醛固酮及血管升压素增多,钠水潴留导致尿少、水肿,并促进腹腔积液形成;⑤皮肤瘙痒:由于肝硬化肝功能受损,患者血清胆红素增高所致。

2)门静脉高压症的表现:门静脉高压症可有脾大、侧支循环的建立和开放、腹腔积液三大表现。①脾大:是门静脉高压症最早的表现。门静脉高压致脾静脉压力增高,脾淤血而肿大,一般为轻、中度大,有时可为巨脾。上消化道大量出血时,脾脏可暂时缩小,待出血停止并补足血容量后,脾脏再度增大。晚期脾大可伴有脾功能亢进,对血细胞破坏增加,表现为白细胞、血小板和红细胞计数减少;②侧支循环的建立和开放:门静脉压力增高使消化器官和脾的回心血液流经肝脏受阻,导致门静脉与腔静脉之间建立许多侧支循环。食管下段和胃底静脉曲张是肝硬化出血最主要的原因,也是诊断门静脉高压症最主要的证据。常因门静脉压力明显增高、粗糙坚硬食物机械损伤或剧烈咳嗽、呕吐致腹内压突然增高引起曲张静脉破裂出血,出现咯血、黑便及休克等表现。腹壁静脉曲张者在脐周和腹壁可见迂曲静脉以脐为中心向上及下腹壁延伸。痔静脉扩张是门静脉的直肠上静脉与下腔静脉的直肠中、下静脉吻合,可扩张形成痔核,破裂时引起便血;③腹腔积液:是肝硬化肝功能失代偿期最为显著的临床表现,75%以上失代偿期患者有腹腔积液。患者常有腹胀感,尤其饭后显著,大量腹腔积液使横膈抬高,可出现呼吸困难、心悸、下肢水肿,甚至可发生脐疝;腹壁皮肤紧绷发亮,膨隆呈蛙腹,叩诊有移动性浊音。部分患者伴有胸腔积液,以右侧多见。腹腔积液形成的因素有:门静脉压力增高;低白蛋白血症(血浆白蛋白低于30g/L);肝淋巴液生成过多;血管升压素及继发性醛固酮增多,引起水钠重吸收增加;有效循环血容量不足致肾血流量减少,肾小球滤过率降低,排钠和排尿量减少。

3)肝脏情况:早期肝脏增大,表面尚平滑,质中等硬;晚期肝脏缩小,表面可呈结节状,质地坚硬;一般无压痛,但在肝细胞进行性坏死或并发肝炎和周围炎时可有压痛与叩击痛。

3.并发症

(1)上消化道出血:为本病最常见的并发症。由于食管下段或胃底静脉曲张破裂,引起突然大量的咯血和黑便,常引起出血性休克或诱发肝性脑病,病死率高。

(2)感染:由于患者抵抗力低下,常易并发细菌感染,如肺炎、大肠杆菌败血症、胆道感染及自发性腹膜炎等。自发性腹膜炎是指腹腔内无脏器穿孔的急性腹膜细菌性感染。致病菌多为革兰阴性菌。患者可出现发热、腹痛、腹胀、腹膜刺激征、腹腔积液迅速增长或持续不减,重者出现中毒性休克。

(3)肝性脑病:是晚期肝硬化的最严重并发症,是常见的死亡原因。

(4)原发性肝癌:肝硬化患者若在短期内出现肝增大,且表面有肿块,持续肝区疼痛、腹腔积液增多且为血性、不明原因的发热等,应考虑并发原发性肝癌的可能,需做进一步检查。

(5)肝肾综合征:由于出现大量腹腔积液时,有效循环血容量不足,肾血管收缩,肾内血液重新分布,引起肾皮质血流量减少、肾小球滤过率降低,发生肝肾综合征,也称功能性肾衰竭。表现为少尿或无尿、氮质血症、稀释性低钠血症和低尿钠,但肾无明显器质性损害。

(6)肝肺综合征:为严重的肝病、肺血管扩张和低氧血症的三联征。表现为呼吸困难,低氧血症,胸部 CT 及肺血管造影检查显示肺血管扩张。目前,内科治疗效果不明显。

(7)电解质和酸碱平衡紊乱:由于患者摄入不足、长期应用利尿药、大量放腹腔积液、呕吐、腹泻等因素,易造成电解质和酸碱平衡紊乱。常见的如①低钠血症:长期低钠饮食致原发性低钠,长期利尿和大量放腹腔积液等致钠丢失,血管升压素增多使水潴留超过钠潴留而致稀释性低钠;②低钾低氯血症与代谢性碱中毒:进食少、呕吐、腹泻、长期应用利尿药及高渗葡萄糖液、继发性醛固酮增多等可引起低钾低氯,而低钾低氯血症可致代谢性碱中毒,诱发肝性脑病。

4.辅助检查

(1)血常规:代偿期多正常,失代偿期常有不同程度的贫血。脾功能亢进时白细胞和血小板计数减少。

(2)尿常规:代偿期正常,失代偿期可有蛋白尿、血尿和管型尿。有黄疸时尿胆红素阳性,尿胆原增加。并发肝肾综合征时可有血尿、尿管型、尿蛋白阳性。

(3)肝功能检查:代偿期正常或轻度异常。失代偿期:转氨酶增高,以 ALT(GPT)增高显著,肝细胞严重坏死时 AST(GOT)增高会比 ALT 明显;因肝脏是合成白蛋白的唯一场所,肝硬化常有白蛋白降低,肝纤维化又使球蛋白增高,所以血清总蛋白正常、降低或增高,但白蛋白/球蛋白比例降低或倒置。

(4)免疫学检查:血清免疫球蛋白 IgG、IgA 均增高,以 IgG 增高显著;约有50%的患者 T淋巴细胞数低于正常;部分患者可出现抗核抗体、抗平滑肌抗体等非特异性自身抗体;病毒性肝炎的患者,乙型、丙型或乙型加丁型肝炎病毒标记可呈阳性反应。

(5)腹腔积液检查:一般为漏出液,若并发自发性腹膜炎、结核性腹膜炎或癌变时腹腔积液可呈渗出液。腹腔积液呈血性,应考虑癌变可能,需做细胞学检查。

(6)影像学检查:X 线钡餐检查食管静脉曲张者显示虫蚀样或蚯蚓样充盈缺损,胃底静脉曲张时钡剂呈菊花样充盈缺损。超声显像可显示肝大小和外形改变,脾大、门静脉高压症时可见门静脉、脾静脉直径增宽;有腹腔积液时可见液性暗区。CT 和 MRI 检查可显示肝脾形态改变、腹腔积液。放射性核素检查可见肝摄取核素稀疏、脾核素浓集等。

(7)内镜检查:可直视静脉曲张及其分布和程度。

(8)腹腔镜检查:可直接观察肝脾情况,在直视下对病变明显处进行穿刺,做活组织检查。

(9)肝穿刺活组织检查:可确诊为肝硬化。

5.心理-社会状况　肝硬化迁延不愈,随着肝功能降低,患者症状更为突出,往往担心发生出血、肝性脑病等并发症,有些患者担心癌变。目前针对此病尚无特效的治疗方法是造成患者焦虑、抑郁的直接原因。医疗费用的增加是使患者产生抑郁、焦虑及敌对情绪非常重要的因素。长期患病使患者劳动力,工作能力降低,严重影响事业发展、家庭生活。目前社会上相当一部分人对肝硬化缺乏了解,对肝硬化患者存有恐惧、歧视,致使患者产生自卑情绪,感到人际关系紧张。

二、护理诊断和合作性问题

1. 营养失调——低于机体需要量　与肝硬化所致的摄食量少及营养吸收障碍有关。

2. 体液过多　与肝硬化所致的门静脉高压、低蛋白血症及水钠潴留有关。

3. 有感染的危险　与机体抵抗力低下有关。

4. 活动无耐力　与肝硬化所致的营养不良有关。

5. 焦虑　与担心疾病的预后有关。

6. 有皮肤完整性受损的危险　与黄疸、皮肤瘙痒、水肿、长期卧床有关。

7. 潜在并发症　上消化道出血、肝性脑病、功能性肾衰竭。

三、护理措施

1. 一般护理

(1)休息与活动:肝硬化患者的精神、体力状况随病情进展而减退,疲倦乏力、精神不振逐渐加重。应根据病情适当安排休息和活动。代偿期患者适当减少活动,但仍可参加轻体力工作;失代偿期患者则应以卧床休息为主,避免劳累。合并少量腹腔积液时多卧床休息,尽量取平卧位,以增加肝、肾血流量,改善肝细胞的营养,提高肾小球滤过率。并抬高下肢,以减轻水肿。阴囊水肿者可用托带托起阴囊,以利水肿消退。大量腹腔积液者卧床时可取半卧位,使膈肌下降,减轻呼吸困难和心悸。

(2)饮食护理:既保证饮食营养又遵守必要的饮食限制是改善肝功能、延缓病情进展的基本措施。应向患者及家属说明导致营养状况下降的有关因素、饮食治疗的意义及原则,与患者共同制订符合治疗需要而又被其接受的饮食计划。饮食治疗原则:高热量、高蛋白、高维生素、易消化饮食,忌酒,并根据病情变化及时调整。必要时遵医嘱给予静脉补充足够的营养,如高渗葡萄糖液、复方氨基酸、白蛋白或新鲜血。进行营养状况监测,经常评估患者的饮食和营养状况,包括每天的食物和进食量,体重和实验室检查有关指标的变化。

1)蛋白质:是肝细胞修复和维持血浆白蛋白正常水平的重要物质基础,应保证其摄入量。蛋白质来源以豆制品、鸡蛋、牛奶、鱼、鸡肉、瘦猪肉为主。肝功能显著损害或有肝性脑病先兆时应限制或禁食蛋白质,待病情好转后再逐渐增加摄入量,并应选择植物蛋白,例如豆制品,因其含蛋氨酸、芳香氨基酸和产氨氨基酸较少。

2)维生素:新鲜蔬菜和水果含有丰富的维生素,例如番茄、柑橘等富含维生素 C,日常食用可保证维生素的摄取。

3)限制水钠:有腹腔积液者应低盐或无盐饮食,氯化钠限制在每天 1.2~2.0g,进水量限制在每天 1000mL 左右。应向患者介绍高钠食物有咸肉、酱菜、酱油、罐头、含钠味精等,应尽量少食用;含钠较少的食物有粮谷类、瓜茄类、水果等;限钠饮食常使患者感到食物淡而无味,可适量添加柠檬汁、食醋等,改善食物的调味,以增进食欲。

4)避免损伤曲张静脉:食管-胃底静脉曲张者避免进食粗糙、坚硬食物,应食菜泥、肉末、软食,进食时细嚼慢咽,咽下的食团宜小且外表光滑,切勿混入糠皮、硬屑、鱼刺、甲壳等,药物应磨成粉末,以防损伤曲张的静脉导致出血。

(3)心理护理:应注意对患者给予关心,鼓励患者说出心中的感受,对所提疑问应耐心给予解答,使其树立起战胜疾病的信心和勇气。

(4)皮肤护理:腹腔积液患者多伴皮肤干枯粗糙、水肿、抵抗力弱;黄疸患者皮肤瘙痒,故应做好皮肤护理。每天可用温水擦浴,保持皮肤清洁,避免用力搓擦。患者衣着宜宽大柔软,宜吸汗,床铺应平整洁净。长期卧床患者应定时更换体位,以防发生压疮,皮肤瘙痒者可给予止痒处理。嘱患者勿用手抓挠,以免皮肤破损引起感染。

2.病情观察　注意观察生命特征、尿量等情况,准确记录出入量,观察腹围体重,注意有无咯血及黑便,有无精神行为异常表现,若出现异常,应及时报告医师,采取紧急措施,防止肝性脑病、功能性肾衰竭的发生。

3.治疗配合　现有的治疗方法尚不能逆转已发生的肝硬化,对于代偿期患者,治疗旨在延缓肝功能失代偿、预防肝细胞肝癌;对于失代偿期患者,则以改善肝功能、治疗并发症、延缓或减少对肝移植需求为目标。

(1)保护和改善肝功能:①去除或减轻病因,如 HBV 肝硬化失代偿期,当 HBV DNA 阳性时,均应给予抗 HBV 治疗;酒精性肝硬化的患者应禁酒;有肝胆结石者应治疗肝胆结石,保持胆道畅通;血吸虫性肝硬化者,如仍有成虫寄生,可进行杀虫治疗。有效地去除病因,是治疗肝硬化和防止其发展的有力措施;②慎用损伤肝脏的药物:避免不必要、疗效不明确的药物,减轻肝脏代谢负担;③保护肝细胞:为避免增加肝细胞负担,药物种类不宜过多,适当选用保肝药物,如熊去氧胆酸、腺苷蛋氨酸等。

护理要点:遵医嘱给患者进行药物治疗,护肝药物不宜过多,并注意观察药效及不良反应。禁用损害肝脏药物。

(2)腹腔积液的治疗

1)限制钠、水的摄入:限制盐在 1.2~2g/d,进水量限制在 1000mL/d 左右。

2)增加钠、水的排泄。①利尿:常用保钾利尿药(螺内酯和氨苯蝶啶)、排钾利尿药(呋塞米和氢氯噻嗪)。由于肝硬化腹腔积液患者血浆醛固酮浓度增高,利尿药首选醛固酮拮抗剂——螺内酯。螺内酯和呋塞米联合应用有协同作用,并可减少电解质紊乱。利尿药使用不宜过猛,避免诱发肝性脑病、肝肾综合征等;②导泻:利尿药治疗无效可应用导泻药,如甘露醇20g,每天 1~2 次,通过肠道排出水分;③腹腔穿刺放腹腔积液:当大量腹腔积液引起高度腹胀、影响心肺功能时,可穿刺放腹腔积液以减轻症状。但会丢失蛋白质,且短期内腹腔积液又复原,应同时给白蛋白静脉点滴,可提高疗效。每次放腹腔积液在 4000~6000mL,也可一次放 10000mL,甚至放完,同时静脉滴注白蛋白 40~60g。

3)提高血浆胶体渗透压:每周输注新鲜血、白蛋白、血浆,不仅有助于促进腹腔积液消退,也利于改善机体一般状况和肝功能。

4)腹腔积液浓缩回输:是难治性腹腔积液的有效治疗方法。放出腹腔积液 5000mL,经超滤或透析浓缩成 500mL 后,回输至患者静脉内,可减轻水、钠潴留,并可提高血浆白蛋白浓度,增加有效循环血容量,改善肾血液循环,以减轻腹腔积液。有感染的腹腔积液不可回输。

5)减少腹腔积液生成和增加其去路:例如腹腔-颈静脉引流是通过装有单向阀门的硅管,利用腹-胸腔压力差,将腹腔积液引入上腔静脉;胸导管-颈内静脉吻合术可使肝淋巴液顺利进入颈内静脉,减少肝淋巴液漏入腹腔,从而减少腹腔积液来源。

护理要点:①大量腹腔积液时,应避免剧烈咳嗽、打喷嚏、用力排便等;②使用利尿药时应特别注意维持水、电解质和酸碱平衡。利尿速度不宜过快,无水肿者每天减轻体重 500g,有下肢水肿者每天减轻体重 1000g。如出现肝性脑病、低钠血症(血钠<120mmol/L),肌酐>180μmol/L 应停用利尿药;③腹腔穿刺放腹腔积液的护理。

(3)手术治疗:各种分流、断流术和脾切除术等,包括近年来开展的以介入放射学方法进行的经颈静脉肝内门-体分流术,目的是降低门静脉系统压力和消除脾功能亢进。肝移植手术是治疗晚期肝硬化的新方法。

四、健康教育

1. 护士应帮助患者和家属掌握本病的有关知识和自我护理方法,分析和消除不利于个人和家庭应对的各种因素,树立治病信心,保持愉快心情,把治疗计划落实到日常生活中。

2. 保证身心两方面的休息,应有足够的休息和睡眠,生活起居有规律。活动量以不加重疲劳感和其他症状为度。应十分注意情绪的调节和稳定。在安排好治疗、身体调理的同时,勿过多考虑病情,遇事豁达开朗。

3. 指导患者遵循并保持正确的饮食治疗原则和方法,帮助他们制订合理的营养食谱,教给他们一些特殊的饮食烹调方法,少食含钠较高的食物、饮料,如含钠味精、酱菜、松花蛋、香肠、咸肉、啤酒、汽水等,在烹调时不用钠盐而另外每天给盐 1~2g,让患者进餐时随意加在菜上,以增加食物咸味,增强食欲。

4. 嘱患者遵医嘱用药,不随意加用药物,以免加重肝脏负担和导致肝功能损害。向患者详细介绍所用药物的名称、剂量,给药时间、给药方法,教会其观察药物疗效和不良反应。例如服用利尿药者,应记录尿量,如出现软弱无力、心悸等症状时,提示低钠、低钾血症,应及时就医。

5. 向患者及家属介绍并使其掌握本病有关知识和自我护理方法,如病毒性肝炎与本病发生有着密切的关系,应积极治疗病毒性肝炎以防止肝硬化;注意保暖,防止感染;学会早期识别病情变化,及时发现并发症先兆,如出现性格、行为改变等可能为肝性脑病的前驱症状;咯血、黑便等提示上消化道出血,应及时就诊。

6. 指导患者定期门诊复查和检测肝功能,以监测病情变化。

第二篇　手术室护理

第十一章 围术期护理

第一节 手术前患者护理

随着外科医学发展和新技术、新设备的应用,微创技术和快速恢复的理念被广泛接受和应用,手术变得越来越快、损伤则越来越小、住院时间也越来越短,如腔镜技术、开颅锁孔技术、介入治疗技术及快速康复理念下的手术等。目前,许多西方国家及中国香港地区为了节省昂贵的医疗资源建立了康复中心,大手术后在医院只住院 1~2 天,病情稳定后转入康复中心;也有相当一部分医院成立日间手术室,使得原先要住院手术的患者可当天入院手术当天出院,术前检查在社区完成,术前护理准备则在手术室准备间完成(如备皮、留置尿管、胃管等)。因此,术前护理模式发生了较大变化。

一、手术咨询门诊

手术咨询门诊由手术室护士或外科病房资深护士出诊,为拟手术的患者提供咨询、指导和联络等服务。担任咨询的护士应具有丰富的工作经验和扎实的专业基础,要有良好的沟通技巧和表达能力,能正确向患者解释手术的意义及负面影响,使患者获得知情权利。咨询门诊应毗邻外科门诊,当遇有难以解释的问题时可及时与就诊医师联系。当外科医师拟定该患者需做手术时,会介绍患者去咨询门诊,接受相关知识宣教。职能和范围视各家医院的情况和习惯而定,有所不同。该科护士将收集患者术前的资料,补充必需的检查。安排手术日期,发放手术须知宣教资料。指导患者术前的准备,提前与院方确认手术时间的方式。遇到特殊情况,例如恶劣天气的应对及术后的流程和指导。患者有了这些信息可以清楚地知道接下来的安排及手术前的各种准备,有疑问也能及时联系。

二、手术知识讲座

每周安排各类手术知识讲座,对象是患者及其亲属。讲座形式有播放录像、幻灯和发行宣传图片等。

1. 介绍手术环境、术前须知,患者进出手术室的过程、要求等,使患者对手术有一个大致的了解,减少陌生感和恐惧心理。如去手术室前要去除饰物、手表、义齿,进入手术室后需输液、上心电监护电极、取一定卧位等,均要告诉患者。有条件请手术后的患者到现场讲解,效果很好。

2. 讲解镇痛与麻醉、与术后肠蠕动恢复的相互关系;讲解术中留置各种管道,如引流管、胃管、输液管、尿管、气管插管的作用,大约留置时间,对康复的影响;指导训练胸、腹式呼吸、咳嗽、翻身,甚至是卧床大小便等。

3. 接受患者的咨询,通过咨询,可增加患者及其亲属对手术的认识和理解、树立信心,减少不安与猜测,避免不必要的担忧,做到事先有准备,遇事而不慌。

三、访视手术患者及其亲属

美国手术室护士协会(AORN)规定:术前访视是手术室护士的职能和职责之一。通过术前访视建立护患之间的信赖关系,提供与手术相关的知识和信息,能减轻和消除患者术前焦虑、紧张和恐惧心理,增强安全感、信任感、依赖感和舒适度,以最佳的心态愉快、主动接受手术。事实上,手术患者非常需要有一位了解、参与手术全过程,熟悉并信任的护士守候在身旁,并获得关心和照顾,因此,术前访视最理想由手术巡回护士负责。同时了解患者的基本情况和特殊问题,做到心中有数,提前准备。术前访视主要达到以下目的。

1. 了解患者心理活动及心理障碍,以提供正确的心理疏导。

(1)填写手术患者术前访视评估表和术前标准护理计划表。分别设计普外科、骨科、神经外科、妇产科、眼科、心胸外科等专科表格,既方便护士操作,又有利于针对性地收集资料,根据存在的问题进行疏导。个别问题应区别对待,确保心理护理的效果和质量。

(2)发放"手术须知""疾病基本常识"等宣教册子,让患者获得更多的信息,取得患者的密切配合。指导患者术前晚用抗菌皂液沐浴;实施大中手术或头颈部手术时,术前要洗头、术晨更换干净衣服,术前8小时禁食、6小时禁水,不可涂口红、上指甲油;前往手术室之前,去除眼镜、义齿、助听器,若必须借助助听器和眼镜交流的患者,宜让患者准备盛器,护士可代为保管。

访视过程中,对于患者提出的特殊问题,如癌肿能否根治、是否会复发、这次手术一定成功吗等,应尽量保持与手术医师口吻一致,避免含含糊糊,避免详尽解释手术过程或步骤,做好保护性医疗措施,必要时让主管医师解释。同时,要避免伤害患者自尊,注意保护患者隐私等。

2. 了解患者的基本情况和特殊情况,以便提早准备。可从病历和检查中了解患者是否伴随基础疾病(如糖尿病、心脏病等);探视过程中了解患者语言沟通有无障碍、活动是否受限、是否过于肥胖或过瘦、有无压疮风险、有无跌倒风险、建立静脉通道的血管部位情况等,并将信息记录访视单中,据此做好手术物品准备并采取护理干预措施。

3. 提高护士的专业水平和独自处理、解决问题的综合能力,必须进行系统的培训。

4. 介绍手术患者进出手术室的时间及术后有可能在麻醉复苏室、ICU暂时留观的目的,解除恐惧。

5. 告诉患者术中特殊体位,必要时指导患者术前练习,如甲状腺手术的仰卧位。

6. 告诉患者术后身体可能有何管道,各管道作用。通常,在术后全身麻醉即将清醒的朦胧状态中,多数患者第一感受就是气管导管的刺激和难受;部分患者则第一时间感受到的是留置尿管对尿道的尿急、痛的刺激感。因此,如果术前已告知患者这些问题,则复苏期将更容易忍受,有效减轻麻醉复苏期躁动有可能导致的血压升高、管道误拔、切口裂开及坠床的风险。

第二节　手术中患者护理

当患者送入手术室后,巡回护士(最好是术前探视患者的护士)要热情接待,探视护士若未能担任该患者的巡回或器械护士时,要将当天担任巡回的护士介绍给患者,并将该患者的情况交代给巡回护士。尽量减少患者进入手术室后的陌生、无助感。

一、继续心理支持

巡回护士的态度和行为对患者有相当大的影响。要以姓相称、亲切招呼患者、露出热情友好的微笑,让患者宽慰并知道其在手术室被作为一个人受到尊重和重视。例如,询问患者冷不冷、昨晚睡得如何、是否感到口渴;给患者加个适合的枕头、摸摸患者的手脚是否冰凉、为患者提供温暖盖被、为患肢加个合适的垫枕抬高等,这将使患者感觉到他的不适你都知道,而且愿意帮助他,取得他的信任,最大限度缓解忧虑和恐惧。另外,有的患者会因为进入手术室之前未能见到清晨匆匆赶来的家属而倍感焦虑,此时巡回护士可以为他们想想办法,可不可以在患者未进入手术间时让其家属更衣换鞋到等候区与患者见面或通过手机讲上几句呢? 家人的安慰和鼓励对患者是莫大的支持。

二、安全核对

核对患者的手腕带信息、病历、影像资料、通知单、手术部位标识等。进行核对时要告诉患者,是常规的核对,避免患者误认为你对他一无所知而感到恐慌。核对时要注意方法,对姓名和手术部位,要让患者自己说出来。例如,请你说出你的全名;你知道这次是做的什么手术吗? 左侧还是右侧?

三、进行术前准备

有条件的手术室,应建立患者准备室。患者可以在此处做皮肤准备,甚至建立静脉通路和导尿。但也有建议在麻醉后进行导尿,降低患者不适感觉。为患者备皮时应用无损伤的方法进行去毛,可用剪除替代刮除,还可用脱毛剂抹于皮肤处,几分钟后用软布抹除。去毛后,皮肤要彻底清洁干净。协助医师实施麻醉、手术体位摆放等工作。

四、做好核对与防护

患者进入手术室起,护士已成为其全部利益的临时保护人。要认真落实麻醉医师、手术医师、手术护士三方共同参与实施的《手术安全核查》《手术患者风险评估》制度;规范护理操作,认真落实手术患者安全目标各项护理措施,有效规避护理风险;维护安静手术环境,不让患者受到惊扰,保护患者的隐私,采取预防患者低体温的措施,避免各种意外的发生。

对于非全麻手术的患者,术中的护理工作显得尤其重要。整个过程中患者意识清醒,对周围环境非常敏感,可听见金属器械的撞击声、电刀切割时"嘶嘶"声、凿骨声等,甚至特别留意工作人员的谈话内容。根据这些情况,巡回护士要控制手术间的环境,做到说话轻、走路轻、开关门轻、拿放物品轻和操作轻。当术中出现脏器牵拉、振动等感觉时,应尽量在发生前告诉患者,并予以一定的解释,使患者有心理准备;对于全麻手术患者,诱导期应协助患者放松并守护床旁。由于个体差异较大,有些全麻患者术中意识间断存在,听觉比其他感觉消失得慢。因此,无论何种麻醉,均须注意保持手术间安静。

五、做好术中护理记录

术中护理记录内容有:手术物品清点登记;出血量、输血量、输液量、尿量;术中特殊用药及用量;术中置入物,包括假体、晶体、瓣膜、关节,以及各种管道,如:胃管、尿管、引流管、造口等;电刀负极板放置的位置,皮肤有无压伤、烫伤等意外情况;使用头托体位双侧颧骨处皮肤受压情况,侧卧位时髂部皮肤受压情况等;热水袋复温的使用记录。可制作表格记录。

第三节　复苏期患者护理

复苏期患者的观察和护理,包括记录患者在麻醉恢复全过程的病理变化。负责复苏期护理的护士,需有一定麻醉学基础,对麻药及麻醉出现的问题能及时发现,并有一定的处理能力。熟悉呼吸机、心电图及监测仪的使用和观察。复苏期的观察和处理质量,直接影响到患者的安危。复苏期患者的观察与护理,一般由麻醉医师或麻醉科护士负责。

一、复苏期常见并发症及处理

1.舌根后坠　患者出现鼻翼翕动,胸骨切迹下陷,肋间肌内陷,胸廓活动受限,异常呼吸或无通气等上呼吸道梗阻症状。处理:头后仰,托起下颌,放置口咽通气管或侧卧位。

2.喉痉挛　多发生在拔除气管内导管、吸引分泌物或放置通气管道时,患者出现咳嗽,呼吸困难。处理:立即用麻醉面罩给氧,严重时按医嘱静脉注射氯琥珀胆碱 10~20mg,行人工呼吸。

3.喉头水肿　小儿和头颈部手术行气管插管的患者较易发生,可用麻黄碱做喉头喷雾或雾化吸入。

4.气管毒化或迁延性无呼吸　为使用肌松药引起的残余作用,须立即通知麻醉医师行气管插管,并进行人工呼吸,明确诊断后予以拮抗治疗。

5.肺不张、支气管痉挛、吸入性肺炎　胸内和腹上区手术麻醉后肺部并发症,应注意观察,及时请专家处理。

6.低氧血症　由于麻药、手术部位疼痛等因素对肺功能的影响,易致低氧血症,麻醉恢复期需给氧,中等以上手术后宜吸氧 3 小时或至低氧血症改善。

7.心律失常　疼痛、输液过量、低血容量、缺氧及心率增快药物的残余作用等可引起窦性心率过快;高平面椎管内麻醉、使用胆碱酯酶抑制药及因颅压增高、膀胱胀满等引起心动过缓,要及时发现,给予相应处理。

8.急性肺水肿　术中处理低血压时常补液过量,当麻醉作用消退,血管张力恢复时,回心血量增加,有可能出现急性肺水肿,此外,血管活性物质的释放引起的毛细血管通透性的改变是急性肺水肿发生的诱因之一。急性肺水肿患者可出现泡沫痰,肺部啰音,应密切观察,及时请专家处理。

二、严密观察,预防意外发生

1.根据患者术中出血量、尿量及体液丢失量、输血量、输液量,给予输液纠正,使之达到平衡。

2.注意观察患者的生命体征,观察出血量及出血体征,如面色苍白、皮肤湿冷、脉搏细弱、快、血压下降等;观察对输血、输液、升压药的反应;发现问题及时向主管医师报告。

3.当患者出现烦躁不安,首先要考虑患者有无缺氧、膀胱胀满,某些麻醉药(如氯胺酮)在苏醒期引起的幻觉也可导致烦躁。须加固定带束缚,以防坠床。

4.对脊椎手术患者,复苏期要特别注意下肢活动情况,因手术或麻醉引起的血肿、脊椎错位压迫脊髓,矫正角度过大引起脊髓牵拉过度等原因,可造成脊髓损伤,其恢复取决于早期诊断和早期治疗。如在 6 小时内行椎板减压术,多数患者可以恢复,因此,细致的观察非常重要。

5. 颅脑外科手术还须密切观察患者的瞳孔、血压等与颅压变化有关体征,早期发现颅内血肿,及时减压,避免恢复期脑疝的发生;此外,应注意保持尿管的通畅,患者因膀胱胀满躁动也可引起颅压增高,增加颅内出血的危险性。

6. 颈部手术的患者,要注意患者的呼吸及切口的引流情况,防止切口部位的出血压迫气管。

7. 注意观察患肢的皮肤温度、颜色和局部循环情况,因绷带包扎过紧、石膏夹板或管型石膏的压迫,或手术区血管的栓塞,都可引起肢体的缺血和坏死。及时发现、及时处理是非常重要的。

8. 对患者进行评估,可达到麻醉复苏指标后方可离开。

第四节　手术后患者护理

术后 2~3 天,随访手术患者。在中国香港,有一半以上的术后随访是通过电话实现的。

一、继续服务保障、促进患者康复

1. 及时向患者通报手术成功的消息,以安定情绪,有利康复。

2. 稳定患者情绪,使其乐观向上。

3. 对手术历时长、特殊体位或身体瘦弱者,重点观察局部皮肤是否受损、有无压伤等,及时发现,并协助解决。

二、解释患者提出的护理问题

重点是术后镇痛对肠蠕动的影响、留置管道对局部的刺激、置入假体的注意事项及术后卧床的具体要求等,避免术后并发症的发生。

三、征求反馈意见

征询护理服务质量的意见和建议,有助评估术中护理效果,针对问题与不足,制订措施。做好手术室全程护理,加快手术室的全面建设。

第十二章 手术室护理配合

第一节 普通外科手术的护理配合

一、手术常用切口

(一)腹正中切口

1. 消毒皮肤　递海绵钳夹持聚维酮碘纱球消毒皮肤2遍。

2. 术野贴手术薄膜　递手术薄膜,干纱垫1块协助贴膜。

3. 沿腹正中线切开皮肤及皮下组织　递22号刀切开,干纱布拭血,蚊式钳止血,1号丝线结扎出血点或电凝止血,递甲状腺拉钩牵开显露术野。

4. 切开腹白线及腹膜　更换手术刀片,递电刀切开白线,盐水纱垫或4号刀柄将腹膜外脂肪推开,递中弯钳2把提起腹膜,递22号刀或电刀切一小口,组织剪或电刀扩大打开腹膜。

5. 探查腹腔　递0.9%氯化钠溶液湿手探查,更换深部手术器械及带显影的盐水纱垫,递腹腔自动牵开器牵开显露术野,递温盐水或无菌蒸馏水冲洗腹腔,清点器械、敷料等数目,更换干净的手术器。

6. 关腹前　递温盐水或无菌蒸馏水冲洗腹腔,清点器械、敷料等数目,更换干净手术器械、手套。

7. 缝合腹膜及腹白线　递中弯钳提腹膜,1/2弧12×28圆针7号线间断缝合或0号可吸收线连续缝合。

8. 冲洗切口　递0.9%氯化钠溶液冲洗,吸引器头吸引,更换干净纱布。

9. 缝合皮下组织　递乙醇纱球消毒皮肤,递无齿镊,9×28圆针1号线间断缝合;再次清点物品数目。

10. 缝合皮肤　递有齿镊,9×28角针1号丝线间断缝合或皮肤缝合器缝合。

11. 覆盖切口　递海绵钳夹持乙醇纱球消毒皮肤,纱布、棉垫或敷贴覆盖切口。

(二)旁正中切口

1. 消毒皮肤　递海绵钳夹持聚维酮碘纱球消毒皮肤2遍。

2. 术野贴手术薄膜　递手术薄膜,干纱垫1块协助贴膜。

3. 于腹直肌内侧距中线1~2cm切开皮肤和皮下组织;递22号刀切开,干纱布拭血,弯蚊式钳止血,1号丝线结扎出血点或电凝止血,递甲状腺拉钩牵开显露术野。

4. 切开腹直肌前鞘　更换手术刀片,电刀切开,0.9%氯化钠溶液纱垫拭血。

5. 分离腹直肌,结扎血管　递4号刀柄分离,中弯钳钳夹,4号丝线结扎或电凝止血。

6. 切开后鞘及腹膜　递中弯钳2把提起腹膜,22号刀或电刀切一小口,组织剪或电刀扩大。

7. 探查腹腔　递0.9%氯化钠溶液湿手探查,更换深部手术器械及带显影的盐水纱垫,递腹腔自动牵开器牵开显露术野。

8. 关腹前　递温盐水或无菌蒸馏水冲洗腹腔,清点器械、敷料等数目,更换干净手术器械、手套。

9. 缝合后鞘及腹膜　递中弯钳数把提起腹膜,9×28 圆针 7 号或 4 号丝线间断缝合或 0 号可吸收丝线连续缝合;递无齿镊,1/2 弧 12×28 圆针 7 号丝线间断缝合或 0 号可吸收丝线连续缝合。

10. 缝合腹直肌前鞘　吸收线连续缝合。

11. 冲洗切口　递 0.9%氯化钠溶液冲洗,吸引器吸引,更换干净纱布。

12. 缝合皮下组织　递乙醇纱球消毒皮肤,递无齿镊,9×28 圆针 1 号丝线间断缝合;再次清点物品数目。

13. 缝合皮肤,覆盖切口　递有齿镊,8×24 角针 1 号丝线间断缝合或用皮肤缝合器缝合,递海绵钳夹持乙醇纱球消毒皮肤,纱布、棉垫或敷贴覆盖。

(三)肋缘下斜切口

1. 消毒皮肤　递海绵钳夹持聚维酮碘纱球依次消毒皮肤 2 遍。

2. 术野贴手术薄膜　递手术薄膜,干纱垫 1 块协助贴膜。

3. 自剑突与肋缘平行向下、向外斜行切开皮肤及皮下组织　递 22 号刀切开,干纱布拭血,弯蚊式钳钳夹、1 号丝线结扎出血点或电凝止血,递甲状腺拉钩牵开显露术野。

4. 切开腹直肌前鞘及腹外斜肌腱膜　更换手术刀片,递 22 号刀切一小口,组织剪或电刀扩大,盐水纱布拭血。

5. 分离腹直肌,切开腹内斜肌肌膜　递 4 号刀柄分离,中弯钳钳夹,4 号丝线结扎或电凝止血。

6. 切开腹直肌后鞘及腹膜　递中弯钳 2 把提起腹膜,递 22 号刀或电刀切一小口、组织剪或电刀扩大打开腹膜。

7. 探查腹腔　递 0.9%氯化钠溶液湿手探查,更换深部手术器械及带显影的盐水纱垫,腹腔自动牵开器牵开显露术野;递温盐水或无菌蒸馏水冲洗腹腔,清点器械、敷料等数目。

8. 关腹前　更换干净手术器械、手套。

9. 缝合腹直肌后鞘及腹膜　递中弯钳数把提起腹膜,1/2 弧 9×28 圆针 7 号丝线间断缝合或 0 号可吸收线连续缝合。

10. 缝合腹直肌前鞘及腹内斜肌肌膜,腹外斜肌腱膜　递有齿镊、12×28 圆针 7 号丝线,间断缝合或 0 号可吸收线连续缝合。

11. 冲洗切口　递 0.9%氯化钠溶液冲洗,吸引器吸引,更换干净纱布。

12. 缝合皮下组织　递乙醇纱球消毒皮肤,递无齿镊、9×28 圆针 1 号丝线间断缝合;再次清点物品数目。

13. 缝合皮肤,覆盖切口　递 8×24 角针 1 号丝线间断缝合或用皮肤缝合器缝合,海绵钳夹持乙醇纱球消毒皮肤,纱布、棉垫或敷贴覆盖切口。

(四)腹直肌切口

1. 消毒皮肤　递海绵钳夹持聚维酮碘纱球消毒皮肤 2 遍。

2. 术野贴手术薄膜　递手术薄膜,干纱垫 1 块协助贴膜。

3. 距中线 3~4cm,腹直肌内外缘之间切开皮肤及皮下组织　递 22 号刀切开,干纱布拭血,弯蚊式钳止血,1 号丝线结扎出血点或电凝止血,递甲状腺拉钩牵开显露术野。

4. 切开腹直肌前鞘　更换手术刀片,22 号刀切一小口,组织剪或电刀扩大,纱垫拭血。

5. 分离腹直肌,结扎血管　递 4 号刀柄分离,中弯钳止血,4 号丝线结扎或电凝止血。

6. 切开腹直肌后鞘及腹膜　递 22 号刀切开后鞘一小口,组织剪扩大,递中弯钳 2 把提起腹膜,电刀或组织剪剪开腹膜。

7. 探查腹腔　递 0.9%氯化钠溶液湿手探查,更换深部手术器械及带显影的盐水纱垫,递腹腔自动牵开器牵开显露术野。

8. 关腹前　递温盐水或灭菌注射用水冲洗腹腔,清点器械、敷料等数目,更换干净手术器械、手套。

9. 缝合腹直肌后鞘及腹膜　递中弯钳数把提起腹膜,1/2 弧 9×28 圆针 7 号丝线间断缝合或 0 号可吸收线连续缝合。

10. 缝合腹直肌前鞘　递 9×28 圆针 7 号丝线间断缝合或 0 号可吸收线连续缝合。

11. 冲洗切口　递 0.9%氯化钠溶液冲洗,吸引器头吸引,更换干净纱布。

12. 缝合皮下组织　递乙醇纱球消毒皮肤,递无齿镊,9×28 圆针 1 号丝线间断缝合;再次清点物品数目。

13. 缝合皮肤,覆盖切口　递有齿镊,8×24 角针 1 号丝线间断缝合或用皮肤缝合器缝合,递海绵钳夹持乙醇纱球消毒皮肤,纱布、棉垫或敷贴覆盖切口。

二、颈部手术

(一)甲状腺次全切除术

1. 适应证　甲状腺肿瘤、甲状腺功能亢进。
2. 麻醉方式　局部麻醉+神经安定麻醉或颈丛阻滞麻醉。
3. 手术体位　垂头仰卧位。
4. 手术切口　在胸骨切迹上二横指沿颈部皮肤横纹做正中弧形切口。
5. 特殊用物　"Y"形引流管或半边胶管、皮肤标记笔、5-0 号可吸收线或 5-0 号血管缝线、超声刀。
6. 手术步骤与手术配合
(1)常规消毒皮肤:递海绵钳夹持聚维酮碘纱球依次消毒皮肤 2 遍。
(2)在胸骨切迹上的 2 横指沿颈部皮肤横纹处做切口标志:递给主刀 1 根浸湿的 4 号丝线做切口标志;递 22 号刀切开皮肤、皮下组织、颈阔肌开,干纱布拭血,电凝止血,更换刀片。
(3)分离皮瓣:上至甲状软骨,下至胸骨颈静脉切迹,两侧递组织钳提起皮缘,电刀分离颈阔肌,弯蚊式钳止血,1 号达胸锁乳突肌缘,丝线结扎或电凝止血。
(4)牵引颈阔肌:递干纱垫 2 块,6×17 角针 4 号丝线将纱垫分别缝合在上、下颈阔肌边缘,递组织钳 4 把上、下牵开颈阔肌,递纱垫 2 块,放置切口两侧。
(5)缝扎颈前静脉,切开颈白线:递无齿镊,6×17 圆针 4 号丝线缝扎,中弯钳 2 把提起正中线两侧筋膜,电刀切开颈白线。
(6)切断颈前肌(视甲状腺大小决定牵开或横行切断甲状腺前肌群):递直有齿血管钳 2 把提夹甲状腺前肌,递 15 号刀切开,4 号丝线结扎或缝扎。

（7）由上极至下极游离甲状腺组织

1）缝扎甲状腺做牵引：递甲状腺拉钩拉开甲状腺前肌；递无齿镊、7×20 圆针 4 号丝线缝扎，线不剪断或用布巾钳夹住腺体，做牵引。

2）分离甲状腺组织：递甲状腺剪、中弯钳逐步分离甲状腺组织。

3）分离甲状腺上、下动静脉及甲状腺中静脉，结扎后切断：递小直角钳、KD 钳钳夹 KD 粒分离，中弯钳带 4 号线或 7 号线引过而结扎，远端用中弯钳 2 把夹住后将血管切断 4 号丝线结扎；近端用 6×17 圆针 4 号丝线缝扎。

（8）切断甲状腺峡部：递电刀或超声刀贴气管壁前分离甲状腺峡部。

（9）切除甲状腺：递弯蚊式钳数把钳夹甲状腺四周，递 22 号刀或梅氏剪沿钳上面切除甲状腺体，保留甲状腺后包膜；递蚊式钳在切面上止血，1 号丝线结扎，然后递无齿镊，6×17 圆针 1 号或 4 号丝线间断缝合腺体残端止血。

（10）同法切除另一侧甲状腺。

（11）冲洗切口：递 0.9%氯化钠溶液冲洗，吸引器头吸引，更换干净纱布。清点器械、敷料等数目，除去肩部垫枕。

（12）缝合甲状腺前肌群：递无齿镊、6×17 圆针 4 号丝线间断缝合。

（13）在两侧甲状腺前肌层下放置引流：递胶片或半边胶管或"Y"形引流管，中弯钳协助置管。

（14）缝合颈阔肌：递无齿镊，6×17 圆针 1 号丝线缝合。

（15）缝合皮下组织：递乙醇纱球擦拭切口周围皮肤；递无齿镊，6×17 圆针 1 号丝线间断缝合；再次清点物品数目。

（16）缝合皮肤或皮内缝合：递有齿镊，6×17 角针 1 号丝线缝合皮肤或 5-0 号可吸收线或 5-0 号血管缝线行皮内缝合。

（17）覆盖切口：递海绵钳夹持乙醇纱球消毒皮肤，有齿镊 2 把对合皮肤，纱布、棉垫或敷贴覆盖切口。

（二）甲状腺囊肿摘除术

1. 适应证　甲状腺囊肿较大或出现压迫症状；非手术疗法未能治愈。
2. 麻醉方式　局部麻醉+神经安定麻醉或颈丛麻醉。
3. 手术体位　垂头仰卧位。
4. 手术切口　胸骨颈静脉切迹上两横指相应的皮肤皱纹处做横形切口。
5. 手术步骤与手术配合

（1）常规消毒皮肤：递海绵钳夹持聚维酮碘纱球消毒皮肤 2 遍。

（2）胸骨切迹上二横指沿颈部皮肤横纹做弧形切口切开皮肤、皮下组织、颈阔肌：递给主刀 1 根浸湿的 4 号丝线做切口标志，递 22 号刀切开，干纱布拭血，电凝止血，更换刀片。

（3）分离皮瓣：递组织钳提起皮缘，递 22 号刀或电刀分离颈阔肌，中弯钳止血，1 号丝线结扎或电凝止血。

（4）牵引颈阔肌：递干纱垫 2 块，6×17 角针 4 号丝线将纱垫分别间断缝合；在上下颈阔肌边缘，4 把组织钳牵开，递纱布 2 块，放置切口两侧。

（5）纵行切开颈白线：递组织钳 2 把提夹，电刀纵行切开。

(6)钝性分离颈前肌与甲状腺包膜间隙,直至基底部,并切断:递甲状腺拉钩牵开一侧肌肉,显露囊肿,递 KD 钳钳夹 KD 粒将囊肿壁与正常甲状腺组织之间做钝性分离。递中弯钳夹住基底部,递 22 号刀或组织(剪)切断,1 号丝线结扎或 6×17 圆针缝扎。

(7)缝合甲状腺及其包膜:递无齿镊,递 6×17 圆针 1 号丝线缝合。

(8)冲洗切口:递 0.9%氯化钠溶液冲洗,吸引器头吸引,更换干净纱布,清点器械、敷料等数目,除去肩部长枕。

(9)放置引流胶片或引流管引流:递引流胶片或胶管、中弯钳协助置管,递 6×17 角针 4 号线,将引流管固定在皮肤上。

(10)缝合颈阔肌:递有齿镊,6×17 圆针 1 号丝线缝合。

(11)缝合皮下组织:递乙醇纱球擦拭切口周围皮肤;递无齿镊,6×17 圆针 1 号丝线间断缝合;再次清点物品数目。

(12)缝合皮肤或皮内缝合:递 6×17 角针 1 号丝线缝合皮肤或 5-0 号可吸收线行皮内缝合。

(13)覆盖切口:递海绵钳夹持乙醇纱球消毒皮肤,纱布、棉垫或敷贴覆盖切口。

(三)甲状腺癌根治术

1.适应证　甲状腺癌。

2.麻醉方式　静脉复合麻醉+气管插管。

3.手术体位　垂头仰卧位。

4.手术切口　"X"形或"L"形切口。

5.特殊用物　"Y"形引流管、超声刀。

6.手术步骤与手术配合

(1)常规消毒皮肤:递海绵钳夹持聚维酮碘纱球消毒皮肤 2 遍。

(2)切开皮肤、皮下组织、颈阔肌:递 22 号刀切开,干纱布拭血,蚊式钳止血,1 号丝线结扎或电凝止血。

(3)分离皮瓣:上至下颌骨下缘,下至锁骨,内至颈中线,外至斜方肌前缘。递组织钳提起皮缘,递 22 号刀或电刀上下分离皮瓣,中弯钳止血。1 号丝线结扎或电凝止血,干纱布拭血。

(4)结扎颈外静脉:递小弯钳、小直角钳、梅氏剪分离出颈外静脉,递 15 号刀切断,4 号丝线及 1 号丝线双重结扎。

(5)切断胸锁乳突肌、肩胛舌骨肌、气管前及颈前肌群:递中弯钳,小直角钳分离、有齿直钳钳夹,电刀——切断,递 8×24 圆针 4 号丝线贯穿缝扎。

(6)标本内翻,解剖颈外侧区:递 15 号刀切断颈丛 432 神经根,弯蚊式钳钳夹出血点,0 号丝线结扎。

(7)切开颈动脉鞘,确认颈内静脉、迷走神经和颈总动脉:递 15 号刀或梅氏剪切开,递 KD 钳夹 KD 粒分离。若癌肿浸润颈内静脉,则递小弯钳钳夹静脉,15 号刀切断,4 号线结扎,5×14 圆针 1 号丝线缝扎。

(8)解剖颌下区,分离颌下腺周围包膜连同附近淋巴结脂肪:递甲状腺拉钩牵开下颌舌骨肌,递中弯钳、梅氏剪分离组织。

(9)解剖颏下三角区:递梅氏剪、中弯钳,KD钳钳夹KD粒钝性剥离,暴露颏下三角区,小弯钳钳夹出血点,1号丝线结扎或电凝止血。

(10)清除迷走神经和颈动脉周围的脂肪淋巴组织:递中弯钳、直角钳分离、钳夹、梅氏剪逐个清除。

(11)切断带状肌,结扎甲状腺上、下动脉:递中弯钳分离、钳夹,15号刀切断带状肌,4号丝线结扎血管。

(12)切除癌肿及周围组织:递电刀沿气管前壁切下标本。

(13)冲洗切口:递0.9%氯化钠溶液冲洗,吸引器头吸引,更换干净纱布,清点器械、敷料等数目,去除肩长枕。

(14)于颏下锁骨内、上侧置引流管:递引流管2根,递6×17角针4号线将引流管固定于皮肤。

(15)缝合颈阔肌:递无齿镊,6×17圆针1号丝线缝合。

(16)缝合皮肤:递有齿镊,6×17角针1号丝线缝合,再次清点物品数目。

(17)覆盖切口:递海绵钳夹持乙醇纱球消毒皮肤,纱布、棉垫或敷贴覆盖切口。

三、乳腺手术

(一)乳腺腺叶区段切除术

1. 适应证 乳房良性肿瘤(如纤维瘤);局限性乳腺增生症。
2. 麻醉方式 局部麻醉或硬膜外麻醉。
3. 手术体位 仰卧位,上肢外展。
4. 手术切口 以病变为中心做放射状切口或弧形切口。
5. 特殊用物 皮肤标记笔、3-0可吸收线、4-0可吸收线、弹力绷带。
6. 手术步骤与手术配合

(1)常规消毒皮肤:递海绵钳夹持聚维酮碘纱球消毒皮肤2遍。

(2)于肿物部位做弧形或放射状切口标记切开皮肤及皮下组织:递标记笔22号刀切开,干纱布拭血、弯蚊式钳止血,1号丝线结扎出血点或电凝止血。

(3)分离皮瓣,显露全部肿块:更换手术刀片,递组织钳数把钳夹切口皮缘,电刀潜行分离皮瓣,显露肿块,干纱布压迫止血。

(4)距病变区0.5~1cm做楔形切口,沿胸大肌筋膜前切除肿块:递组织钳夹持肿块或递7×20角针4号丝线在肿块中央做牵引缝合,递15号刀或电刀沿肿块两侧切除。

(5)创面止血:递蚊式钳钳夹,1号丝线结扎或电凝止血,清点器械、敷料等数目,更换干净纱布。

(6)缝合乳腺组织及浅筋膜:递6×17圆针4号丝线间断缝合或3-0可吸收线连续缝合。

(7)缝合皮下组织:递海绵钳夹持乙醇纱球消毒,递无齿镊,6×17圆针1号丝线间断缝合或3-0可吸收线缝合,再次清点物品数目。

(8)缝合皮肤:递6×17角针1号丝线间断缝合或4-0可吸收线皮内缝合。

(9)覆盖切口:递乙醇纱球消毒,纱布、棉垫或敷贴覆盖切口,纱布、弹力绷带加压包扎。

(二)乳腺癌改良根治术

1. 适应证　非浸润性乳腺癌或其他乳腺恶性肿瘤。

2. 麻醉方式　硬膜外麻醉或气管插管全身麻醉。

3. 手术体位　仰卧位,患侧腋下垫一小枕上肢外展90°,用托手板支持。

4. 手术切口　以肿瘤为中心环绕乳头和乳晕做一纵梭形切口。

5. 特殊用物　亚甲蓝、画线笔、"Y"形引流管或胃管、弹力绷带、无菌蒸馏水、纱线。

6. 手术步骤与手术配合

(1)常规消毒铺巾:递海绵钳夹持聚维酮碘纱球消毒皮肤,铺巾。

(2)于皮下注射亚甲蓝:递亚甲蓝1.5mL,按摩8~10分钟。

(3)在肿瘤边缘、腋毛区设计切口:递画线笔做切口设计。

(4)沿标志线在距离癌肿边缘4.5cm做一纵梭形切口,切开皮肤、皮下组织:递22号刀切开,干纱布拭血,1号线或电凝止血。

(5)自皮肤与浅筋膜之间分离皮瓣,上界为锁骨下缘、下界达肋弓处、内侧界近胸骨,将乳腺从胸大肌筋膜浅面分离:更换刀片,递组织钳数把提夹切口边缘,电刀分离皮瓣,干纱布压迫止血,切除乳腺,电刀止血。

(6)清除胸小肌筋膜和胸肌间淋巴结创面:递组织钳将乳腺组织向外牵拉,递中弯钳、22号刀或电刀锐性分离,1号线结扎出血点;递温蒸馏水纱布覆盖胸壁。

(7)沿标记线切开腋窝皮肤、寻找蓝染的浅筋膜的淋巴管,循淋巴管找到蓝染淋巴结,用淋巴导航仪操测手术:递22号刀切开,乳突拉钩协助显露术野,递梅氏剪或电刀切除;标记切除的淋巴结,送术中冷冻部位放射强度,切除淋巴结。

如果冰冻切片结果显示淋巴结未见癌,可行前哨淋巴结探查活检(SLNB);如果结果显示淋巴结为癌转移,则必须行腋窝淋巴结清扫(ALND)。

(8)冲洗切口:递温蒸馏水冲洗,更换干净纱垫、手套,清点物品。

(9)于切口外侧下方及腋下(SLNB可不放)做一小切口,放置引流:递15号刀切开,中弯钳放置硅胶引流管,8×14角针7号线固定引流管于皮肤上。

(10)缝合皮瓣:递无齿镊8×24圆针1号线间断缝合。

(11)缝合皮肤递皮肤钉缝合或8×24角针1号线间断缝合。

(12)覆盖切口:递乙醇纱球消毒皮肤,纱布覆盖切口,腋窝及胸壁用纱线填塞,覆盖棉垫数块,绷带或弹力绷带加压包扎。

(三)乳腺癌根治性保乳术

1. 适应证　早期乳腺癌,切缘为阴性者可选择保乳术。

2. 麻醉方式　气管插管全身麻醉。

3. 手术体位　上肢外展仰卧位,患侧腋下垫一小枕。

4. 手术切口　以病变为中心做放射状切口或弧形切口及腋毛区尖端做一弧形切口。

5. 特殊用物　亚甲蓝、画线笔、"Y"形引流管或胃管、弹性绷带、灭菌蒸馏水、纱线、银夹、乳突拉钩。

6. 手术步骤与手术配合

(1)常规消毒铺巾:递海绵钳夹持聚维酮碘纱球消毒皮肤,铺巾。

（2）哨兵淋巴结活检：患者术前在病房于患侧乳晕边缘皮下注射放射性核素,注药后2~4小时送至手术室。

1）腋窝切口标志：经腋毛区尖端做弧形切口递画线笔。

2）注射亚甲蓝：于乳晕边缘皮下分四点注射递装有亚甲蓝的5mL或10mL注射器,于乳晕边缘皮下分四点注射2~4mL亚甲蓝,按摩乳房8~10分钟。

3）沿腋窝切口标志处切开皮肤、皮下组织,探测蓝染淋巴结：递22号刀切开,干纱布拭血,中弯钳止血,1号丝线结扎止血或电凝止血;递乳突拉钩协助显露术野;递淋巴导航仪。

4）电刀分离进入脂肪层,寻找蓝染的淋巴管,循淋巴管找到蓝染淋巴结：递乳突拉钩协助暴露术野,递止血钳、电刀边切边止血;记录各淋巴结蓝染情况及探测读数;按读数高低顺序排列并标记,妥善保管标记好的淋巴结。

5）切除蓝染淋巴结（淋巴导航仪测得的所有≥10%的淋巴结,切除最高记数的放射性淋巴结）,再次探测手术部位哨兵淋巴结放射强度。递梅氏剪或电刀切除,递探头确定前哨淋巴结无遗漏。

（3）保乳手术

1）用画线笔标记切口方式及位置：递画线笔。

2）沿切口标志处切开皮肤、皮下组织：递22号刀切开,干纱布拭血,中弯钳钳夹出血点、1号丝线止血钳结扎,线剪剪线或电凝止血。

3）潜行分离皮瓣,暴露肿物：递组织钳数把钳夹切口边缘,组织剪或电刀分离;递干纱布垫填塞压迫、电凝止血或1号带线结扎。

4）在距离肿物0.5~1cm处切开腺体达乳后间隙,分离肿物下方乳房后间隙,切除肿物：电刀分离、切除肿物,干纱垫压迫止血;切瘤后递热盐水纱垫覆盖创面压迫止血,将切除的肿瘤组织以长、短丝线分别标记12点、9点位置;更换污染的纱布、器械,注意无瘤原则。

5）在手术残腔边缘依次取4~10块组织按顺序标记部位送冷冻检查：递血管钳钳夹残腔,22号刀切取、电刀止血,8×24角针在切缘上缝扎标记;切取组织按顺序放置,送冰冻检查。

6）用干纱布压迫切口,等候病理结果,再行相应手术：递干纱垫填塞并盖住保护切口,整理台上器械,并用布巾盖好。

（4）术中结果

1）腋窝前哨淋巴结阳性,行腋窝淋巴结清扫术：递甲状腺拉钩暴露、电刀边切边止血;淋巴结标本妥善放好,及时送检查。

2）手术切缘、组织均为阳性,行乳腺癌根治术,若患者执意保乳,再次取标本送检：如边缘阴性则按保乳缝合切口;边缘仍阳性,则行根治术：用皮钳钳夹起切口边缘做牵引,递组织剪或电刀剥离乳房皮瓣,分离至乳房下皱襞处,将乳房和胸肌间淋巴结（保留乳头和乳晕）一并切除,乳腺肿块及腋窝淋巴结清扫结束后术者更换手套及手术器械;分离腋动脉、清除腋窝脂肪淋巴结,保留胸背神经和肩胛下血管。

3）腋窝前哨淋巴结无转移,边缘组织为阴性,放置引流、关闭切口,彻底止血：递温蒸馏水冲洗切口;角针7号丝线缝合固定引流管,2-0可吸收缝线逐层缝合腺体、4-0可吸收缝线缝合皮下,清点器械、皮肤钉钉合皮肤,纱布、棉垫覆盖腋下及乳腺切口并使用弹性绷带加压包扎。

四、疝修补术

(一)腹股沟疝修补术

1. 适应证　腹股沟斜疝,腹股沟直疝。

2. 麻醉方式　硬膜外麻醉或局部麻醉或腰硬联合麻醉。

3. 手术体位　仰卧位。

4. 手术切口　腹股沟切口。

5. 特殊用物　10 号丝线、10F 导尿管或边带。

6. 手术步骤与手术配合

(1)消毒皮肤,贴手术薄膜:递海绵钳夹持 0.5%聚维酮碘纱球消毒皮肤 2 遍,0.2%聚维酮碘消毒会阴部,递手术薄膜,干纱垫 1 块协助贴膜。

(2)髂前上棘至耻骨联合线上 2~3cm 处切开皮肤,皮下组织及浅筋膜:递 22 号刀切开,干纱布拭血,蚊式钳钳夹出血点,电凝止血。

(3)切开腹外斜肌腱膜:更换手术刀片,递甲状腺拉钩牵开显露术野。递 22 号刀切开,组织剪扩大,中弯钳止血,1 号丝线结扎。

(4)分离提睾肌,显露疝囊:递 22 号刀或中弯钳分离。

(5)切开疝囊将疝内容物回纳:递长镊提起疝囊,必要时递 10mL 注射器抽吸 0.9%氯化钠溶液或 0.25%普鲁卡因将疝囊壁充胀,递组织剪剪开疝囊,递无齿卵圆钳协助回纳疝内容物。

(6)分离疝囊周围组织直至疝囊颈部:递蚊式钳数把提夹疝囊四周切缘,递盐水纱布包裹手指钝性分离。

(7)高位结扎疝囊颈:递 6×17 圆针 4 号丝线荷包缝合疝囊颈(线不剪断),递长镊、梅氏剪剪去多余疝囊。递空针穿此结扎线将疝囊的残端移植于腹内斜肌的后面。

(8)重建腹股沟管

1)巴希尼法(精索移位法):精索后方,联合肌腱与腹股沟韧带缝合,加强腹股沟后壁。递中弯钳将边带或 10F 普通尿管吊起精索,直蚊式钳牵引;递 7×20 圆针 10 号丝线间断缝合。

2)福克森法(精索不移位法):精索之前,联合肌腱与腹股沟韧带缝合。递 7×20 圆针 10 号丝线将两韧带间断缝合。

3)麦克威法:联合肌腱、腹横筋膜或腹内斜肌与耻骨上韧带缝合。递有齿镊,7×20 圆针 10 号丝线间断缝合。

(9)缝合腹外斜肌腱膜清点纱布、缝针等数目:递 7×20 圆针 4 号丝线间断缝合。

(10)缝合皮下组织递乙醇纱球消毒皮肤:递无齿镊,6×17 圆针,1 号丝线间断缝合。

(11)缝合皮肤,覆盖切口:递有齿镊、6×17 角针 1 号丝线间断缝合,乙醇纱球消毒皮肤,敷贴或纱布覆盖切口。

(二)股疝修补术

1. 适应证　股疝。

2. 麻醉方式　硬膜外麻醉或局部麻醉。

3. 手术体位　仰卧位。

4. 手术切口　腹股沟切口。

5. 特殊用物　10 号丝线,8F 导尿管或边带。

6. 手术步骤与手术配合

(1)消毒皮肤,术野贴手术薄膜:递海绵钳夹持 0.5%聚维酮碘纱球消毒皮肤 2 遍,0.2% 聚维酮碘消毒会阴部。递手术薄膜,干纱垫 1 块协助贴膜。

(2)腹股沟韧带上与韧带平行或在股三角上切开皮肤、皮下组织:递 22 号刀切开,干纱布拭血,蚊式钳止血,1 号丝线结扎或电凝止血。

(3)经腹股沟手术

1)切开腹外斜肌腱膜:递 22 号刀或电刀切开。

2)将精索(子宫圆韧带)向内上方牵开,在腹壁下动静脉内侧剪开腹横筋膜,推开腹膜外脂肪组织,暴露疝囊:递甲状腺拉钩牵开显露术野,递 20 号刀或组织剪剪开腹横筋膜,盐水纱布包裹手指分离腹膜外组织。

3)切开疝囊,将疝内容物回纳:递长镊提起疝囊;1mL 注射器抽吸 0.9%氯化钠溶液或 0.25%普鲁卡因将疝囊壁充胀,递 22 号刀或组织剪切开疝囊,递无齿卵圆钳协助回纳疝内容物。

4)高位结扎疝囊颈:递蚊式钳数把提夹疝囊四周边缘,盐水纱布分离周围组织直至疝囊颈部,6×17 圆针 4 号丝线荷包缝合,弯剪剪去多余疝囊。

5)缝合肌腱,耻骨上韧带与腹股沟韧带,精索或圆韧带回复原位:递 12×20 圆针 10 号丝线间断缝合。

6)缝合腹外斜肌腱膜清点器械、敷料等数目:递无齿镊,6×17 圆针 4 号丝线间断缝合。

(4)经股手术

1)切开筛状筋膜分开脂肪组织:更换手术刀片,递 22 号刀切开,组织剪扩大,递甲状腺拉钩牵开。

2)分离疝囊与股静脉、大隐静脉及其周围组织直至囊颈:递中弯钳、组织剪,盐水纱布分离。

3)切开疝囊,结扎疝囊颈:配合同经腹股沟手术[(3)~(4)]。

4)缝合腹股沟韧带,陷窝韧带和耻骨韧带,以及卵圆窝镰状缘与耻骨筋膜,闭合股管上下口:递长镊、12×20 圆针 7 号丝线间断缝合。

5)缝合筋膜清点器械、敷料等数目:递 6×17 圆针 4 号丝线间断缝合。

(5)缝合皮下组织:递乙醇纱球消毒皮肤,递无齿镊,6×17 圆针 1 号丝线间断缝合。

(6)缝合皮肤,覆盖切口:递有齿镊,6×17 角针 1 号丝线间断缝合,有齿镊对合皮肤,敷贴或方纱覆盖切口。

(三)嵌顿性腹股沟疝修补术

1. 麻醉方式　硬膜外麻醉或局部麻醉或腰硬联合麻醉。

2. 手术体位　仰卧位。

3. 手术切口　腹股沟切口。

4. 特殊用物　10 号丝线、10F 尿管、肠钳、热盐水、3-0 可吸收线、0.25%普鲁卡因、边带。

　　5.手术步骤与手术配合

　　(1)消毒皮肤至暴露疝囊同腹股沟疝修补(1~4):配合同本节腹股沟疝修补(1~4)。

　　(2)切开疝囊递长镊、中弯钳提起疝囊:递 22 号刀切开,梅氏剪扩大,吸引器头吸尽囊液;递长镊、梅氏剪剪开,递无齿卵圆钳将疑似坏死肠襻拉出。

　　(3)打开疝囊切口。

　　(4)热敷嵌顿肠管或封闭其肠系膜:热盐水纱布热敷肠管或 0.25% 普鲁卡因封闭肠系膜。

　　(5)观察肠管的血液循环恢复情况如何,肠管回纳腹腔,并处理疝囊。

　　1)确定肠管有活力:递海绵钳(无齿)或长镊将肠管回纳腹腔,处理疝囊配合同腹股沟疝修补术。

　　2)如肠管的血液循环障碍或有肠坏死,即行肠切除肠吻合术:配合同本章第五节剖腹探查术(3~5)。

(四)无张力疝修补术

　　1.麻醉方式　硬膜外麻醉或局部麻醉。

　　2.手术体位　仰卧位。

　　3.手术切口　腹股沟切口。

　　4.特殊用物　网塞、补片、边带。

　　5.手术步骤与手术配合

　　(1)消毒皮肤至显露疝囊同腹股沟疝修补术(1~4);配合同本节腹股沟疝修补术(1~4)。

　　(2)X 线片无张力疝修补:补片覆盖腹内斜肌并能超过腹股沟三角上缘 2~3cm,将补片的圆角固定在耻骨面腱膜上,下缘与腹股沟韧带的光面做连续缝合;递长镊放置 X 线片,圆针 4-0 不可吸收缝线或 6×17 圆针 4 号丝线缝合固定。

　　(3)疝环充填式无张力疝修补

　　1)将圆锥形网塞底尖部(圆锥形)与疝囊最低点缝合固定:递长镊放置网塞、6×17 圆针 4 号丝线缝合固定 1 针。

　　2)回纳疝内容物,并将圆锥形网塞充填在疝环内:递海绵钳(无齿)、长镊协助回纳。

　　3)将网塞边缘与内环口外周缝合,固定圆锥形网塞:递长镊、6×17 圆针 4 号丝线缝合周边数针。

　　4)于耻骨结节至内环上方的腹股沟管的后壁放置补片:递补片、组织剪给术者修剪。长镊放置修整好的补片,12×20 圆针 7 号线与周围组织固定(由于补片有尼龙搭扣作用,不必与周围组织固定)。

　　5)缝合切口:配合同腹股沟疝修补术(9~11)。

五、胃肠手术

(一)胃造口术(荷包术)

　　1.适应证　食管肿瘤或其他因素造成的食管阻塞,急性出血坏死性胰腺炎等暂时性胃减压。

2.麻醉方式 硬膜外麻醉或局部麻醉。

3.手术体位 仰卧位。

4.手术切口 上腹正中或左侧旁正中切口。

5.特殊用物 蕈状导管或18F双腔气囊导尿管。

6.手术步骤与手术配合

(1)腹正中切口(1~5):探查腹腔配合同本章腹正中切口(1~5)。

(2)于胃体部前壁及中部,间距5cm左右缝合牵引线,显露胃前壁:递腹腔自动拉钩牵开显露,长镊夹持湿纱垫保护造口周围组织。递6×14圆针4号丝线缝牵引线2针,蚊式钳钳夹线尾,暂不结扎。

(3)于两牵引线之间,直径2~2.5cm荷包缝合胃前壁:递长镊,6×14圆针4号丝线荷包缝合,蚊式钳钳夹线尾。

(4)切开造瘘口,放置造口管并使胃壁切口内翻:递15号刀切开、电凝止血。递蕈状导尿管或双腔导尿管插入,收紧荷包线并结扎,递吸引器头吸引。

(5)于左上腹另切一切口将导管尾部引出,固定导管于皮肤上:递11号刀切开,递大弯钳引出导管尾部。递有齿镊,8×24角针4号丝线固定导管于皮肤。

(6)将胃壁固定缝合在腹膜上:递长镊,6×14圆针4号丝线间断缝合。

(7)缝合切口:配合同腹正中切口(6~11)或旁正中切口(8~13)。

(二)胃大部分切除术(毕Ⅰ式)

1.适应证 慢性胃溃疡合并大量、持续或再次出血,消化性溃疡合并急性穿孔,慢性溃疡等。

2.麻醉方式 硬膜外麻醉或气管插管全身麻醉。

3.手术体位 仰卧位。

4.手术切口 上腹正中切口。

5.特殊用物 胃幽门钳、肠钳、超声刀。

6.手术步骤与手术配合

(1)腹正中切口(1~5):探查腹腔配合本章同腹正中切口(1~5)。

(2)游离胃大弯,切断胃网膜左动、静脉及胃短动、静脉分支及胃网膜右动、静脉:递中弯钳游离,钳夹,组织剪剪开,4号丝线结扎或7×20圆针4号丝线缝扎或超声刀直接切割闭合血管。

(3)游离胃小弯,切断胃右动、静脉及胃左动脉下行支:递中弯钳游离、钳夹,组织剪剪开,4号丝线结扎或7×20圆针4号丝线缝扎。

(4)断胃:递6×17圆针1号丝线缝2针支持线,递胃幽门钳、肠钳夹持胃部,递15号刀切开前壁浆肌层,6×17圆针1号丝线缝扎黏膜下血管。同法处理胃后壁。

(5)缝合部分胃残端:递长镊、6×17圆针1号丝线间断、全层缝合。

(6)于胃小弯侧游离、断离十二指肠:递蚊式钳、梅氏剪游离,出血点递1号丝线结扎或缝扎。递有齿直钳2把,分别夹住十二指肠壶腹和幽门部,长镊夹持盐水纱布包裹十二指肠四周,递15号刀切断,取下之标本及刀一并置入弯盘内。递吸引器头吸尽胃内容物,海绵钳夹持聚维酮碘纱球消毒残端,更换吸引器头及污染器械。

（7）对合胃和十二指肠残端,端-端吻合:先将胃与十二指肠拟定吻合口两侧缝牵引线,然后间断缝合后壁浆肌层,全层缝合胃与十二指肠后壁、前壁,最后加固缝合其前壁浆肌层。递长镊,6×17 圆针 1 号丝线缝合做牵引,蚊式钳钳夹线尾;递 3-0 可吸收线连续全层缝合,再递 6×17 圆针、1 号丝线加固缝合浆肌层。

（8）缝合切口同腹正中切口(6~11):配合同腹正中切口(6~11)。

（三）胃大部分切除术（毕Ⅱ式吻合器法）

1. 适应证　十二指肠溃疡、胃溃疡、胃远端肿瘤。

2. 麻醉方式　硬膜外麻醉或气管插管全身麻醉。

3. 手术体位　仰卧位。

4. 手术切口　上腹部正中切口。

5. 特殊用物　胃幽门钳、肠钳、直线切割闭合器(GIA60-3.8/GIA80-3.8/GIA100-3.8)、25 号吻合器、荷包缝合器、荷包线。

6. 手术步骤与手术配合

（1）腹部正中切口(1~5):探查腹腔配合同腹部正中切口(1~5)。

（2）游离胃大弯、胃小弯周围组织,闭合胃网膜左右静脉和胃短动静脉及其分支:递中弯钳、组织剪、电刀或超声刀游离,1 号丝线依次结扎。

（3）游离十二指肠第一段 1~2cm 周围组织血管:递电刀或超声刀游离。

（4）在幽门预定离断十二指肠处,闭合及离断十二指肠递 GIA60-3.8 切割闭合十二指肠。

（5）在胃体部预定切断处,闭合、离断胃体递 GIA80-3.8 或 GIA100-3.8 离断闭合胃体,移走胃标本(用盆盛装)。

（6）消化道重建(胃空肠 ROUX-Y 吻合)

1)屈氏韧带下 15~20cm 处离断空肠:2 把有齿直钳分别夹住横断空肠,并游离远端肠系膜。空肠远端使用荷包缝合器和荷包线做全层绕边的荷包缝合,蚊氏钳吊线尾,空肠近端用肠钳暂时夹闭。

2)胃空肠吻合(第一个吻合):远端空肠断端荷包线收紧、25 号吻合器钉钻,残胃前壁开约 2cm 小口,吻合器经此口伸入从胃体后壁中,直接与钉钻对合,收紧后激发,完成吻合。

3)缝合胃前壁下切口:3-0 号可吸收线全层缝合。

4)空肠与空肠端-侧吻合(第二个吻合):距胃空肠吻合口 45~50cm 处空肠切一小口,近端空肠与此口用 3-0 号可吸收线全层连续缝合,7×20 圆针 1 号丝线间断缝合加固,完成端-侧吻合。

（7）缝合切口同腹正中切口(6~11):配合同腹部正中切口(6~11)。

（四）胃癌根治术（以胃窦部癌切除术为例）

1. 适应证　胃窦部癌,胃体远端癌。

2. 麻醉方式　硬膜外麻醉或气管插管全身麻醉。

3. 手术体位　仰卧位。

4. 手术切口　上腹部正中切口。

5. 特殊用物　胃幽门钳、肠钳。

6. 手术步骤与手术配合

(1)同腹正中切口(1~5):探查腹腔配合同本章腹正中切口(1~5)。

(2)分离大网膜:递中弯钳分离、钳夹,组织剪剪断或电刀、超声刀直接切割,4 号丝线结扎。

(3)切断左、右胃网膜血管:递直角钳分离,中弯钳钳夹、组织剪剪断,4 号丝线结扎或 6×17 圆针 4 号丝线缝扎。

(4)分离清除肝十二指肠韧带内肝动脉侧的淋巴组织:递中弯钳、直角钳分离钳夹,梅氏剪剪断,4 号丝线结扎或缝扎。

(5)分离全部小网膜,显露腹腔动脉:递长镊,组织剪分离,中弯钳钳夹,4 号丝线结扎加缝扎。

(6)游离十二指肠第 1 段:递中弯钳游离、钳夹,梅氏剪剪断,4 号丝线结扎加缝扎。

(7)切除胃,恢复肠道连续性:配合同本节胃大部分切除术。

(8)缝合切口同腹正中切口(6~11):配合同腹正中切口(6~11)。

(五)全胃切除术(空肠代胃术)

1. 适应证 胃底贲门癌,胃体癌,胃窦癌已侵及胃体等。

2. 麻醉方式 气管插管全身麻醉。

3. 手术体位 仰卧位。

4. 手术切口 上腹正中切口或左正中旁切口或胸腹联合切口。

5. 特殊用物 气管钳(大直角钳)、肠钳,必要时备开胸器械。

6. 手术步骤与手术配合

(1)同腹正中切口(1~5):探查腹腔配合同本章腹正中切口(1~5)。

(2)分离大网膜至游离十二指肠第 1 段:配合同本节胃癌根治术(2~6)。

(3)全胃切除,上切端在食管贲门部,下切端在幽门下 2.5~3cm 处:递大直角钳夹住食管贲门处、肠钳夹住幽门下,递长镊夹持盐水纱垫保护切口周围,15 号刀切断,切下之标本及刀一并放入弯盘内。递海绵钳夹持聚维酮碘纱球消毒残端。

(4)缝合十二指肠残端:配合同本节胃大部切除(毕 Ⅱ 式)(4)。

(5)食管空肠端-侧吻合

1)拉出近端空肠襻一段,缝定位牵引线:递长镊拉出肠襻,6×17 圆针 1 号丝线吻合空肠及食管两侧各 1 针,蚊式钳钳夹牵引。

2)缝合食管及空肠吻合口后壁浆肌层:递 5×14 圆针 1 号丝线间断缝合,直、弯蚊式钳交替间隔钳夹、牵引,待缝毕一并结扎。

3)切开空肠,开放食管:递 15 号刀切开(可使用吻合器),弯蚊式钳止血,1 号线结扎。递吸引器头吸净食管内容物。

4)食管及空肠全层缝合:递长镊,6×17 圆针 1 号丝线间断缝合,缝合前将胃管送入空肠内。

5)缝合吻合口之前壁浆肌层:递 6×17 圆针 1 号丝线间断缝合。

6)空肠与空肠侧-侧吻合:递 6×17 圆针 1 号丝线间断缝合。

(6)缝合切口同腹正中切口(6~11):配合同腹正中切口(6~11)。

(六)剖腹探查术

1. 适应证　肠扭转、肠套叠松解、肠切除等。

2. 麻醉方式　硬膜外麻醉。

3. 手术体位　仰卧位。

4. 手术切口　腹正中切口。

5. 特殊用物　热盐水、0.25%普鲁卡因闭合器、荷包线、圆形吻合器。

6. 手术步骤与手术配合

(1)同腹正中切口(1~5):探查腹腔配合同本章腹正中切口(1~5)。

(2)松解扭转或套叠之肠管

1)如与周围组织有粘连:递长镊,梅氏剪分离,中弯血钳管钳夹止血,1号或4号丝线结扎。

2)如有血液循环障碍:递热盐水纱布热敷,20mL注射器抽吸0.25%普鲁卡因封闭肠系膜根部。

3)如有肠管绞窄坏死,应立即行肠切除术。

(3)切除坏死肠管:递长镊夹持盐水纱垫保护肠管四周,递肠钳和有齿直钳各2把分别夹住需切除之肠管远、近端,15号刀切断,将钳、刀标本等置入弯盘内,递海绵钳夹聚维酮碘纱球消毒残端或用闭合器、切割缝合器切断,荷包线缝合吻合口2个断端。

(4)肠吻合,恢复肠管连续性

1)肠管断端两侧浆肌层缝标记线:递6×17圆针1号丝线缝标志牵引线2针,蚊式钳钳夹线头。

2)缝合后壁、前壁:递长镊,6×14圆针1号丝线间断缝合或用圆形吻合器。

(5)缝合肠系膜之裂孔,将肠管回纳腹腔:除去肠钳,移去纱垫,递6×17圆针1号丝线间断缝合。

(6)缝合切口同腹正中切口(6~11):配合同腹正中切口(6~11)。

(七)结肠造口术(结肠外置术)

1. 适应证　不能切除的结肠、直肠或盆腔肿瘤形成的梗阻或作为左侧结肠切除吻合术的辅助性手术。

2. 麻醉方式　连续硬膜外麻醉。

3. 手术体位　仰卧位。

4. 手术切口　下腹正中切口。

5. 特殊用物　玻璃棒、凡士林油纱布。

6. 手术步骤与手术配合

(1)同腹正中切口(1~5):探查腹腔配合同本节腹正中切口(1~5)。

(2)游离大网膜及横结肠系膜,并提至切口外:递长镊,中弯钳、梅氏剪充分游离,4号丝线结扎或缝扎止血。

(3)于脐下切一小口(容一指半),同时切去一小块椭圆形皮肤,形成造瘘口:更换刀片,递15号刀切一小口,有齿镊提夹皮缘并切除,蚊式钳止血、1号丝线结扎或电凝止血。

(4)横结肠造口递玻璃棒穿过肠系膜无血管区,两端用短橡皮管绕过肠襻相连接:递长镊,5×14 圆针 1 号丝线将肠襻的浆肌层与腹膜及皮下层缝合。递凡士林油纱布围绕结肠保护切口周围皮肤及结肠。

（5）缝合切口同腹正中切口（6~11）；配合同腹正中切口（6~11）。

（八）阑尾切除术

1. 适应证　急、慢性阑尾炎。

2. 麻醉方式　硬膜外麻醉。

3. 手术体位　仰卧位。

4. 手术切口　右下腹斜切口（麦氏切口）。

5. 手术步骤与手术配合

（1）自脐与右前上棘之间中外 1/3 处切开皮肤、皮下组织：配合同本章腹正中切口（1~3）。

（2）钝性分离腹外斜肌腱膜、腹内斜肌及腹横肌：更换刀片，递中弯钳撑开、甲状腺拉钩 2 把向切口两端拉开，钝性分离。

（3）切开腹横筋膜与腹膜，进入腹腔：递中弯钳 2 把提起腹膜，递 20 号刀切开，组织剪扩大。

（4）探查腹腔，寻找阑尾：递 0.9%氯化钠溶液湿手探查，S 形拉钩牵开，长镊夹盐水纱布及海绵钳（无齿）将小肠推开，暴露盲肠。

（5）处理阑尾

1）提起盲肠，找到阑尾：递阑尾钳提夹阑尾系膜。

2）分离阑尾系膜至阑尾根部：递中弯钳分离、钳夹，15 号刀切断，4 号丝线结扎或 6×17 圆针 4 号线缝扎。

3）距阑尾根部 0.5cm 处的盲肠壁上行荷包缝合：递长镊，5×14 圆针 4 号丝线缝合（暂不结扎），蚊式钳钳夹线尾。

4）钳夹、结扎阑尾基部，并切断：递中弯钳钳夹，4 号线结扎。递中弯钳夹住阑尾结扎线近端，盐水纱垫保护切口周围，递 15 号刀切断，刀及阑尾一并放入弯盘，递 0.5%聚维酮碘纱球消毒残端。

5）收紧荷包缝线，将阑尾残端内翻入盲肠：递长镊除去纱布，递中弯钳送阑尾残端；必要时，递 5×14 圆针 1 号丝线褥式缝合加固。

（6）清理腹腔：递吸引器头吸净腹腔液体，干净盐水纱垫检查腹腔。

（7）关腹：清点器械、敷料等数目，逐层缝合。

（九）肛瘘切除术（单纯性）

1. 适应证　已较纤维化的低位肛瘘。

2. 麻醉方式　腰硬联合麻醉或局部麻醉。

3. 手术体位　截石位或俯卧位。

4. 手术切口　肛周切口。

5. 特殊用物　探针、亚甲蓝、肛窥器、液状石蜡、平头注射器针头 1 个、凡士林油纱布、碘仿纱布。

6. 手术步骤与手术配合

（1）消毒会阴，扩张肛管：递海绵钳夹持聚维酮碘纱球消毒，递消毒液状石蜡、肛窥器扩张肛管。

(2)探查瘘管方向及其内口:递注射器连接磨平的针头抽吸亚甲蓝自瘘管外口注入,将润滑油的探针从外口插入内口穿出。

(3)沿瘘管内、外之间的皮肤及黏膜切开,直至瘘管壁全部切除:递有齿镊,15号刀切开,组织剪或电刀剥离瘘管壁,蚊式钳钳夹、电凝止血。

(4)处理创面

1)一期缝合:递圆针0号可吸收缝线全层缝合,7×20角针1号丝线间断缝合皮肤。

2)二期缝合:电凝止血后,递油纱布或碘仿纱布填塞创面。

(5)覆盖切口:递有齿镊2把对合皮肤,乙醇纱球消毒,纱布、棉垫覆盖切口。

(十)肛瘘挂线法

1.适应证　括约肌上肛瘘或括约肌外肛瘘等高位肛瘘或作为复杂性肛瘘切开或切除的辅助方法。

2.麻醉方式　腰硬联合麻醉或局部麻醉。

3.手术体位　截石位或侧卧位。

4.特殊用物　探针、橡皮筋。

5.手术步骤与手术配合

(1)消毒肛周皮肤,扩张肛管:递海绵钳夹持聚维酮碘纱球消毒。递消毒液状石蜡、肛窥器扩张肛管。

(2)切开瘘管的外侧部直至外括约肌:递有齿镊,15号刀切开。

(3)将探针自瘘管口轻轻送入,自肛门拉出将探针尾端缚一橡皮筋递给术者。

(4)拉紧橡皮筋:递中弯钳夹住拉紧的橡皮筋,7号丝线在钳下方双重结扎。

(5)消毒、覆盖切口:递海绵钳夹持乙醇纱球消毒,纱布覆盖。

(十一)环状痔切除术

1.适应证　内、外痔其他治疗无效。

2.麻醉方式　硬膜外麻醉。

3.手术体位　截石位。

4.特殊用物　肛门扩张器、肛窥、粗硬胶管、别针、凡士林油纱布。

6.手术步骤与手术配合

(1)消毒肛周皮肤,扩张肛管:递海绵钳夹持聚维酮碘纱球消毒,递消毒液状石蜡,肛窥扩张肛管。

(2)牵引肛门皮肤与黏膜交界处,于齿状线平面上环形切开黏膜:递组织钳4把钳夹牵引,递15号刀环形切开,弯蚊式钳钳夹,干纱布拭血,1号丝线结扎。

(3)分离黏膜下层,推开肌层及括约肌:递中弯钳,组织剪分离,盐水纱布剥离,1号丝线结扎止血。

(4)于痔核上方切断黏膜:先切1/4圆周,边切边缝,直至完成全圈的缝合。递15号刀切开,递有齿镊,角针3-0可吸收线间断缝合黏膜与皮肤切缘,取下的组织钳及标本放入弯盘内。

(5)直肠内放置橡皮管清点缝针、纱球数目;将粗硬胶管外包绕凡士林油纱布递术者塞入肛门(胶管末端用别针扣住),保护肛门皮肤创缘;递纱布,棉垫覆盖。

六、肝胆胰脾手术

(一)左半肝切除术

1. 适应证　肝癌、肝良性肿瘤、肝囊肿、肝脓肿及局限性的肝胆管结石等。

2. 麻醉方式　气管插管全身麻醉。

3. 手术体位　仰卧位,抬高右侧腰部。

4. 手术切口　上腹正中切口或肋缘下斜切口或上腹部人字形切口。

5. 特殊用物　肝脏拉钩、阻断血管物品及器械 1 套、肝缝线、双套管引流管。

6. 手术步骤与手术配合

(1)同腹正中切口(1~5),探查腹腔并根据病变范围延长:配合同本章腹正中切口(1~5)。

(2)充分显露手术野:递肝脏拉钩固定手术床沿做牵引。

(3)游离左半肝,将肝圆韧带、镰状韧带及左冠状韧带、左三角韧带离断:递长梅氏剪、长直角钳、长弯钳分离、钳夹,22 号刀切断,4 号或 7 号丝线结扎。

(4)显露肝门:分离出肝动脉、门静脉分支及肝管、肝门的管道,分别结扎胆囊管和肝左动脉。递长梅氏剪,长直角钳,长弯钳分离、钳夹、切断,4 号丝线或 6×17 圆针,4 号丝线贯穿缝扎,吸引器头吸引,湿盐水纱垫拭血。

(5)阻断肝门,时间不超过 20 分钟(必要时不超过 30 分钟):递棉绳、索套、直蚊式钳(钳尖套有胶管)、长直角钳阻断,记录阻断时间。

(6)切肝

1)沿预切线切开肝包膜、肝实质:递电刀或超声刀、ligasure 切开肝包膜、分离肝实质。

2)切断左门静脉主干和左肝管:递长弯钳分离、钳夹,15 号刀切断,中弯钳带 4 号丝线双重结扎。

3)切断肝左静脉:递长弯钳分离、钳夹,15 号刀切断,中弯钳带 4 号丝线双重结扎或直接用切割闭合器闭合($\Phi < 2.5 \mathrm{mm}$)。

4)完全切除左半肝:递长弯钳钳夹其余肝组织,15 号刀切断,中弯钳带 4 号丝线结扎、切下标本放入弯盘内。

(7)肝创面止血:递长镊,圆针 0 号可吸收线连续缝合肝创面或电凝超止血(调至喷火花状态)或用生物止血材料止血。

(8)肝面下放置引流:递粗胶管或双套管 1 条(引流管可另做切口引出)。

(9)缝合切口同腹正中切口(6~11):配合同腹正中切口(6~11)。

(二)肝动脉插管术(普通硅胶管)

1. 适应证　原发性肝癌无法切除而行姑息性治疗,原发病灶已切除的转移性肝癌的姑息性治疗,肝癌切除后的预防性化疗。

2. 麻醉方式　硬膜外麻醉。

3. 手术体位　仰卧位。

4. 手术切口　上腹正中切口。

5. 特殊用物　化疗管、1‰肝素、眼科弯剪、整形镊(长尖镊)、酒精灯、亚甲蓝。

6. 手术步骤与手术配合

（1）腹正中切口（1~5）：探查腹腔配合同本章腹正中切口（1~5）。

（2）在肝门处游离出肝固有动脉，左、右肝动脉，肝总动脉及胃十二指肠动脉，结扎胃右动脉：递长直角钳、长镊、长梅氏剪，长弯钳分离，4号丝线结扎止血。

（3）将胃十二指肠动脉游离约1cm远端结扎，近端剪一小口置入化疗管至肝固有动脉或左、右肝动脉：递中弯钳分离，4号丝线双重结扎远端，递眼科剪将近端剪一小口，充盈肝素液的化疗管置入，4号丝线双重结扎固定导管近端，蚊式钳钳夹管末端；置管后注入亚甲蓝，查看肝脏变蓝部分是否符合要求，否则调整位置。

（4）腹壁切一小口，固定硅胶管：递11号刀切开，中弯钳扩大切口，长弯钳将硅胶管引出于腹壁外，递7×20角针4号丝线缝扎固定，末端用酒精灯烧灼封闭。

（5）缝合切口同腹正中切口（6~11）：配合同腹正中切口（6~11）。

（三）胆囊切除术

1. 适应证　急性或慢性胆囊炎、胆石症、胆囊肿瘤、胆囊息肉等。

2. 麻醉方式　硬膜外麻醉。

3. 手术体位　仰卧位，抬高腰桥或肋缘平面之背部垫小沙袋。

4. 手术切口　右肋缘下斜切口。

5. 手术步骤与手术配合

（1）肋缘下斜切口（1~7）：探查腹腔配合同本章肋缘下斜切口（1~7）。

（2）分离胆囊周围粘连组织，显露肝十二指肠韧带及胆囊颈部：递长镊夹持盐水纱垫将肠曲隔开，递S形拉钩，深直角拉钩牵开显露肝门区。递长镊，KD钳夹持KD粒分离，长梅氏剪或电刀分离，中弯钳带4号丝线结扎止血，递海绵钳轻轻提吊胆囊。

（3）切开十二指肠韧带右缘之腹膜，分离显露胆囊管、胆囊动脉：递长镊，长梅氏剪剪开，KD钳夹持KD粒分离，长弯钳钳夹出血点，4号丝线结扎或缝扎或电刀止血。

（4）结扎胆囊管、胆囊动脉：递长直角钳，长弯钳钳夹胆囊管，15号刀切断，中弯钳带4号丝线结扎。近端用6×17圆针4号丝线加强缝扎1针（胆囊动脉结扎同上）。

（5）切除胆囊：递电刀沿胆囊边缘切开浆膜，长镊、长梅氏剪或电刀剥离胆囊，长弯钳钳夹出血点，4号丝线结扎或电凝止血。

（6）缝合胆囊床，必要时放置双套管引流或胶管引流：递长镊，7×20圆针4号丝线间断缝合，递中弯钳协助放置双套管引流条（引流条末端用别针扣住）。

（7）缝合切口同肋缘下斜切口（8~13）：配合同肋缘下斜切口（8~13）。

（四）胆总管探查引流术

1. 适应证　胆总管结石、胆管炎、胆总管下段梗阻、阻塞性黄疸、肝胰壶腹（乏特壶腹）周围肿瘤。

2. 麻醉方式　硬膜外麻醉或气管插管全身麻醉。

3. 手术体位　仰卧位，抬高腰桥。

4. 手术切口　右上腹直肌切口或右侧肋缘下切口。

5. 特殊用物　胆道探条、取石钳、刮匙、"T"形管引流、双套管引流、探针。

6. 手术步骤与手术配合

（1）腹直肌切口（1~7）：探查腹腔配合同本章腹直肌切口（1~7）。

（2）显露胆总管：递长镊夹盐水纱垫将肠曲隔开，另递一块纱垫填塞小网膜孔，套管吸引器头吸引。

（3）穿刺确认胆总管，并纵行切开：递 5mL 注射器穿刺定位，递 5×14 圆针 1 号丝线于胆总管壁缝牵引线 2 针，蚊式钳 2 把钳夹线尾，递 11 号刀切开，吸引器头吸净胆汁。

（4）探查胆总管：向上探查左、右肝管，向下探查胆总管下段及 Oddis 括约肌通畅情况。从小到大依次递胆道探条探查。如有结石，递取石钳、刮匙取出结石，放入小杯内。递 12F 普通尿管、50mL 注射器抽吸温盐水反复冲洗检查，必要时采用胆道镜探查取石。

（5）放置"T"形管引流，缝合胆总管，检查是否通畅及漏水：递长镊夹"T"管置入胆总管，圆针 5-0 可吸收缝线间断全层缝合，5×14 圆针 1 号丝线间断缝合加固。递 20mL 注射器抽吸温盐水注入"T"管检查。

（6）于肋床底部网膜孔附近放置腹腔引流管：递海绵钳夹持乙醇纱球消毒皮肤；递 15 号刀在肋缘下侧壁做小切口，中弯钳扩大，并将引流管及"T"管带出切口外，9×28 角针 4 号丝线缝扎固定"T"管。

（7）缝合切口同腹直肌切口（8~13）：配合同腹直肌切口（7~13）。

（五）胆总管空肠吻合术（以端-侧吻合术为例）

1. 适应证　胆总管损伤，胆总管囊肿，胆总管恶性肿瘤或胰腺切除术同时切除部分胆总管，肝脏移植术不适宜胆总管端-端吻合术。

2. 麻醉方式　硬膜外麻醉或气管插管全身麻醉。

3. 手术体位　仰卧位，手术床可行术中 X 线造影。

4. 手术切口　上腹直肌切口或旁正中切口。

5. 特殊用物　肠钳、胆道探条、取石钳、刮匙。

6. 手术步骤与手术配合

（1）同胆总管探查引流术（1~4）：探查胆总管配合同本节胆总管探查引流术（1~4）。

（2）游离胆管：递长弯钳，梅氏剪游离，盐水纱垫拭血，1 号或 4 号丝线结扎或电凝止血。

（3）在 Treity 韧带远侧 10~20cm 处切断空肠，关闭远端递中弯钳，梅氏剪分离系膜，4 号丝线结扎出血点；递肠钳 2 把钳夹空肠，盐水纱垫保护切口周围，15 号刀切断、聚维酮碘纱球消毒残端，递 6×17 圆针 1 号丝线关闭空肠远端。

（4）提起横结肠，在结肠中动脉右侧系膜无血管区切开一孔，将关闭空肠的远段经此孔上提：递长镊、中弯钳，组织剪剪开一孔，中弯钳钳夹止血，1 号或 4 号丝线结扎。

（5）距断端 5cm 处切开，空肠与胆总管吻合：递 15 号刀切开空肠，吸引器头吸净分泌液，弯蚊式钳止血，1 号线结扎，圆针 3-0 可吸收缝线连续缝合或 6×17 圆针 1 号丝线间断缝合，1 号丝线间断加固缝合前壁。

（6）空肠端-侧吻合：将断端空肠近端与上提的空肠远端距胆管空肠吻合口 50cm 处做端-侧吻合。递 15 号刀切开空肠，吸引器头吸净分泌液，蚊式钳止血，1 号丝线结扎，递 6×17 圆针 1 号丝线间断缝合或 3-0 可吸收线连续缝合。

（7）放置腹腔引流管，缝合切口。配合同胆总管探查引流术（6~7）。

（六）经十二指肠 Oddis 括约肌成形术

1. 适应证　肝胰壶腹括约肌（Oddis 括约肌）狭窄及缩窄性乳头炎，乳头部胆石嵌顿，

Oddis 括约肌狭窄胆总管无明显扩张。

2.麻醉方式 持续硬膜外麻或气管插管全身麻醉。

3.手术体位 仰卧位。

4.手术切口 右肋缘下斜切口或右上腹直肌切口。

5.特殊用物 眼科弯剪。

6.手术步骤与手术配合

(1)同胆总管探查引流术(1~4):探查胆总管配合同本节胆总管探查引流术(1~4)。

(2)切开十二指肠外侧腹膜并游离,十二指肠乳头定位:递电刀切开腹膜,长弯钳游离,长梅氏剪剪开,1 号丝线结扎出血点。递 3mm 胆道探条,将乳头顶到十二指肠前壁。

(3)于乳头顶起点的上下水平位缝牵引线,切开十二指肠,显露乳头部:递长镊,5×14 圆针 1 号丝线缝牵引线 2 针,直蚊式钳钳夹线尾,递 15 号刀切开十二指肠。

(4)于乳头的 9 点、12 点处缝牵引线,在乳头开口上方约 11 点钟处楔形切开 Oddis 括约肌和壶腹部前外侧壁的一部分,切开长度 2~2.5cm;递 5×14 圆针 1 号丝线缝牵引线 1 针,递 15 号刀或眼科弯剪切开,5×14 圆针 1 号丝线边切边缝。

(5)缝合十二指肠:递长镊,圆针 3-0 可吸收缝线连续缝合,5×14 圆针 1 号丝线间断缝合浆肌层。

(6)缝合胆总管切口:递圆针 3-0 可吸收缝线缝合(根据情况放置 T 形管引流)。

(7)放置腹腔引流管,缝合切口:配合同胆总管探查引流术(6~7)。

(七)胰十二指肠切除术

1.适应证 无远处转移,全身情况允许,侵及胰头、肝胰壶腹(Vater 壶腹)、十二指肠或胆总管下端能切除的恶性肿瘤;胰头和十二指肠严重的不能修复的损伤。

2.麻醉方式 气管插管全身麻醉。

3.手术体位 仰卧位。

4.手术切口 右上腹旁正中切口或右肋缘下切口并左侧腹部正中。

5.特殊用物 胃幽门钳、双套管引流。

6.手术步骤与手术配合

(1)旁正中切口(1~6),显露腹腔:配合同本章旁正中切口(1~6)。

(2)探查腹腔:依次探查肝脏、胆道、胃、十二指肠、盆腔和肝门部、肠系膜及腹主动脉淋巴结有无转移;递盐水纱垫,腹腔自动拉钩,直角拉钩牵开显露;递长镊、梅氏剪、长弯钳分离、显露;递盐水湿手探查。

(3)解剖十二指肠外侧,沿十二指肠外侧切开后腹膜,探查胰头病变范围:递长镊,长梅氏剪剪开腹膜,并行分离,4 号丝线结扎或缝扎止血;盐水纱垫保护肠曲,显示胰头。

(4)显露肠系膜上静脉,探查肿瘤是否侵犯肠系膜上静脉:递盐水,术者再次湿手探查前壁。

(5)常规切除胆囊:配合同本节胆囊切除术。

(6)游离肝固有动脉、肝总动脉和胃、十二指肠动脉,同时清扫肝门部及胰头后淋巴结,切断肝总管、十二指肠动脉:递长梅氏剪、长弯钳、直角钳、蚊式钳分离、钳夹,4 号丝线结扎或缝扎;十二指肠动脉递 4 号丝线双重结扎或缝扎。

（7）剪开肝胃韧带,结扎、切断胃右动脉:递长镊、长组织剪剪开韧带;长弯钳、直角钳分离,15 号刀切断动脉,4 号丝线双重结扎。

（8）游离胃窦幽门部及十二指肠壶腹,距幽门下 2cm 处切断十二指肠:递长镊、长弯钳游离,梅氏剪剪断,中弯钳带 4 号丝线结扎,盐水纱垫保护十二指肠周围组织,递肠钳 2 把钳夹十二指肠,15 号刀切断,聚维酮碘纱球消毒断面。

（9）清除幽门部淋巴结,如有癌细胞浸润,则应行胃大部分切除:配合同胃大部分切除术。

（10）游离近端空肠,于近端空肠 5～10cm 处切断空肠:递中弯钳游离、钳夹,组织剪剪断,4 号丝线结扎或缝扎;递肠钳 2 把钳夹空肠,盐水纱垫保护切口周围,15 号刀或电刀切断,盐水纱垫包裹残端。

（11）于胰腺颈部切断胰腺,显露胰管并保留之,将胰头部、十二指肠、空肠上段和胆总管整块取下:递长弯钳、无损伤血管钳各 1 把分别夹住胰腺颈部,递 15 号刀或电刀切断,5×14 圆针 1 号丝线间断缝合,切除之标本置入弯盘内。

（12）重建消化道,按胰、胆、十二指肠的顺序进行吻合

1）将胰腺切面深入空肠腔内,胰空肠吻合去除空肠断端的肠钳:递长镊将胰腺切面置入空肠内,递圆针 3-0 可吸收缝线或 5×14 圆针 1 号丝线吻合。

2）肝总管空肠端-侧吻合:递肠钳钳夹空肠,盐水纱垫保护切口周围,15 号刀切开,吸引器头吸净分泌液;递长镊,圆针 3-0 可吸收缝线或 5×14 圆针 1 号丝线端-侧吻合。

3）空肠十二指肠端-侧吻合或胃空肠吻合:配合同上。

4）于胃前壁置入胃管 2 条,行胃造口递 6×17 圆针 4 号丝线于胃前壁荷包缝合,10 号刀切开;递胃管 2 条置入,收紧荷包线。

（13）放置引流管,自腹壁戳洞引出:递双套管引流或胶管引流[配合方法同本节胆总管探查引流术（6）]。

（14）缝合切口同旁正中切口（8～13）:配合同旁正中切口（8～13）。

（八）脾切除术

1.适应证　脾破裂,脾功能亢进,门静脉高压,血液病（血小板减少性紫癜症、再生障碍性贫血、先天性溶血性贫血等）。

2.麻醉方式　气管插管全身麻醉或硬膜外麻醉。

3.手术体位　仰卧位,左腰背垫一软垫。

4.手术切口　腹正中切口。

5.特殊用物　脾蒂钳、取脾血及输血用物、乳胶引流管、较大纱垫。

6.手术步骤与手术配合

（1）腹正中切口（1～5）:探查腹腔配合同本章腹正中切口（1～5）。

（2）分离脾周围的粘连递深直角拉钩牵开显露:递长镊、小直角钳、长梅氏剪及海绵钳（无齿）夹纱球分离,4 号丝线结扎止血或缝扎,吸引器头吸净渗血,盐水纱垫拭血。

（3）分离、切断脾胃韧带,打开小网膜囊,在胰尾上缘游离、结扎脾动脉:递长镊,直角钳分离、长组织剪剪断,4 号、7 号丝线双重结扎。

（4）显露并剪断脾结肠韧带及脾肾韧带:递长弯钳、直角钳分离、钳夹,长组织剪剪断,

7×20 圆针 4 号丝线结扎或缝扎。

（5）游离脾，将脾托出腹部切口：递长镊夹持热特大纱垫填塞脾床以垫高脾和压迫止血。

（6）分离脾蒂并切断，切除脾：递大弯钳及脾蒂三叶血管阻断钳钳住脾动、静脉及脾蒂，15 号刀切断，7 号丝线结扎，近侧断端 6×17 圆针 4 号丝线贯穿缝扎。

（7）详细检查创面，彻底止血：递长镊，取出填塞于脾床纱垫，长弯钳钳夹出血点，4 号丝线结扎或缝扎，少量渗血则更换热盐水纱垫。

（8）冲洗腹腔，放置引流管自腹壁戳洞引出：递温盐水冲洗，吸引器头吸净，干净纱垫拭干，于膈下放置一条多孔胶管引流。

（9）缝合切口同腹正中切口（6~11）：配合同腹正中切口（6~11）。

第二节　胸外科手术的护理配合

一、常用手术切口

（一）后外侧切口

1. 消毒皮肤，术野贴手术薄膜　递海绵钳夹持乙醇纱球消毒，递含聚维酮碘手术薄膜，干纱垫 1 块协助贴膜。

2. 自第 5 肋或第 6 肋骨床或肋骨起，前至锁骨中线的肋骨与肋软骨交界处、与肋间平行至肩胛下角，后至脊柱与肩胛骨中线，稍向上延长至第 5 胸椎平面切开皮肤、皮下组织。递有齿镊、22 号刀切皮、电刀切开皮下组织，边切边凝血或直钳钳夹出血点、1 号丝线结扎，递干纱垫 2 块拭血。

3. 切开前锯肌、背阔肌　递电刀切开、中弯钳钳夹出血点，4 号或 7 号丝线结扎或电凝止血。

4. 游离斜方肌、背阔肌与大菱形肌，切断附着在棘突的筋膜束。递中弯钳游离、电刀切断。

5. 拉起肩胛骨，切开、剥离第 5 肋或第 6 肋骨骨膜　递肩胛骨拉钩拉起肩胛骨，电刀切开、骨膜剥离子剥离。

6. 切除或切断肋骨，经肋骨床进入胸腔　递肋骨剪截断肋骨两端，中弯钳取去肋骨，骨蜡止血；递湿纱垫 2 块保护切口，递胸腔自动牵开器牵开切口，递方头咬骨钳咬平肋骨残端，9×28 圆针 7 号丝线缝扎肋间血管。

7. 冲洗胸腔　递 0.9%温氯化钠溶液彻底冲洗胸腔并吸净，清点器械、敷料等数目。

8. 于腋中线与腋后线之间第 7、8 肋间留置胸腔引流管（胸腔引流管的侧孔距胸壁 1.5~2.0cm）。递海绵钳夹持乙醇纱球消毒皮肤，递 22 号刀切一小口，大弯钳分离进入胸腔；递胸腔引流管、9×28 角针 4 号丝线固定胸管于皮肤上，连接水封瓶。

9. 关闭胸腔，缝合胸膜及肋间肌　递肋骨合拢器拉拢肋骨，递 9×28 圆针双 10 号丝线或 1 号肠线缝合肋骨 3 针固定，然后递 7 号丝线缝合；关胸完毕前，麻醉医师做气管内加压，充分膨肺。

10. 缝合各层肌肉　递 0.9%氯化钠溶液再次冲洗切口，递无齿镊，9×28 圆针 7 号丝线间断缝合。

11. 缝合皮下组织 递海绵钳钳夹乙醇纱球消毒切口皮肤;递有齿镊,9×28 圆针 1 号丝线间断缝合,再次清点物品数目。

12. 缝合皮肤 递有齿镊,9×28 角针 1 号丝线间断缝合。

13. 对合皮肤 递有齿镊 2 把。

14. 覆盖切口 递乙醇纱球消毒皮肤,敷料覆盖切口。

(二)前外侧切口

1. 消毒皮肤,术野贴手术薄膜 递海绵钳夹持乙醇纱球消毒,递含碘仿手术薄膜,干纱垫 1 块协助贴膜。

2. 自第 5 肋间平面沿乳房下皮肤褶皱转向外上方,顺肋骨走行切开达腋中或腋后线皮肤、皮下组织。有齿镊,22 号刀切皮、电刀切开皮下组织,边切边凝血或直钳钳夹出血点、1 号丝线结扎,递干纱垫 2 块拭血。

3. 沿肌纤维走向分开胸大肌和前锯肌,避开胸长神经。递中弯钳分离、电刀切开肌层,4 号或 7 号丝线结扎或电凝止血。

4. 切开肋间肌、胸膜,入胸(第 4 肋骨以上平面进胸时,需在胸小肌内侧止处切开)。递 22 号刀切开,4 号刀柄戳破胸膜,其余肋间肌在手指引导下组织剪剪开(有时为充分显露,可在乳内动脉的外侧切断相应的肋软骨,被切断肋软骨下面的肋间血管应钳夹结扎);递盐水纱垫 2 块保护切口,递胸腔牵开器牵开切口,直至显露满意。

5. 冲洗胸腔 递温 0.9%氯化钠溶液彻底冲洗胸腔并吸净,清点器械、敷料等数目。

6. 于腋中线与腋后线之间第 7、8 肋间留置胸腔引流管(胸腔引流管的侧孔距胸壁 1.5~2.0cm)。递海绵钳夹持乙醇纱球皮肤消毒;递 22 号刀切一小口、长弯钳分离进入胸腔;递胸腔引流管、9×28 角针 4 号丝线固定胸管于皮肤上,连接水封瓶。

7. 关闭胸腔,缝合胸膜及肋间肌 递肋骨合拢器拉拢肋骨,9×28 圆针双 10 号丝线缝合肋骨 3 针固定,然后递 7 号丝线缝合;关胸完毕前,麻醉医师做气管内加压通气,充分膨肺。

8. 缝合各层肌肉 递 0.9%氯化钠溶液再次冲洗切口,递无齿镊,9×28 圆针 7 号丝线间断缝合。

9. 缝合皮下组织 递海绵钳夹持乙醇纱球消毒切口皮肤;递有齿镊,9×28 圆针 1 号丝线间断缝合,再次清点物品数目。

10. 缝合皮肤 递有齿镊,9×28 角针 1 号丝线间断缝合。

11. 对合皮肤 递有齿镊 2 把。

12. 覆盖切口 递海绵钳夹持乙醇纱球消毒皮肤,敷料覆盖切口。

(三)胸腹联合切口

1. 消毒皮肤,术野贴手术薄膜 递海绵钳夹持乙醇纱球消毒皮肤,递手术薄膜,干纱垫 1 块协助贴膜。

2. 经第 7 肋间沿肋骨床切开、延伸胸部切口与腹直肌切口相连,切开皮肤、皮下组织。递有齿镊,22 号刀切皮、电刀逐层切开,边切边凝血或直钳钳夹出血点、1 号丝线结扎,递干纱垫 2 块拭血。

3. 切开背阔肌、前腹壁浅层肌肉及腹直肌前鞘。递电刀切开,中弯钳钳夹止血,甲状腺拉钩牵开显露术野。

4. 切断肋软骨,切开肋间肌、腹内斜肌及腹横肌,切断同侧腹直肌。递骨膜剥离子游离肋软骨、白求恩剪剪断,电刀逐层切开肌肉,中弯钳协助钳夹止血,必要时 7 号线结扎。

5. 切开胸膜进入胸腔;切开膈肌、切开腹直肌后鞘及腹膜进入腹腔。递梅氏剪剪开胸膜,组织剪剪开后鞘及腹膜。

6. 缝合膈肌　递长镊,1/2 弧 9×11 圆针 7 号丝线间断缝合。

7. 缝合切口

(1)冲洗切口:递温 0.9%氯化钠溶液彻底冲洗胸腔并吸净,清点器械、敷料等数目。

(2)放置胸腔闭式引流管:递海绵钳夹持乙醇纱球皮肤消毒;递 22 号刀切一小口、长弯钳分离进入胸腔;递胸腔引流管、9×28 角针 4 号丝线固定胸管于皮肤上,连接水封瓶。

(3)关闭胸腔:递肋骨合拢器拉拢肋骨,9×28 圆针双 10 号丝线缝合肋骨 3 针固定;然后递 7 号丝线缝合;关胸完毕前,麻醉医师傲气管内加压通气,充分膨肺。

(4)缝合各肌层:递 0.9%氯化钠溶液再次冲洗切口,递无齿镊,9×28 圆针 7 号丝线间断缝合。

(5)缝合皮下组织:递海绵钳夹持乙醇纱球消毒切口皮肤;递有齿镊,9×28 圆针 1 号丝线间断缝合,再次清点物品数目。

(6)缝合皮肤:递有齿镊,9×28 角针 1 号丝线间断缝合。

(7)对合皮肤:递有齿镊 2 把。

8. 覆盖切口　递海绵钳夹持乙醇纱球消毒皮肤,敷料覆盖切口。

二、胸壁手术

(一)胸壁结核及病灶清除术

1. 适应证　胸壁结核脓肿或慢性窦道,病情已较稳定,肺及其他器官无进行性结核性病变者。

2. 麻醉方式　气管插管静吸复合麻醉。

3. 手术体位　仰卧位或侧卧位。

4. 手术步骤与手术配合

(1)沿脓肿的长轴走行或梭形切开皮肤、皮下组织:递有齿镊,22 号刀切开。

(2)向两侧游离皮肤及肌层(尽量不要切入脓肿,如脓腔已破,则清除脓液及干酪样物):递组织钳提夹切口缘,中弯钳分离、1 号丝线结扎或电凝止血;递干纱垫 2 块拭血,若脓腔已破,递弯盆盛接脓液,湿纱垫擦拭。

(3)探寻窦道及深部脓肿:递探针或中弯钳查找窦道及肋骨下的脓腔。

(4)彻底清除窦道、脓肿深层组织(包括肋骨、肋间肌、胸膜):递有齿镊,10 号刀切除窦道及脓肿组织,中弯钳钳夹止血等,清除肉芽组织及脓腔壁,完全敞开脓腔 4 号丝线结扎,吸引器头吸净脓液。

(5)游离切口附近肌瓣,填充平铺在创腔内:递结核刮匙搔刮,递 3%过氧化氢溶液及0.9%氯化钠溶液冲洗干净。

(6)缝合肌层:递有齿镊,10 号刀锐性分离,递 9×28 圆针 4 号丝线缝合固定。

(7)放置橡皮引流条,创面放抗生素:递中弯钳放置橡皮引流条,创口内放入青霉素、链霉素。

（8）缝合皮下及皮肤：递有齿镊，9×28 圆针 4 号丝线缝合皮下，1 号线缝合皮肤。

（9）对合皮肤：递有齿镊 2 把。

（10）覆盖、加压包扎切口：递纱布覆盖，绷带加压包扎。

（二）胸腔闭式引流术

1.适应证　胸内手术后；中等量（超过第 4 肋平面）血胸；开放性气胸经清创术后缝闭伤口；张力性气胸经减压后复发；自发性气胸经反复胸穿抽气后气体明显增加；早期脓胸，特别是脓气胸等。

2.麻醉方式　肋间神经浸润麻醉（包括筋膜），胸内手术置管另施麻醉。

3.手术体位　低半坐位（非开胸患者）。

4.手术切口　膈顶平面腋中线稍后（开胸术后）；腋后线第 7 肋间置管或锁骨中线外侧第 2 肋间置管（非开胸患者）。

5.手术步骤与手术配合

（1）由胸壁做一胸壁小切口：递有齿镊，10 号刀切开。

（2）分离肋间肌，戳破壁层胸膜进入胸腔：递大弯钳分离肌层，4 号刀柄戳破胸膜。

（3）修剪引流管前端呈鸭嘴状、侧面剪椭圆孔 2～3 个：递 26～30F 胸腔引流管 1～2 根，线剪修剪引流管前端。

（4）拖出引流管尾端至切口外：递大弯钳钳夹引流管末端脱出切口外。

（5）缝合固定引流管于皮肤上：递 9×28 圆针 4 号丝线缝扎 1～2 针固定引流管。

（6）连接引流瓶

1）水封瓶注水，浸没瓶内长管末端 2cm：递有容量刻度的引流瓶或胸腔闭式引流袋 1～2 个，倒 0.9%氯化钠溶液约 200mL。

2）连接水封瓶：将塑料连接管两端分别与水封瓶口长管末端、胸腔引流管末端相连。

3）钳夹、固定引流管，防止过床时胸腔进气：递长有齿直钳 4 把分别钳夹住连接管口的两端，再递纱布加固绑扎一道（此钳待患者回病房后方可撤除）。

（7）覆盖切口：敷料覆盖切口。

（三）胸膜剥脱术

1.适应证　慢性胸腔肺内无病灶，无广泛的肺纤维性变，剥除脏层纤维板后估计肺组织能扩张；慢性脓胸无结核性支气管炎、支气管狭窄、支气管扩张和支气管胸膜瘘；机化性和凝固性血胸；特发性胸膜纤维化。

2.麻醉方式　气管插管静吸复合麻醉。

3.手术体位　侧卧位。

4.手术切口　后外侧切口。

5.手术步骤与手术配合

（1）后外侧切口（1～6），进入胸腔。于胸顶和后肋膈角同时解剖分离：配合同本节后外侧切口（1～6）。

（2）切除肋骨、切开骨膜及肌纤维，进入胸膜外层：递肋骨剪及咬骨钳切除肋骨。

（3）钝性分离胸膜外至能插入肋骨牵开器为止：递组织剪或盐水纱垫包裹手指钝性分离；递湿纱垫 2 块保护切口两侧、中号肋骨牵开器显露术野。

(4)剥离壁层胸膜,压迫止血:递 KD 钳夹持 KD 粒、直角钳分离,中弯钳钳夹出血点、4 号丝线结扎或缝扎;递热盐水纱垫填塞压迫数分钟或电凝止血。

(5)分离肺表面脏层胸膜:递组织钳拉起纤维层,递 10 号刀、KD 粒、组织剪和电刀剥离脏层纤维板(如剥破脓腔,则应吸净脓液、消毒脓腔后继续剥离)。

(6)手术结束前,正压通气,使肺膨胀,检查细支气管漏气部位并止血:麻醉医师经气管插管正压通气、膨肺;漏气的裂口递 6×17 圆针 1 号丝线缝合,出血点递热盐水纱垫压迫或电凝止血。

(7)冲洗胸腔:递 1/5000 苯扎溴铵溶液、1/2000 氯己定溶液或稀释的过氧化氢溶液冲洗胸腔,再递 0.9%温氯化钠溶液冲洗胸腔 2 次。

(8)距第 1 肋骨前上缘 1cm、后肋膈角分别放置引流管,连接水封瓶:递胸腔闭式引流管 2 根,递 22 号刀切开、大弯钳协助放管,连接水封瓶。

(9)缝合、覆盖切口:配合同胸后外侧切口(7~14)。

三、肺手术

1.适应证　肺部肿瘤、空洞型肺结核及反复大出血。

2.麻醉方式　气管插管静吸复合麻醉。

3.手术体位　侧卧位。

4.手术切口　左或右后外侧切口。

5.手术步骤与手术配合

(1)后外侧切口(1~6),进入胸腔:配合同本节后外侧切口(1~6)。

(2)探查病变:递 0.9%氯化钠溶液给术者湿双手进行探查。

(3)松解下肺韧带:递肺叶钳钳夹拟切除之肺叶;递长镊、长弯钳分离、钳夹,中梅氏剪剪断,中弯钳带双 4 号丝线结扎。

(4)于左肺下叶背段与上叶之间切开斜裂胸膜,解剖、结扎、切断下叶动、静脉:递长镊、长梅氏剪剪开胸膜;递长弯钳、直角钳游离、钳夹肺动脉分支,中弯钳带双 4 号丝线结扎近、远端,6×17 圆针双 4 号丝线加固缝扎中间 1 针,长梅氏剪剪切断(同法处理下叶静脉)。

(5)分离支气管周围结缔组织,游离、切断肺叶支气管,切除病变肺叶:递扁桃体腺钳、长梅氏剪分离;递气管钳夹住拟切除肺叶支气管、长镊夹持湿纱垫保护切口周围,递 15 号刀紧贴气管钳切断。

(6)处理支气管残端:递苯酚棉签消毒残端;递组织钳 1 把夹住支气管残端、6×17 圆针 4 号丝线间断缝合;取下病变的肺叶放入标本盘。

(7)胸腔冲洗,检查支气管残端有否漏气:递 0.9%温氯化钠溶液冲洗胸腔,备 6×17 圆针 1 号丝线修补。

(8)将胸膜或余肺覆盖支气管残端,彻底止血:递长镊,6×17 圆针 1 号丝线缝合、覆盖残端,电凝止血,清点器械、敷料等数目。

(9)常规放置胸腔引流管,连接水封瓶,缝合切口:配合同后外侧切口(7~14)。

四、纵隔手术

1.适应证　纵隔肿瘤。

2.麻醉方式　气管插管静吸复合麻醉。

3. 手术体位 仰卧位、斜卧位或侧卧位(根据手术切口而定)。

4. 手术切口 前纵隔肿瘤:前胸外侧切口;后纵隔肿瘤:后外侧切口;前上纵隔肿瘤及双侧性前纵隔肿瘤:胸骨正中切口;胸内甲状腺:颈部切口,必要时部分劈开胸骨。

5. 特殊用物 内径 0.5~1cm 软硅胶管 1 根。

6. 手术步骤与手术配合

(1)胸骨正中切口(1~6),显露纵隔:配合同胸骨正中切口(1~6)。

(2)向两侧剥离胸膜反折,显露位于胸腺右下叶的胸腺瘤:递长镊,KD 钳钳夹,KD 粒钝性剥离。

(3)提起胸腺瘤下极,由下至上仔细剥离:递中弯钳或黏膜钳钳夹、提起胸腺瘤;递长梅氏剪剥离,长弯钳钳夹出血点、中弯钳带 1 号丝线结扎或电凝止血。

(4)分离胸腺瘤上极,一并切除肿瘤与部分胸腺组织(胸腺瘤上极与正常组织相连):递长镊,长梅氏剪分离,8×20 圆针 4 号丝线间断缝合胸腺断端。

(5)切断无名静脉分支:递小直角钳分离分支血管,中弯钳带双 4 号丝线分别结扎血管远、近两端,再递 6×14 圆针 1 号丝线缝扎中间 1 针,15 号刀切断。

(6)冲洗纵隔腔,彻底止血:递 0.9%氯化钠溶液冲洗,电凝止血。

(7)于胸骨后放置纵隔引流管,于剑突下、上腹壁另戳口引出体外,连接水封瓶(如术中一侧胸膜破裂,应在该侧另置胸腔闭式引流管):递软硅胶管、线剪剪侧孔;递乙醇纱球消毒皮肤,22 号刀切一小口、大弯钳分离并牵出引流管末端,连接水封瓶。

(8)缝合、覆盖切口:配合同胸骨正中切口(11~14)。

五、食管手术

(一)颈部切口

1. 亚甲蓝皮肤切口定样消毒皮肤前,递亚甲蓝切口定样、0.5%聚维酮碘固定亚甲蓝,防消毒时擦去。

2. 沿胸锁乳突肌内侧,上至甲状软骨平面,下达胸锁关节切开皮肤、皮下及颈阔肌。递有齿镊,22 号刀切开、电凝止血。

3. 分离胸锁乳突肌内侧,并连同颈动脉鞘牵向外侧、胸骨舌骨肌及胸骨甲状肌牵向内侧。递梅氏剪锐性分离,递甲状腺拉钩 2 个牵开显露术野。

4. 切断肩胛舌骨肌 递中弯钳分离、电刀切断。

5. 于颈动脉鞘中游离、结扎、切断甲状腺下动脉及中静脉。递无齿镊,小直角钳游离,中弯钳带双 4 号丝线结扎血管远、近端,再递 6×14 圆针 1 号丝线缝扎中间 1 针,15 号刀切断。

6. 分离食管

(1)钝性分离食管周围组织:递湿纱布 1 块包裹手指钝性分离。

(2)游离出食管一处,提起食管,向上、向下扩大游离面(此时,经胸部切口向食管、颈部切口向下可感觉到分离的指端。递小直角钳分离出食管一处,中弯钳带湿束带 1 条穿过,蚊式钳牵引提起食管;递梅氏剪锐性分离、剪开,游离出一段食管)。

(二)食管下段癌根治术

1. 适应证 食管癌。

2. 麻醉方式　气管插管静吸复合麻醉。

3. 手术体位　右侧卧位。

4. 手术切口　左侧后外侧切口。

5. 特殊用物　灭菌避孕套 1 个、8F 导尿管。

6. 手术步骤与手术配合

(1)后外侧切口(1~6),进入胸腔:配合同本节后外侧切口(1~6)。

(2)探查病变,检查胸主动脉旁有无淋巴结转移及粘连等现象:递 0.9%氯化钠溶液给术者湿手进行探查。

(3)将肺向前方牵开,显露后纵隔:递长镊夹持 40cm×40cm 湿纱垫覆盖左肺、大 S 形拉钩或压肠板折弯将肺叶牵开。

(4)于膈上纵行切开纵隔胸膜,游离、牵引食管及迷走神经,显露食管下段。递长镊,长梅氏剪剪开胸膜;递长弯钳游离并钳夹出血点、4 号丝线结扎;递中弯钳将束带穿过食管做牵引。

(5)于食管裂孔左前方、肝脾之间切开膈肌,向内至食管裂孔、向外至胸壁切口前方扩大切口。递长镊,22 号刀切开膈肌一小口、中弯钳 2 把夹提切缘,长梅氏剪扩大,4 号丝线结扎或 6×17 圆针 4 号丝线缝扎止血。

(6)缝扎膈肌角处的膈动脉:递长镊,长弯钳分离、钳夹,中弯钳带 4 号丝线结扎,6×17 圆针 4 号丝线加强缝扎 1 针,15 号刀切断。

(7)游离胃体

1)经膈肌切口提起胃体:递长镊提起。

2)于胃大弯处切断大网膜:递中弯钳分离、钳夹,组织剪剪断,4 号丝线结扎。

3)处理胃网膜左动脉:递中弯钳分离,中弯钳 3 把钳夹、15 号刀切断,中弯钳带双 4 号丝线结扎近、远端,近端 6×17 圆针 4 号丝线加固缝扎 1 针。

4)向左分离胃短韧带并逐支处理胃短动脉,分离胃膈韧带;向右分离胃结肠韧带至幽门下(保留胃网膜右动脉血管弓)。递长镊,长弯钳分离、钳夹,长梅氏剪剪断,4 号丝线结扎或电凝止血。

5)处理小网膜,分离、钳夹、切断胃左动脉:递中弯钳分离,再递中弯钳 3 把钳夹、15 号刀切断,中弯钳带双 4 号丝线结扎近、远端,近端 6×17 圆针 4 号丝线加固缝扎 1 针。

6)再次游离幽门部:递长镊,中弯钳钳夹止血,4 号丝线结扎或电凝止血。

(8)距贲门 3~5cm 处之胃体部断胃:递 22cm 有齿直钳 2 把钳夹胃体,长镊夹持湿纱垫保护切口周围;递 10 号刀切断、聚维酮碘纱球消毒断端;将胃内容物污染的血管钳、手术刀放入指定盛器,不可再用于其他组织分离、钳夹。

(9)缝合胃切口两端:递长镊,6×17 圆针 4 号丝线褥式缝合远端,5×14 圆针 1 号丝线"8"字缝合浆肌层、包盖残端,9×18 圆针双 4 号丝线缝合近端。

(10)由下自上游离食管,广泛切除其邻近淋巴脂肪组织(争取在较高部位切除食管):递湿纱布包裹手指钝性分离。

(11)距癌肿 7cm 以上切除食管(于主动脉弓上食管吻合):递大直角钳钳夹食管,梅氏剪切除;灭菌避孕套 1 只套住食管近端,7 号丝线绑扎。

(12)游离食管至主动脉弓上,将近端食管提至主动脉弓上:递中弯钳带束带或 8F 导尿管穿过食管牵引,梅氏剪分离。

（13）食管胃吻合

1）缝合胃前壁与食管后壁浆肌层：递长镊,6×17 圆针 4 号丝线间断缝合 5~6 针,蚊式钳牵引两端缝线。

2）于缝合线下方 0.5cm 处切开胃浆肌层(切口长度与食管宽度相当),缝扎黏膜下血管：递 15 号刀切开,6×17 圆针 1 号丝线缝扎。

3）剪开胃黏膜：递 15 号刀切一小口、梅氏剪剪开扩大,吸引器头吸净胃内容物,递聚维酮碘纱球消毒切口。

4）全层缝合胃及食管后壁：递长镊,6×17 圆针 4 号丝线间断缝合。

5）将胃管自食管拉出放入胃内：递长镊协助送管,巡回护士重新固定鼻处胃管。

6）切断食管后壁：递 15 号刀切断,将食管及部分胃组织放于弯盆中。

7）全层内翻缝合前壁内层(吻合口大小以能通过拇指为宜),包套住吻合口。递长镊,6×14 圆针 4 号丝线全层内翻吻合。

8）将胃与周围纵隔胸膜、侧胸壁缝合固定,减少吻合口张力：递 8×24 圆针 4 号丝线缝合数针。

9）检查胃左动脉结扎处及食管沟,彻底止血：递长镊检查,中弯钳钳夹止血、1 号丝线结扎或电凝止血。

（14）缝合膈肌,缝合固定胃通过膈肌处防止术后切口疝发生。缝合前清点物品数目,递 1/2 弧 9×11 圆针 7 号丝线"8"字缝合。

（15）冲洗胸腔：若手术损伤对侧胸膜,可修补或扩大胸膜破口使之完全敞开,于关胸前由破口放入胸腔引流管于胸腔。递 0.9%氯化钠溶液冲洗,8×24 圆针 4 号丝线缝合固定数针。

（16）关胸：配合同后外侧切口(7~14)。

第三节　心脏外科手术的护理配合

一、心脏手术切口

（一）胸骨正中切口

1. 消毒皮肤　递海绵钳夹持聚维酮碘纱球消毒 2 遍。

2. 铺手术巾、术野贴手术薄膜　递手术巾,递手术薄膜,干纱垫 1 块协助贴膜。

3. 自胸骨切迹起沿前胸中线向下达剑突下方 4~5cm 腹壁白线上段切开皮肤、皮下组织。递有齿镊,23 号刀切开、电刀止血,干纱布拭血。

4. 剥离胸骨甲状肌的胸骨附着处,紧贴胸骨后壁全长推开疏松结缔组织。递小直角钳,撑开胸骨上窝处肌肉组织;递胸骨后剥离子游离胸骨后壁;有齿直钳夹住剑突,递线剪纵向剪开剑突软骨。

5. 纵向锯开胸骨　递电锯锯开胸骨,并递骨蜡涂在骨髓腔。

6. 显露胸腺、前纵隔及心包　递胸骨开胸器显露手术野,开胸后更换纱布。

7. 切开心包,显露心脏　递长镊或血管钳夹起心包,递组织剪剪开心包,递压舌板垫在心包下,电刀切开心包,并递圆针 7 号丝线悬吊心包。

8. 心脏手术完成后,在纵隔下方,心包膜腔下方各放置一根引流管,从上腹壁切小口引出;酌情放置胸膜腔引流管,从胸腔引出体外。递23号刀切开引流管切口;递纵隔引流管、心包引流管或胸腔引流管各1根;递角针7号丝线在皮肤上固定引流管。

9. 关胸　清点器械、敷料等数目。

10. 缝合心包　递血管钳提起心包缘,递8×20圆针7号丝线缝合。

11. 固定胸骨　递4、5根钢丝穿绕左右胸骨片,递钢丝钳对合钢丝,麻醉医师做气管内加压通气,充分膨肺。

12. 缝合肌肉、皮下组织和皮肤　递7号、4号、1号丝线或可吸收线间断或连续缝合肌肉、皮下组织和皮肤。

13. 对合皮肤　递有齿镊2把。

14. 覆盖切口　递海绵钳夹持乙醇纱球消毒切口皮肤,纱布或贴膜覆盖切口。

(二)再次心脏手术切口(原胸骨正中切口)

1. 特殊用物　摆动锯、胸外和胸内除颤器、小儿开胸器。

2. 手术步骤与手术配合

(1)消毒皮肤、铺手术巾及贴手术薄膜配合同胸骨正中切口(1~2);消毒范围:胸部加双侧腹股沟、至大腿下1/3。

(2)按原切口切开皮肤、皮下及肌层,切除切口瘢痕:递有齿镊,22号刀切开皮肤;递组织钳提夹瘢痕组织、整条切除;电刀逐层切开皮下肌层,干纱布拭血,中弯钳清除线头,电凝止血。

(3)从胸骨表面由浅入深纵行锯开胸骨:递钢丝剪剪断胸骨钢丝,有齿直钳或粗持针钳逐条拔除钢丝;递摆动锯锯开胸骨,递小儿胸腔牵开器微微撑开胸骨下段。

(4)松解胸骨后粘连,显露心包:递三齿钩牵开胸骨,递无齿镊、KD粒和组织剪松解胸骨后粘连,再换成年人胸腔牵开器显露术野。

(5)从心脏正前方偏左,依次分离左、右心室正面、升主动脉远端、右房及上下腔静脉的粘连组织。递无齿镊、KD粒和梅氏组织剪钝性和锐性分离心包,如心包粘连严重时,不必强行分离,可打开右侧胸膜,从心包外经右房插静脉引流管。

(6)心脏手术结束后,关胸:配合同胸骨正中切口(8~14)。

二、心包手术

1. 适应证　缩窄性心包炎。

2. 麻醉方式　气管插管全麻。

3. 手术体位　仰卧位。

4. 手术切口　胸骨正中切口。

5. 特殊用物　心包剥离子、刮匙。

6. 手术步骤与手术配合

(1)分离胸腺和左右胸膜,显露增厚的心包:递胸骨自动牵开器撑开胸骨;递剪刀锐性和钝性分离,显露心包。

(2)沿心脏正前方偏左、"十"形切开增厚的心包膜达心肌表面:递15号刀切开。

(3)剥离心包膜:按左右心室和左右心室流出道、部分主动脉、肺动脉、右心房、上下腔静脉的顺序剥离心包膜,上达主肺动脉心包反折处,下至膈面,左右达膈神经前水平。递组织钳提起心包膜,递剥离子、KD 粒钝性或剪刀锐性剥离心包。

(4)分块剪除剥离的心包片:递血管镊,组织剪剪除剥离心包片。

(5)于心包切除残缘前行心脏创面出血点止血:递长镊,电凝止血或缝扎止血。

三、先天性心脏病手术

(一)概述

1. 适应证 房、室间隔缺损,动脉导管未闭,法洛三联征,法洛四联征,大动脉转位,心内膜垫畸形等。

2. 麻醉方式 气管插管静吸复合麻醉+体外循环。

3. 手术体位 仰卧位。

4. 手术切口 胸骨正中切口。

5. 相同手术配合 开、关胸配合同胸骨正中切口,建立体外循环配合同全身体外循环建立,动、静脉插管。

(二)经肺动脉动脉导管闭合术

1. 特殊用物 动脉导管堵塞器(套)或 8F 气囊导尿管 1 条。

2. 手术步骤及手术配合

(1)于肺动脉两侧缝牵引线:递 5×14 无损伤针 3-0 线全层缝合牵引线 2 针、蚊式钳牵引线尾。

(2)切开肺动脉全层,显露动脉导管口:递 11 号刀于牵引线中间纵行切开、组织剪扩大。

(3)缝合动脉导管口(自动脉导管口下缘穿入,经肺动脉前壁穿出),如动脉导管口径>1.5cm 可递涤纶片或自体心包片修补;递动脉导管堵塞器插入肺动脉堵塞导管开口,防止血液涌出;或用 8 号气囊尿管插入肺动脉堵塞导管开口,注水 3~5mL 入气囊。递带垫片 4×12 4-0 或 5×14 双头针 3-0 心脏缝线间断褥式缝合动脉导管口,弯蚊式钳牵引,缝合完毕,退出堵塞器,一一打结。必要时,递补片。

(4)缝合肺动脉口:递带小垫片 4-0~6-0 双头针心脏缝线连续缝合。

(三)房间隔缺损修补术

1. 斜形切开右心房 递 11 号刀切开右心房全层、组织剪扩大切口。

2. 显露三尖瓣及房间隔 递心房拉钩,将右心房切口之前缘向左牵拉、显露。

3. 直接缝合法,闭合房缺 递 5×14 单头 3-0 无损伤涤纶编织线"8"字缝合缺损上、下缘各 1 针,然后由上向下或由下向上做连续缝合;最后一针结扎前,递血管钳撑开缺损,请麻醉医师做肺充气,排出心房内气体,然后结扎(也可采用间断缝合)。

4. 补片修补法

(1)单纯房间隔缺损补片:递带垫片 4×12 4-0 或 5×14 3-0 无损伤涤纶编织线将适当大小涤纶织片缝合在缺损下缘,两根缝线先后按逆时针与顺时针方向向上连续缝合,在缺损上缘汇合;递血管钳撑开缺损,麻醉医师做肺充气,驱出左心房内气体,结扎缝线闭合房间隔。

(2)房缺合并右肺静脉异位引流者:递组织剪剪除部分肺静脉开口附近的房间隔,递带垫片无创线和适当涤纶织片于肺静脉开口右方做间断褥式缝合,将补片缝于右心房壁,一般需 4~5 针;其余缺损边缘可用连续缝合法。

5.缝合右心房切口　递 5-0 prolene 双头针、镊子,连续缝合右心房壁切口,最后一针打结前暂行阻断腔静脉引流管,使回心血驱出右心房内气体。

(四)经右心室室间隔缺损修补术

1.斜行、横行或纵向切开右心室流出道心肌全层　递 11 号刀切开、组织剪扩大切口。

2.显露嵴上型、嵴下型或干下型室缺　递 4×12 4-0 涤纶编织线在切口两缘各缝置牵引线 2 针或递小心室拉钩牵开,显露室缺。

3.直接缝合法,闭合室缺　递带垫片 5-0 心脏缝线做间断褥式缝合。

4.补片修补法(中、大口径缺损补片修补)　递心脏拉钩将三尖瓣叶向右侧牵拉充分显露三尖瓣口,递带小垫片 4×12 4-0 心脏缝线,适当涤纶补片经三尖瓣口做间断褥式或连续缝合。

5.缝合关闭右室流出道　递带垫片 4-0 心脏缝线、牛心包片,连续缝合。

(五)经右心房室间隔缺损修补术

1.与房室沟平行于右心房横行或斜行切开右心房　递 11 号刀切开、组织剪扩大。

2.于心房切口缘缝牵引线,显露膜部型、房室通道型或肌部型室间隔缺损　递 4×12 4-0 涤纶编织线缝牵引线,递心房拉钩向前牵拉三尖瓣前瓣叶,显露室间隔缺损。

3.修补中、大型室间隔缺损　递带垫片 4×12 4-0 无损伤涤纶编织线、适当涤纶织片,间断褥式缝合或连续缝合关闭缺损。

4.缝合右房切口　递 4-0 或 5-0 心脏缝线连续缝合。

(六)经肺动脉室间隔缺损修补术

1.纵行或横行切开肺动脉总干　递 11 号刀切开、组织剪扩大。

2.显露嵴上型或干下型室间隔缺损　递心脏拉钩,经肺动脉瓣向下牵拉,显露室缺的周界与肺动脉半月瓣的关系。

3.修补室间隔缺损　递带小垫片 4×12 4-0 涤纶编织缝线、适当涤纶织片,间断或连续缝合,闭合缺损。

4.闭合肺动脉切口　递带小垫片 4-0 心脏缝线 2 根连续缝合。

(七)法洛四联征矫治术

1.特殊用物　脑压板;流出道探条;10cm×10cm 涤纶织片 1 张;4×12、5×14、6×14 双色无损伤涤纶编织线;4-0 或 5-0 prolene。

2.手术步骤与手术配合

(1)常规开胸,取自体心包,建立体外循环开胸:配合同胸骨正中切口,递 4×12 单针、涤纶织片、组织剪,将自体心包片与涤纶片间断缝合在一起,剪下泡在 0.9%氯化钠溶液中备用或 0.6%戊二醛液中浸泡 15 分钟、0.9%氯化钠溶液清洗备用。

(2)单纯右心室流出道切开

1)横行、斜行或纵行(若漏斗部狭窄)切开右心室:递 11 号刀切开、缝牵引线 2 根,组织剪扩大。

2)横行切开漏斗口,疏通右心室流出道:递 15 号刀切开,切除大部分室上嵴。

3)肺动脉瓣成形(如有肺动脉瓣狭窄):递心脏拉钩将心室切口上缘向上牵引,递15号刀在瓣膜交界融合处切开直至瓣环,以解除狭窄。递流出道探条,探查肺动脉大小及肺动脉瓣成形情况。

4)常见嵴下型室间隔缺损的修复:①经三尖瓣口向右上、左上牵开主动脉瓣环和室间隔缺损前缘,显露室缺全貌和主动脉瓣口:递扁平小拉钩2个牵开;②室缺补片修复:递适当补片、带小垫片4×12 4-0聚丙烯缝线间断褥式和连续缝合室缺补片,并将骑跨于右室的主动脉开口缘隔补在左室内。

5)缝合右心室切口:递带小垫片4-0心脏缝线、自体心包片,扩大右心室流出道连续双层缝合切口。

6)若漏斗部狭窄可施行右心室流出道补片法(自体心包补片):递适当的椭圆形补片、4×12 4-0聚丙烯缝线将补片连续缝合至右心室纵切口的边缘。

(3)跨越瓣环的右心室流出道补片法

1)如有肺动脉干狭窄,延长右心室纵切口至肺动脉干,经右心室纵切口纵行切开肺动脉干:递11号刀延长切口,组织剪剪开肺动脉。

2)跨瓣环补片:先缝至肺动脉切口右缘和左缘,检查肺动脉瓣环通畅后,再连续缝合右心室切口:递合适的椭圆形补片、带垫片4×12 4-0聚丙烯缝线缝合。

3)如左肺动脉开口狭窄,延伸肺动脉切口至正常的肺动脉:递11号刀切开、组织剪扩大切口。

4)做跨越瓣环至左肺动脉的补片:递合适的椭圆形补片、带小垫片4×12 4-0涤纶编织缝线。

5)如右肺动脉开口狭窄,先做右肺动脉离断,补片扩大:递心脏拉钩,将升主动脉向右侧牵引,显露右肺动脉起始部;递组织剪自其起始部切断右肺动脉,递组织剪纵行剪开其狭窄处,并递合适补片、带垫片4×12 4-0聚丙烯缝线做扩大缝合。

6)扩大的右肺动脉起始部与肺动脉主干吻合:递4×12 4-0聚丙烯缝线吻合。

(4)右心室到肺动脉心外管道法

1)横断肺动脉中部:递11号刀、组织剪横断。

2)将同种带瓣主动脉远端与肺动脉干远端吻合,近端后缘与圆锥隔缝合,前缘和右心室切口与其覆盖的合适的补片缝合:递同种带瓣主动脉、合适补片、4-0或5-0聚丙烯线缝合。

(八)心内膜垫缺损修补术

1.第一孔房间隔缺损修补术

(1)切开右心房,显露冠状静脉窦及房间隔缺损:递11号刀、组织剪切开右心房。

(2)修补卵圆孔未闭,如卵圆孔缺损较大时:①切开其与第一孔房间隔缺损之间的组织;②于二、三尖瓣瓣环靠二尖瓣环侧与瓣环平行缝合;③缝合房间隔缺损的前、上、后缘:递4×12单头4-0涤纶编织缝线缝合,递组织剪剪开,递合适的涤纶片或自体心包片、4×12双针4-0聚丙烯缝线间断褥式缝合,递3-0聚丙烯缝线连续缝合。

(3)关闭右房切口:递4-0聚丙烯缝线连续缝合。

2.部分房室共道修补法

(1)切开右心房:同第一孔房间隔缺损修补术(1)。

（2）修补二尖瓣大瓣裂隙：递 4×12 单头 4-0 聚丙烯缝线先靠瓣环处做一牵引缝线以利显露和操作；递 4×12 5-0 聚丙烯缝线间断缝合大瓣裂隙 2~4 针。

（3）检查二尖瓣关闭情况：递导管插入左心室，再递 50mL 注射器，经此管注入 0.9%氯化钠溶液，观察二尖瓣关闭情况。

（4）补片修补房间隔缺损：同第一孔房间隔缺损修补术（2）。

（5）关闭右心房：同第一孔房间隔缺损修补术（3）。

3. 完全房室共道修补法

（1）单片修补

1）切开右心房：同第一孔房间隔缺损修补术（1）。

2）检查房室瓣膜，观察共同瓣关闭能力及回流部位：递导管将 0.9%氯化钠溶液注入左心室。

3）修剪瓣膜：①如为 Rastelli A 型：沿大瓣裂及其腱索附着切开共同瓣。递长组织剪剪开；②如为 Rastelli C 型：沿室间隔缺损右心室侧切开共同瓣。递长组织剪剪开。

4）修补二尖瓣大瓣裂：递带垫片 5-0 或 6-0 聚丙烯缝线间断缝合，2~4 针。

5）修补室房间隔缺损：递适合房、室间隔缺损形态的补片。①修补室间隔缺损：递带垫片 4×12 双头针 4-0 聚丙烯线将补片与室间隔缺损边缘右心室侧间断褥式缝合；②修补二尖瓣：递带垫片 4×12 4-0 聚丙烯缝线做间断褥式缝合，并穿过补片的适当平面；③关闭房缺前，测试二尖瓣关闭能力：递导管，抽 0.9%氯化钠溶液注入左心室检查；④修补心房间隔缺损：递 4×12 双头针聚丙烯缝线将房缺边缘与补片连续缝合；⑤修补三尖瓣裂：递带垫片 5×14 或 6×14 4-0 聚丙烯缝线间断缝合；将修补的隔瓣叶在补片的适当平面做间断缝合固定，保持三尖瓣关闭功能。

6）关闭心房：递 4-0 聚丙烯线连续缝合。

（2）两片修补

1）切开右房：配合同第一孔房间隔缺损修补术（1）。

2）切开共同瓣叶，显露室间隔缺损：递心房拉钩牵拉心房切口缘，递 11 号刀切开，递组织剪扩大。

3）补片修补室房间隔缺损：①于室间隔缺损心室侧距室缺边缘 3~4mm 缝合缺损：递适合的室缺补片，带垫片 4×12 4-0 聚丙烯缝线间断褥式缝合；②缝合二尖瓣大瓣裂基底：递 4×12 双头针 4-0 聚丙烯缝线，穿过室缺补片上缘中点缝合；③修补房缺：递适合的房缺补片，递 4×12 双头针 4-0 聚丙烯缝线穿过房缺补片下缘中点依次缝合；④修补二尖瓣裂递 4×12 4-0 聚丙烯缝线间断缝合。

4）悬吊重建瓣环：①由修补室缺两侧向两补片边缘的中点、穿过三尖瓣室隔瓣缺补片、二尖瓣大瓣基底和房缺补片做连续缝合：递 4-0 聚丙烯线连续缝合；②将心包补片与房缺边缘连续缝合：递 4×12 双头针 4-0 聚丙烯缝线连续缝合。

5）关闭右心房：递 4-0 聚丙烯线连续缝合。

（九）大动脉错位矫治术

1. Mustard 法

（1）准备心包补片：切取长方形心包片（8cm×4cm），修剪成裤状。递组织剪剪取，清洗心包片后,将其浸泡在肝素化0.9%氯化钠溶液中。

(2)纵向或横向切开右心房,于切口边缘缝牵引线:递11号刀、组织剪剪开,递4×12单针4-0涤纶编织线缝牵引线或递心房拉钩牵开显露术野。

(3)修剪心房间隔组织:递组织剪剪除。

(4)用补片矫正大动脉错位:①心包片裤腰部分与左上、下肺静脉开口之间的左侧心房壁缝合:递补片、5-0双头针聚丙烯线缝合;②心包片的裤裆部分与房缺的前缘缝合:递5-0双头针聚丙烯线缝合;③心包片的一条裤腿与左、右肺上静脉开口上缘心房壁缝合:递4-0双头针聚丙烯针线连续缝合;④沿右心房外侧壁绕过上腔静脉开口前缘与房缺右上缘缝合:递4-0双头针聚丙烯针线连续缝合;⑤心包补片的另一个裤腿沿左、右肺下静脉开口下方与房缺右下缘缝合:递4-0聚丙烯线连续缝合。

2. Senning 法

(1)沿界嵴前方约10cm处纵向切开右心房:递11号刀切开、组织剪扩大。

(2)左心房切口缘缝牵引线,显露心房间隔:递4×12 4-0涤纶编织线缝牵引线,显露术野。

(3)房间隔成形:纵向切开房间隔缺损前缘,再将切口上、下端分别向右肺静脉开口上、下方横向延伸至房间沟;递组织剪切开。

(4)切开右心前壁,显露右肺静脉开口,并使房间隔瓣片处于游离状态:递组织剪剪开。

(5)用自身心房组织将腔静脉与肺静脉隔断矫正大动脉错位:房间隔瓣片的切缘与左肺静脉开口周边的心房壁缝合;右房切口后缘与房间隔切口左缘缝合;右心房切口左缘与房间沟处左心房切口右缘缝合;递带垫片4×12 6-0或7-0聚丙烯缝线连续缝合,必要时,递合适的心包片或织片缝补切口。

3. Jantene 法

(1)于冠状动脉窦上方横向切断升主动脉:递11号刀、组织剪剪断。

(2)剪取冠状动脉开口及其邻近的主动脉壁:递组织剪剪取。

(3)靠近肺动脉分叉处横向切断肺总动脉:递11号刀、组织剪剪断。

(4)矫正大动脉错位:①将切下的左、右冠状动脉与肺总动脉吻合:递7-0或8-0聚丙烯线端侧缝合;②远段主动脉与近段肺动脉总干吻合:递7-0或8-0聚丙烯线对端缝合;③近段主动脉与远段肺总动脉吻合:递7-0或8-0聚丙烯线端端缝合。

(5)修补房室缺:①切开右心房或右心室,显露房缺或室缺:递组织剪剪开;递心脏拉钩牵拉心房或心室切口缘;②缝闭或缝补并存的房缺或室缺:递带垫片4×12 4-0无损伤涤纶编织线或合适补片缝合。

4. Rastelli 法

(1)切开右心房,检查室缺情况:递11号刀、组织剪剪开右心房,递心房拉钩牵引心房切口缘。

(2)切断肺总动脉:递11号刀、组织剪剪开,递4-0~6-0聚丙烯线缝合或结扎近段切口。

(3)于右心室前壁纵行或斜形切开右心室:递11号刀、组织剪剪开,同时备1根与主动脉开口直径相似的人造血管,作为心脏内管道。

(4)缝合心室内通道:修剪人造血管管道,于室缺与主动脉开口之间缝合;递4-0或5-0

聚丙烯线连续或间断缝合,形成心室内通道。

(5)缝合心室外通道:将口径相当的带瓣心外管道的出口端与肺总动脉远段切口缝合;另一端与右室切口缝合:递 6-0 或 7-0 聚丙烯线对端吻合。

(十)纠正型大动脉错位室间隔缺损修补术

1.切开右心房(右侧心室、左侧心室、肺动脉或主动脉),显露室间隔缺损。递组织剪剪开,递心脏拉钩或缝牵引线显露术野。

2.修补室缺 递带垫片 4×12 4-0 聚丙烯缝线、合适补片间断褥式缝合室缺。

3.关闭路径切口 右心房(右心室、左心室、肺动脉或主动脉)切口。递 4-0 或 5-0 聚丙烯线缝合。

(十一)体-肺动脉分流术

1.适应证 法洛四联征、三尖瓣闭锁、肺动脉瓣闭锁及其他合并肺动脉狭窄。

2.麻醉方式 气管插管全身麻醉。

3.手术切口 右前外侧切口或胸骨正中切口。

4.特殊用物 阻断钳、血管吻合线。

5.手术步骤与手术配合

(1)经第 3、第 4 肋间进入胸腔:配合同前外侧切口(1~4)。

(2)分离右颈动脉及右锁骨下动脉,分离椎动脉、胸廓内动脉及其分支血管、毗邻的神经:递长镊、剪刀、KD 粒、直角钳分离、1 号丝线结扎止血。

(3)阻断右锁骨下动脉:递阻断钳阻断右锁骨下动脉近心端,远心端 7 号丝线结扎。

(4)于胸廓内动脉分支处剪断锁骨下动脉:递阻断钳阻断,剪刀剪断,远端 5-0 聚丙烯线缝扎,近心端转向右肺动脉。

(5)游离、阻断右肺动脉:递长镊,剪刀、直角钳游离右肺动脉;递 7 号丝线、阻断钳分别阻断肺动脉远心端近肺门处分支血管;递阻断钳钳闭近心端,递肝素注入血管内(1mg/kg)。

(6)纵向切开右肺动脉,右锁骨下动脉与右肺动脉行端-侧吻合:递 11 号刀切开,递 7-0 聚丙烯线连续吻合切口后缘、间断或连续缝合前缘,打结前先松开阻断带和阻断钳排气。

(十二)上腔静脉与肺动脉双向分流术(双向 Glenn 术)

1.适应证 右心室发育不全的三尖瓣闭锁、不伴有室缺的肺动脉闭锁及各类单心室。

2.麻醉方式 常温或低温体外循环下全身麻醉。

3.手术体位 仰卧位。

4.手术切口 胸骨正中切口。

5.手术步骤与手术配合

(1)游离上腔静脉及右肺动脉:递电刀、无齿镊、扁桃体钳游离血管;递中弯钳、10 号丝线分别套过上腔静脉及右肺动脉。

(2)游离奇静脉并结扎奇静脉(当合并下腔静脉中段以奇静脉为交通时,则保留奇静脉):递 11 号刀、直角钳、10 号丝线套过奇静脉,结扎奇静脉或套阻断管暂时阻断奇静脉。

(3)非体外循环条件下,建立上腔静脉-右心房旁路

1)右心房插管:递心房钳、3-0 涤纶线在右心耳缝荷包;套阻断管,插入静脉管;递夹管

钳,10 号丝线绑扎管道。

2)上腔静脉置直角管:递 5-0 聚丙烯线双头针在上腔静脉缝荷包,递侧壁钳、11 号刀、扁桃体钳,插管;递夹管钳,10 号丝线绑扎固定。

3)连接 2 条静脉管,形成旁路:递 8mm×8mm 直接头、30mL 注射器抽 0.9%氯化钠溶液,连接 2 条静脉插管形成一个密闭的静脉通路。

(4)切断上腔静脉:递直无损伤钳 2 把,在上腔静脉入右房处阻断上腔静脉;递剪刀剪断、5-0 聚丙烯线连续缝合,关闭上腔静脉近心端。

(5)上腔静脉远端与右肺动脉做端-侧吻合:递动脉侧壁钳夹住右肺动脉,递 11 号刀纵向切开;递 6-0 聚丙烯线做上腔静脉与右肺动脉端-侧吻合。

(6)开放循环,拔出管道,止血:松开肺动脉侧壁钳和上腔静脉阻断钳,拔除静脉旁路插管;用生物蛋白胶和止血纱止血。

(7)体外条件下,直接切断上腔静脉,行上腔静脉远端与肺动脉端-侧吻合:配合同上(5)(6)。

(十三)肺动脉环缩术(Banding 术)

1.适应证　婴幼儿复杂先天性心脏病合并严重肺动脉高压、不能马上进行根治的手术。

2.麻醉方式　气管插管全身麻醉。

3.手术切口　胸骨正中切口或左前外侧切口。

4.特殊用物　18~20mm Gore-Tex 人造血管 2cm、8 号头皮针、压力延长管、三通接头。

5.手术步骤与手术配合

(1)游离、结扎动脉导管或切断动脉韧带:递长镊,KD 粒、直角钳解剖动脉导管;递 10 号丝线结扎动脉导管或递 11 号刀切断动脉韧带。

(2)钝性分离升主动脉、肺动脉之间的脏层心包:递长镊,直角钳钝性分离;递人造血管、剪刀,修剪成环缩带;递 11 号刀、肾蒂钳将环缩带绕过主动脉穿出,另一端绕过肺动脉穿出,两端合拢,递弯蚊式钳夹住。

(3)插针测肺动脉压:递 8 号头皮针插入肺动脉腔,连接三通接头、延长管,用注射器回抽头皮针内气体,再注入肝素盐水,下接换能器测压。

(4)收紧并缝合环缩带:用弯蚊式钳试行勒紧环缩带,同时观察压力变化,当压力达到要求后,递 4-0 聚丙烯线贯穿缝合环缩带,弯蚊式钳撤离后再加固缝合 2 针。

(5)拔出测压针头:拔出头皮针,递 5-0 聚丙烯线"8"字缝合插针口止血。

(十四)改良 Fontan 术

1.适应证　单心室、三尖瓣闭锁、二尖瓣闭锁等。

2.麻醉方式　气管插管全身麻醉+体外循环。

3.手术切口　胸骨正中切口。

4.手术体位　仰卧位。

5.手术步骤与手术配合

(1)开胸,建立体外循环:配合同胸骨正中切口(1~7)、全身体外循环建立、动静脉插管术。

(2)解剖肺动脉、升主动脉与肺动脉分支:递长镊、电刀,剪刀充分解剖、分离。

（3）游离、切断动脉导管或动脉韧带：递长镊、剪刀游离，中弯钳带 10 号丝线结扎动脉导管、11 号刀切断。

（4）近肺动脉分叉处切断肺动脉主干：递长镊，剪刀分离，递血管阻断钳 2 把钳夹，剪刀剪断。

（5）缝闭肺动脉近心端残端：递长镊，中弯钳带 7 号丝线结扎肺动脉残端，再递 5-0 聚丙烯线连续褥式及连续单针缝闭两道，防止漏血及出血。

（6）切开右心耳，闭合右房室口：递长镊，11 号刀切开右心耳；递自体心包或涤纶补片、5-0 聚丙烯线连续缝合右房室口。如有房缺，也一并缝合。

（7）右房与肺动脉远端吻合

1）右心耳与肺动脉直接吻合：递长镊，5-0 聚丙烯线连续端-侧吻合。

2）右房壁与肺动脉之间缝自体心包外管道：①将自体心包缝成一个管道：递长镊，5-0 聚丙烯线缝合；②管道一端与肺动脉远心端行端-端吻合，另一端与右房壁之间行端-侧吻合；或利用右房壁片做管道后壁与肺动脉切口后缘，自体心包片做管道前壁与肺动脉切口前缘、右房切口缘连续缝合：递长镊，5-0 聚丙烯线连续端-端吻合。

3）于右房与肺动脉之间缝合人造血管或同种异体血管（先缝切口后缘，再缝前缘）：递长镊，5-0 聚丙烯线连续端-侧吻合。

（十五）完全性肺静脉异位引流矫治术

1. 适应证　部分性、完全性肺静脉异位引流。
2. 麻醉方式　静脉、吸入复合麻醉。
3. 手术体位　仰卧位。
4. 手术切口　胸骨正中切口。
5. 特殊用物　精细镊子、笔式针持、5-0 至 7-0 聚丙烯线、压肠板（或脑压板）、120°冠脉剪刀、无损伤阻断钳。
6. 手术步骤与手术配合

（1）心内型矫治方法

1）切开右心房，探查：递心房拉钩，充分暴露。

2）冠状窦去顶，将冠状窦口与房间隔缺损相连，使左心房与冠状窦之间形成一个大型开口：递镊子、剪刀，剪除左心房与冠状静脉窦之间的间隔，扩大房间隔。必要时递聚丙烯线连续修复窦口边缘。

3）修补扩大的房间隔缺损，矫治异位引流：递自体心包片、递镊子、剪刀修剪，递 5-0 或 6-0 聚丙烯线、笔式针持连续缝合，将冠状窦口也缝在其中。

4）缝合右心房切口：递针持、镊子、5-0 或 6-0 聚丙烯线连续缝合。

（2）心上型矫治方法

1）切开右心房，心内探查：递心房拉钩，吸引器，充分暴露右心房。

2）暴露左心房和肺静脉共汇：递压肠板（或脑压板）将心脏向右下方拨开，递皮钳固定压肠板，充分暴露左心房及肺静脉共汇。

3）切开左心耳及肺静脉共汇：递 6-0~7-0 prolene 线分别悬吊肺静脉共汇 3 针及左心耳 2 针。递尖刀切开，120°剪剪开左心耳及肺静脉共汇。

4)吻合左心耳及肺静脉共汇:递7-0~8-0 prolene 线连续缝合。

5)修补房间隔缺损:递自体心包,6-0聚丙烯线连续缝合。

6)缝合右心房切口:递聚丙烯线连续缝合。

(十六)体外膜肺支持(ECMO)插管术

1.适应证 心源性休克,呼吸衰竭,顽固性肺高压,体外循环支持。

2.体位 仰卧位。

3.麻醉方式 气管插管全麻。

4.特殊用物 乳突牵开器,无损伤阻断钳3把,夹管钳2把,穿刺针,导丝。

5.体外膜肺方式 V-V、V-A、A-V,其中 V-A 常用。常见 V-A 转流模式有右心房-主动脉或右股静脉-右股动脉或右颈内静脉-右颈动脉之间的转流。

6.插管途径 体重>20kg,选择股 V-A;体重<10kg,选颈内 V 及颈总 A;术中:选择右心房-主动脉插管。

7.手术步骤与手术配合

(1)V-A 模式(术中,主动脉-右心房)

1)主动脉插管、腔静脉插管:同"全身体外循环动静脉插管术"。

2)建立动-静脉管道连接:递灭菌注射用水于动、静脉连接处,递直剪,夹管钳,剪开灌注器已排气的管道并与之相连接,开始 ECMO 转流。

3)固定动静脉管道,延迟关胸:递角针丝线将动、静脉管固定于胸骨皮肤处。递皮肤贴膜及棉垫敷料覆盖、密闭胸腔送 ICU。

(2)V-A 模式

1)股动脉插管:①穿刺法:递穿刺针,见回血后退出套管针头。依次递导丝、针芯、鞘管,递尖刀切开皮肤一小口,递鞘管,递动脉管,10#丝线结扎固定,递角针丝线将动脉管固定于皮肤上;②切开法:同"锁骨下动脉插管术"。

2)股静脉插管:同股动脉插管术。

3)连接动-静脉管道:同 V-A 模式(术中)。

(3)V-A 式(锁骨下 V-A)

1)锁骨下动脉插管:同"锁骨下动脉插管术"。

2)锁骨下静脉插管:同"锁骨下动脉插管术"。

3)连接动静脉管道:同 V-A 术中(术中)。

(十七)肺动脉闭锁矫治术

1.适应证 肺动脉闭锁(伴室间隔缺损)。

2.麻醉方式 静脉、吸入复合麻醉。

3.手术体位 右侧卧位、仰卧位。

4.手术切口 左后外侧切口、胸骨正中切口。

5.特殊用物 精细镊子、笔式持针钳、5-0至7-0聚丙烯线、压肠板(或脑压板)、无损伤阻断钳、流出道扩张器、钛夹及钛夹钳。

6.手术步骤与手术配合

(1)右后外侧切口行侧支动脉结扎术

1）第4或第5肋间开胸：递圆刀切皮，钝性分离皮下肌肉、筋膜、胸膜，递牵开器显露胸腔。

2）游离主肺动脉侧支：递牵开器，将肺组织拨开，暴露降主动脉。递电烙、剪刀，分离侧支动脉及动脉导管组织，递直角钳、10#丝线套带并作标志。

3）关胸：递可吸收线或10#丝线缝合，拉拢肋骨，逐层关胸。

（2）正中切口行右心室流出道重建术

1）正中开胸，留取心包组织：递电烙、剪刀，剪取自体心包，用0.6%戊二醛固定心包备用。

2）进一步分离侧支血管：递电烙、剪刀进一步分离侧支血管，递镊子将套带从胸腔转移到前纵隔。递电刀再次分离侧支血管，套带。

3）插管建立体外循环：同"全身体外循环动静脉插管术"。

4）缩紧所有侧支血管套带，行肺血管单一化：递镊子、电刀或剪刀，逐一切断侧支血管，6-0聚丙烯线缝闭近心端。

5）肺动脉重建术：递自体心包片、6-0聚丙烯线、流出道扩张器，根据患者体重缝制相应大小的心包卷；递镊子、6-0聚丙烯线将心包卷远端与侧支血管断端连续吻合；递尖刀切开右心室，递聚丙烯线将心包卷近端与右心室切口连续吻合。

6）修补室缺：递镊子、剪刀、自体心包片，修剪心包大小，递针持、镊子、6-0聚丙烯线连续缝合。

7）缝合右心房：递聚丙烯线连续缝合。

四、瓣膜置换手术

（一）概述

1. 适应证　主动脉瓣狭窄及关闭不全，二尖瓣脱垂、狭窄或关闭不全，三尖瓣脱垂或关闭不全等。

2. 麻醉方式　体外循环下全身麻醉。

3. 手术体位　仰卧位。

4. 手术切口　胸骨正中切口。

5. 特殊用物　准备换瓣器械、测瓣器、相应瓣膜。

（二）主动脉瓣置换术

1. 胸骨正中切口（1～7），显露心脏　配合同胸骨正中切口（1～7）。

2. 于升主动脉前壁右冠状动脉入口的上方，左侧至主动脉与肺总动脉间沟，右侧向下至无冠窦的中点，切开主动脉；灌注心肌保护液，心包腔内置冰屑；递11号刀切一小口、梅氏组织剪扩大；递主动脉直接灌注头2支，排气后经左冠窦和右冠窦直接灌注心肌保护液；递冰屑置于心包腔内。

3. 显露主动脉瓣　递猫耳朵拉钩2个，上下相反的方向牵开显露瓣膜。

4. 从左、右冠状瓣交界处开始，依次切除左冠瓣、无冠瓣与右冠瓣　递组织钳夹住瓣叶中点做牵引，组织剪依次切除。

5. 间断缝合上瓣法

（1）按瓣环的3个弧形，逐针缝合并依次排列固定：递缝线固定圈放在切口上；递带垫片换瓣线褥式缝合,递线圈固定每条线,全圈缝合 12~15 针。

(2)测量瓣环,选择适当型号的人造瓣膜:递测瓣器测量,递人造瓣膜(测瓣器必须与所使用的瓣膜品牌一致)。

(3)安装瓣:将缝线穿过人造瓣膜的缝环;递 2 把短持针组给术者,递带橡皮头蚊式钳,分 3 组钳夹缝线,然后下瓣、打结;递线剪剪除多余缝线。

(4)检查瓣膜开放情况:递测瓣器(试瓣器)检查。

6. 关闭主动脉切口　递带垫片 4-0 聚丙烯线 2 根,先于切口两端各做一个带垫片缝合,然后做外翻连续缝合,两端缝线在切口中部会合打结。

7. 关胸　以下步骤同胸骨正中切口(9~14),配合同胸骨正中切口(9~14)。

(三)二尖瓣置换术

1. 手术切口

(1)房间沟左心切口:①分离房间沟处左右心房交界面:递无损伤镊夹持左心房,递梅氏剪解剖分离;②于左心房壁上做纵向长切口:递 11 号刀切开、长梅氏组织剪扩大切口;③向前左方牵开心房切口,显露左房腔:递心房拉钩牵开显露。

(2)房间隔切口:①切开右心房:递 11 号刀切开;②纵向切开房间隔,进入左心房:递组织剪剪开,递 5×14 单头针涤纶线牵引房间隔。

2. 如左心房及左心耳内有血栓,应先予以清除递血栓勺或刮匙取出血栓。递大量 0.9%氯化钠溶液(1000mL)冲洗左心房,递血栓镊夹出残留小血栓。

3. 距前瓣叶基部 2~3mm 处,切除二尖瓣　递持瓣钳 2 把夹持前瓣中央牵向后瓣侧,展开前瓣叶;递 11 号刀切开、单头 7×17 正针做牵引,递蚊式钳给助手;术者圆刀、单头 7×17 反针,助手蚊式钳,术者剪刀、单头 7×17 正针,助手蚊式钳,将瓣膜剪下。

4. 缝合上瓣法

(1)间断缝合上瓣法:①于瓣环上(相当于 3 点、6 点、9 点、12 点处)依次缝合:递缝线固定圈于切口上;递带垫片 2-0 聚丙烯线反针带垫、连续缝合;②测定瓣环大小:递测瓣器测量,递所需人工瓣膜;③将上述 4 点缝线按 4 等份缝在人工瓣缝合环上,瓣膜就位、固定:递带垫片 7×17 双头针 1-0 涤纶编织线褥式缝合 16~20 针;每完成 1/4 周,递蚊式钳夹住缝线;缝完全程后人工瓣膜就位,打结,线圈固定每条线;④检查瓣膜开放情况:递试瓣器检查。

(2)连续缝合上瓣法:①于瓣环上分 4 等份缝置定点线:递 2-0 双头针聚丙烯线缝合;②自后瓣侧起针,向两侧缝瓣环、上人工瓣缝合环,每定点线处打结,直至完全瓣环:递 2-0 双头针聚丙烯线缝合。

5. 关闭左心房切口或右心房切口　递带垫片 3-0 聚丙烯线连续缝合左心房切口;或递 6×14 双头针涤纶线连续缝合房间隔,再递带垫片 4-0 血管缝线双头针连续缝合右心房切口。

(四)二尖瓣成形术

1. 显露二尖瓣　同二尖瓣置换术(1)。

2. 人造环(Capertrer's)瓣环成形术　递缝线固定圈于切口上;递带垫片 7×17 1-0 涤纶编织线在前叶侧褥式缝合 4~6 针,后叶侧褥式缝合 8~10 针;递人造环,将缝线酌情按常规间距通过该环,收紧缝线,打结。

3. Reed 法缩环术或交界区折叠缩环术 递无创镊夹住瓣叶游离缘,确定进针位置;递带垫片 7×17 双头针 1-0 涤纶编织线褥式缝合或半荷包缝合,然后按成形标准打结。

4. 关闭左心房切口 递灌洗器注水检查瓣膜闭合情况;递带垫片 2-0 或 3-0 聚丙烯线连续缝合。

(五)三尖瓣成形术

1. 于上、下腔静脉插管之间纵行切开右心房壁 递 11 号刀、组织剪切开。

2. 显露三尖瓣 递心房拉钩牵开右房壁,显露三尖瓣。

3. 三尖瓣瓣环扩大成形术

(1)从下移的瓣叶基部进针、向正常的瓣环在室壁上做折叠缝合:递带垫片双头针 4-0 涤纶编织线缝 6-10 针,并结扎缝线。

(2)于前瓣叶后端与冠状静脉窦之间的瓣环上做瓣环缝缩术:递带垫片 4-0 双头涤纶编织线缝合。

4. 关闭右心房切口 递灌洗器注水检查三尖瓣闭合情况;递 4-0 聚丙烯线或 4×12 单头 4-0 涤纶编织线连续缝合。

(六)三尖瓣置换术(房位置换术)

1. 显露三尖瓣同三尖瓣成形术(1~2) 配合同本节三尖瓣成形术(1~2)。

2. 距瓣叶基部 2~3mm 处,沿瓣环切除三尖瓣及所附腱索 递持瓣钳 2 把夹持前瓣中央处,展开瓣叶;递 11 号刀切开、长梅氏剪剪除。

3. 设置保护冠状静脉窦的缝线:于冠状静脉窦开口上方的右心房壁上、距窦口边缘 2~3mm 处出针。递带垫片双头针 4-0 无损伤线缝合 1 针。

4. 设置新瓣环及其缝线

(1)在相当于前瓣口两端的瓣环上设置第 2、3 针缝线使之形成新的瓣环支点:递带涤纶垫片 7×17 涤纶编织线 1-0 双头无损伤缝线。

(2)缝置新瓣环上其他缝线:递带涤纶垫片 7×17 涤纶编织线 1-0 双头无损伤线缝 12~14 针。

5. 缝置人工瓣膜(多为生物瓣)

(1)测定新瓣环大小:递测瓣器测定,递所需人工瓣膜,如为生物瓣须在 0.9%氯化钠溶液中漂洗 3 遍,彻底清除戊二醛残留液。

(2)将人工瓣膜固定在新瓣环上:将缝线设置在人工瓣膜缝合环上,结扎缝线,递线剪剪除多余缝线。

(3)检查瓣膜成形情况:递试瓣器检查。

6. 关闭右心房切口 配合同三尖瓣成形术(4)。

(七)瓣膜手术同期行房颤矫治术(射频消融术)

1. 适应证 瓣膜病变合并房颤者。

2. 麻醉方式 全麻+体外循环。

3. 手术体位 仰卧位。

4. 手术切口 胸骨正中切口。

5.特殊用物 双极射频钳或单极射频笔(双极常用),12cm 长电刀头,引导管(14# 橡胶导尿管)。

6.手术步骤及手术配合

(1)常规建立体位循环。

(2)心脏跳动下(前并行时段),游离右肺静脉(心房有血栓者,先阻断主动脉予以清除):递电刀(换上 12cm 长电刀头)、长镊。

(3)右肺静脉下方过引导管、射频钳,行右肺静脉消融。依次递长镊、肾蒂钳、引导管、双极射频钳。

(4)游离左肺静脉、马氏韧带并切断马氏韧带:递长电刀头的电刀、长镊。

(5)左肺静脉下方过引导管、射频钳,行左肺静脉消融:同右肺静脉消融。

(6)阻断升主动脉,灌注心搏骤停液:递镊子和主动脉阻断钳、无菌冰屑。

(7)切开左心耳:递长镊和长组织剪刀。

(8)经左心耳切口行左肺静脉口、右肺静脉口及心包横窦的环形消融:递双极射频钳、长镊。

(9)切除部分左心耳,缝合左心耳切口:递长镊、长针持、5-0 prolene 线带毛毡片连续缝合。

(10)在右肺静脉旁做左心房侧切口,行左-右肺静脉环形消融线之间的消融:递长镊子、11 号刀、左心房拉钩、双极射频钳。

(11)右心房切口、右房壁提吊,暴露右心房后壁:递镊子、11 号刀、组织剪、2-0 涤纶线 2~4 针,小弯钳夹尾部。

(12)右心房消融:递心房拉钩,双极射频笔。

(13)心内操作(包括瓣膜置换或瓣膜成形):同本节瓣膜置换术。

(14)关闭左、右心房切口:递镊子、4-0 prolene 线、5-0 prolene 线连续缝合。

(15)开放升主动脉:阻断钳、心脏复跳备心脏除颤板。

(16)安装心外膜临时起搏导线并固定导线:递长镊、针持,将 2 条心外膜起搏导线近端缝合。

(17)在右心室表面,5-0 prolene 缝合加固;远端穿出皮肤表面:递角针、7 号丝线缝合加固。

(18)关胸配合:同胸骨正中切口。

五、心脏肿瘤手术

(一)左心房黏液瘤切除术

1.适应证 左心房黏液瘤、右心房黏液瘤、左心室黏液瘤。

2.麻醉方式 气管插管静吸复合麻醉+体外循环。

3.手术体位 仰卧位。

4.手术切口 胸骨正中切口。

5.特殊用物 取瘤匙、刮匙。

6.手术步骤与手术配合

(1)右心房入路法

1)纵行或平行于房室沟斜行切开右心房,长约 5cm:递 11 号刀、组织剪切开。

2)于卵圆窝前缘纵行切开房间隔,显露左心房黏液瘤:递心房拉钩牵开右房切口,显露房间隔,递 11 号刀切开显露肿瘤。

3)距瘤蒂外周 5mm 处切除房间隔全层组织,完整切除瘤体:递 15 号刀、组织剪切除,如瘤蒂不易找到,递小刮匙将瘤体托出后,再递 15 号刀切除瘤蒂。

4)冲洗各心腔,排除肿瘤碎块:递有尾盐水纱布塞住二尖瓣口,防止肿瘤碎片掉进左心室腔;递 0.9%氯化钠溶液冲洗。

5)缝合房间隔切口:递 3-0 聚丙烯线或涤纶线连续缝合,如房间隔切除后缺损较大,递补片、带垫片 6×14 双头针 2-0 涤纶编织线修补 2 针。

6)关闭右心房递 4-0 聚丙烯缝线连续缝合。

(2)左心房入路法

1)于房间沟后方约 1cm 处切开左房壁:递 11 号刀、组织剪切开。

2)显露房间隔及肿瘤:递 4×12 单头针 4-0 涤纶编织线于心房壁切缘做牵引线或心房拉钩牵开切缘显露术野。

3)距瘤蒂瓣 0.5mm 处,将房间隔组织全层连同肿瘤一并切除:递 15 号刀、组织剪切除。

4)冲洗左房、左室心腔,排除肿瘤碎块残留及多发性肿瘤:递带盐水纱布塞住二尖瓣口,防止肿瘤碎片掉进左心室腔;递 0.9%氯化钠溶液冲洗。

5)关闭房间隔:递带垫片 6×14 双头针 2-0 涤纶编织线 2 根直接缝合缺损,若房间隔缺损较大,可用补片修补。

6)关闭左房递 2-0 聚丙烯线连续缝合。

(3)双心房切口入路法

1)切开双心房:先切开左房,显露肿瘤;再纵行切开右房(房间隔位于左、右房两切口之间):递 11 号刀、组织剪切开。

2)于房间隔左侧在肿瘤蒂附着外周约 5mm,切除房间隔全层组织:递 15 号刀切一小口、组织剪扩大、切除。

3)切除肿瘤及间隔,一并从左心房切口取出:递血管镊,组织剪剪除。标本盛于容器中。

4)冲洗左、右心腔:同右心房入路法。

5)关闭房间隔:同右心房入路法(5)。

6)关闭左、右心房切口:递 4-0 聚丙烯线连续缝合双心房切口。

(二)右心房黏液瘤切除术

1.适应证 左心房黏液瘤、右心房黏液瘤、左心室黏液瘤。

2.麻醉方式 气管插管静吸复合麻醉+体外循环。

3.手术体位 仰卧位。

4.手术切口 胸骨正中切口。

5.特殊用物 取瘤匙、刮匙。

6.手术步骤与手术配合

(1)纵行或斜行切开右心房,4~6cm:递 11 号刀、组织剪切开。

(2)于心房切口缘做牵引线,显露肿瘤:递 4×12 单头 4-0 涤纶编织线缝合或递心房拉钩牵开切口显露术野。

（3）游离肿瘤

1）如肿瘤与各心房壁粘连：递15号刀、组织剪锐性分离。

2）如肿瘤浸润心房壁：递15号刀、组织剪将心房壁一并切除。

（4）切除肿瘤：于附着处沿其外周0.5cm，将心房间隔或心房壁全层连同肿瘤一并切除：递15号刀、组织剪切除。

（5）冲洗心腔：递0.9%氯化钠溶液冲洗。

（6）房间隔缺损修复：同左心房黏液瘤切除术。

（7）关闭右房切口：递4-0聚丙烯线连续缝合。

六、冠状动脉手术

（一）冠状动脉旁路移植术（冠状动脉搭桥术）

1. 适应证　冠状动脉粥样硬化性心脏病。

2. 麻醉方式　气管插管全麻。

3. 手术体位　仰卧位。

4. 手术切口　胸骨正中切口+取大隐静脉切口+乳内动脉切口。

5. 特殊用物　搭桥器械，取大隐静脉器械，侧壁钳。

6. 手术步骤与手术配合

（1）常规消毒、铺巾：配合同本章胸骨正中切口（1~2），包括双下肢会阴部。

（2）切取大隐静脉

1）自内踝上两指沿大隐静脉走行切开，做多个间断小横切口，每个切口相隔5~6cm：递22号刀切开。

2）无创剥取一段大隐静脉：递大隐静脉剥离器、皮筋，弯蚊式钳游离、钳夹小分支，递银夹或1号丝线结扎，15号刀切断。

3）扩张静脉：递含肝素液注射器加压自远端注入。

4）修整大隐静脉断端，以备吻合：递锋利组织剪修整残端。

（3）胸骨正中切口（3~7），显露心脏：配合同胸骨正中切口（3~7）。

（4）切开胸内筋膜，游离胸廓内动脉：递乳内动脉牵开器牵开胸骨，递电刀切开、血管钳游离；递银夹结扎肋间支止血。

（5）动脉内注入抗凝药，局部喷洒防痉挛药：递罂粟液注入动脉，防血栓，递罂粟碱液喷洒，防动脉痉挛。

（6）阻断、切取胸廓内动脉：递动脉夹钳夹、冠状动脉剪剪断，7号丝线结扎远端。

（7）修整胸廓内动脉断端，以备吻合：递组织剪修整吻合口，血管钳夹持吻合口。

（8）将胸骨正中切口向下延长，进入腹腔：递23号刀切皮，电刀逐层切开；递腹腔自动牵开器牵开显露术野。

（9）自远端向近端游离胃网膜右动脉：递组织剪剪开大网膜，递中弯钳分离、钳夹，4号丝线结扎其前后分支。

（10）于胰十二指肠动脉上方切断胃网膜右动脉将中弯钳钳夹，组织剪剪断。

（11）于胃网膜右动脉内注射药物：递含有罂粟碱液的注射器注药，防止动脉痉挛或血块栓塞。

（12）阻断胃网膜右动脉近端,剪修远端以备吻合:递动脉夹阻断,组织剪修剪远端。

（13）切开心包,建立体外循环:配合同全身体外循环建立动、静脉插管术。

（14）在并行循环下主动脉阻断之前,选定冠状动脉吻合部位:递冠状动脉刀选择好心脏搭桥部位、切开冠脉浆膜层作标志。

（15）探查搭桥部位冠状动脉远端是否通畅:递橄榄针探查。

（16）动静脉桥远端与冠状动脉端–侧吻合:递 7-0 聚丙烯线连续缝合。

（17）升主动脉壁打孔心脏复跳:递无创血管侧壁钳钳夹升主动脉前方;递 11 号刀先刺透主动脉壁,然后递心脏打孔器在预定的主动脉壁上打孔。

（18）动静脉桥近端与升主动脉端–侧吻合:递 6-0 聚丙烯线连续端–侧吻合,每个"桥"上递血管夹夹住;吻合完成,撤走侧壁钳,如有残存气泡,递 7-0 缝线的针头刺透有气的血管壁使气泡逸出。

（19）关胸配合:同胸骨正中切口（9~14）。

（二）非体外循环冠状动脉旁路移植术（冠状动脉搭桥术）

1. 适应证　冠状动脉粥样硬化性心脏病。

2. 麻醉方式　气管插管全麻。

3. 手术体位　仰卧位。

4. 手术切口　胸骨正中切口。

5. 特殊用物　冠状动脉刀、成年人体外循环器械、乳内动脉牵开器、取大隐静脉器械、侧壁钳、6-0 血管缝合线、7-0 血管缝合线、8-0 血管缝合线、心脏固定器、分流栓、CO_2 吹气管、主动脉打孔器。

6. 配液　0.9%氯化钠溶液 200mL+肝素 20mg,0.9%氯化钠溶液 20mL+罂粟碱 60mg,硝酸甘油 1mg+利多卡因 100mg。

7. 手术步骤与手术配合

（1）消毒皮肤,铺无菌单:递海绵钳夹持聚维酮碘消毒皮肤,包括胸部、腹部、会阴部和双下肢。下肢抬高消毒,双足包三角巾后放在无菌台面上。

（2）切取大隐静脉,检查移植静脉:配合同本节冠状动脉旁路移植术（2）;静脉采血后,肝素盐水冲洗静脉腔 3 遍,静脉远端放置无损伤橄榄针固定;静脉内注入盐水,检查静脉质量备用,必要时更换肝素盐水。

（3）胸骨正中切口,劈开胸骨,显露心脏,切开心包:配合同本章胸骨正中切口（3~7）。

（4）切取乳内动脉

1）沿乳内动脉两侧 0.5~1cm 处切开:递乳内牵开器牵开显露;递精细镊、电刀纵行切开组织,钛夹备用止血。

2）游离乳内动脉,全身肝素化（1~1.5mg/kg）:递钛夹钳夹闭分支;递罂粟液喷洒乳内动脉,防止痉挛。

3）离断乳内动脉远端:递中弯钳、超锋利剪刀离断;递血管夹（俗称"哈巴狗"）夹闭远端,弯钳带 7 号丝线结扎,小圆针 7 号线反针固定。

4）局部喷洒或封闭罂粟碱:递配制的罂粟碱。

（5）吊心包胸骨两侧垫纱布、治疗巾：放置固定器的底座；递圆针 7 号线吊心包 6 针，蚊氏钳夹线固定；递长持针钳反针 10 号线预置心包牵引线 1~2 根，套细线引子备用（也可采用心尖固定器）。

（6）修剪吻合口：递精细镊 2 把、超锋利剪刀游离动脉边缘；递 PO 剪修剪吻合口。

（7）检查乳内动脉有无损伤、夹层：松开血管夹，检查乳内动脉流量，血流满意时夹血管夹备用。

（8）乳内动脉桥吻合法

1）左乳内动脉-前降支吻合法：①利用荷包牵引线和垫纱布块抬高心脏，显露左前降支：递固定器，选择好吻合部位后用心脏固定器作局部固定；心脏固定器外接负压吸引器，负压保持在 45kPa（300mmHg），递镊子、15 号圆刀切开心外膜；②阻断近端冠状动脉，挑开前降支：递血管夹阻断近端冠状动脉；冠状刀挑开；递 PO 剪纵行剪开至合适长度；③探查吻合口远端靶血管并吻合：递探条探查吻合口远端靶血管；吻合口两端分别夹持血管夹或递分流栓经吻合口插入冠状动脉两端；递镊子、双头针 7-0 或 8-0 血管缝合线吻合，橡胶蚊氏钳固定另一端线尾，其间用 30mL 注射器抽吸温盐水，冲洗吻合口确保术野显露，随时检查水的温度并及时更换，避免对心脏的冷刺激；或是用 CO_2 吹管，分别连接 CO_2 气体和温盐水成喷雾状吹吻合口，以显露术野；④固定乳内动脉蒂：吻合毕，递持针钳夹 7-0 残余的血管缝合线将乳内动脉蒂固定于心脏表面，钛夹再次止血。

2）Y 形桥吻合法：①离断右乳内动脉：递镊子、剪刀、血管夹取右乳内动脉，离断后注入肝素盐水检查，并夹闭其分支；②修剪吻合口：递超锋利剪、PO 剪修剪吻合口备用；递长镊子垫纱布块、递镊子、圆刀在左乳内动脉上选择合适的吻合部位；③挑开左乳内动脉圆刀切开外膜，冠状刀挑开乳内动脉、PO 剪剪开至合适长度作为吻合口；④左右乳内动脉端-侧吻合：递双头针 8-0 或 9-0 血管缝合线吻合；⑤左右乳内动脉与冠状动脉前降支吻合；⑥递双头针 8-0 或 9-0 血管缝合线吻合。

（9）静脉桥吻合法：选择大隐静脉需吻合的靶血管，注肝素盐水检查静脉质量。根据患者病情，可选择先吻合远端或近端，修剪静脉吻合口备用。

1）近端吻合法：①夹闭部分主动脉：递侧壁钳钳夹，纱布缠绕钳体闭合端，防止钳子闭合端松开；②剪除主动脉外膜，切开主动脉：递镊子、剪刀修剪；递电刀止血；递 11 号刀切开主动脉，打孔器打孔，湿纱布清除打孔器尖端残留的主动脉壁，用 30mL 注射器抽温盐水冲洗主动脉壁吻合口内残留物；③大隐静脉与近端主动脉吻合：递近端镊子、5-0 或 6-0 血管缝合线吻合，橡胶蚊氏钳固定另一端线尾，吻合完毕打结；递血管夹夹闭静脉远端，松开侧壁钳。

2）远端吻合法：①充分显露心尖部：利用心包牵引线和纱布，使尖部显露；手术床取头低脚高位；②固定吻合之血管：递固定器选择固定部位；③静脉序贯吻合：配合同上述的"Y 形桥吻合法"吻合毕，摇平手术床。

（10）主动脉钙化或粥样硬化的病例，可使用近端吻合器或"易扣"，避免侧壁钳对升主动脉的损伤。

"易扣"使用法：①在主动脉上缝荷包线：递 3-0 血管缝合线、双头针带毡片褥式荷包缝合；递剪刀剪针后，套线引子夹蚊氏钳；②切开主动脉壁，置入易扣：递 16 号针刺穿主动脉壁，置入易扣封堵器，收紧荷包线，拧紧易扣、固定吻合部；③切开主动脉吻合口处：递 15 号刀、镊子切开吻合口处的主动脉，吸引器插排气针与易扣连接进行吸引；④主动脉打孔：打孔器打孔;⑤吻合血管:递双头针5-0或6-0血管缝合线缝合;缝合完毕拔除易扣,荷包线打结;递剪刀剪线。

（11）血管桥排气:递1mL注射器针头或持夹7-0缝针排气。

（12）心脏恢复正常解剖位置:取出牵引线和纱布,复原备罂粟碱盐水或合贝爽10mg进行封闭。

（13）检查"桥"的血流量:将流量笔探头一端垂直嵌入新移植的血管桥,另一端与流量仪相连,当PI(搏动指数)>5、DF(舒张期血流比值)>50%、EF(单位时间血流量)>15时,提示桥的流量好。

（14）核对搭桥器械,缝合荷包:与巡回护士清点器械;重点检查血管夹和橄榄针;递无损伤镊、纱布止血;递9×28圆针7号线缝合心包。

（15）逐层关闭胸腔:再次清点器械、物品;准备6号或7号钢丝3根,可可钳12把关闭胸骨;递1-0或3-0可吸收线连续缝合,逐层关闭胸腔。

(三)心肌梗死后室壁瘤切除及左心室成形术

1.适应证　心肌梗死后并发室壁瘤。

2.麻醉方式　气管插管全麻+体外循环。

3.手术体位　仰卧位。

4.手术切口　胸骨正中切口。

5.特殊用物　毡片。

6.手术步骤与手术配合

（1）胸骨正中切口,打开心包,建立体外循环:配合同本章胸骨正中切口(1~7)及全身体外循环动、静脉插管术。

（2）在并行循环下分离粘连的室壁瘤:递组织剪游离粘连。

（3）沿瘤壁边界线保留1~1.5cm的纤维化组织,全部切除:递组织剪剪除室壁瘤室壁瘤。

（4）清除附壁血栓:递刮匙清除附壁血栓,递0.9%氯化钠溶液冲洗,以免残留微栓。

（5）修补心尖部较小的室壁瘤闭合切口:递涤纶毡片2条置于切口两侧,递2-0聚丙烯线连续褥式缝合,穿过瘤壁基底边缘,缝线拉紧打结后再递1块毡片在切口正上方,然后2-0聚丙烯线连续缝合固定。

（6）巨大室壁瘤成形术:递涤纶毡片1块、2-0聚丙烯线沿室壁瘤边缘连续缝合;递合适圆形补片、2-0聚丙烯线行补片成形术;补片后递针线将瘤体残余组织缝合包盖在补片外侧。

（7）关胸:配合同胸骨正中切口(8~14)。

(四)心肌梗死后室间隔穿孔修补术

1.适应证　心肌梗死并发室壁破裂,室间隔穿孔。

2.麻醉方式　气管插管全麻+体外循环。

3.手术体位　仰卧位。

4.手术切口　胸骨正中切口。

5.特殊用物　毡片(备瓣膜置换器械)。

6.手术步骤与手术配合

（1）取胸骨正中切口,打开心包,建立体外循环:配合同胸骨正中切口(1~7)及全身体外循环动、静脉插管术。

（2）自心尖部切开心室,显露室间隔穿孔:递11号刀、组织剪切开,递心脏拉钩牵引心室切缘显露术野。

（3）剪去穿孔附近及左心室切口附近坏死的心肌组织:递组织剪剪除。

（4）探查二尖瓣乳头肌,如有明显坏死或断裂行二尖瓣置换术:配合同二尖瓣置换术。

（5）缝合心尖部较小的室间隔穿孔:递毡片1块放在室间隔穿孔后缘,再递长毡片2块分别置于左心室侧和右心室侧,2-0聚丙烯线褥式间断缝合,每条线均穿过此3块毡片,缝合完毕同时拉紧打结。

（6）修补室间隔大穿孔:递合适的大毡片、2-0聚丙烯线缝合修补室间隔穿孔;递另一圆形毡片、2-0聚丙烯线修补心室切口。

（7）关胸:配合同胸骨正中切口(8~14)。

（五）激光心肌血供重建术

1. 适应证　冠状动脉粥样硬化性心脏病。

2. 麻醉方式　气管插管全麻。

3. 手术体位　右侧卧位,左侧抬高45°。

4. 手术切口　左前外侧切口。

5. 特殊用物　CO_2激光打孔机、激光导管、开胸器械包。

6. 手术步骤与手术配合

（1）患者入手术室:激光打孔机开机,给患者连接心电图导联线,在其眼睛上敷盖湿盐水纱布,以防激光损伤。行食管超声心动图监测手术效果。

（2）经第5肋间进入胸膜腔,显露心脏:配合同前外侧切口(1~4)。

（3）剪开、悬吊心包:递胸腔自动牵开器牵开显露心包;递长镊,组织剪剪开心包、电刀止血;递7×28圆针7号丝线悬吊心包。

（4）准备激光臂:递无菌保护套套在激光臂上,做打孔准备。

（5）心肌打孔:递无菌激光臂行心肌打孔,按术者指令操作激光打孔器,并及时清洗激光导管。

（6）心外膜止血:递纱布压迫心外膜激光打孔口止血;出血明显者,递6-0聚丙烯线缝扎止血。

（7）关胸:配合同前外侧切口(7~12)。

第四节　泌尿外科手术的护理配合

一、膀胱手术

（一）膀胱取石术

1. 适应证

（1）儿童膀胱结石患者。

(2)巨大的膀胱结石不宜采用经尿道膀胱碎石者。

(3)围绕膀胱异物的结石。

(4)膀胱结石合并前列腺增生、尿道狭窄、膀胱颈挛缩及膀胱憩室者,在取石手术的同时,应矫正梗阻性病变。

2. 麻醉方式　持续硬膜外麻醉。

3. 手术体位　仰卧位。

4. 手术切口　下腹部正中切口。

5. 手术用物

(1)器械类:开腹手术器械包 1 个、大敷料包 1 个、吸引器连接管 1 套、电刀 1 套、无菌干持物钳 1 套、膀胱拉钩 2 个、膀胱取石钳 2 把。

(2)布类:衣包、布包。

(3)其他类:6×17 圆针、15 号刀片、2-0 可吸收线、1 号丝线、4 号丝线、7 号丝线、手术粘贴巾、双腔导尿管、膀胱造瘘管(蕈形管)、22 号硅胶引流管、液状石蜡、引流袋。

6. 手术步骤与配合

(1)常规消毒皮肤,贴无菌手术膜,铺无菌单:递海绵钳夹持聚维酮碘纱球消毒皮肤,依次递无菌巾、中单、孔被。

(2)由耻骨联合上缘沿下腹中线向上达脐下或绕脐达上腹部切开皮肤、皮下组织:递乙醇棉球消毒,干纱垫擦干,递 20 号刀切开,干纱垫拭血,中弯钳止血,1 号丝结扎出血点或电凝止血。

(3)电刀切开腹白线,分开腹直肌及锥状肌,电凝止血:递皮肤拉钩牵拉显露术野,组织剪剪开,湿纱垫钝性分离即可显露。

(4)用海绵钳向上推开膀胱脂肪组织及膀胱顶部腹膜返折,显露膀胱前壁或切开腹膜进入腹腔:递湿纱垫包裹手指分离。

(5)推开腹膜返折,提起膀胱穿刺并切开:递"S"形拉钩牵开显露术野,递两把组织钳提起膀胱,20mL 注射器连接长针头穿刺,中弯钳戳穿膀胱壁。

(6)放置腹腔自动拉钩:递"S"形拉钩暴露膀胱,用 6×17 圆针 4 号丝线在膀胱前顶部缝两针牵引线,蚊式钳固定。

(7)用 15 号刀片在两牵引线之间将膀胱切一小口,用吸引器吸净尿液,扩大膀胱切口,如有出血,电凝止血。

(8)扩大膀胱创口,吸净膀胱内液体,取出结石:放置膀胱拉钩或徒手扩大创口,递取石钳取石。取石时注意勿损伤膀胱黏膜。

(9)用手指探查膀胱,注意有无结石残留及梗阻性病变存在,冲洗膀胱,取净血块和碎石,彻底止血:递 0.9%氯化钠溶液冲洗,中弯钳钳夹止血或电凝止血,递长镊,圆针 2-0 可吸收线缝合,递膀胱造瘘管。

(10)冲洗切口,放置切口引流管:递 0.9%氯化钠溶液冲洗,清点物品数目,递引流管,中弯钳协助置管。

(11)用 6×17 圆针 4 号丝线间断缝合膀胱周围筋膜及前肌层:从导尿管注入 0.9%氯化钠溶液 100~150mL,检查膀胱缝合口有无漏液。

(12)对合皮肤,覆盖切口:递有齿镊对合皮肤。缝合皮肤,递有齿镊夹持乙醇棉球,再次清点物品数目,递有齿镊、9×28 三角针 1 号丝线间断缝合,逐层缝合腹壁切口。

(13)乙醇棉球消毒皮肤,覆盖无菌纱布,包扎切口。

(二)膀胱部分切除术

1.适应证 不能经尿道电切的局限性、浅表性较大的膀胱癌,孤立性浸润癌。

2.麻醉方式 硬膜外麻醉。

3.手术体位 仰卧位,头略低,臀部垫高。

4.手术切口 腹部正中切口或弧形切口。

5.手术用物

(1)器械类:开腹手术器械包 1 个、大敷料包 1 个、吸引器连接管 1 套、膀胱冲洗包 1 个、膀胱拉钩 2 个、电刀 1 套、无菌干持物钳 1 套。

(2)布类:衣包、布包。

(3)其他类:双腔导尿管 1 根、润滑止痛胶 1 支、1-0 可吸收线 2 根、4-0 可吸收线 1 根、引流袋 1 个、腹腔引流管 1 根、6×17 圆针、1 号丝线、4 号丝线、15 号刀片、纱布数块。

6.手术步骤与配合

(1)手术野常规消毒,铺单:递海绵钳夹持聚维酮碘纱球消毒皮肤,依次递无菌巾、中单、孔被。

(2)由耻骨联合上缘沿下腹中线向上达脐下或绕脐达上腹部切开皮肤、皮下组织:递乙醇棉球消毒,干纱垫擦干,递 20 号刀切开,干纱垫拭血,中弯钳止血,1 号丝线结扎出血点或电凝止血。

(3)暴露膀胱:常规切开皮肤,电刀切开皮下组织,切开腹直肌前鞘。分离腹直肌及锥状肌。将腹膜向上推开,充分暴露膀胱。用 6×17 圆针、4 号丝线缝扎膀胱表浅血管,4 号丝线悬吊,牵引膀胱壁,切开膀胱。

(4)向上推开膀胱脂肪组织及膀胱顶部腹膜返折,显露膀胱前壁或切开腹膜进入腹腔:递湿纱垫包裹手指分离。切开膀胱显露肿瘤,观察肿瘤的部位、大小、数目及其与输尿管口的关系。

(5)游离膀胱壁:左手在膀胱内提起膀胱壁,右手用纱布在膀胱外游离膀胱壁至肿瘤相应部位。将膀胱壁展平后,在距肿瘤周围 2cm 之正常膀胱黏膜上用 4 号丝线缝合数针做标记。

(6)切除部分膀胱壁:递弯钳 2 把夹持膀胱壁,10 号刀或电刀切除。边切边用组织钳钳夹膀胱壁,控制膀胱壁出血。膀胱壁如有活动性出血,即予以缝扎止血或电凝止血。注意勿将丝线留于膀胱内,若肿瘤离输尿管口很近,应行输尿管膀胱再植术。

(7)如肿瘤已侵犯一侧输尿管口,则需先将输尿管游离,将输尿管管口与肿瘤一并切除。

(8)把切断的输尿管,重新移植于膀胱上。

(9)在膀胱相应部位做一切口,用血管钳把输尿管拉入膀胱内用 4-0 可吸收线以做吻合,并安放输尿管支架管。

(10)经尿道插入双腔气导管尿管:递双腔气囊导尿管,液状石蜡润滑。注入 20mL0.9% 氯化钠溶液,观察缝合处有无渗漏。如有,即给予缝补。注意必须使用可吸收线。

(11)缝合膀胱壁:递长镊,用 1-0 可吸收线将膀胱壁做全层连续缝合。4 号丝线加强间断缝合膀胱外层。

(12)仔细观察有无渗血,冲洗切口,放置22号硅胶引流管:递0.9%氯化钠溶液冲洗,清点物品数目,递引流管,中弯钳协助置管。

(13)清点器械、敷料、缝针等物品数目,缝合皮肤:递有齿镊夹持乙醇棉球,再次清点物品数目,递有齿镊、1号丝线间断缝合。

(14)对合皮肤,覆盖切口:递有齿镊对合皮肤,乙醇棉球消毒皮肤,递纱布覆盖。

(15)逐层缝合腹壁切口:覆盖无菌纱布,包扎切口。

(三)膀胱全切、回肠代膀胱术

1.适应证

(1)膀胱癌需做全膀胱切除术,前列腺肉瘤需做前列腺膀胱全切除术者。

(2)严重的膀胱、尿道损伤及无法修补的先天性膀胱外翻症。

(3)结核性挛缩性小膀胱,一侧肾已切除,对侧肾有积水和感染时。

(4)已施行输尿管结肠移植术后或其他膀胱重建术后,有反复发作的上行感染、肾功能损害和不易控制的酸氯血症者。

(5)盆腔器官清除术后,无法采用其他尿路改道者。

(6)神经性膀胱功能障碍伴输尿管反流、感染者。

2.麻醉方式

(1)持续硬膜外麻醉。

(2)静脉复合麻醉、气管内插管。

3.手术体位 仰卧位,头略低。

4.手术切口 下腹部正中切口。

5.手术用物

(1)器械类:开腹手术器械包1个、大敷料包1个、吸引器连接管1套、大"S"拉钩1套、电刀1套、无菌干持物钳1套。

(2)布类:布包、衣包。

(3)其他类:输尿管支架管1根、导尿管1根、4-0可吸收线2根、5-0可吸收线2根、腹腔引流管2根、引流袋2个、6×17圆针、1号丝线、4号丝线、7号丝线、10号丝线、0.9%氯化钠溶液、手术粘贴巾、2-0可吸收线、造瘘管、双腔导尿管、注射器、输尿管导管、肛管、液状石蜡棉球、凡士林纱布、链霉素、灌洗器。

6.手术步骤与配合

(1)常规消毒皮肤,铺单:递海绵钳夹持聚维酮碘纱球消毒皮肤,依次递无菌巾、中单、孔被。递20号刀、干纱垫拭血,有齿镊做下腹正中切口或耻骨上横弧形切口显露膀胱,递弯血管钳、电刀止血。

(2)先探查肝脏和大网膜,后探查髂总内外血管等处的淋巴结及骶旁骶正中等处有无淋巴结转移,于输尿管下端切开后腹膜,游离输尿管并于近膀胱处切断,远端结扎,近端插入8号导尿管,将尿液引向体外。

(3)用扁桃体钳、组织剪游离膀胱,先游离膀胱前壁,于腹膜返折处,将腹膜推向上方,组织钳夹住膀胱顶部脐尿管后钝性分离膀胱及腹膜直至膀胱底部,在该处分别切断,4号丝线或7号丝线缝合双侧膀胱韧带及其内血管,最后游离,钳夹切断结扎耻骨前列腺韧带。

(4)游离输尿管:于骨盆缘下方髂血管处分别切开两侧盆腔腹膜,游离双侧输尿管下端,注意保存输尿管的血供。在靠近膀胱处切断输尿管,10号丝线结扎其远端,近侧端插入导尿管,暂时引流肾盂内尿液。用手指经上述盆腔腹膜切开处,在骶岬前方、乙状结肠系膜后方,做钝性分离,形成一通道。将左侧输尿管下端经此通道,牵入腹腔。

（5）切取游离回肠:于回肠末端距回盲瓣10~15cm处,取长15~20cm带系膜的游离回肠段。先将此段回肠的系膜呈扇形切开,注意其血运供应良好(保留2根弓状血管),用4号丝线结扎肠系膜上的出血点。肠腔内注入链霉素溶液,再用0.9%氯化钠溶液冲净肠腔内容物。关闭回肠膀胱近端,第一层用4-0可吸收线连续内翻缝合,第二层用1号丝线作浆肌层间断缝合。

（6）恢复回肠连续性:在回肠膀胱的前上方,将切断的回肠近、远端用6×17圆针4号丝线做残端吻合,以恢复肠管的连续性。

（7）输尿管回肠膀胱吻合:在距回肠膀胱近端闭合缘约1cm处的对系膜缘肠壁上,做一小切口。拔除左侧输尿管内导尿管,斜向剪去过长的输尿管,使之呈马蹄状与此小切口进行吻合。吻合前,先插入输尿管支架管。支架管的一端经输尿管插至肾盂,另一端经回肠膀胱的上述小切口至回肠膀胱远侧断端拖出。用5-0可吸收线将输尿管断面与小切口缘的肠壁做间断全层缝合6~7针,第一针缝线结扎后固定支架管,外层用4号丝线间断缝合6~7针,丝线不要穿透黏膜。在距此吻合口远端约1cm处回肠膀胱的对系膜缘上,另做一小切口,依同样方法做右侧输尿管回肠膀胱吻合。

（8）缝合后腹膜:将右侧盆腔腹膜切口缘覆盖回肠膀胱闭合缘。输尿管回肠膀胱吻合处,用4号丝线间断缝合,使回肠膀胱闭合缘及其输尿管吻合处均固定于腹膜外。

（9）回肠膀胱腹壁造口:最好是术前根据患者腹壁形态选定适当的造口位置。通常是在右髂前上棘与脐连线的中点处,做直径约2cm的圆形切口,十字剪开该处的腱膜和肌肉,直达腹腔,并用4号丝线间断缝合腱膜和腹横筋膜相对应的创缘,此通道以容两横指为宜。经此通道将回肠膀胱远端拖出腹壁外约5cm,用4号丝线将回肠膀胱浆肌层与腹膜间断缝合数针,注意其系膜应无扭曲和张力。纵向剪开回肠膀胱远侧断端的对系膜缘肠壁约2cm,以便外翻缝合成乳头状。用4号丝线由外向内贯穿腹壁造口缘的皮肤全层,再穿过回肠膀胱壁的浆肌层1~2次。最后缝针从回肠膀胱远侧断端的黏膜面穿出,暂不拉紧缝线或打结。待环绕回肠膀胱如此缝合6~8针,最后逐一结扎缝线,即形成长约2cm的乳头状突起。将1根20多孔引流管插入回肠膀胱内,用4号丝线将此引流管和左右输尿管支架管妥善固定。

（10）关闭后腹膜切口:用4号丝线间断缝合盆腔腹膜切开处,清点物品数目,并将回肠膀胱浆肌层缝合固定于盲肠下外方的腹膜上,以防止回肠膀胱受压、扭曲和内疝形成。

（11）仔细止血,放置引流管1根。清点器械和敷料、缝针等物品数目。

（12）逐层缝合腹壁切口。覆盖无菌纱布,包扎伤口。

（四）耻骨上膀胱造口术

1.适应证

（1）暂时性

1）因尿道损伤、尿道狭窄或前列腺增生症而导致急性尿潴留,且导尿管不能插入者。

2）膀胱、前列腺及尿道手术后作暂时性尿液引流,以保证手术成功及术后顺利恢复。

（2）永久性

1）神经源性膀胱功能障碍患者,膀胱残余尿较多,又不能长期留滞导尿管者。

2)因年老体弱及重要脏器有严重疾病不能耐受前列腺摘除术伴尿潴留不能解除者。

3)因尿道肿瘤而行全尿道切除者。

2.麻醉方式

(1)低位椎管内麻醉。

(2)局部浸润麻醉。

3.手术体位　仰卧位。

4.手术切口　下腹部正中切口。

5.手术用物

(1)器械类:小手术包1个、小敷料包1个、电刀1套、无菌干持物钳1套。

(2)布类:衣包、布包。

(3)其他类:F24蕈形管1根、引流袋1个、1-0可吸收线1根、2-0可吸收线1根。

6.手术步骤与配合

(1)常规消毒腹部及会阴部皮肤,铺无菌单。

(2)切口:在耻骨联合上约3cm做下腹部正中切口。

(3)逐层切开腹壁,暴露膀胱后,切一小口,吸尽膀胱内尿液,置入F24蕈形管做造瘘管,勿触及三角区,以免术后因造瘘管刺激三角区而引起膀胱和尿道疼痛。

(4)递2-0可吸收线在造口管上下各缝合数针。

(5)递1-0可吸收线缝合膀胱。

(6)仔细止血,将膀胱造瘘管经切口引出或另切一孔引出,逐层缝合腹壁,并将造瘘管固定于皮肤上。

(7)清点器械和敷料、缝针等物品数目。

(8)逐层缝合腹壁切口。

(9)覆盖无菌纱布,包扎伤口。

二、肾脏、肾上腺手术

(一)肾切除术

1.适应证　肾功能丧失。

2.麻醉方式　连续硬膜外麻醉或全麻。

3.手术体位　侧卧位。

4.手术切口　第11肋间或第12肋下缘切口。

5.手术用物

(1)体位用物:支身架2个、小圆形海绵垫2个、腋垫1个、布中单1块、长方形海绵垫3~4个、侧卧位搁臂架1个、木制搁臂架1个、约束带数根。

(2)器械类:大包、泌尿科特殊器械。

(3)布类:布包、衣包。

(4)其他类:电刀、液状石蜡棉球、26号硅胶引流管、双腔导尿管及引流袋、1号丝线、4号丝线、7号丝线、10号丝线、无菌手套、标本袋。

6.手术步骤与配合

(1)手术野常规消毒,铺单:递海绵钳夹持聚维酮碘纱球消毒皮肤,依次递无菌巾、中单、孔被。

（2）由第 11 肋间前段向前方做一斜切口至腹直肌外缘切开皮肤、皮下组织：递乙醇棉球消毒，干纱垫擦干，递 20 号刀切开，干纱垫拭血，中弯钳止血，1 号丝线结扎出血点或电凝止血。

（3）切开背阔肌、腹外斜肌显露第 12 肋间：递皮肤拉钩牵开，电刀切开，干纱垫拭血。

（4）切开腰背筋膜及肋间组织递 10 号刀切开。

（5）推开肾周筋膜、腹横筋膜、腹膜、显露胸膜返折切断部分膈肌角：递湿纱垫钝性分离，组织剪剪开。

（6）切开腹外斜肌、腹内斜肌、腹横肌，显露肾周脂肪组织：递电刀切开，用手指伸入腹肌下，边推开腹膜、腹膜外脂肪，边切开，"S"拉钩牵开显露。

（7）充分游离肾脏，切除其周围粘连组织："S"拉钩牵开显露术野，递直角钳分离，组织剪剪断，4 号丝线结扎。

（8）显露提起输尿管：直角钳分离，递输尿管钳提起输尿管。

（9）向其远端游离输尿管，并切断：递中弯钳、组织剪分离，递 2 把中弯钳钳夹末端输尿管，10 号刀切断，7 号丝线结扎。

（10）分离肾蒂周围组织，继续切断肾蒂血管：直角钳、长弯钳分离、钳夹，组织剪剪断，7 号丝线结扎，递肾蒂钳 3 把钳夹肾蒂血管，10 号刀切断，10 号丝线结扎。

（11）冲洗切口，放置 26 号硅胶引流管：递 0.9%氯化钠溶液冲洗，清点物品数目，递引流管，中弯钳协助置管。

（12）缝合各肌层：递无齿镊、9×28 圆针 7 号丝线间断缝合。

（13）缝合皮肤：递有齿镊夹持乙醇棉球，再次清点物品数目，递有齿镊、9×28 三角针 4 号丝线间断缝合。

（14）对合皮肤，覆盖切口：递有齿镊对合皮肤，乙醇棉球消毒皮肤，递纱布覆盖。

（二）肾部分切除术

1. 适应证

（1）孤肾肾癌，位于肾的某一极，瘤体直径<3cm 者。

（2）双肾癌，肿瘤均较小，直径<2cm，施行双肾部分切除术。

（3）肾结石，局限于肾盏的一部分，而结石零散不易取尽及部分肾实质有破坏者。

（4）肾脏先天畸形合并结石。

（5）肾脏良性肿瘤。

（6）早期肾结核，在药物控制下形成局限性病灶，如结核球、空洞等，孤肾之一极处肾结核病灶，长期治疗病灶不能清除。

（7）肾动脉分支梗死或肾上、下极的副肾动脉狭窄或范围较小的肾内动脉瘤，动、静脉瘘，肾缺血部位局限，经部分切除后尚能保留 2/3 正常肾组织。

（8）肾脏创伤局限于肾脏一极。

2. 麻醉方式

（1）持续硬膜外麻醉。

（2）静脉复合麻醉，气管内插管。

3. 手术体位　侧卧位。

4. 手术切口　第 11 肋间切口或第 12 肋缘下切口。

5. 手术用物

(1) 器械类：开腹手术器械包 1 个、大敷料包 1 个、吸引器连接管 1 套、电刀 1 套。

(2) 布类：衣包、布包。

(3) 其他类：无菌干持物钳 1 套、心耳钳 2 把、阻断管 2 个、钩子 1 个、阻断带 2 根、无菌冰 1 盒、15 号刀片、0.5%~1% 普鲁卡因、6×17 圆针、1-0 丝线、4-0 丝线。

6. 手术步骤与配合

(1) 常规消毒皮肤，贴无菌手术膜，铺无菌单。

(2) 切口：可采用第 11 肋间切口或第 12 肋缘下切口。

(3) 按肾脏显露途径逐层切开，放置腹腔自动拉钩。

(4) 递 0.5%~1% 普鲁卡因 30mL 封闭脂肪囊，切开肾脏脂肪囊，钝性游离整个肾脏，直至肾蒂，肾脏用无菌冰屑包绕，局部降温，用心耳钳或血管夹夹肾动脉、肾静脉，也可将肾血管套以阻断带、阻断管，暂时阻断肾循环，减少术中出血，记录时间，定时开放。

(5) 递 15 号刀片切开病变区的肾包膜，用蚊式钳细心分离，剥离及翻转包膜，露出肾实质。

(6) 递 15 号刀片切除肾脏病变部分，肾实质断面的小血管，递 4-0 丝线或 1-0 丝线结扎，也可用 6×17 圆针、10 丝线逐一贯穿缝扎，放松血管夹或心耳钳或阻断带，仔细检查有无出血，如有渗血可用热盐水纱垫压迫止血。

(7) 缝合肾盂肾盏：递 6×17 圆针、3-0 肠线缝合肾盂或肾盏断端。

(8) 肾脏断面覆以吸收性明胶海绵或游离腹膜，6×17 圆针、1-0 丝线连续缝合肾包膜，固定肾脏。

(9) 冲洗伤口，放置引流管，清点器械敷料、缝针等物品数目，逐层缝合切口。

(10) 覆盖无菌纱布，包扎伤口。

(三)肾移植术

1. 适应证

(1) 由于肾小球肾炎、慢性肾盂肾炎、间质性肾炎及囊性肾病等疾患所致的晚期肾衰竭。

(2) 糖尿病性肾病所致的肾衰竭。

(3) 系统性红斑狼疮性肾病、肾结石所致的肾衰竭。

(4) 外伤致孤肾或双肾功能丧失、观察 2 年以上无转移并需长期透析的肾肿瘤等。

2. 麻醉方式

(1) 持续硬膜外麻醉。

(2) 静脉复合麻醉，气管内插管。

3. 手术体位　仰卧位，术侧髂窝处略垫高。

4. 手术切口　右下腹弧形切口。

5. 手术用物

(1) 供肾：小手术包 1 个、无菌冰 1 盒、灌洗液 2000mL、眼科弯剪刀 1 把、折骨刀 1 把、钩子 1 个、灌注吊筒 1 套、衣包、布包。

(2) 受肾：开腹手术器械包 1 个、大敷料包 1 个、吸引器连接管 1 套、电刀 1 套、无菌干持物钳 1 套、血管夹 4 个、弹簧血管钳 4 个、平针头粗细各 1 个、阻断管粗细各 4 根、钩子 2 个、血管拉钩 2 个、精细针持 2 把、精细平镊 2 把、心耳钳大小各 1 把、血管吻合钳 2 把、银夹台 1 个、银夹钳 1 把、银夹数个、折骨刀 1 把、勺子 1 把、肾袋(自做)1 个、衣包、布包。

(3)其他类:5-0 聚丙烯无损伤针线、6-0 聚丙烯无损伤针线、4 号丝线、7 号丝线、肝素 0.9%氯化钠溶液、15 号刀片、4-0 可吸收线、F8~10 号硅胶尿管。

6.手术步骤与配合

(1)供肾的修整与灌注:将供肾取出放入盛有冰屑的盆中,肾动脉插入输液管(塑料),注入 4mL 肾灌注液,直至流出澄清液体为止。用精细镊、眼科剪刀仔细修剪肾血管周围组织,去掉输尿管周围脂肪,小血管予以结扎止血,修剪完毕放入冰盐水中保存待用。

(2)常规消毒皮肤,铺单:递海绵钳夹持聚维酮碘纱球消毒皮肤,依次递无菌巾、中单、孔被。

(3)切口:右下腹弧形切口,上端起自髂嵴内上方 3cm,斜向右下腹,下至耻骨联合上缘 3cm。

(4)切开皮肤、皮下组织,电凝止血:切开腹外斜肌及筋膜、腹内斜肌、腹横肌,电凝止血或用 4 号丝线结扎止血。

(5)钝性分离腹膜,牵向内侧,显出髂窝及髂血管。

(6)剪开髂外动脉鞘筋膜,暴露髂内动脉,分离髂内动脉直达远端分支:将髂外动脉用血管拉钩向外拉开,暴露髂外静脉和髂总静脉,分离髂外静脉以备吻合用。

(7)将供肾置于盛有冰屑的肾袋内,用心耳钳夹住髂外静脉,与供肾静脉用 5-0 聚丙烯无损伤针线做端-侧吻合,用肝素 0.9%氯化钠溶液冲洗血管腔。

(8)在髂内动脉根部,用心耳钳或血管夹阻断髂内动脉,其远心端用 7 号丝线双重结扎后切断,用肝素 0.9%氯化钠溶液冲洗血管腔。用 6-0 聚丙烯无损伤针线做供肾动脉与髂内动脉端-端吻合,检查动脉吻合口。

(9)血管吻合完毕,开放全部阻断钳,先开放静脉,再开放动脉,观察移植肾供血情况,检查有无渗出血。出血点用 4 号丝线结扎。

(10)将移植肾平稳地放置于髂窝,检查肾动脉、肾静脉是否扭曲、成角。

(11)重建尿路。观察移植肾滴尿后,用 15 号刀片纵向切开膀胱浆肌层和黏膜,用 4-0 可吸收线全层间断缝合输尿管与膀胱黏膜肌层,输尿管内置入 F8~10 号硅胶尿管做支架引流。

(12)肾被膜切开:用 15 号刀片,蚊式钳纵向切开肾被膜减少张力,局部渗血用热盐水纱布压迫止血。

(13)肾包膜上下、内外各置 1 个银夹,便于术后摄片观察肾脏情况。

(14)放置引流管,清点器械、敷料数目,逐层缝合切口。

(15)覆盖无菌纱布,包扎伤口。

(四)肾上腺肿瘤切除术

1.适应证

(1)肾上腺皮质腺瘤。

(2)肾上腺嗜铬细胞瘤。

(3)肾上腺髓性脂肪瘤。

（4）无内分泌功能的肾上腺腺瘤或癌。

2. 麻醉方式

（1）持续硬膜外麻醉。

（2）静脉复合麻醉、气管内插管。

3. 手术体位　侧卧位或仰卧位。

4. 手术切口　第 11 肋间切口或第 12 肋缘下切口。

5. 手术用物

（1）器械类：开腹手术器械包 1 个、大敷料包 1 个、吸引器连接管 1 套、电刀 1 套、无菌干持物钳 1 套、肋骨分离器 1 个、肋骨剪刀 1 把、咬骨钳 1 把、骨膜剥离器 1 个、"S"形拉钩。

（2）布类：衣包、布包。

（3）其他类：纱布数块、4 号丝线、7 号丝线、6×17 圆针。

6. 手术步骤与配合

（1）常规消毒皮肤，铺单：递海绵钳夹持聚维酮碘纱球消毒皮肤，依次递无菌巾、巾单、孔被。

（2）切口：一般采用第 11 肋间切口或第 12 肋缘下切口。

（3）切开皮肤、皮下组织，电凝止血，切开背阔肌及下后锯肌显露第 12 肋骨，切开骨膜，用骨膜剥离器剥离后侧肋骨骨膜至肋骨角内侧处，用肋骨分离器分离肋骨。肋骨剪刀剪除第 12 肋骨，以咬骨钳修整肋骨残端，注意勿损伤胸膜。

（4）于肋床尖处切开腰背筋膜，推开胸膜及膈肌，显露肾周筋膜。

（5）精细长剪刀纵向剪开肾周筋膜，用手指钝性剥离肾周脂肪露出肾上极，用"S"形拉钩将肾脏向下方压移，显露肾上腺及其肿瘤。

（6）如果肿瘤包膜完整，可钝性或锐性将肿瘤从肾上腺组织中剥离出来，肿瘤的血管用 4 号丝线结扎，囊腔用纱布填塞止血。如肿瘤过大、多发、粘连较严重，则应分离，切断肾上腺下动脉、中动脉、上动脉及肾上腺中心静脉，7 号丝线结扎，做一侧肾上腺切除。以 6×17 圆针 4 号丝线缝合肾周筋膜。

（7）检查伤口，温盐水冲洗，彻底止血后，放置引流管。

（8）清点器械、敷料、缝针等物品数目，逐层缝合切口。

（9）覆盖无菌纱布，包扎切口。

（五）腹腔镜下肾囊肿去顶术

1. 适应证　成人型多囊肾、单纯性肾囊肿和获得性肾囊肿；单纯性肾囊肿直径>4cm 者；对肾实质及集合系统造成压迫者；对肾囊肿合并有高血压、高血红蛋白症等并发症者；或伴有疼痛、发热等临床症状或患者心理上对疾病压力较大要求治疗者；经皮穿刺注射硬化剂失败者。

2. 麻醉方式　气管插管全麻。

3. 手术体位　取侧卧位，患侧向上，腰部对准腰桥垫高，使腰部暴露良好。腋下垫一腋垫，身体前后侧用体位架固定好，各关节隆嵴外以软垫衬托，防止重要神经及血管受压，要求体位舒适，固定牢靠。

4. 手术切口

（1）经后腹膜路径方法：在腋中线或腋后线髂后上棘上方 2cm 外做 1.5～2.0cm 小切口。

（2）经腹腔路径方法：取患侧斜坡位，人工气腹针于脐缘患侧刺入腹腔内，压力为 1.33～

2.00kPa,经该点切口置入 10mm Trocar 穿刺器及腹腔镜,直视下在腋前线上与肋弓髂棘间分别取两点做小切口,并置入 5mm Trocar 穿刺器及相应的腔内操作器械。

5. 手术用物

(1)器械类:小包、腹腔镜器械 1 套。

(2)布类:布包、衣包。

(3)其他类:吸引器、11 号刀片、隔离罩、创可贴、26 号硅胶引流管。

6. 手术步骤与配合

(1)消毒皮肤,铺单:递海绵钳夹持聚维酮碘纱球消毒皮肤,依次递无菌巾、中单、孔被。

(2)做第 1 个切口,切口长 10mm,切开皮肤、皮下组织:递 11 号刀切开,中弯钳 1 把,干纱垫 1 块拭血。

(3)钝性分离肌层至腹膜后间隙递大弯钳撑开,递皮肤拉钩牵开切口。

(4)置入球囊扩张器,撑开腹膜后间隙,建立腹膜后空间:递球囊扩张器,向球囊扩张器内灌入 0.9%氯化钠溶液 800~1000mL,停留 5 分钟放出液体,取回球囊扩张器。

(5)在第 1 个切口置入穿刺套管,向腹膜后间隙注入二氧化碳气体:递 10mm 穿刺套管于第 1 个切口置入,连接二氧化碳气体输入管,注入二氧化碳气体。

(6)置入内镜观察腹膜后腔递内镜观察。

(7)在内镜监视下分别做第 2 个、第 3 个切口,分别置入 5mm 和 10mm 穿刺套管:递 11 号刀切开肋腰点部皮肤,递 5mm 和 10mm 穿刺套管。

(8)钝性分离肾周脂肪,暴露肾囊肿:递电凝钩,分离钳分离肾周脂肪;递剪刀及抓钳剪开肾周筋膜。

(9)在肾囊肿表面用电灼将囊肿戳穿,扩大切口吸净囊内液体:递电凝钩戳穿囊肿,递吸引器将囊内液体吸净。

(10)肾囊肿去顶,在距肾实质约 5mm 处剪除囊壁组织,并将其提出体外:递剪刀剪除囊壁组织,递抓钳将其提出体外。

(11)处理残留囊壁递电凝棒烧灼、抓钳钳夹无水乙醇棉球浸泡残腔 5 分钟,递吸引器吸净乙醇。

(12)检查手术野,彻底止血:递电凝棒将渗血点电凝止血。

(13)冲洗腹膜后腔,吸净液体,放置 26 号硅胶管引流:递 0.9%氯化钠溶液冲洗,递吸引器吸净液体,递引流管。

(14)放出腹膜后腔二氧化碳气体,取出穿刺套管,清点物品数目。

(15)缝合切口:递有齿镊,9×28 圆针 4 号丝线缝合肌肉,递有齿镊夹持乙醇棉球消毒皮肤,递 9×28 三角针 1 号丝线缝合皮肤。

(16)覆盖切口:递有齿镊夹持乙醇棉球消毒皮肤,敷料覆盖切口。

(六)肾囊肿去顶减压术

1. 适应证

(1)肾囊肿较大压迫肾实质或肾盂,继发肾性高血压,感染症状明显时。

(2)患有并发症的年轻患者。

2. 麻醉方式

(1)持续硬膜外麻醉。

（2）静脉复合麻醉,气管内插管。

3.手术体位　侧卧位,对好肾桥或仰卧位,患侧垫高。

4.手术切口　腰部斜切口或第11肋间切口或经腹部横切口。

5.手术用物

（1）器械类:开腹手术器械包1个、大敷料包1个、吸引器连接管1套、电刀1套、无菌干持物钳1套。

（2）布类:衣包、布包。

（3）其他类:无菌棉棒数根、2%碘酊1瓶、6×17圆针、4号丝线。

6.手术步骤与配合

（1）常规消毒皮肤,贴无菌手术膜,铺无菌单。

（2）切口:单侧手术者可选用腰部斜切口或第11肋间切口;如双侧一期手术,则经腹部横切口,经腹腔手术。

（3）显露肾脏:打开肾周筋膜,用海绵钳分离肾周围脂肪,充分游离肾脏后,用精细组织剪刀剪除肾脏表面囊肿的顶部,吸尽囊内液体或用电刀将囊肿顶部透明部分截除。用无菌棉棒蘸取2%碘酊溶液涂擦囊内,表层囊肿壁截除后,显露出深层囊肿顶做同样处理。比较小的囊肿可直接用电刀烧灼。

（4）将肾脏置于原位,用6×17圆针4号丝线缝合肾包膜固定肾脏,肾周放置引流管。

（5）冲洗伤口,清点器械、敷料、缝针等物品数目,逐层缝合切口。如经腹腔手术,则将后腹膜缝合,引流管由左、右腰部小切口分别引出体外。

（6）覆盖无菌纱布,包扎切口。

（八）肾盂切开取石术

1.适应证

（1）肾外型肾盂结石。

（2）易从肾盂钳取的肾盂肾盏结石。

2.麻醉方式　持续硬膜外麻醉。

3.手术体位　侧卧位。

4.手术切口　第12肋缘下切口。

5.手术用物

（1）器械类:开腹手术器械包1个、大敷料包1个。

（2）布类:衣包、布包。

（3）其他类:吸引器连接管1套、电刀1套、无菌干持物钳1套、精细镊子2把、取石钳1套、血管拉钩2个、6×17圆针、15号刀片、导尿管、1号丝线、4号丝线、3-0可吸收线。

6.手术步骤与配合

（1）常规消毒皮肤,贴无菌手术膜,铺无菌单。

（2）切口:经第12肋缘下切口。

（3）切开皮肤、皮下组织和肌层,电灼止血。

（4）放置腹腔自动拉钩,向前推开腹膜,递15号刀片切开肾周筋膜,剥离脂肪组织,分离出肾下半部及肾盂,出血点4号丝线结扎。

（5）在预计肾盂切开线的两侧,用 6×17 圆针 1 号丝线各缝 1 针牵引线,蚊式钳夹住,15 号刀片在两线之间切开肾盂,吸引器吸出尿液,用手指伸入肾盂内探查结石位置,用血管拉钩牵开肾盂,取石钳取石,放入弯盘内。

（6）检查结石的完整性、大小、形状和数目,与 X 线片对照。

（7）递 F8 导尿管插入肾盂内,温盐水反复冲洗,然后从切口将导尿管插入输尿管,直至膀胱,检查有无梗阻。

（8）肾盂切口递 3-0 可吸收线间断全层缝合,再递 6×17 圆针 1 号丝线间断缝合肾盂外膜以加固。

（9）温盐水冲洗伤口,放置引流管,清点器械、敷料数目,逐层缝合切口。

（10）覆盖无菌纱布,包扎伤口。

（九）肾窦部肾盂及肾实质切开取石术

1. 适应证　较大或巨大鹿角形肾结石。

2. 麻醉方式

（1）持续硬膜外麻醉。

（2）静脉复合麻醉,气管内插管。

3. 手术体位　侧卧位。

4. 手术切口　经第 12 肋缘下或第 11 肋间切口。

5. 手术用物

（1）器械类:开腹手术器械包 1 个、大敷料包 1 个。

（2）布类:衣包、布包。

（3）其他类:吸引器连接管 1 套、电刀 1 套、无菌干持物钳 1 套、精细镊子 2 把、取石钳 1 套、血管拉钩 2 个、大"S"拉钩 1 个、精细剥离子 1 个、无菌冰 1 盒、剪刀、心耳钳 1 把、血管夹 2 个、6×17 圆针、15 号刀片、4 号丝线、2-0 可吸收、3-0 可吸收线。

6. 手术步骤与配合

（1）常规消毒皮肤,贴无菌手术膜,铺无菌单。

（2）切口:经第 12 肋缘下或第 11 肋间切口。

（3）按肾脏显露途径逐层切开,放置腹腔自动拉钩、大"S"拉钩,显露肾脏。

（4）精细剪刀剪开肾周筋膜,海绵钳剥离脂肪组织,暴露肾脏。

（5）游离输尿管上段,充分分离肾窦肾盂,显露肾盂深部及肾盏漏斗部,出血点用 4 号丝线结扎。

（6）显露肾盂肾盏用 15 号刀片行肾盂"Y"形切口,再经肾切开结石所在的肾盏或由肾盂向肾盏延长切口,与肾盂切口相通,将结石用精细剥离子进行分离。

（7）小结石可用手指伸入肾内探查,取石钳取出或行肾外侧肾实质小切口取出。必要时可在手术台上摄肾区 X 线片,确认无残余结石,用 0.9%氯化钠溶液彻底冲洗,清除肾内泥石、碎石及血凝块。

（8）检查输尿管无梗阻后,用 3-0 可吸收线连续或间断缝合肾盂、肾盏切口,2-0 可吸收线间断缝合肾实质切口。若肾盏漏斗部狭窄,做肾盏成形术后再缝合肾实质切口。

（9）彻底冲洗伤口,清点器械、敷料数目,逐层缝合切口。

（10）覆盖无菌纱布，包扎伤口。

（十）肾盂成形术

1. 适应证　各种原因所致的肾盂输尿管连接部梗阻和上段输尿管狭窄非过长者。

2. 麻醉方式

（1）持续硬膜外麻醉。

（2）静脉复合麻醉，气管内插管。

3. 手术体位　仰卧位。

4. 手术切口　第 12 肋缘下腰部切口。

5. 手术用物

（1）器械类：开腹手术器械包 1 个、大敷料包 1 个、吸引器连接管 1 套、电刀 1 套、无菌干持物钳 1 套、精细平镊子 2 把、精细针持 2 把、大"S"形拉钩一个、海绵钳 1 把、精细剪刀 1 把。

（2）布类：衣包、布包。

（3）其他类：6×17 圆针、15 号刀片、4 号丝线、3-0 可吸收线、双腔导尿管、5-0 可吸收线。

6. 手术步骤与配合

（1）常规消毒皮肤，贴无菌手术膜，铺无菌单。

（2）切口：第 12 肋缘下腰部切口。

（3）按肾脏显露途径逐层切开，放置腹腔自动拉钩、大"S"形拉钩，用海绵钳向内侧推开腹膜及肾筋膜外脂肪。暴露肾周筋膜，精细剪刀打开肾周筋膜，游离肾下极、肾盂及输尿管上段，出血点用 4 号丝线结扎。注意勿损伤肾脏异位血管，松解周围粘连带。

（4）距肾门 2.3cm 处用 15 号刀片做肾盂环形切口，切除多余的肾盂和梗阻的输尿管上段。切除肾盂前用 6×17 圆针 4 号丝线先缝牵引线，同样在残留的输尿管上端缝一牵引线，面向肾盂的输尿管上端剪开 1.5cm 切口以便做斜向吻合。

（5）用 6×17 圆针、3-0 可吸收线缝合肾盂上方切口，下方留做吻合的切口，与输尿管口径一致。

（6）用 5-0 可吸收针线间断吻合肾盂和输尿管断端，吻合口要恰好相对，避免输尿管扭曲。先吻合后壁，置于双"J"导尿管做支架，再吻合前壁，必要时做肾造瘘。

（7）以 6×17 圆针 4 号丝线将肾周脂肪组织覆盖在肾盂切口和吻合口，防止粘连。同样，针线缝合肾周筋膜及脂肪固定肾脏，肾盂旁放置硅胶引流管。

（8）冲洗伤口，清点器械、敷料，逐层缝合切口。

（9）覆盖无菌纱布，包扎伤口。

三、输尿管、前列腺手术

（一）输尿管吻合术

1. 适应证

（1）输尿管损伤，如外伤性断裂、弹伤或偶因困难的妇产科手术损伤。

（2）输尿管先天性或炎症性狭窄。

（3）输尿管畸形。

2. 麻醉方式

（1）持续硬膜外麻醉。

（2）静脉复合麻醉，气管内插管。

3. 手术体位　仰卧位。

4. 手术切口　下腹部正中切口。

5. 手术用物

（1）器械类：开腹手术器械包 1 个、大敷料包 1 个、吸引器连接管 1 套、电刀 1 套、无菌干持物钳 1 套。

（2）布类：衣包、布包。

（3）其他类：输尿管支架管 1 根、F8 导尿管 1 根、双"J"导管 1 套、4-0 可吸收线 2 根、4 号丝线。

6. 手术步骤与配合

（1）常规消毒皮肤，贴无菌手术膜，铺无菌单。

（2）切口：下腹部正中切口。

（3）依次切开腹壁各层组织，出血点可用电灼或 4 号丝线结扎止血。

（4）显露输尿管于腹膜后向骨盆方向做钝性分离，将腹膜向前内方向牵开，显露输尿管。

（5）如被切断的输尿管经修剪后两断端口径一致，则可做两断端的直接对位吻合，将双"J"导管置入输尿管内，近端部分引入肾盂内，远端插至膀胱内，以后可通过膀胱镜取出。用 4-0 可吸收线间断缝合，缝针以不穿过输尿管黏膜为宜，但也可做全层缝合，重要的是防止黏膜脱出。缝线在输尿管管腔外打结，一般缝合 6~7 针即可完全吻合。

（6）如被切断的输尿管两断端口径不一致，或口径较细，则可做斜向吻合。在口径细的一端管口做纵向切开，再行吻合。吻合方法同前。

（7）脂肪组织覆盖输尿管吻合口。

（8）腹膜外放置引流管。

（9）仔细探查腹腔无出血后，清点器械和敷料、缝针等物品数目。

（10）逐层关闭腹壁切口。

（11）敷盖无菌纱布，包扎伤口。

（二）输尿管切开取石术

1. 适应证　适用于嵌顿较久或其他方法治疗无效的结石。

2. 麻醉方式　连续硬膜外麻醉。

3. 手术体位　上段结石宜侧卧位，中下段结石为仰卧位。

4. 手术切口　上段切开取石术切口为腰部斜切口，中段切开取石切口为髂前上棘内上方约 2cm 处向下做一长 8~10cm 切口。

5. 手术用物

（1）体位用物：支身架 2 个、小圆形海绵垫 2 个、腋垫 1 个、长方形海绵垫 4 个、侧卧位搁臂架 1 个、木制搁臂架 1 个、约束带数根。

（2）器械类：大包、泌尿科特殊器械包。

（3）布类：布包、衣包。

（4）其他类：电刀、液状石蜡棉球、泥鳅导丝、1 号丝线、4 号丝线、7 号丝线、2-0 可吸收线、3-0 可吸收线、26 号硅胶引流管及引流袋、10mL 和 50mL 注射器各 1 副、一次性单腔导尿管、双腔导尿管。

6.手术步骤与配合

(1)手术野皮肤常规消毒,铺单:递海绵钳夹持聚维酮碘纱球消毒皮肤,依次递无菌巾、中单、孔被。

(2)由第 12 肋下缘 2cm 横行斜向外下达髂嵴中点上 3cm 处切开皮肤、皮下组织递 20 号刀切开皮肤,干纱垫拭血,递中弯钳钳夹止血。

(3)切开背阔肌、下后锯肌,显露深面的腰背筋膜:递甲状腺拉钩牵开,干纱垫拭血;递电刀切开肌层,中弯钳止血,必要时 4 号丝线结扎。

(4)切开腰背筋膜,推开腹膜,切断腹外斜肌、腹内斜肌、腹横肌:递电刀逐层切开,皮肤拉钩牵开,中弯钳钳夹止血,必要时 7 号丝线结扎。

(5)确定输尿管结石部位并固定,防止结石上移:递"S"拉钩牵开显露术野,用湿手探查,递输尿管钳钳夹固定。

(6)提起输尿管,切开肾周筋膜:提起输尿管钳,递组织剪剪开。

(7)游离结石部位输尿管后壁,缝合支持线:递中弯钳游离,6×17 圆针 1 号丝线缝合支持线。

(8)切开输尿管后壁,取出结石:递 11 号刀切开,吸引器吸净尿液,取石钳取石。

(9)冲洗肾盂,检查远端输尿管通畅情况:递长镊夹持 8 号单腔导尿管插入肾盂,输尿管远端用注射器抽吸 0.9%氯化钠溶液反复冲洗。

(10)缝合输尿管:递长无齿镊圆针 3-0 可吸收线间断缝合。

(11)冲洗切口,放置 26 号硅胶引流管:递 0.9%氯化钠溶液冲洗,清点物品数目,递 11 号刀及引流管,递中弯钳协助置管。

(12)缝合各层肌肉,缝合皮下组织:递中弯钳,9×28 圆针 7 号丝线间断缝合。

(13)缝合皮肤,对合皮肤:递有齿镊,9×28 三角针 1 号丝线间断缝合,递 2 把有齿镊对合皮肤。

(14)覆盖切口:递有齿镊夹持乙醇棉球消毒皮肤,纱布覆盖。

(三)输尿管肾镜下气压弹道碎石取石术

1.适应证

(1)用于检查:不明原因的输尿管狭窄或梗阻、上尿路原位癌、突发性上尿路血尿、肾盂或输尿管肿瘤非根治性切除术后定期检查、上尿路造影发现未确诊的充盈缺损。

(2)用于治疗:输尿管结石,肾盂、输尿管异物(肾造瘘管、输尿管支架管断裂),输尿管狭窄。

2.麻醉方式　腰麻、硬膜外麻联合麻醉。

3.手术体位　膀胱截石位。

4.手术用物

(1)体位用物:体位垫及腿架、宽约束带 2 根(绑腿用)。

(2)器械类:肾镜包或尿道扩张包、肾镜器械 1 套。

(3)布类:一次性手术裤。

(4)其他类:一次性保护套、输尿管导管、双"J"管、导丝、液状石蜡棉球(放小杯内)、双腔导尿管及引流袋、注射器、10mL、灌注泵或等渗盐水 3000mL 数袋、摄像系统、冷光源、显示器 1 套、气压弹道碎石机。

5. 手术步骤与配合

(1)消毒会阴部皮肤:递消毒钳夹持络合碘纱球消毒会阴部皮肤,铺一次性手术裤。

(2)准备好输尿管镜器械及配件,安装好各部件。

(3)检查、调试输尿管镜、冷光源等性能,连接输尿镜系统及连接灌洗液管。

(4)润滑输尿管镜插输尿管镜,按尿道走向进入膀胱寻找输尿管开口,在输尿管镜直视下插入导丝于输尿管内,输尿管镜沿导丝插入输尿管内,到达病变部位进行诊断性或治疗性的操作。递润滑剂,递输尿管导管在输尿管镜直视下插入输尿管内。

1)输尿管镜下取石或碎石术:小结石用输尿镜取石钳将结石取出,较大结石用碎石机进行碎石,将结石击碎后再用取石钳取出或将结石粉碎后待自然排出。插入输尿管双"J"导管做内引流,递导丝从输尿管镜插入至肾盂,递双"J"管沿导丝将双"J"管插入并递上推管将双"J"管推至合适位置,取回退出的导丝。

2)肾盂、输尿管异物取出术:递异物钳从输尿管镜工作通道插入,钳夹取出异物。

3)输尿管镜下取活检术:用异物钳经输尿管镜将输尿管新生物钳夹取出,将取出的新生物组织收集放入专用瓶内,送检。插入输尿管导管做内引流。

(5)手术结束,退出输尿管镜,留置导尿管。关闭各仪器开关,整理手术用物。

(四)前列腺切除术

1. 适应证

(1)前列腺增生症(>60g)引起明显的膀胱颈梗阻症状、残余尿量>50mL、反复膀胱出血、感染等。

(2)前列腺增生症、合并膀胱结石、膀胱憩室及上尿路积水等。

2. 麻醉方式　硬膜外麻醉、腰麻、气管插管全身麻醉。

3. 手术体位　仰卧位。

4. 手术切口　下腹部正中切口。

5. 手术用物

(1)器械类:大包、小"S"拉钩。

(2)布类:衣包、布包。

(3)其他类:2 号和24 号蕈形管各 1 根、硅胶引流管 26 号、三腔导尿管、50mL 和 10mL注射器各 1 副、1-0 可吸收线、2-0 可吸收线、液状石蜡、电刀、热盐水。

6. 手术步骤与配合

(1)手术野常规消毒,铺单:递海绵钳夹持聚维酮碘纱球消毒皮肤,依次递无菌巾、中单、孔被。

(2)由耻骨联合上缘沿下腹中线向上达脐下或绕脐达上腹部切开皮肤、皮下组织:递乙醇棉球消毒,干纱垫擦干,递20 号刀切开,干纱垫拭血,中弯钳止血,1 号丝线结扎出血点或电凝止血。

(3)切开腹白线,显露膀胱前脂肪组织及腹膜:递皮肤拉钩牵拉显露术野,组织剪剪开,湿纱垫钝性分离即可显露。

（4）向上推开膀胱脂肪组织及膀胱顶部腹膜返折,显露膀胱前壁或切开腹膜进入腹腔:递湿纱垫包裹手指分离。

（5）牵开、戳穿膀胱前壁,吸净尿液:递组织钳2把牵开,中弯钳戳孔,递吸引器吸净尿液。

（6）弧形切开、分离膀胱颈黏膜及前列腺包膜:递"S"拉钩牵开,10号刀切开,组织剪分离。

（7）剥离腺体,剪断尿道:徒手剥除,递组织剪剪断。

（8）楔形切除膀胱颈后唇,将其固定于腺窝后壁:递长镊,1-0可吸收线缝合。

（9）"8"字缝合膀胱颈后唇创缘,以结扎前列腺动脉:递长镊,2-0可吸收线贯穿缝合。

（10）检查腺窝有无残留腺体和出血:递组织钳牵开显露腺窝,电凝止血或圆针2-0可吸收线缝扎。

（11）经尿道插气囊导尿管,自尿道外口向根部退缩阴茎,绑扎固定,协助压迫前列腺窝:递22号三腔气囊导尿管,液状液状石蜡、10mL注射器抽吸盐水充盈气囊,递干纱垫1块束缚尿管阻挡阴茎伸直。

（12）缝合膀胱:递长镊,2-0可吸收线缝合,6×17圆针1号丝线加固。

（13）冲洗切口,放置26号硅胶引流管:递0.9%氯化钠溶液冲洗,清点物品数目,递引流管、中弯钳协助置管。

（14）缝合各肌层:递无齿镊,9×28圆针7号丝线间断缝合。

（15）缝合皮肤:递有齿镊夹持乙醇棉球,再次清点物品数目,递有齿镊、9×28三角针1号丝线间断缝合。

（16）对合皮肤,覆盖切口:递有齿镊对合皮肤,乙醇棉球消毒皮肤,递纱布覆盖。

（五）电切镜下前列腺切除术

1. 适应证　前列腺增生症。

2. 麻醉方式　腰麻、硬膜外麻联合麻醉。

3. 手术体位　膀胱截石位。

4. 手术用物

（1）体位用物:体位垫及腿架、宽约束带2根(绑腿用)。

（2）器械类:肾镜包或尿道扩张包。

（3）布类:一次性手术裤。

（4）其他类:一次性保护套、液状石蜡棉球、三腔导尿管、50mL和10mL注射器各1副、引流袋2个、标本袋、电切液3000mL数袋、电切镜器械1套、摄像系统、冷光源、电凝机、显示器1套、呋塞米1支、地塞米松2支。

5. 手术步骤与配合

（1）消毒会阴部皮肤:递消毒钳夹持聚维酮碘纱球消毒会阴部皮肤,铺一次性手术裤。

（2）准备好电切镜器械及配件:检查电切镜和配件的性能,连接导管纤维,调节冷光源亮度,调节高频电发生器电凝电切功率。将电切镜连接线连接于高频电发生器上并调节电凝电切的输出功率,电凝输出功率设置为50~80W,电切输出功率设置为100~160W。连接膀胱灌洗管,电切灌洗液而距患者40~80cm处。

（3）润滑电切镜镜鞘后，直视下沿尿道走行方向缓慢置入电切镜。

（4）观察膀胱内前列腺组织增生情况，并用电切镜切除前列腺增生组织，随时取出粘在电切环上的组织碎片。

（5）电切完毕彻底止血，检查电切面，对出血点做彻底的电凝止血，用 ELLIK 冲洗器清除残留在膀胱内的组织碎片和血块。收集并送病理检查。

（6）电切镜观察证实无出血点，退出电切镜，关闭各仪器开关。

（7）经尿道置入三腔气囊导尿管，气囊内注入 0.9%氯化钠溶液 30mL，牵拉气囊导尿管使其压迫膀胱颈部，防止前列腺窝渗血。

（8）手术完毕，关闭各仪器开关，整理手术用物。

四、男性尿道生殖系统疾病手术

（一）包皮环切术

1. 适应证

（1）包茎患儿因包皮囊口狭窄而妨碍排尿或反复感染者。

（2）成年人患包茎或患包皮过长反复感染者。

2. 麻醉方式　局麻或阴茎海绵体麻醉，小儿可加基础麻醉。

3. 手术体位　仰卧位。

4. 手术切口　环状切口。

5. 手术用物

（1）器械类：缝合包、蚊嘴钳。

（2）布类：衣包、布包。

（3）其他类：5-0 可吸收线。

6. 手术步骤与配合

（1）消毒会阴部皮肤：递消毒钳夹持聚维酮碘纱布消毒，依次递无菌巾、中单、孔被。

（2）分离粘连：有包皮口狭窄及包皮与阴茎头粘连者，先用止血钳扩大包皮口，再用 2 把止血钳夹起背侧缘正中部位（两钳相距 0.2cm）。用有槽探针分离粘连，直至阴茎头与包皮完全分开。再用 0.9%灭菌氯化钠溶液清洁包皮囊及阴茎头。

（3）设计切口：用 1 把止血钳夹住包皮系带处，以提起包皮。以刀尖在包皮外板距冠状沟缘远端 0.5cm 处划一切痕，准备作为环状切口，要防止切除过多。

（4）背侧切开：用剪刀沿探针槽剪开包皮内、外板，包皮内板也应剪至距冠状沟缘约 0.5cm 处。

（5）切除包皮：将包皮内、外板对齐，向外拉开夹在包皮背侧及系带处的止血钳，再复查包皮外板切痕作为环状切口是否适当。如果适当，用弯剪沿距冠状沟约 0.5cm 的切痕处剪去右侧皮瓣，然后再剪左侧。包皮系带处的内、外板可以不剪去，或者多保留一些。

（6）止血：将阴茎皮肤向上退缩，显露出血点后止血，应特别注意将阴茎背侧正中的阴茎背浅静脉结扎。

（7）缝合：用细丝线先在环形切口的背、腹、左、右处各缝合 1 针，结扎不要太紧，以免组织水肿时勒坏皮肤。缝线不剪短，留作固定敷料用。每两针缝线之间缝合 1~2 针，缝针应靠近切缘穿出。

(8)包扎:将一条聚维酮碘纱布(毛边叠在里面)环绕包皮切口处,用留长的缝线固定,然后用数层纱布包扎。

(二)膀胱黏膜尿道一期成形术

1.适应证　各型尿道下裂。

2.麻醉方式　硬膜外麻醉。

3.手术体位　仰卧位。

4.手术用物

(1)体位用物:搁臂架2个、约束带3根。

(2)器械类:血管吻合包、眼科小剪刀、小镊子、甲状腺拉钩、"S"拉钩。

(3)布类:衣包、布包。

(4)其他类:0号丝线、1号丝线、4号丝线、7号丝线、5-0可吸收线、10号导尿管、液状石蜡、20mL注射器、手术粘贴巾、电刀、小硅胶管、网眼纱布。

5.手术步骤与配合

(1)消毒会阴部:递消毒钳夹持聚维酮碘纱布消毒,依次递无菌巾、中单、孔被。

(2)矫正阴茎弯曲

1)阴茎头缝牵引线:递6×17三角针4号丝线缝合,蚊式钳牵引。

2)切开阴茎皮肤:递10号刀切开,弯蚊式钳协助,0号丝线结扎止血或电凝止血。

3)牵开两侧皮瓣:递6×17三角针4号丝线缝合,蚊式钳或组织钳牵引。

4)分离、切开阴茎筋膜:递小剪刀、小镊子分离剪断。

5)横断浅面尿道板:递10号刀切断,弯蚊式钳协助。

6)游离末端尿道1~2cm:递小剪刀、小镊子游离。

7)剪开阴茎两侧筋膜及皮下组织,使阴茎完全伸直:递小剪刀、小镊子剪开,弯蚊式钳钳夹,0号丝线钳夹止血。

8)分离阴茎侧筋膜:递小剪刀、小镊子分离。

(3)分离阴茎皮下隧道,切开远侧皮肤,形成新尿道造口:递小剪刀、小镊子分离,10号刀切开。

(4)切取膀胱黏膜

1)经尿道插尿管,充盈膀胱:递10号导尿管,液状石蜡润滑,200mL0.9%氯化钠溶液,20mL注射器。

2)下腹部术野贴手术粘贴巾:递手术粘贴巾,干纱布1块协助贴粘贴巾。

3)由耻骨联合上缘沿下腹中线向上达脐下或绕脐达上腹部切开皮肤、皮下组织:递干纱布2块于切口拭血,电刀切开,直钳钳夹止血。

4)切开腹白线,显露膀胱前脂肪及腹膜:递甲状腺拉钩牵开术野,组织剪剪开,湿纱垫钝性分离即可显露。

5)向上推开膀胱脂肪组织及膀胱顶部腹膜返折,显露膀胱前壁或切开腹膜进入腹腔:递湿纱垫包裹手指分离、"S"拉钩牵开即可显露。

6)切开、撑开膀胱肌层,显露黏膜:递10号刀切开,中弯钳撑开。

7)分离黏膜与肌层平面:递组织钳提夹膀胱肌层,弯蚊式钳或4号刀柄分离。

8)切取膀胱黏膜,将黏膜创缘与膀胱肌切缘缝合:递长镊子、梅氏剪剪裁,圆针 2-0 可吸收线缝合。

（5）尿道成形术

1）膀胱黏膜近侧与尿道断端吻合,并固定于白膜上:递小镊子,圆针 5-0 可吸收线间断缝合。

2）经尿道插支架引流管:递多孔硅胶管。

3）将黏膜包绕硅胶管缝合,形成管状即新尿道:递小镊子,圆针 5-0 可吸收线连续缝合。

4）将新尿道固定于阴茎体白膜两侧:递小镊子,圆针 5-0 可吸收线间断缝合数针。

5）将新尿道穿过阴茎头隧道:递弯蚊式钳引出。

（6）转移并缝合阴茎皮瓣

1）纵行切开包皮背侧:递小剪刀、小镊子剪开。

2）冠状沟创缘及两侧皮瓣缝合:递小镊子,圆针 5-0 可吸收线间断褥式缝合。

3）侧切阴茎基部皮瓣,并交错缝合,形成阴茎阴囊交界:递小剪刀剪开,圆针 5-0 可吸收线间断缝合。

4）新尿道与皮缘缝合:递小有齿镊,三角针 5-0 可吸收线间断缝合。

（7）消毒、加压包裹阴茎并固定:递有齿镊夹取乙醇棉球消毒,递网眼纱布,6×17 圆针 1 号丝线固定数针,纱布覆盖。

（8）缝合腹部切口

1）冲洗切口:递 0.9% 氯化钠溶液冲洗,清点物品数目。

2）切口处放置多孔引流管:递引流管,中弯钳协助置管。

3）缝合各肌层:递无齿镊,9×28 圆针 7 号丝线间断缝合。

4）缝合皮下组织:递有齿镊夹持乙醇棉球消毒,9×18 圆针 1 号丝线间断缝合,再次清点物品数目。

5）缝合皮肤:递有齿镊,9×28 三角针 1 号丝线间断缝合。

6）对合皮肤:递有齿镊 2 把。

（9）覆盖切口:递有齿镊夹持乙醇棉球消毒皮肤,递纱布覆盖。

（三）包皮岛状瓣尿道成形术

1. 适应证　阴茎型尿道下裂。

2. 麻醉方式　硬膜外麻醉。

3. 手术体位　仰卧位。

4. 手术用物

（1）体位用物:搁臂架 2 个、约束带 3 根。

（2）器械类:血管吻合包、眼科小剪刀、小镊子。

（3）布类:衣包、布包。

（4）其他类:0 号丝线、4 号丝线、5-0 可吸收线、10 号导尿管、液状石蜡、电刀、小硅胶管、网眼纱布。

5. 手术步骤与配合

（1）消毒会阴部:递消毒钳夹持聚维酮碘纱布消毒。

（2）矫正阴茎弯曲

1）阴茎头缝合牵引线：递 6×17 三角针 4 号丝线缝合，蚊式钳牵引。

2）切开阴茎皮肤：递 10 号刀切开，弯蚊式钳协助，0 号丝线结扎止血或电凝止血。

3）牵开两侧皮瓣：递 6×17 三角针 4 号丝线缝合，蚊式钳或组织钳牵引。

4）分离、切开阴茎筋膜：递小剪刀、小镊子分离剪断。

5）横断浅面尿道板：递 10 号刀切断，弯蚊式钳协助。

6）游离末端尿道 1~2cm：递小剪刀、小镊子游离。

7）剪开阴茎两侧筋膜及皮下组织，使阴茎完全伸直：递小剪刀、小镊子剪开，弯蚊式钳钳夹，0 号丝线钳夹止血。

8）分离阴茎背侧筋膜：递小剪刀、小镊子分离。

（3）张开包皮瓣，切开包皮达皮下层：递小镊子、10 号刀截取，5×14 三角针 0 号丝线缝合牵引张开。

（4）分离阴茎浅筋膜浅面，形成包皮岛：递小镊子、小弯剪刀分离，组织钳协助牵开皮瓣。

（5）包绕硅胶管缝合包皮，形成管状：递多孔硅胶管，递小镊子，三角针 5-0 可吸收线间断缝合。

（6）旋转皮管至阴茎腹侧，固定于阴茎体白膜两侧：递小镊子、蚊式钳旋转，圆针 5-0 可吸收线间断缝合数针。

（7）分离阴茎头皮下隧道，切开远侧皮肤，形成新尿道造口：递组织钳夹持，小弯剪锐性分离，10 号刀切开，弯蚊式钳协助。

（8）将新尿道末端穿过隧道：递弯蚊式钳牵出。

（9）皮管近端与尿道断端斜向端端吻合：递小剪刀修剪，小镊子、圆针 5-0 可吸收线间断缝合。

（10）转移并缝合阴茎皮瓣

1）纵向切开包皮背侧：递组织钳 2 把牵开，小剪刀剪开。

2）冠状沟创缘及两侧皮瓣缝合：递小镊子，圆针 5-0 可吸收线间断褥式缝合。

3）侧切阴茎基部皮瓣，并交错缝合，形成阴茎阴囊交界：递小剪刀剪开，圆针 5-0 可吸收线间断缝合。

4）新尿道与皮缘缝合：递小有齿镊、圆针 5-0 可吸收线间断缝合。

（11）消毒、加压包裹阴茎并固定：递有齿镊夹取乙醇棉球消毒，递网眼纱布，6×17 圆针 1 号丝线固定数针，纱布覆盖。

（四）睾丸鞘膜翻转术

1. 适应证　睾丸鞘膜积液。

2. 麻醉方式　硬膜外麻醉。

3. 手术体位　仰卧位，双腿稍分开。

4. 手术用物

（1）体位用物：搁臂架 2 个、约束带 2 根。

（2）器械类：小儿疝气包。

（3）布类：布包、衣包。

（4）其他类：10 号刀片、1 号丝线、4 号丝线、2-0 可吸收线、橡皮引流膜、吸引器 1 套。

5. 手术步骤与配合

(1)纵向切开阴囊腹侧皮肤、皮下及筋膜:递10号刀切开,弯蚊式钳协助。

(2)充分游离鞘膜囊及精索血管:递弯蚊式钳游离、钳夹,组织剪剪断,1号丝线结扎止血。

(3)切开鞘膜囊壁层,吸尽囊液:递组织钳夹持,10号刀切开,吸引头吸引。

(4)高位结扎鞘突:递气管拉钩牵开显露术野,递中号镊子,中弯钳游离,组织剪剪断,6×17号圆针4号丝线缝扎。

(5)裁剪鞘膜囊,并翻转至睾丸和精索后面:递无齿镊、组织剪剪裁,弯蚊式钳或组织钳钳夹止血。

(6)缝合鞘膜囊:递无齿镊,圆针2-0可吸收线连续缝合。

(7)固定睾丸防止扭转:递无齿镊,6×17圆针4号丝线缝扎固定。

(8)缝合切口,留置引流膜:递有齿镊,6×17三角针1号丝线间断缝合,递橡皮引流膜引流。

(9)消毒、覆盖切口:递有齿镊夹持乙醇棉球消毒,纱布覆盖。

(五)输精管结扎术

1. 适应证　为绝育而施行输精管结扎术。如有慢性前列腺炎,可经治疗使病情稳定后手术;如有慢性附睾炎及严重神经衰弱者,则宜采取其他避孕措施;如并有睾丸鞘膜积液、腹股沟疝或重度精索静脉曲张者,可同时手术;患阴囊皮肤病者,应在治愈后再施行此手术。

由于其他情况而施行输精管结扎术,如一侧附睾结核而不希望生育者,可在切除病侧附睾时结扎对侧输精管,以预防病变蔓延至对侧附睾。前列腺肥大症施行前列腺切除时,为了预防术后并发附睾炎,也可施行双侧输精管结扎术。

2. 麻醉方式　局麻。

3. 手术体位　平卧位。

4. 手术切口　开口于阴囊两侧长约0.5cm。

5. 手术用物

(1)器械类:小包、蚊嘴钳。

(2)布类:布包、衣包。

(3)其他类:电刀、吸引器、1号丝线、4号丝线、7号丝线、橡皮引流膜。

6. 手术步骤与配合

(1)术者右手将术侧睾丸轻轻向下牵拉,左手的拇、示指在阴囊前,中指在后,于阴囊外触摸到输精管,并将其固定在表浅皮下。拇、示指间要留有约1.5cm的距离,在其之间输精管处无血管的阴囊皮肤上,用6号针头做普鲁卡因皮丘,然后沿输精管周围及远端精索环形封闭麻醉。

(2)用11号刀顺针孔刺一小口,再用输精管分离钳经小口刺入直达被固定的输精管,张开钳口,平行分离,使皮肤裂口扩大至0.5cm左右。

(3)输精管固定钳圈经扩大的皮肤裂口插入,配合手指的顶抬动作,张开钳口,将输精管夹持在圈内,轻轻外提,并翻至皮肤裂口之外。

(4)用 10 号刀纵向切开输精管被膜直达管壁。

(5)用分离钳挑出并游离输精管约 1.5cm。

(6)用针头刺入输精管腔,向精囊方向注入杀精药液,以杀灭精道内残余精子。

(7)用 1 号丝线结扎输精管两处,中间剪除 1cm 结扎线。

(8)用蚊式钳夹住并拉起精索筋膜,使远睾端输精管退缩,结扎精索筋膜使之包埋于筋膜内。将近睾端输精管断端固定在筋膜外。

(9)查无出血及误扎后,将输精管复位。同法结扎对侧。包扎伤口。

(六)隐匿阴茎矫形术的手术配合

1.适应证

(1)阴茎发育不良。

(2)先天性小阴茎。

(3)阴茎癌行部分阴茎切除术后。

(4)阴茎勃起后稍小或基本正常,但患者有心理障碍,甚至影响正常性生活等。

2.麻醉方式 采用连续硬膜外麻醉及静脉麻醉或局麻。

3.手术体位 仰卧位。

4.手术切口 阴茎与阴囊相连外横向切口。

5.手术用物

(1)器械类:血管吻合包、小剪刀。

(2)布类:布包、衣包。

(3)其他类:橡皮引流膜、电刀、1 号丝线、4 号丝线、7 号丝线、凡士林纱布。

6.手术步骤与配合

(1)切口:递 10 号刀沿阴茎与阴囊相连外横向切开皮肤及皮下组织。

(2)分离粘连:用小剪刀沿切缘向周围进行锐性分离直至阴茎可以伸直为止。

(3)止血:对创面进行充分止血,以免术后血肿形成。

(4)伤口缝合:用细丝线将横向切口改为纵面做间断缝合。

(5)伤口包扎:伤口敷一层凡士林纱布,外敷无菌纱布后适当加压包扎,以防出血及血肿。

(七)精索静脉曲张高位结扎术

1.适应证

(1)症状严重的精索静脉曲张非手术治疗无效者。

(2)有睾丸生精功能障碍,伴有睾丸萎缩引起不育者。

(3)同时伴有腹股沟疝或鞘膜积液者。

2.麻醉方式

(1)持续硬膜外麻醉。

(2)局部浸润麻醉。

3.手术体位 仰卧位。

4.手术切口 腹股沟斜切口。

5. 手术用物

（1）器械类：小手术包 1 个、小敷料包 1 个、电刀 1 套、无菌干持物钳 1 套。

（2）布类：布包、衣包。

（3）其他类：4 号丝线、7 号丝线。

6. 手术步骤与配合

（1）常规消毒腹部及会阴部皮肤，铺无菌单。

（2）切口：取腹股沟斜切口。

（3）切开皮肤、皮下组织、腹外斜肌筋膜，将腹内斜肌向上牵开，依肌纤维方向切开提睾肌，显露精索的曲张静脉。

（4）再沿精索方向切开精索外筋膜，在内环处分离较粗的曲张的精索静脉各分支。

（5）结扎精索内静脉：于内环口血管钳夹住曲张精索内静脉，近端 7 号丝线双重结扎，并留一长线尾。提起远端，切除一段曲张静脉，7 号丝线双重结扎远侧断端，也留一长线尾。注意保护输精管及精索动脉。

（6）牵引精索：将精索内静脉两断端线尾重叠结扎在一起，使精索缩短；再将两线尾各穿上 8×24 圆针，分别从腹内斜肌游离缘穿出后结扎，以便将精索向上牵引。

（7）缝合切口：创面彻底止血后，用 4 号丝线横向间断缝合提睾肌，以进一步升高精索。

（8）检查创面有无出血，清点器械和敷料，用 7 号丝线间断缝合腹外斜肌腱膜，外环口可容纳一小指尖通过，最后用 4 号丝线间断缝合皮下组织和皮肤。

（9）覆盖无菌纱布，包扎切口。

（八）腹腔镜精索静脉夹闭术

1. 适应证

（1）双侧精索静脉曲张，常规手术复发者。

（2）有过腹股沟区手术者。

（3）常规手术有一定困难者。

（4）双侧精索静脉曲张者。

2. 麻醉方式　气管内插管吸入麻醉。

3. 手术体位　仰卧位，术中头低位。

4. 手术切口　经脐下切口。

5. 手术用物

（1）器械类：腹腔镜 1 套（摄像系统、监视器、自动气腹机、高频电凝器及冲洗吸引系统组成的常规腹腔镜设备、10mm 和 5mm 穿刺器、钛夹钳、切开刀等手术器械）、大敷料包 1 个、小手术包 1 个、无菌干持物钳 1 套。

（2）布类：衣包、布包。

（3）其他类：1 号丝线、4 号丝线、创可贴。

6. 手术步骤与配合

（1）常规消毒皮肤，铺无菌单。

（2）经脐下切口穿刺：置入气腹针，注入二氧化碳气体，形成气腹，置入 10mm 穿刺器并放入腹腔镜镜头，在内镜监视下分别于左、右下腹做长约 5mm、10mm 切口，穿刺置入相应直径穿刺器，并置入分离钳及剪刀，于内环之上约 2cm 处精索血管表面用无创伤爪钳提起后腹膜,剪开 1~1.5cm 切口,显露并游离精索内静脉,应用钛夹钳钳夹,于中间剪断。

(3)如为双侧,可同时处理。

(4)联合应用微型腹腔镜操作:右下腹 10mm 套管改为 2mm 套管,将精索内静脉游离后经此套管置入直径 2mm 腹腔镜镜头,经脐下置入钛夹钳,将游离的精索内静脉三重钛夹钳钳夹,于中间剪断。

(5)放出二氧化碳气体,拔出套管针,逐层缝合肌层、皮下组织皮肤切口用创可贴封闭。

第十三章　消化内镜手术护理配合

第一节　非静脉曲张性消化道出血的内镜下止血治疗

非静脉曲张性消化道出血是指除食管胃底静脉曲张破裂出血以外的其他上消化道出血,主要包括溃疡病出血、上消化道良恶性肿瘤(食管、胃及十二指肠的间质瘤和恶性溃疡)出血、黏膜下横径动脉破裂出血(杜氏病)、食管贲门黏膜撕裂综合征出血,以及出血性胃炎等。急性非静脉曲张性胃内大出血是消化内科常见的危急重症,病情凶险,常危及生命,及时止血是关键。内镜下止血术是近年来开展非手术治疗上消化道大出血的新方法之一,能迅速有效地控制急性上消化道出血,具有方便、易行、创伤少、疗效可靠等优点,成为非门静脉曲张破裂出血的首选方法。常用内镜下止血方法有局部注射止血(注射肾上腺素、硬化剂)、局部药物喷洒(肾上腺素、凝血酶)、压迫止血(止血夹止血)和凝固止血[微波凝固、氩气刀凝固法(氩离子凝固术)、激光止血、高频电凝止血]等方法。临床对于胃内较大血管出血单纯用上述内镜治疗方法难以奏效,联合治疗已成为治疗急性非静脉曲张性胃内大出血的趋势。

一、适应证与禁忌证

1. 适应证　①消化性溃疡出血;②上消化道良恶性肿瘤出血;③息肉出血;④食管贲门黏膜撕裂综合征出血;⑤出血性胃炎等。

2. 禁忌证　①严重的心肺疾病或极度衰竭不能耐受检查者;②精神病或严重智力障碍不能合作者;③怀疑有胃肠穿孔或腐蚀性食管炎、胃炎的急性期;④严重脊柱畸形或纵隔疾患如胸主动脉瘤等;⑤严重高血压患者。

二、术前准备

1. 物品准备　普通上消化道内镜必备的物品、急救车(包括气管插管、急救药品等)、监护仪、吸引器、止血用品(氩气刀凝固系统、高频电凝装置等)、治疗配件(局部注射针、止血夹等)、药品(肾上腺素等)。

2. 患者准备　建立静脉通路,并保持静脉管路畅通;向患者和家属讲解治疗的目的、方法、并发症等风险,以及术中配合要点,对患者进行呼吸训练、心理疏导,缓解紧张情绪,取得患者和家属的理解及配合,并签署知情同意书。

三、术中护理配合

1. 密切观察患者的生命体征变化,尽量进行心电监护,观察心电图、指脉氧和呼吸频率的变化,每5~10分钟测量一次血压。

2. 对于大出血、出血性休克患者,应立即建立有效的静脉通路,保证液量,并且配合术者给予吸氧、吸痰、止血、扩容等抢救措施。

3. 对于非麻醉患者　注意采集患者的病情变化及心理信息,及时询问有无不适,引导患者采取深呼吸缓解紧张情绪,如有唾液等可顺着嘴角自然流出,勿吞咽;疼痛时,采取不同的手势传达给医师及护士,如出现出冷汗、血压不升、上腹部剧烈疼痛、板状腹、胸闷、气短、呼吸困难等情况,应考虑可能发生并发症,需及时报告医师;对于静脉麻醉或全麻患者应提前建立静脉通路,观察患者的生命体征变化,保持呼吸道畅通,及时吸引出口腔及鼻腔的血液及分泌物。

4.建立良好的护患关系,消除患者对环境的陌生感和恐惧感。

5.局部注射药物时　配合医师掌握好注射的部位和深度,内镜下注射止血药物前,应检查内镜注射针是否通畅并排气;注射时,需保持针头与黏膜15°~30°,控制内镜注射点的数目,以确保注射剂能够聚集在黏膜下,推药速度均匀,且每个注射点注射量不多于2mL。退针时动作要快。

6.电凝止血时　将电凝功率调节为45W,将圈套器头端伸出1~2mm,每次电凝操作时的通电时间以不超过3秒为宜。由于组织失活的深度和热凝固较难控制,过深可能有穿孔的危险,深度不够则可能导致治疗不到位。

7.止血夹使用时　首先将装好的止血夹递给操作者经钳道口插入,对准病灶后,将夹子、金属鞘管伸出塑料套管;其次,拉动手柄使夹子完全打开,对准病灶,向后拉回滑竿使夹子夹紧病变部位并关闭;最后,直到向后拉不动滑竿,听到"咔嚓"声,将主体拔出体外。放置器应准备两个以上,夹子应备多个。

第二节　食管、胃底静脉曲张的内镜下治疗

近20年来,随着内镜技术的提高,内镜不仅用于明确消化道出血的病因和部位,更重要的是在于使用内镜进行治疗。内镜下治疗的方法也有所不同。本节将食管、胃底静脉曲张的内镜治疗分为结扎治疗术、硬化治疗术、栓塞治疗术三大类叙述。

一、结扎治疗术

1986年Stiegmann等首次报道了对食管静脉曲张患者成功地实施了经内镜结扎治疗(endoscopic variceal ligation,EVL),这一方法日益受到各国学者的注意。1991年开始国内学者在各大医院开展了此项技术,取得了满意的疗效。目前采用的EVL有单次结扎和连续结扎(六连环、七连环等)两种。由于单环单发使用过程中需提前在食管内插入直径为2.0cm的外套管,患者不易耐受,连续结扎器的发明成功将单次结扎器逐渐淘汰。对于快速消除食管静脉曲张,结扎术是目前最为简单而有效的内镜下治疗方法;但其风险较大,操作时须谨慎。

1.适应证　原则上各种原因所致肝硬化门静脉高压症引起的EV出血和可能发生出血的病例均为内镜结扎术的对象。

(1)食管静脉曲张急性出血时的紧急止血。

(2)食管静脉曲张急性出血时的延迟止血。

(3)应用EVL术行EV根治性治疗后。

(4)外科手术再出血。

(5)预防EV首次出血。

　　目前 EVL 术主要应用于未经内镜硬化治疗的食管静脉曲张曾有出血史或正在出血的患者。

　　2. 禁忌证

　　(1)以往曾经进行过栓塞、硬化治疗的急性再发出血和再发曲张静脉形成,由于食管壁纤维化使结扎难以完成。

　　(2)食管狭窄扭曲,食管憩室者。

　　(3)二度以上胃底静脉曲张(出血或无出血)。

　　(4)凝血功能严重障碍,结扎 4 天橡皮圈脱落后,有早期再发大出血的可能者。

　　(5)循环不稳定的患者。

　　(6)对乳胶过敏的患者。

　　3. 术前器械准备

　　(1)内镜:以大视野前视电子胃镜为佳,大孔道或双孔道胃镜便于出血时吸引和止血,可选择工作通道为 2.8mm 的普通胃镜或 3.7mm 的治疗胃镜。

　　(2)准备两路吸引器:一路接胃镜,一路及时吸引患者口咽部呕吐物,确保吸引器的吸力正常。

　　(3)吸氧、心电监护、急救设备、抢救药品等。

　　(4)冲洗液(0.9%氯化钠溶液、无菌水)、灌洗管和冲洗设备。

　　(5)内镜下配合止血的设备、附件、药物等。

　　(6)带橡皮筋的口圈、张口器、约束带等。

　　(7)结扎器:有单环结扎器与多环结扎器,前者在基层单位尤以县区医院采用较多,后者在城市大医院较为普及。在治疗时根据曲张静脉的多少和治疗次数的不同选择合适的结扎器。多环结扎器主要有美国 Boston7 连环套扎器及 COOK 多环套扎产品。其原理类似痔核结扎术,按说明书安装,将结扎器正确套在内镜端部,插入后观察食管静脉曲张状况,通常先从下端,近贲门侧开始,先结扎最有可能出血的静脉,用吸引器将曲张静脉吸入结扎器内,转动控制器或抽拉尼龙绳,将橡皮圈套住曲张静脉基底部。成功后,再分别结扎其他曲张静脉。结扎成功的关键是:正确安装结扎器,注意牵引绳索的方向与活检钳道一致;结扎前必须将静脉瘤完全吸附至结扎器内(此时内镜视野消失)。结扎时避免在同一根静脉上多次结扎或在同一水平上结扎多根静脉,以免引起食管腔狭窄。术后应注意结扎橡皮圈脱落致继发性出血可能。

　　4. 术前患者准备

　　(1)向患者说明有关结扎术过程中可能有的感觉,告诉患者如何配合,勿使患者过度恐惧和紧张。

　　(2)无论是急性出血期还是预防性结扎术,均应建立 1~2 条静脉通路,备好 1~2 单位的同型血以备急用。

　　(3)并发休克者先纠正低血容量,给予输血、补液,争取 4~6 小时使血流动力学恢复稳定,必要时在 EVL 术前使用血管加压素静脉滴注。

　　(4)术前 5~10 分钟肌内注射丁溴东莨菪碱 20mg 或山莨菪碱(604-2)10mg 或阿托品 0.5~1mg,并肌内注射或静脉注射地西泮 10mg 或哌替啶 50mg。

　　(5)患者口咽部做黏膜局部麻醉,取左侧卧位,头轻度前屈,下颌放置弯盘,以盛放操作过程中的血性及口咽部分泌物。

5.术中护理配合

(1)同一般胃镜检查的护理,完成普通胃镜检查,明确套扎指征。

(2)尼龙单套的护理配合:将事先准备好的尼龙环和结扎装置交给操作者,并顺着活检孔道插入。当塑料套管出现在视野时,护士收回塑料套管,尼龙环露出于透明黏膜吸帽槽内,医师将内镜对准曲张静脉持续负压吸引,将曲张静脉吸入透明黏膜吸帽内。待满视野变红时,护士回收手柄钳夹尼龙环直至手柄上胶布固定的刻度处,放开手柄使钩子与尼龙环脱落。退回塑料套管内,退出结扎装置,完成一次套扎。再次安装尼龙环,相同的方法完成对所有曲张静脉结扎治疗。尼龙单套时需2名护士娴熟地配合,确保手术治疗的成功。

(3)连续套扎的护理配合:将安装好结扎器的胃镜送入食管齿状线附近,确定结扎部位。内镜对准曲张静脉持续负压吸引,将需套扎的曲张静脉完全吸入外套柱内,并接近镜面成球形出现红色征时旋转手柄释放套圈。套圈脱落后牢牢地将曲张静脉结扎为饱满球形,旋转退镜,结扎后的静脉呈紫葡萄状,套扎时注意不要在同一平面上多次结扎,以免引起食管狭窄。重复上述操作,完成对所有曲张静脉结扎治疗。

6.术后护理

(1)同上消化道出血时的紧急胃镜检查与治疗的术后护理。

(2)卧床休息,6小时后可进温凉流质,而后逐渐增加饮食中的固体成分,2周内达到可进软食。饮食应柔软、清淡、易消化、忌烟酒、辛辣、刺激、质硬饮食。

(3)结扎后的患者在48小时内均有不同程度的吞咽不适、哽噎感和胸骨后隐痛不适。这是由于结扎后曲张静脉局部缺血坏死,浅溃疡形成,一般无须特殊处理可自行缓解。

(4)并发症

1)一过性吞咽困难:一般在24小时内自行消失。

2)食管溃疡:绝大多数患者会在皮圈脱落后形成局部浅溃疡。但经制酸、服用黏膜保护剂后溃疡多在2周左右愈合。

3)曲张静脉破裂大出血:此为橡皮圈或尼龙圈套扎不紧,过早脱落致静脉内未形成血栓,或套扎局部静脉破溃所致。发生率很低,然而一旦发生则为致命性大出血,需紧急手术治疗或双气囊三腔管压迫止血。

二、硬化治疗

内镜下静脉曲张硬化疗法的原理是使注射局部黏膜和曲张的静脉发生化学性炎症,曲张的静脉内血栓形成,2周后肉芽组织逐渐取代血栓,3个月后肉芽组织逐渐机化,静脉周围黏膜凝固坏死形成纤维化,增强静脉的覆盖层,从而防止曲张静脉破裂出血,同时可以消除已经出现的曲张静脉。

1.适应证 ①肝硬化食管静脉曲张破裂出血或预防性注射;②内科药物治疗失败;③手术后再出血等。

2.禁忌证 二度以上胃底静脉曲张、长期用三腔二囊管压迫可能造成较广泛的溃疡及坏死,内镜下静脉曲张硬化疗法疗效常不满意。

3.术前准备

(1)器械准备

1)内镜:以大视野前视电子胃镜为佳。大孔道或双孔道胃镜便于出血时吸引和止血。首选工作通道直径为3.7mm的治疗用前视性单腔或双腔内镜,如Olympus GIF-IY型内镜,次选工作通道为2.8mm的普通内镜。

2)内镜专用注射针(如Olympus NM型)。

3)EV囊:囊内径为9.4~13.3mm,长40mm,安置于内镜弯角部,注气后可起到暂时压迫止血及阻断血流作用。

4)硬化注射用外套管,内径14.3mm,外径20mm,有效长570mm,该管能使曲张静脉镶嵌于侧槽内,以正确注射硬化剂。

5)硬化剂:最常用的是1%乙氧硬化醇,每点2~4mL,一次总量不超过30mL;5%鱼肝油酸钠注射量每点4~6mL,一次总量不超过20mL等,以前者为最常用。

(2)患者准备:同结扎治疗术。

4.操作方法

(1)单纯注射法:插入胃镜后,先观察静脉曲张情况,选择正在出血的静脉或粗大伴有红色征的血管,先从贲门附近的静脉周围黏膜开始,向壁内注射1mL,使黏膜肿胀压迫曲张静脉,再向其近侧5cm处注射1~2点,再向曲张静脉内注射硬化剂3~5mL,使静脉栓塞,拔针时须缓慢,边注射,边退针,以堵塞血管针孔,通常一次注射总量不超过30mL。上述是注射基本模式,但若第一次进针已到静脉血管内,不必退针重行注射,可直接向血管内注射硬化剂,再向食管壁注射也可。

(2)内镜附加气囊注射法:将EV气囊安装于内镜弯曲部,插入内镜后,在欲注射部位的曲张静脉上方固定,并向囊内注气以阻断血流(注气量随囊径而定),经内镜活检孔道向静脉内注射硬化剂,方法同上。有条件单位可在X线透视下进行,在硬化剂内加入造影剂,以观察血流是否阻断。

(3)内镜附加外套管注射法:先将外套管套入镜身,插入咽喉部后,外套管涂润滑剂,随镜通过咽部,将内镜退缩至透明外套管内,直视下寻找欲注射的曲张静脉,并将其嵌入槽内,沿此槽推进注射器,刺向静脉内注射硬化剂,剂量与方法同上。

5.术后护理

(1)密切监测患者的血压、脉搏及一般情况。

(2)禁食、补液1天,此后温流质饮食2天,1周内半流食,逐渐在8~10天内过渡到软食。

(3)术后卧床休息1~2天,然后可起床进行轻微的活动,原则上还是多卧床少活动,更忌做下蹲、屈身弯腰等较大的活动。

(4)酌情使用抗生素。特别是对一般状况差,有重度全身疾病及(或)有吸入可能者。

(5)口服黏膜保护剂,也可服用云南白药、锡类散保护黏膜加强止血效果,促进创面修复愈合。

三、栓塞治疗术

组织黏合剂是一种快速固化的水溶性制剂,静脉注射后与血液接触能在几秒内发生聚合反应、硬化,迅速堵住出血的食管静脉或胃曲张静脉。此法在国外已有20年的经验,目前学者认为栓塞疗法为食管静脉曲张活动性出血首选方法,也是胃静脉曲张出血内镜治疗唯一可选择的有效措施。

1.适应证　组织黏合剂注射疗法的原理与硬化剂注射疗法是相似的,因而其适应证也基本相同,且可用于胃底静脉曲张的治疗,故较硬化治疗适应证更为广泛。

(1)急性活动性食管和胃底静脉曲张出血期,有人主张其作为首选。

(2)三度红色征(+)的食管静脉曲张。

(3)二度以上的胃底静脉曲张。

(4)结扎治疗和硬化治疗术中并发大出血者。

2.禁忌证　同一般内镜检查的禁忌证。

3.术前准备

(1)器械准备

1)内镜:内镜选择同硬化治疗,为了预防黏合剂与内镜前端黏合造成内镜损害,使用硅油涂抹内镜前端蛇骨管部位及镜面,形成硅油保护层。工作通道也应吸入硅油,使工作通道腔内面形成硅油保护膜。

2)注射针:不同于硬化治疗,适用于栓塞治疗的注射针头长度为 7mm,直径 0.7mm(19GA 针头,Wilson-Gook),注射针内芯塑料管长度 180cm,直径为 4F,过长的内芯导管将明显增加栓塞剂注射过程的难度。

3)栓塞剂:组织胶,如氰丙烯酸盐及 TH 胶(α-氰基丙烯酸酯)等;碘油造影剂 lipiodol,每支 4.8g。

4)其他准备:装有混合液的注射器和备好的注射针分别置放于工作台上备用,另备数个 2mL 的注射器,抽满蒸馏水,用于冲刷掉注射针管内残余的黏合剂及冲洗注射针。由于组织黏合剂的黏合性很强,每个操作者都应戴上保护眼镜,以防高压推注时不慎溅入眼睛造成伤害。

(2)患者准备:患者的眼睛应采取保护措施,余同结扎治疗术。

4.操作方法

(1)注射方法:暴露曲张胃底静脉,选择最佳部位,沿活检钳道插入注射针,注射前先用 lipiodol 冲洗,至滴出造影剂为止,以润滑注射针管道,当刺入静脉内后,从三通开关迅速注射组织胶溶液;注毕,从另一侧迅速注射 0.9%氯化钠溶液以冲洗针孔内的组织胶,缓慢退出注射针,观察注射部位有否出血。

(2)整个操作过程护士与医师、护士与护士须密切沟通与默契配合,任何小小的不默契都有可能导致患者大量出血。尤其是两位护士之间的配合,决定了组织黏合剂能否在固化前进入曲张的血管内,这将直接决定手术的成败。因此两位护士可事先进行模拟操练,以确保动作迅速。同时,推药护士必须对推药时的阻力和难度做好心理准备。

5.术后护理

(1)同食管静脉曲张硬化剂治疗患者的术后护理。

(2)治疗后患者可感胸骨后疼痛、恶心、呕吐、发热、白细胞升高等,少数有进食不适、吞咽困难,一般 2~3 天后疼痛可消失。

(3)主要并发症为肺和门静脉栓塞,但发生率很低。并发症产生的主要原因是栓塞技术错误和用量过大。

第三节　上消化道异物取出术

有学者认为消化道异物自然排出率较高,儿童可达 60%~80%,但众多学者认为大多数消化道异物可经内镜安全取出,主张在确定没有穿孔的情况下应做紧急内镜检查。尤其对于较大而锐利的异物、不规则硬性异物及有毒异物,这些异物对于儿童不易自行排出,而且久留易引起消化道损伤和中毒等。

一、适应证与禁忌证

1. 适应证　上消化道内任何异物,凡可能自然排出困难,尤其较大而锐利的异物、不规则硬性异物及有毒异物应积极试取。

2. 禁忌证　①对内镜检查或麻醉有禁忌的患儿(大多儿童异物取出需在麻醉下进行);②可能已经造成穿孔的异物。在家属知情同意的情况下,在手术室具备手术条件的情况下可尝试内镜下取出后行保守治疗。

二、术前准备

1. 器械准备

(1)内镜:各种电子胃镜均可使用,最好选用活检孔道较大的胃镜,以利各种钳取器械的通过。

(2)常用取异物器械:器械的选择主要取决于异物的性质和形状。目前主要包括:异物钳、圈套器、三爪钳、短鳄鱼钳、长鳄鱼钳、鼠齿钳、篮型取石器、螺旋取石器、内镜专用剪刀、磁棒等。辅助附件包括透明帽等。各种器械在使用前应在体外进行模拟试验。

2. 患者准备

(1)吞入金属异物者应摄颈部及胸部 X 线正侧位片、腹部 X 线片,确定异物位置,异物的性质、形状、大小及排除穿孔;嵌顿于食管,同时有尖锐边缘的异物,需行颈部 CT 检查排除穿孔;嵌顿食管的透光异物,如鱼刺、骨刺等,可予以行食管棉絮吞钡检查,确认有食管嵌顿者,可行胃镜下异物取出术,但可能会因钡剂影响视野,给胃腔内的异物取出造成困难。

(2)成人和能配合的大龄儿童可按常规内镜检查准备,禁食 6 小时,胃内无食物残留。不能配合的成人和低龄儿童需要在全身麻醉下进行操作。值得一提的是异物如是纽扣电池等应在发现后积极创造条件尽快取出,因为电池外壳会在短时间内破裂,大量碱性溶液泄漏会造成消化道严重灼伤甚至穿孔。

三、不同异物的操作方法和技巧

1. 薄片状异物　在婴幼儿中最多见的是误吞各种硬币或纽扣电池。一般用异物钳、鼠齿钳、鳄鱼钳直接抓取比较方便。在胃腔中的异物,由于大多滞留在胃底穹窿部,可在倒镜下,使异物钳伸出方向与异物平面平行,更便抓取。

2. 球形异物　如玻璃球、果核等,此类异物表面光滑,无法钳取,套取也较困难。可尝试用篮型取石器或螺旋形取石器套取。篮型取石器由于其钢丝呈直线型,更加容易套取异物,但固定力不够,异物光滑,在取出的过程中尤其是在经过贲门、咽喉部、食管等狭窄处易滑脱。螺旋形取石器由于钢丝呈螺旋状,套取异物后的取出成功率更高。但螺旋形取石器在套取异物的过程会更困难一些。笔者的经验是：先将螺旋形取石器伸至异物下方(异物和胃壁之间)，缓慢打开取石器后，将取石器前端顶住胃壁，使其变形后，螺旋钢丝与钢丝之间的空隙增大，依靠重力作用和旋转内镜将异物套住后收紧取出。

3. 长条形异物　如钥匙、汤勺、铁钉、笔等，此类异物套取的位置要尽可能接近其一端(光滑端及头大端优先)，否则通过贲门及咽喉部会有困难。根据各自的特点可选用圈套器、异物钳、鼠齿钳、长或短鳄鱼钳，甚至在玻璃帽辅助下取出。以取铁钉为例，可将圈套器套住铁钉的头端，但助手不能完全收紧圈套器，这样会使铁钉与胃镜呈接近直角，造成贲门和食管的损伤。助手可以收圈套器至圈套钢丝小于铁钉头端，这样铁钉不会脱落，而自由度也够大，通过贲门时，在重力作用下，铁钉与胃镜基本在一直线上，损伤也就最少了。如果有尖端、异物较粗大等，可在玻璃帽辅助下操作。

4. 锐利异物　如张开的别针、缝针、刀片等异物。如果条件允许下，建议可先行胃镜检查，确认异物位置和形状之后，在玻璃帽辅助下行异物取出术。这样可将异物部分或全部拉入玻璃帽内，在退镜过程中玻璃帽可起到扩张和支撑食管作用，最大限度减少和避免异物的尖端及锐利边缘对贲门、食管和咽喉部的损伤，减少异物与食管的摩擦从而降低对异物钳或圈套器的牵拉。值得一提的是，目前市面上的玻璃帽直径有 1~1.8cm，在带玻璃帽的情况下，进咽喉部较困难，尤其在儿童胃镜操作中，需要非常熟练的操作人员进行，以避免对咽喉部的损伤或由于在咽喉部滞留时间过长引起的血氧饱和度下降。如果是张开的别针，可以在胃腔内调整别针位置，使开口向下，用异物钳夹住别针 V 形的尖端取出。

5. 食物团块　如有食管狭窄的患者，可能出现食物团块的梗阻。如果条件允许，可用圈套器或网篮型取石器将食物团块粉碎后送过狭窄段，送入胃腔。无法送入胃腔者，可用网篮型取石器或螺旋形取石器取出。笔者的经验是把取石器伸至异物远端后打开，回拉，抖动取石器使异物掉入钢丝之间，异物较大时，可尝试把取石器前端顶住食管壁，使其变形，加大钢丝间的空隙将异物套取，此后缓慢收紧取石器至适当力度(过紧可能粉碎食物团块)后取出。由于食物团块的细屑可能在经过咽喉部掉落而使患儿误吸，因此，尤其在麻醉下，要严密监测患儿的血氧饱和度等生命体征的变化，必要时气管插管后行该操作。

四、注意事项和并发症

1. 注意事项

(1)严格掌握异物取出术的适应证和禁忌证。

(2)条件允许下，儿童宜在麻醉下进行。

(3)术前完善各项检查，评估患者耐受能力，了解异物性质、形状、大小、滞留部位等，选择合适的器械。

(4)退镜带出异物时，尽量将异物靠近胃镜头端，不留间隙，否则可能发生异物与胃镜"脱节"现象。

(5)异物取出后复查胃镜，了解食管、贲门等处的损伤情况，必要时行止血治疗。可能造成穿孔的尖锐异物取出后，建议行 CT 检查排除穿孔。

(6)异物取出过程中，尤其是异物较大或锐利时，如果阻力较大，不要勉强用胃镜试取，应行外科手术治疗。

(7)有怀疑消化道黏膜损伤者，应禁食、留观或住院治疗。

2. 常见并发症

(1)消化道黏膜损伤、出血或穿孔:较大而锐利异物可能会造成消化道黏膜损伤、出血甚至穿孔。有黏膜损伤、出血及小穿孔者,应禁食、制酸及保护黏膜治疗,同时严密监测生命体征,一般在短期内自愈。出血较多者应行内镜下止血治疗,严重穿孔者应紧急外科手术治疗。

(2)感染及溃疡:黏膜损伤后可发生急性炎症、糜烂及溃疡,胃肠道细菌侵入可引起化脓性炎症,患者可出现高热、剧烈疼痛等症状。此类患者除上述治疗外,应给予足量广谱抗生素及支持治疗,严重者需行外科手术治疗。

(3)窒息及吸入性肺炎:在全麻下的婴幼儿较多见,因胃内容物吸入或异物细屑在咽喉部脱落导致误吸,一旦发生需紧急处理抢救。

第四节　内镜下息肉摘除术及氩离子凝固术

消化道息肉是指黏膜表面向腔内的局限性隆起病变,以结肠和胃息肉常见。由于息肉具有癌变的可能性,因此多主张早期切除。内镜下胃肠息肉摘除,安全有效,并发症发生率低,是目前治疗息肉的首选方法,其操作方法繁多,如高频电切除术、氩离子凝固术(氩离子凝固术)、高频电活检夹除术等,目前常用高频电切及氩离子凝固术治疗消化道息肉。

一、适应证与禁忌证

1. 适应证　①各种大小的有蒂息肉;②直径<2.5cm 的无蒂息肉;③多发性息肉,散在分布,数目较少。

2. 禁忌证　①有内镜检查禁忌证者;②直径>2.5cm 的无蒂息肉,或内镜下形态有明显恶变者;③家族性腺瘤或多发性息肉密集于某一区域者;④严重心肺功能不全者;⑤装有心脏起搏器者;⑥有严重凝血功能障碍者;⑦严重糖尿病患者。

二、术前准备

1. 术者准备　术者应熟练掌握内镜检查技术,了解电凝切除术的操作方法及原理,了解患者的病史、体征、并发症及有关实验室和 X 线检查情况,掌握适应证及禁忌证。了解息肉的部位、大小、形态,以便选择适当的内镜及套圈器。

2. 器械准备

(1)高频电发生器:其利用高频电流通过人体时产生的热效应,使组织凝固、坏死以达到息肉切除、止血等治疗目的。无神经效应,对心肌无影响,对人体绝对安全。

电切电凝和混合电流的强度选择:电流强度要根据息肉大小、有无蒂柄、蒂柄粗细等从小到大调节,最大输出功率80W。电切组织损伤小,但凝血作用弱,易引起出血。电凝有止血作用,但组织损伤大、深,易引起穿孔。凝切混合电切可以根据需要选择一定比例同时发出电凝、电切的混合电流。息肉切除时选择何种电流并无严格规定,需根据操作者习惯和息肉具体情况而定。一般选用先电凝,后电切,再混合电流交替使用逐渐切除。

(2)圈套灼除器

1)圈套器:根据圈套钢丝张开的形态分为六角形、半月形和椭圆形,都是纵径大于横径,操作容易。Frunmogtn 设计了开放型圈套器,其头部不是圈,而是弯曲的金属丝,操作时不需从顶部套入,只需从蒂部插入,然后再弯曲120°,钩住息肉蒂部做电烙切除,不受息肉大小限制。每次电切前都需检查圈套器性能、有无损坏等。注意开闭圈套时,把手滑动和圈套开闭是否顺畅,钢丝已扭曲变形、关闭不畅者应更换。

2)电活检钳:与普通活检钳相似,只是两翼不刃,钳身由绝缘套管组成,适用于0.5cm以下无蒂息肉。也可用于电凝止血。

3)氩气设备和氩气刀:现在的高频电发生器都与氩气设备相连接。氩气刀为空心塑料管,使用前检查是否有折痕、管内必须保持干燥。

(3)内镜注射针:用于病灶切除前注射以预防出血或止血治疗。

(4)金属止血夹:用于止血和预防出血。

(5)结扎圈套:用于有蒂息肉,切除前结扎蒂,以预防切除后出血。

(6)镜端助吸帽:安装于内镜前端,在黏膜切除时,帮助负压吸引,以便圈套住局部病灶。

(7)息肉回收器:包括鼠齿钳、取石网篮、三爪钳,用于收集切下的组织标本。

3. 试剂准备　常用试剂有:①卢戈液(Lugol液),以喷洒染色,进行试管病灶及范围的辨别;②靛胭脂或亚甲蓝喷洒,用以胃和结肠黏膜染色,辨别病灶和范围;③1:10000肾上腺素稀释液和0.9%氯化钠溶液用以切除黏膜下注射及注射止血。

三、不同类型息肉切除方法

1. 芽状息肉切除术　芽状息肉指直径<5mm的小息肉。使用普通活检钳机械性抓取息肉即可。息肉大于活检钳,应选择圈套切除术法。芽状息肉可使用电凝、热凝的方法,使之凝固坏死。芽状息肉不是热活检的适应证,因其有造成穿孔的危险。

2. 隆起息肉切除术　隆起息肉是指息肉局部隆起生长而且无明确蒂可见。

(1)体位:调整内镜或患者体位,使息肉正好处于视野的6~7点钟位置(内镜工作通道开口位置),并始终保持此位置,以利圈套息肉。

(2)圈套方法:息肉直径<2cm,采用直接切除法。于基底部圈套住息肉并收紧圈套器,抬起镜端使全套住的息肉远离肠壁,同时肠腔内适当充气避免息肉与对侧肠壁接触,而后使用电凝电流(指数3.5)电切息肉。

息肉直径2~4cm,采用注射后切除法。于基底部注射1:10000肾上腺素或0.9%氯化钠溶液3~5mL,以托起息肉(使息肉与肌层分开)和预防出血。

息肉直径>4cm,巨大息肉一次不能完全圈套住者,应采用"多块切除术",即从息肉最容易被圈套住的部分开始,逐块多次切除。

(3)基底部处理及出血的处理

1)残留息肉:巨大息肉切除后,基底部特别是边缘部有一些息肉的残留部分,可用高频电凝凝固或氩激光电凝器灼烧。

2)出血:渗出性出血,可采用电凝方法止血,或基底部注射1:10000肾上腺素以止血,搏动性出血可采用金属止血夹止血。

3. 有蒂息肉切除术

(1)调整内镜,了解蒂的长短及直径及息肉的直径。

(2)于息肉基底部注射1:10000肾上腺素,可起到预防出血和托起息肉蒂的作用。

(3)息肉切除方法

1)细蒂息肉(蒂直径<4mm):息肉基底部注射后,直接使用圈套器圈套息肉蒂,于蒂中

部近息肉体侧收紧圈套器。采取纯电凝电流切除息肉。

2)中度蒂息肉(一枚止血夹恰好可以完全结扎蒂部者):息肉蒂部通常有滋养小血管,单纯注射预防出血有时不够,需使用一枚止血夹或结扎圈套与基底部结扎息肉蒂,然后结扎部远端切除息肉。

3)粗蒂息肉(一枚止血夹不能完全钳夹者):其中常有较大的息肉滋养血管,结扎前必须进行蒂的有效结扎,必须使用两枚止血夹,方能达到预防出血的目的。

4. 扁平息肉切除术

(1)直径<2cm 的扁平息肉,使用圈套器直接圈套后通电切除之。非常扁平,先在息肉基底部黏膜下注射 0.9%氯化钠溶液,托起息肉,再行切除。

(2)直径>2cm 的扁平息肉,需用多块切除术。方法为:①注射:于息肉基底部黏膜下注射 1:10000 肾上腺素,使息肉与肌层分开;②腔内充气:胃肠内充足气,使病变处与正常组织间的界限清楚;③圈套:伸出圈套器,选择病变最隆起处,使钢丝紧压贴在病变局部,收紧圈套器;④切除:再次充气张开胃肠腔,稍许抬起内镜前端,息肉远离肠壁,通电切除。分块切除息肉余部,每块不宜超过 1cm,这样可保证操作安全。

对于直径>5cm 的息肉,可以在 3~4 周内多次切除,以保证安全。

(3)扁平息肉直径>3cm,常认为是内镜切除的禁忌证,主要原因是并发症发生率高,完全切除的可能性及恶性可能性大。病理诊断为良性者,可采用多块切除术,以达到完全切除的目的。

四、具体操作方法及术中护理配合

上消化道息肉患者采取左侧卧位,下消化道息肉患者开始采取左侧卧位,之后随肠镜所到之处根据医师要求随时改变体位。术中应密切观察患者,尤其对老年心肺功能不全者,用镇静剂和止痛剂后应加强监护,观察药物反应,如患者的神志、呼吸、脉搏和血压等变化,并注意观察患者对内镜、息肉切除的反应,注意患者的主诉及腹部情况。

1. 高频电刀切除法的护理配合　协助患者采取合适卧位,并根据需要改变体位,遵医嘱抽取 10mL0.9%氯化钠溶液,注射药物前先确保内镜注射针伸缩自如,针头长度适宜,并将注射针管腔内充满药液,将收针状态(针头处于套管内)的注射针递给医师送入钳道,注射时当注射针对准息肉基底部后遵医嘱出针,针头刺入黏膜下后注射,注射结束收针后再退出钳道。当息肉清晰地暴露于视野时,然后伸出套圈器靠近息肉,再将圈套钢丝伸出套入息肉至基底部,然后稍向上使圈套襻正好套在基底部稍上方,再轻轻收紧圈套,稍收紧后再轻柔地提拉,使息肉形成天幕状时即可通电。切忌收过紧,造成息肉钝性分离,极易出血,但也不能过松,否则通电时会伤及邻近组织。

圈套完毕也可通电,遵医嘱选择适宜模式,先电凝及见息肉蒂或基底部黏膜发白,同时冒出白色烟雾,后电切或混合电流切除,每次通电时间 2~3 秒。通电时,护士慢慢收紧圈套,反复进行至息肉切下为止。息肉切除后,应立即观察残端蒂有无出血或渗血现象,正常情况下蒂的残端表面黏膜发白而无渗出或出血现象。

2. 氩气刀电灼的护理配合　正确连接高频电发生器和电极板,选择适宜模式,按下充气按钮,使管腔内充满氩气递给医师,逐一电灼。在使用过程中,保持氩气刀管道的通畅,避免出现折痕。

3. 尼龙套扎的护理配合　护士将套扎装置先端部露出钩子,扣住尼龙环的尾部后收紧推出塑料外套,将尼龙线收入塑料套管内,交给医师顺着活检孔道插入。当塑料管套出现在视野中时,护士收回塑料套管尼龙环露出,对准隆起病变基底部套入。随后护士回收塑料套管钳夹尼龙环,扎紧隆起性病变的基底部,直至病变表面色泽变成紫红色为止。放松连线钩子,钩子与尼龙环脱落,安全退出释放器。对于隆起不足、尼龙套扎不便的,可安装有槽平口型透明黏膜吸帽,持续吸引病变入帽后套扎。

4. 金属夹的护理配合

(1)Olympus HX-5LR/5QR6UR-1/Olympus EZ 夹的护理配合:将安装好的金属夹装置的前端交给医师,插入活检孔内。当看到病变部位时后退塑料套管,使夹子及金属鞘露出塑料套管,缓慢向后拉滑动部位,轻轻地将夹子张到最大幅度,左手拨动旋转装置可将夹子的方向调到最适位置,医师将夹子对准病变压紧,向后拉滑动部位使夹子关闭,对于过去常用的 Olympus HX-5LR/5QR6UR-1 夹,夹完需前推滑动部位,然后按压释放键,前推把手翼,使夹子钩收回到塑料套管内后从钳道退出装置。对于 Olympus EZ 夹,夹完后可不做任何动作退出该装置。

(2)Resolution 金属夹的护理配合:无须安装,将金属夹装置的前端交给医师,插入活检孔内,去除红色保险卡,后退外套管,露出夹子。用与活检钳相同的操作方式向前推和向后拉动滑动竿可张开和闭合金属夹至少 5 次,便于准确定位。医师将夹子对准病变部位压紧,护士向后拉动滑竿直至超过阻力 2 次“咔嗒”声后即夹闭。夹完需前推滑竿,使金属夹与手柄装置分离,前推外套管回到塑料套管内后从钳道退出装置。

5. 组织标本回收　对于较大一些的息肉可用抓钳抓持息肉或用网篮网住息肉随内镜一同退出;对于可通过钳道的小息肉,于吸引管中间正确接入息肉回收器,镜头直接对准息肉吸引,息肉即可进入回收器中。多个息肉,可按照顺序旋转回收器网格,息肉分别进入不同的网格,以便于分别送病理检查;特大型息肉可利用圈套襻套住息肉轻轻收紧随内镜一起退出,注意观察息肉是否在胃肠生理狭窄部位或转弯处滑脱,如有滑脱必须重新寻找抓持回收。对远端结肠和直肠息肉,可嘱患者通过排便取出。

五、护理

1. 术前护理

(1)心理护理:建立良好的护患关系,做好心理护理。内镜下息肉摘除术是一项新技术,此项操作属于微创技术,手术创伤小。但多数患者及家属对此不了解而易产生紧张、焦虑、恐惧等负性情绪。因此在术前需了解患者的心理状态,使其有机会表达内心的感受,耐心、详细地向患者及家属解释内镜下息肉切除术的方法、目的、并发症及术前术后注意事项,并让其了解息肉有发生癌变的可能,应及早切除。同时向其介绍内镜治疗的安全性、先进性和优越性,消除其疑虑,以取得患者的配合。

(2)术前准备:①消化道准备:上消化道息肉同胃镜检查准备,患者禁食 8 小时,估计有胃排空延迟者,需禁食更长时间;下消化道息肉同结肠镜检查准备,嘱患者治疗前禁乳、豆制品 3 天和禁用甘露醇清洁肠道,以预防产生爆炸性气体。可口服主要含氯化钠的清肠液3000~4000mL,或口服主要含磷酸缓冲液的清肠液,饮食量不足 1000mL 就可以达到同样的清肠效果;②术前常规检查凝血酶原时间、血常规、血型和心电图等,如有凝血机制异常,应予以纠正后才能实行切除术;③术前 15~30 分钟肌内注射地西泮 10mg、丁溴东莨菪碱 20mg

或山莨菪碱(654-2)10mg,以减少胃肠蠕动及患者的反应,但对≤6岁或不能合作的儿童应采取静脉麻醉,其他准备同普通内镜检查。

2. 术后护理

(1)休息:小息肉切除术后卧床休息1~2天,对切除较大息肉、有蒂息肉或凝固范围较大者,应卧床休息2~3天,避免剧烈活动,同时注意密切观察患者生命体征变化,观察有无胸痛、腹痛、腹胀、肠鸣音的情况,以及大便性质、颜色和量。

(2)饮食:术后常规禁食1天,根据患者术后情况进行饮食调整,如无并发症的发生,可进食温凉流质,逐步转为正常饮食。1周内无渣饮食,选择高蛋白质、高维生素、高热量饮食,忌粗纤维、生硬、辛辣等刺激性食物,禁食及少量进食期间遵医嘱予以静脉补充营养,维持水电解质平衡,防止低血糖发生。肠道息肉还应注意保持大便通畅,以防干硬粪便摩擦创面或致焦痂脱落导致出血。

(3)用药护理:术后应遵医嘱应用制酸剂黏膜保护剂及抗生素,防止创面感染引起溃疡、出血等。有凝血功能障碍者术前用药纠正后或有出血倾向者,术后应用止血剂。高血压患者术后血压应维持在正常范围内,以免导致血管扩张而出血。

(4)潜在并发症的观察与护理:密切观察患者腹痛、腹胀的部位、性质、程度和持续时间,以及大便的颜色、性状和量,有无血压、心率等生命体征的改变。告知患者如出现轻微的腹胀、腹痛属于正常现象,是由于治疗过程中向肠腔内充气引起的,可进行腹部按摩促进排气,必要时予以肛管排气。若腹部疼痛剧烈,有便血且出血量多,伴面色苍白、四肢发冷、脉速、血压下降等提示可能并发出血,应及时通知医师处理。若剧烈腹痛,体格检查有腹部压痛、反跳痛、肌紧张,要考虑穿孔的可能,应立即通知医师并行相关检查,以明确有无穿孔,如确诊穿孔应立即对症处理,必要时行外科手术治疗。

(5)健康指导:术后2周内避免过度疲劳和剧烈运动,以免引起迟发性出血,保证充足的睡眠和休息,避免较长时间的热水沐浴。1个月内忌食辛辣、刺激性食物,忌烟、酒、浓茶、咖啡,如发现异常,随时就诊。做好知识宣教,帮助患者及家属掌握消化道息肉的基本知识,有利于消除各种诱因,特别要讲明合理饮食的重要性。由于消化道息肉目前被公认为癌前病变,尤其是腺瘤性息肉,且易复发,嘱患者要高度重视,定期门诊内镜复查。

第五节　上消化道狭窄扩张和内支架治疗

食管、贲门狭窄是上消化道常见病症,因有炎性狭窄、术后吻合口狭窄、良性或恶性肿瘤性狭窄、外压性狭窄、烧伤后狭窄、食管动力性狭窄(贲门失弛缓症)、发育异常等,患者大多不能进食,长时间可引起营养不良、脱水及水、电解质失衡等。内镜下治疗有安全、有效、方法简单、痛苦少等优点,为患者带来福音。

一、上消化道狭窄的扩张治疗

1. 适应证

(1)炎性狭窄。

(2)瘢痕狭窄:如化学灼伤后、反流性食管炎所致的瘢痕狭窄,放疗后、手术后、外伤或异物引起的损伤后的狭窄等。

(3)晚期食管癌或贲门癌狭窄拟放支架前。

（4）贲门失弛缓症等各种良性病变引起的狭窄。

（5）先天性病变如食管蹼。

2.禁忌证

（1）患者不能合作。

（2）合并严重心肺疾患或患者严重衰竭无法忍受治疗者。

（3）狭窄严重，导引钢丝无法通过，治疗非常困难者也视为相对禁忌证。

（4）癌性梗阻者不放支架只扩张无长期疗效且易穿孔者，也属相对禁忌证。

（5）食管灼伤后的急性炎症期，由于黏膜及食管壁炎症、水肿甚至坏死，此期不宜扩张，但可在炎症充血水肿坏死期后置入一胃管维持通道鼻饲，待完全愈合后，一般主张在伤后3个月以上。

（6）手术后瘢痕狭窄者在术后3周内也不宜扩张。

3.术前准备

（1）与患者及家属进行沟通，包括扩张的作用、并发症、费用等，取得患者及家属的理解和配合，并签署手术同意书。

（2）进行扩张治疗之前，操作者应对患者病情做充分的了解，包括狭窄部位、特点及病因，进行必要的术前检查，如食管钡剂造影、胃镜等。

（3）讲清配合要领，告知患者在术中扩张时由于黏膜轻度撕裂有少许疼痛和渗血是正常的。若有不适可用眼神和肢体语言及时告知。必要时可行静脉麻醉。

（4）术前禁食12小时，以免术中呕吐引起误吸，如果有残留食物需延长禁食时间。

（5）在病情允许的情况下，行无痛胃镜下检查。

（6）除所有操作器械外，必须确保抢救设备能正常工作，备好氧气装置。

（7）扩张用器械：主要分为两种类型，即探条式扩张器和球囊扩张器。

1）探条式扩张器：由金属或聚乙烯等材料制作而成。目前国内使用较多的是由硅胶制成的探条式扩张器，共由外径不同的6根探条和一根导丝组成，大小分别为5mm、7mm、9mm、11mm、13mm和15mm。该扩张器的特点是前端呈锥形，为中空管，可以通过导丝，质软而有韧性，有不透光标志，可在内镜下和（或）X线引导下进行。探条式扩张器一般用于非动力性狭窄、肿瘤性狭窄、吻合口狭窄和炎性狭窄等。术中必须随时清除口咽部从食管反流的液体，防止误入气道。对于静脉麻醉患者需严密观察生命体征，保持呼吸道通畅。

2）球囊扩张器：有很多种型号，目前主要有两种类型。①可以通过内镜活检孔的水囊扩张器：Ballon-CRE型水囊导管或COOKEclipse TTC消化道水囊扩张器，均可以通过增加水囊内的压力而改变水囊的直径，外径有6~20mm、长度有5~10mm各种不同规格，可以通过导丝或不能过导丝。这种水囊扩张器可以用于各种狭窄，如晚期食管癌狭窄、吻合口狭窄和误服化学物质引起的严重烧伤性狭窄等；②不能通过内镜活检孔的大气囊：有3种规格，外径分别为3cm、3.5cm和4cm；该气囊一般有3个刻度，在内镜下可以见到。同时刻度也有不透X线的标志，扩张时使中间的标志位于狭窄处。这种气囊扩张器多用于贲门失弛缓症的扩张治疗。

（8）其他器械

1）导丝：如斑马导丝，检查导丝是否平直，先端部是否损坏。

2）压力泵、盐酸利多卡因凝胶、注射器等。

4. 扩张方法

（1）探条式扩张

1）可以在内镜、X 线下或两者结合的情况下进行。

2）常规进入内镜，选用软头硬质导丝递交医师，经活检孔道插入狭窄近端，以防导丝损伤黏膜及管壁。将导丝穿过狭窄段置入胃腔内。如果导丝能进入胃腔长度较长或使用有标志的导丝，这种情况下使用探条式扩张并不都需要 X 线的引导。

3）保留导丝并退出内镜，此时要保证导丝位置没有移动，然后沿导丝送入扩张探条。送入扩张探条时用力要缓慢。当探条通过狭窄后停留 1~3 分钟，保留导丝并退出探条。

4）然后根据病变的狭窄程度，从小到大进行逐一扩张。到最后使用的探条，连同导丝一并退出。扩张后应常规进行内镜复查以了解扩张的程度和局部的损伤情况。

（2）水囊扩张

1）在内镜直视下对上消化道狭窄处产生一种均匀的横向扩张力。该水囊扩张导管是由高弹力性橡胶制成，具有高强度扩张和回缩功能。

2）水囊导管能注气也能注水，注水效果优于注气，一般注入无菌水。

3）操作时先于活检孔道注入 2mL 盐酸利多卡因凝胶，再插入水囊扩张导管。当水囊段插入狭窄口，并且水囊中点位于目标扩张处，配合医师用压力泵于水囊内缓慢注水，根据病情需要使压力保持在 3~8 个大气压，此时水囊扩张直径分别在 12~18mm。保持 2~5 分钟后抽出水囊中的无菌水，把水囊导管退回活检孔内。该过程可反复多次。观察有无活动性出血及穿孔，对应处理。

4）由于水囊扩张起来时可能会滑出狭窄段，因此打起水囊时，务必固定好镜身和导管，使扩张起来的水囊恰好位于狭窄处，起到扩张狭窄处的作用。水囊加压时患者可感到局部胀痛，减压后缓解，术前应向患者交代清楚，以取得其配合。

5）食管静脉曲张硬化治疗后狭窄的扩张，由于存在静脉曲张，因此扩张治疗有出血的危险。插镜和放置水囊时要轻柔，扩张压力要小，一般直径不超过 1.5cm，压力不超过 4kPa。

（3）贲门失弛缓症的扩张

1）通过内镜活检孔置入软头硬质导丝，退出内镜，沿导丝送入气囊，然后再次进镜，在内镜直视下将中间刻度于食管狭窄处后进行扩张。

2）扩张时保持气囊有一定张力的情况下维持 1~3 分钟，休息 2~3 分钟后再次扩张。一般要反复扩张 2~3 次。

5. 术后护理

（1）同胃镜检查的术后护理。

（2）治疗后应短时间留院观察，注意有无胸痛、气急、咳嗽、发热等症状出现。术后 6 小时如无不适方可离院。

（3）狭窄部的黏膜轻微撕裂而有少量渗血，不需要处理。若出血明显，予局部喷洒止血药物即可。

（4）扩张术多造成食管撕裂，创伤的修复可能造成食管再狭窄，作为创伤处理和预防再狭窄可以使用一些药物进行治疗，包括质子泵抑制药、胃黏膜保护药和胃肠促动力药等。

（5）并发症及处理

1）食管穿孔：可以出现剧烈的胸痛、皮下和（或）纵隔气肿等。对于食管小穿孔，可以内镜下修补或通过禁食、胃肠减压、肠外营养和抗感染等保守治疗。对于较大的穿孔则应进行外科修补治疗。

2)食管出血：狭窄扩张后少量的出血较多见，但是大量出血则比较少见。对于表面少量渗血者多可以自行止血，不需要进行处理。有活动性出血者可以通过内镜下进行微波、热探头等治疗。局部喷血多是因为扩张造成血管破裂，这种情况多可通过内镜下用钛夹止血。

3)其他：如发热，可能由吸入性肺炎所致，可进行抗感染治疗。

二、上消化道狭窄的内支架治疗

上消化道支架置入术是治疗食管狭窄的有效方法之一，具有创伤小、痛苦少的优点，通过内镜下内支架置入，以期再通狭窄，缓解梗阻引起的吞咽困难，阻断食管、气管瘘，增进患者营养状况和生活质量。近年来，又出现了可回收食管支架，尤其适用于术后良性吻合口狭窄、扩张治疗后狭窄复发率高、需反复扩张的患者。一般放置 7~14 天，治疗效果明显。

1. 术前准备

(1)同上消化道狭窄的扩张治疗。

(2)胃镜的准备

1)若选择为钳道处释放，以选择细径胃镜较好。Olympuse GIF-XP260 型胃镜前端部仅 5.0mm，易通过狭窄段。

2)支架的准备：备好各种类型(记忆合金/不锈钢、带膜/不带膜、钳道内释放/钳道外释放、可回收/不可回收)、尺寸(内径/长度)的支架。检查支架的包装有无破损，消毒日期是否过期。

(3)标志物的准备：两条用回形针做成的长约 10cm 铅丝，在稍长的胶布上做外标记。也可用金属夹做内标记。

(4)导丝：尽量备好各种不同类型的导丝，如斑马导丝、超滑导丝、钢导丝等，以备不时之需。检查导丝是否平直，先端部是否有损坏。

(5)异物钳：可对释放的支架位置进行微调。

2. 术中护理配合

(1)钳道外释放：适合各种类型的食管狭窄、胃肠吻合口狭窄等易于直接释放支架的病变。

1)患者取俯卧位，头偏向右侧。

2)要根据患者的情况行扩张后放置或直接放置。目前随着超细胃镜的出现和支架输送系统的改良，大多数狭窄支架可直接通过，无须扩张，而气囊扩张有穿孔的风险，仅在支架置入困难的病例进行，不应作为常规。

3)置导丝：细径胃镜通过病变狭窄段，记下病变段的下缘及上缘距门齿的距离，了解病变段的长度，将硬导丝头端交于医师经钳道送入十二指肠远端。胃镜无法通过的，可先行扩张后通过。

4)定位：X 线透视下留置导丝，退镜达病变下缘，将一条事先准备好的铅丝与导丝相垂直定位于体外皮肤上；继续退镜至病变上缘，同样方法定位第 2 条铅丝。两条铅丝之间的范围即病变范围，选择支架时，一般上下缘均须超过病变部位 2cm 以上。

5)退镜：留置导丝，配合医师边送导丝边退胃镜，直到把胃镜全部退出。

6)进支架:配合医师将导丝穿入根据病变长度选择的支架头端的孔中,向前推进支架置入器,进入口腔时,将患者下颌稍向上抬,用浸有盐酸利多卡因凝胶的纱布润滑支架置入器后,就势将置入器送入食管内,在 X 线透视下见支架到达病变部,调整支架位置使支架中点基本与病变中点吻合。

7)支架释放:护士旋开保险帽,在 X 线透视下缓缓退出置入器的外套管释放支架。遵循"边入边拉"原则,即先满足远端,远端张开后边释放边往近端拖拉,对近端准确定位后再完全释放。

(2)钳道内释放:适合胃出口梗阻,包括胃、十二指肠和近端空肠梗阻需置入支架者。

1)置导丝:钳道胃镜进到病变上缘,将软头硬质导丝头端交于医师经钳道送入病变远端。在 X 线透视下确定导丝越过病变部位进入远端肠腔。

2)造影:沿导丝插入造影管,退出导丝后注入造影剂。在 X 线透视下确定病变部位长度、狭窄程度。选择支架时一般上下端均须超过病变部位 2cm 以上。

3)在 X 线透视下再次插入导丝,并尽量深插。

4)进支架:在钳道内注入盐酸利多卡因凝胶 2mL 润滑导丝,插入根据病变长度选择的支架。

5)支架释放:旋开保险帽,一边在胃镜下监视支架上端,一边在 X 线透视下缓缓退出置入器的外套释放支架。待支架完全张开后,将置入器连同导丝一起退出钳道,支架置入完成。

6)配合医师调整支架。若近端位置不够,可用异物钳在 X 线透视下牵拉支架;若支架移位太多,则需取出支架重新释放。

3. 术后处理

(1)同胃镜检查的术后护理。

(2)取下患者皮肤上的标记。

(3)治疗后应短时间留院观察,如无不适症状方可离院。

(4)饮食指导:切忌急于进食。补液 1~2 天后,从流质开始,逐步至半流质。等支架完全扩张后,方可改少渣饮食,但一定要忌菜叶、糯米等食物。

(5)并发症与处理

1)胸痛:最为常见,与置入支架的膨胀性刺激有关,一般可以忍受。

2)内支架移位:移位后可再次重叠放置。移位至肠道,可通过胃镜尝试取出支架。极少数患者须开腹取出。

3)内支架阻塞:常因肿瘤生长或食物阻塞引起,可通过胃镜下激光治疗和取出食物解决。

4)其他:包括胃食管反流、穿孔、出血等。

第三篇　妇科与儿科护理

第十四章 腹部手术患者的护理

第一节 腹部手术患者手术前后护理

手术治疗在妇产科疾病的治疗中占有相当重要的地位,是妇科肿瘤患者的主要治疗手段之一。充分的术前准备和精心的术后护理是保证手术顺利进行、患者术后恢复的关键。本节主要介绍妇产科腹部手术患者手术前、后的护理。

一、术前护理

1. 心理护理 术前应耐心地向患者讲解相关的知识及治疗措施的效果,消除患者因担心术后生活质量而出现的焦虑、恐惧心理,使患者安心配合治疗。

2. 术前指导

(1)疾病相关知识:术前要使子宫切除者了解术后不再出现月经。使卵巢切除者了解术后会出现停经、潮热、阴道分泌物减少等卵巢功能减退的症状,即使保留一侧卵巢,也会因手术影响卵巢血运,暂时性引起性激素水平波动而出现停经;症状严重者,可在医师指导下接受雌激素补充治疗以缓解症状。

(2)认真做好术前并发症的处理,调整患者的身心状况。认真做好预防术后并发症的宣传指导工作,指导患者学会胸式呼吸、练习床上使用便器及术后需做的深呼吸、咳嗽、收缩和放松四肢肌肉的运动等,并要求患者在指导、练习后独立重复完成,直至患者完全掌握。

(3)指导患者术后翻身、起床、活动的技巧,鼓励术后早活动,促进康复。

(4)老年患者各重要脏器趋于老化,修复能力降低,耐受性差。术前应全面评估,并进行必要的处理,为手术创造条件。

3. 手术前一日护理

(1)皮肤准备:以顺毛、短刮的方式进行手术区剃毛备皮,备皮范围上自剑突下缘,下至两大腿上 1/3,包括外阴部,两侧至腋中线。脐部用络合碘棉签清洁后再用乙醇棉签擦拭。

(2)手术前 1 天抽血做血型鉴定及交叉配血试验,做普鲁卡因、青霉素等药物过敏试验。

(3)阴道准备:拟行全子宫切除术者,术前 1 天冲洗阴道两次,手术日晨用消毒液进行阴道、子宫颈、穹隆部消毒,用大棉球拭干后再用亚甲蓝或 1%甲紫溶液标记子宫颈及阴道穹隆,作为术者切除子宫的标志。阴道流血及未婚者不做阴道灌洗。阴道灌洗时护士动作要轻柔,注意遮挡患者。

(4)胃肠道准备:一般术前 1 天灌肠 1~2 次,术前 8 小时禁食,术前 4 小时禁饮。目的是使肠道空虚、暴露手术野、防止或减轻术后肠胀气;防止手术时麻醉药物松弛肛门括约肌致粪便污染手术台;术前 1 天根据手术需要进行清洁灌肠,直至排出的灌肠液中无大便残渣。预计手术可能涉及肠道时需从术前 3 天起进无渣半流质饮食,并按医嘱给肠道制菌剂并清洁灌肠。目前常以口服缓泻剂(如甘露醇等)代替多次灌肠,效果良好;但应少量试服,按个体反应选用用量,尤其是年老、体弱者,以防水泻导致脱水。

（5）休息与睡眠：为保证患者良好的休息，减轻患者的紧张、焦虑，可给患者适量镇静剂，常用地西泮 5mg，睡前口服，或 10mg 肌内注射。

（6）环境准备：为患者提供安静、舒适的环境。根据手术种类和麻醉方式，铺好麻醉床，准备好监护仪、负压吸引设备及急救用物。

（7）其他：与外科腹部手术患者一样，护士要认真核对受术者生命体征、药物敏感试验结果、交叉配血情况等；必要时应与血库取得联系，保证术中血源供给。

4. 手术日护理　手术日晨，护士宜尽早看望患者，核查体温、血压、脉搏、呼吸等，询问患者的自我感受。一旦发现月经来潮，应及时通知医师；若非急诊手术，应协商重新确定手术时间。

术日晨取下患者可活动的义齿、发夹、首饰及贵重物品交家属或护士长保管。常规安置导尿管，保持引流通畅，以避免术中伤及膀胱、术后出现尿潴留等并发症。

术前半小时给基础麻醉药物，通常为苯巴比妥和阿托品，目的在于缓解患者的紧张情绪并减少唾液腺分泌，防止支气管痉挛等因麻醉引起的副交感神经过度兴奋。

送患者去手术室前，应允许家属或亲友有短暂探视时间。手术室护士、病房护士在患者床旁需认真核对患者姓名、住院号、床号、手术名称、手术部位等病历资料，并随同患者至手术室。由病房护士直接向手术室巡回护士介绍患者，当面点交、核对无误后签字。

二、术后护理

1. 一般护理

（1）体位：按手术及麻醉方式决定术后体位。全麻患者取去枕平卧位，头偏向一侧，防止呕吐物进入气管。硬脊膜外阻滞的患者去枕平卧 6~8 小时，腰麻的患者去枕平卧 12~24 小时，防止术后头痛。如患者无特殊病情变化，术后次日晨取半卧位。

（2）术后即时护理：手术完毕，患者被送回恢复室时，值班护士须向手术室护士及麻醉师详尽了解术中情况，及时为患者测量生命体征，检查患者腹部伤口、阴道流血情况，检查患者输液管道及引流管的情况，检查患者背部麻醉管是否拔除或保留镇痛泵等，认真做好床边交班，详尽记录观察资料。腹部压沙袋 6 小时，防止出血。做胃肠减压的患者及时接通负压吸引器调节至适当的压力。

（3）观察生命体征：密切观察生命体征并准确记录。通常术后每 15~30 分钟监测 1 次血压、脉搏和呼吸，连续监测 6 次；平稳后，改为每 4~6 小时测量 1 次；24 小时以后，每天4 次，正常后再测 3 天。若有异常或提示内出血，应增加监测的次数。术后应每天测体温4 次，由于机体对手术创伤的反应，术后 1~3 天体温稍有升高，但一般不超过 38℃，如果体温持续升高，或正常后再次升高，则提示可能有感染存在。

（4）留置导尿管的护理：术后要保持导尿管通畅、勿折压，注意观察尿量及性质，以判断有无输尿管及膀胱的损伤。术后每小时尿量至少为 50mL，如尿量过少，应检查导尿管是否堵塞、脱落、打折、被压，排除上述原因后，要考虑患者是否入量不足或有内出血休克的可能，及时通知医师及早处理。常规妇科手术于术后次日晨拔除导尿管，妇科恶性肿瘤及阴道手术患者保留导尿管的时间要根据患者的病情及手术情况而定。在保留导尿管期间患者每天测量体温 3~4 次，每天擦洗会阴并更换尿袋，注意无菌操作，防止逆行感染。子宫根治术者，在拔除尿管的前 2~3 天，开始夹闭导尿管，2 小时开放 1 次，以训练和恢复膀胱功能，必要时拔除导尿管后测残余尿。

（5）心理护理：减轻患者疼痛，解除不适，告知手术的情况及术后的注意事项，帮助患者提高自理能力；做好家属的健康教育，取得其积极的配合，有效降低术后患者不良的心理反应。

（6）疼痛的护理：疼痛是术后主要的护理问题，麻醉作用消失至术后24小时内疼痛最明显。患者常常因为疼痛而拒绝翻身、检查，甚至焦虑、恐惧、失眠。护士应掌握镇痛的方法和技巧，正确指导患者使用自控镇痛泵，或在评估患者疼痛的基础上及时给予镇痛药，常用哌替啶、异丙嗪、吗啡等。保持病室安静，创造舒适环境。6小时以后用腹带帮助固定切口。帮助患者采取半卧位。

（7）营养与饮食：一般手术患者，术后6小时进流质饮食，但应避免产气食物如牛奶、豆浆等，以免肠胀气。肛门排气后进半流质饮食，以后逐步过渡到普通饮食。涉及肠道的手术患者，术后应禁食，排气后才能进流质饮食，逐步过渡到半流质、普通饮食。术后饮食应以营养丰富、易消化、高热量及富含维生素为原则。鼓励患者进食以促进肠道功能恢复及术后康复，不能进食或进食不足期间，应静脉补充液体和电解质，必要时给静脉高营养。

（8）休息与活动：在镇痛的前提下，要保证患者有良好的休息和足够的睡眠。同时按循序渐进的原则，鼓励患者进行活动。每2小时协助卧床患者翻身1次，生命体征平稳后鼓励患者尽早下床活动，改善循环，促进肺功能的恢复，防止下肢静脉血栓形成。活动时注意防止患者特别是老年患者因体位变化引起血压不稳定，防止突然起床或站立时发生跌倒。

2. 术后常见并发症及护理

（1）腹胀：术后腹胀多因术中肠管受到激惹，肠蠕动减弱所致，患者术后呻吟、憋气等可咽入大量易被肠黏膜吸收的气体而加重腹胀。通常术后48小时恢复正常肠蠕动，一经排气，腹胀即可缓解。如果术后48小时肠蠕动仍未恢复，应排除肠梗阻的可能。可用0.9%氯化钠溶液及1、2、3溶液低位灌肠，或热敷下腹部（伤口无渗血）等方法刺激肠蠕动。在肠蠕动已恢复尚不能排气时，可针刺"足三里"穴或皮下注射新斯的明0.5mg，也可采用肛管排气等。术后早期下床活动，以改善胃肠功能，可预防或减轻腹胀。如腹胀是因炎症或缺钾引起，则应给抗生素或补钾；形成脓肿者则应协助医师及早切开引流。

（2）泌尿系统感染：尿潴留是发生泌尿系统感染的常见原因之一。拔除导尿管前，注意夹管定时开放以训练膀胱恢复收缩力。为了预防尿潴留的发生，应增加液体入量，术后鼓励患者定期坐起排尿，床边加用屏风；如上述措施无效，则应导尿。一次导尿量不得超过1000mL，宜暂时留置导尿管，每3~4小时开放1次。老年患者、术后必须长期卧床者及过去有尿路感染史的患者均易发生泌尿系统感染。术后出现尿频、尿痛，并有高热等症状者，应遵医嘱做尿培养，确定是否有泌尿系统感染。受术者一般在拔管后4~8小时可自解小便，注意记录尿量和时间。

（3）伤口血肿、感染、裂开：多数伤口是清洁封闭创口，能迅速愈合。创口出血较多，或切口压痛明显、肿胀、检查有波动感，应考虑为切口血肿。血肿极易感染，常为伤口感染的重要原因。遇到异常情况，应及时报告医师，同时协助处理。

三、健康教育

1. 饮食指导　绝大部分妇科手术对肠道影响较小，肛门排气前若无明显腹胀者，可指导并协助患者进少许流质饮食如温开水、米汤、菜汤等。但应避免牛奶、豆浆等产气物质。肛门排气后指导患者进食稀饭、面条等半流质饮食并逐渐向普食过渡。指导患者多进食高蛋白、高维生素、易消化食物,少食多餐,观察有无腹胀等不适,并避免便秘的发生。

2.活动指导　手术6～8小时后,指导并协助患者床上翻身,活动并按摩双下肢,鼓励患者早期下床活动。一般手术患者术后24～36小时应鼓励并协助其下床活动,子宫根治术等大手术后患者,3～5天后应下床活动。全子宫切除后,在阴道残端伤口愈合阶段,应尽量减少较大活动,并严密观察阴道流血的情况。正常时可有少许血性分泌物或淡红色流液,如阴道出现鲜红色血液且量较多,甚至超过经量,应及时通知医师处理,并嘱患者绝对卧床休息,避免咳嗽等增加腹压的因素。

3.出院指导　出院前评估患者自我护理能力及家属对患者照顾能力,并在出院时提供详细的出院指导。出院指导应包括出院后的休息、活动、用药、饮食、性生活、门诊复查时间、可能出现的异常症状和体征的观察及处理等。

第二节　子宫肌瘤

子宫肌瘤是女性生殖系统最常见的良性肿瘤。多见于30～50岁的妇女,20岁以下少见。据尸检资料显示,30岁以上妇女约20%有子宫肌瘤,因很多患者无症状,或因肌瘤很小不易发现,临床报道的发病率远较真实的低。

一、护理评估

1.临床表现

(1)症状:多无明显症状,仅在妇科检查时偶然发现。症状与子宫肌瘤的部位、生长速度及肌瘤有无变性相关,与肌瘤的大小、数目关系不大。

1)月经改变:最常见的症状,主要表现为经量过多、经期延长或不规则子宫出血。多见于黏膜下肌瘤和肌壁间肌瘤,浆膜下肌瘤较少影响月经。大的肌壁间肌瘤使子宫腔和子宫内膜面积增大,影响宫缩,并可能使肌瘤附近的静脉受挤压,致使子宫内膜静脉丛充血扩张,导致经量增多、经期延长。黏膜下肌瘤发生坏死、溃疡、感染时,可有持续性或不规则阴道流血或脓血样排液。长期经量增多常发生继发性贫血,出现乏力、心悸等症状。

2)下腹包块:肌瘤增大使子宫超过3个月妊娠大时可从腹部触及。巨大的黏膜下肌瘤可脱出于阴道外,患者可因外阴脱出肿物就医。

3)白带增多:肌壁间肌瘤使子宫腔面积增大,内膜腺体分泌增多,伴有盆腔充血致白带增多。若黏膜下肌瘤脱出于阴道,其表面感染、坏死,可排出大量脓血样及腐肉样组织,伴臭味。

4)压迫症状:肌瘤压迫膀胱时可出现尿频、尿潴留等;压迫输尿管形成肾盂积水;压迫直肠可形成里急后重、排便困难等症状。

5)其他:包括下腹坠胀感、腰酸背痛,经期加重。肌瘤发生红色样变性时腹痛剧烈且伴呕吐、发热及肿瘤局部压痛。浆膜下肌瘤蒂扭转时出现急性腹痛。子宫黏膜下肌瘤由子宫腔向外排出时也可引起腹痛。黏膜下和引起子宫腔变形的肌壁间肌瘤可引起不孕或流产。

(2)体征:与肌瘤大小、数目、位置及有无变性有关。肌壁间肌瘤子宫常呈不规则增大,质硬,表面有单个或多个结节状突起;浆膜下肌瘤可触及质硬的球状包块与子宫相连;黏膜下肌瘤子宫常呈均匀增大,有时可在子宫颈口或阴道内见到红色、表面光滑的黏膜下肌瘤,如伴感染,表面有渗出液覆盖或有溃疡灶形成。

2. 辅助检查

(1)B超检查:可查到肌瘤大小、位置和数目,可得到确切的诊断依据。

(2)内镜检查:宫腔镜、腹腔镜可在直视下分别看到黏膜下肌瘤、浆膜下肌瘤的位置、大小、形状,并可在镜下手术切除肌瘤,有诊断及治疗的双重作用。

(3)其他检查:如子宫输卵管造影等可协助诊断。

3. 与疾病相关的健康史

(1)病因:确切的病因尚不清楚。研究提示其发生可能与女性激素有关。此外,研究还证实孕激素也可促进肌瘤有丝分裂活动,刺激肌瘤生长。细胞遗传学研究显示25%~50%的子宫肌瘤存在细胞遗传学异常。分子生物学研究提示子宫肌瘤是由单克隆平滑肌细胞增生而成,多发性子宫肌瘤是由不同克隆细胞形成。

(2)健康史:询问患者的月经史、生育史,有无不孕、流产史,有无长期使用雌激素史,有无接受过药物治疗及治疗后的效果。

4. 心理-社会状况　评估患者及家属对疾病的反应。是否有知识缺乏,害怕子宫肌瘤恶变或术后并发症,担心切除子宫后会改变其女性特征,担心影响夫妻生活等。

二、护理诊断/问题

1. 营养失调——低于机体需要量　与月经改变,出血过多有关。

2. 知识缺乏　缺乏子宫肌瘤疾病的治疗和护理知识。

3. 焦虑　与担心子宫肌瘤恶变、手术切除子宫会产生后遗症、选择子宫肌瘤的治疗方案的无助有关。

三、预期目标

1. 患者贫血被及时纠正。

2. 患者获得有关子宫肌瘤的知识,能正确地认识疾病。

3. 患者焦虑减轻或消失,选定治疗方案并配合医务人员完成治疗。

四、护理措施

1. 一般护理　嘱患者注意休息,加强营养,注意保暖。指导患者保持外阴清洁干燥,防止感染。

2. 症状护理　鼓励贫血的患者进食高蛋白、高维生素和含铁量丰富的食物。协助完成血常规、血型及凝血功能检查,并交叉配血备用。黏膜下肌瘤如脱出至阴道者,每天用消毒液行外阴冲洗。肿瘤压迫膀胱出现排尿障碍、尿潴留时应给予导尿;压迫直肠引起便秘者,可给缓泻剂软化粪便或进行灌肠等处理。

3. 用药护理　遵医嘱选择及应用药物,对患者讲明药物的名称、作用原理、剂量、用药方法、可能出现的不良反应及应对措施,告知服药过程中不能擅自停用以免出现撤退性出血等。亮丙瑞林等不宜长期使用,应用时应注意观察有无出现绝经期综合征、骨质疏松等不良反应。

4. 病情观察

(1)阴道出血:严密监测患者生命体征,了解有无头晕、乏力、眼花、面色苍白等症状;观察阴道出血的时间、量、色及性状,注意收集会阴垫以正确评估阴道出血量。

（2）腹痛:注意观察腹痛的部位、性质、程度。如患者有浆膜下肌瘤病史,突然出现剧烈腹痛时应考虑肌瘤蒂扭转,应立即报告医师处理,并做好急症手术的准备。

5.手术患者护理　观察患者阴道出血量及阴道分泌物,患者的生命体征、尿量及颜色变化。密切观察患者手术切口及血常规变化,发现感染征象时及时通知医师。

6.心理护理　主动热情关心患者,鼓励患者说出心里的担忧和感受,让患者尽快适应病区环境,建立良好的护患关系。讲解子宫肌瘤的有关知识,帮助患者正确认识此种疾病,使患者确信子宫肌瘤属于良性肿瘤,恶变率低;对采取手术治疗的患者,讲解术后的效果。与患者及家属交流,帮助患者分析住院期间及出院后可以利用的资源与支持系统,减轻无助感,增强康复信心,也有利于家属参与患者的治疗和护理。

五、健康教育

1.知识宣教　宣传月经的相关知识,指导患者正确使用雌激素,增强妇女的自我保健意识,鼓励其定期接受妇科检查,做到以预防为主,及时发现和诊治疾病。

2.定期随访　采取随访观察者应3~6个月复查。让患者明确随访的目的、时间、联系方式,不可忽视定期检查,应按时接受随访指导,以便根据病情需要及时修正治疗方案。

3.出院指导　告知患者任何时候出现不适或异常情况均需及时随诊。手术患者出院1个月后应到门诊复查,了解术后康复情况。指导患者术后性生活及自我保健知识。

第三节　子宫颈癌

子宫颈癌是最常见的妇科恶性肿瘤,高发年龄为50~55岁。近年来由于子宫颈细胞学筛查的广泛使用,子宫颈癌得到了早诊断与早期治疗,子宫颈癌的发病率和病死率明显下降。

一、护理评估

1.临床表现　早期子宫颈癌常无明显症状和体征,随病情发展可出现以下临床表现。

（1）症状

1）阴道流血:早期表现为性生活或妇科检查后少量阴道出血,称接触性出血。也可表现为不规则阴道流血,或经期延长、经量增多。老年患者常表现为绝经后不规则阴道出血。子宫颈癌合并妊娠者常因阴道流血就诊。一般外生型癌出血早,量多,内生型癌出血较晚。

2）阴道排液:常出现在阴道流血后。子宫颈癌早期可表现阴道分泌物增多,白色或血性,无臭味。随着癌组织破溃,阴道分泌物增多,稀薄如水样或米汤样,有腥臭味。晚期癌组织坏死继发感染时,则排出大量脓性或米汤样恶臭白带。

3）晚期症状:若出现疼痛,表示子宫颈旁已有明显浸润。癌肿侵犯邻近器官神经及淋巴时,可出现尿频、尿急、尿痛、血尿、便秘、便血、下肢水肿等症状。压迫输尿管可导致肾盂积水,严重可致尿毒症。癌症晚期患者出现消瘦、贫血等恶病质表现。

（2）体征:早期子宫颈癌局部无明显病灶,或呈子宫颈糜烂等一般慢性子宫颈炎的表现;随着病程的发展可见外生型、内生型或溃疡型等子宫颈癌的病变,可扪及子宫旁组织增厚、结节状,有时形成冰冻骨盆。

2. 辅助检查

(1)子宫颈刮片细胞学检查:用于筛查子宫颈癌,特异性高但敏感性较低。筛查应在性生活开始 3 年后开始,或 21 岁以后开始并定期普查。注意在子宫颈转化区和子宫颈管取材镜检,用巴氏 5 级染色法,结果分 5 级,Ⅲ级以上者应重复刮片细胞学检查并行子宫颈活检。

(2)高危型人乳头瘤病毒 DNA 检测:相对于细胞学检查敏感性较高但特异性较低。可与细胞学检查联合应用于子宫颈癌筛查。用于 30 岁以上的女性。

(3)阴道镜检查:当子宫颈刮片检查Ⅲ级以上,使用阴道镜观察。阴道镜利用放大原理,可直接观察子宫颈表面有无变异上皮,一般可发现早期病变,并选择病变部位进行取材活检,以提高诊断率。

(4)子宫颈活体组织检查:临床确诊和鉴别子宫颈癌最可靠的方法。肉眼可见病灶均做单点或多点活检,无明显病变者在子宫颈转化区 3:00、6:00、9:00、12:00 处做多点活检或碘试验,阴道镜下取材以提高确诊率。

(5)其他检查:子宫颈锥切术、胸部 X 线检查、静脉肾盂造影、膀胱镜、直肠镜检查等。

3. 与疾病相关的健康史

(1)病因:子宫颈癌的病因目前尚不完全清楚。流行病学调查发现子宫颈癌与人乳头瘤病毒感染、多个性伴侣、性生活过早(<16 岁)、性传播疾病、吸烟、经济状况低下及免疫抑制等因素有关。

(2)健康史:询问患者婚姻史、生育史、性生活状况及与高危男子的性接触史等,询问患者有无未治疗的慢性子宫颈炎病史。了解月经情况,询问有无不规则阴道流血史,尤其要重视接触性阴道出血病史。

4. 心理-社会状况 子宫颈癌患者被确诊后会经历否认、愤怒、妥协、忧郁、接受等心理反应阶段。几乎所有的患者都会出现恐惧、绝望等心理,迫切希望能够采取各种方法减轻痛苦,延长生命。子宫颈癌手术范围大,留置导尿管时间长,恢复较慢,使患者较长时间不能履行各种角色职能,患者常出现焦虑情绪。

二、护理诊断/问题

1. 恐惧 与子宫颈癌的确定及手术治疗有关。
2. 疼痛 与晚期癌浸润或手术创伤有关。
3. 自我认同紊乱 与手术切除子宫有关。

三、预期目标

1. 患者恐惧感减轻,接受目前治疗方案,积极配合治疗。
2. 患者能说出减轻疼痛的方法,疼痛感减轻;术后排尿功能恢复正常。
3. 患者合理营养,营养不良得以纠正;能正确面对疾病,接受现实。

四、护理措施

1. 一般护理

(1)评估患者的营养状况,纠正患者的不良饮食习惯,促使患者主动摄入足够营养,提高机体抵抗力。必要时与营养师联系,制订合理的饮食计划,以多样化食谱满足患者需要,保证热量供应,维持体重不继续下降。

（2）保持会阴清洁，勤换会阴垫，每天冲洗会阴两次，防止发生感染。指导患者注意个人卫生，协助患者勤擦身、更衣，保持床单位清洁，促进舒适，注意室内空气流通。

（3）阴道有活动性出血，需要用消毒纱布填塞止血时，要认真交班，按时如数取出或更换；发生阴道大出血时立即向医师汇报，并备好急救用物，协助处理。

（4）有贫血、消瘦、发热及恶病质等表现者应加强护理，高热时用物理降温，预防肺炎、口腔感染等并发症发生。

2. 病情观察　监测阴道出血量及全身情况，注意观察阴道排液的性状、气味。观察晚期子宫颈癌患者下腹部、腰骶部疼痛程度。

3. 不同治疗方法的护理

（1）手术患者的护理

1）术前准备：按腹部手术前护理内容进行常规术前准备，尤其注意术前 3 天选用消毒液消毒阴道及子宫颈，手术前晚行清洁灌肠，保证肠道呈清洁、空虚状态。

2）协助术后恢复：按腹部手术后护理内容进行常规护理。子宫颈癌根治术范围大、时间长，要注意加强术后护理。每 0.5~1 小时观察并记录生命体征及出入量 1 次，平稳后再改为每 4 小时测量 1 次。注意保持导尿管、腹腔各种引流管及阴道引流的通畅，认真观察引流液的性状及量。通常按医嘱于术后 48~72 小时去除引流管，术后 7~14 天，甚至 21 天拔除导尿管。拔除导尿管前 3 天开始定期夹管，训练膀胱功能，促使恢复正常的排尿功能。拔管后嘱患者 1~2 小时排尿 1 次，排尿后测残余尿。如残余尿超过 100mL，应及时给患者再留置导尿管 3~5 天，再行拔管，测残余尿，直至残余尿在 100mL 以下。

（2）放疗患者的护理：注意观察放疗不良反应。放疗的近期反应有直肠炎和膀胱炎，但一般均能自愈。晚期并发症多于放疗后的 1~3 年出现，主要是因缺血引起直肠溃疡、狭窄及血尿，甚至形成直肠阴道瘘及膀胱阴道瘘等。其他按放疗有关护理方法进行护理。

（3）化疗护理：按化疗患者的护理常规进行护理。

4. 心理护理　利用挂图、实物、宣传资料等向患者介绍子宫颈癌的有关知识，与患者多交流，让患者及家属了解病情、治疗方法及效果，为患者提供安全、隐蔽的环境，鼓励患者提问，一起寻找引起不良心理反应的原因。帮助患者消除恐惧，树立战胜疾病的信心，积极配合治疗。

五、健康教育

1. 提供预防保健知识，提倡晚婚、少育，开展性卫生教育，普及防癌知识，尤其要注意防治人乳头瘤病毒感染。积极治疗慢性子宫颈炎，及时诊治 CIN，以阻断子宫颈癌的发生。

2. 指导妇女定期普查，做到早发现、早诊断、早治疗。凡 30 岁以上妇女至妇科门诊就诊者，应常规做子宫颈刮片细胞学检查，一般妇女应每 1~2 年普查 1 次，已婚妇女尤其是绝经过渡期及绝经后妇女有异常阴道流血或接触性出血应及时就诊。

3. 子宫颈癌手术患者出院前护士应与患者及家属一起制订出院康复计划，要求患者做到定期随访。出院后第 2 年内每 3 个月复查 1 次；出院后第 3~5 年，每半年复查 1 次；第 6 年开始每年复查 1 次。如有异常情况随时检查。

第四节 子宫内膜癌

子宫内膜癌是发生于子宫内膜的一组上皮性恶性肿瘤,以腺癌为主。为女性生殖器官常见的三大恶性肿瘤之一,占女性生殖道恶性肿瘤的 20%~30%。平均发病年龄 60 岁。近年来发病率有上升趋势。

一、护理评估

1. 临床表现

(1)症状:约 90% 的患者出现阴道流血或阴道排液症状。

1)阴道流血:绝经后不规则阴道流血为最典型的症状。量一般不多,呈持续性或间歇性。未绝经患者可表现为经期延长、经量增多或月经紊乱。

2)阴道排液:早期子宫内膜癌呈浆液性或浆液血性白带,晚期合并感染时出现脓性或脓血性排液,并有恶臭。

3)疼痛:晚期癌肿浸润周围组织,或压迫神经时可引起下腹及腰骶部疼痛,并向下肢及足部放射。当癌瘤侵犯子宫颈堵塞子颈管致子宫腔积脓时,可出现下腹胀痛及痉挛性腹痛。

4)其他:晚期患者可出现贫血、消瘦、发热、恶病质等表现。

(2)体征:早期无明显异常。晚期可有子宫增大,稍软。晚期时,可见癌组织自子宫颈口脱出,质脆,触之易出血。若合并子宫腔积脓,子宫明显增大,极软。癌组织向周围浸润时,子宫固定,可于子宫旁扪及结节状不规则肿块。

2. 辅助检查

(1)诊断性刮宫术:最常用,是确诊子宫内膜癌的方法。如果临床怀疑有子宫颈转移,应行分段诊刮,先环刮子宫颈管,再进入子宫腔刮子宫内膜,标本分瓶做好标记,送病理学检查。

(2)宫腔镜检查:可直接观察子宫内膜病灶的生长情况,并可取内膜组织送病理学检查。

(3)其他检查:如阴道 B 超检查、CT 检查及血清 CA125 检测等。

3. 与疾病相关的健康史

(1)病因:确切病因尚不清楚。目前认为子宫内膜癌有两种发病类型。Ⅰ型是雌激素依赖型,其发生可能是在无孕激素拮抗的雌激素长期作用下发生子宫内膜增生症,继而癌变。临床上可见于无排卵性疾病如无排卵性功血和多囊卵巢综合征,分泌雌激素的卵巢肿瘤如颗粒细胞瘤,长期服用雌激素的绝经后妇女及长期服用他莫昔芬的妇女。这种类型均为子宫内膜样腺癌,比较多见,预后好。且患者较年轻,常伴有肥胖、高血压、糖尿病、不孕及绝经延迟。Ⅱ型是非雌激素依赖型,发病与雌激素无明确关系,较少见。多见于老年体瘦妇女,肿瘤恶性程度高,预后不良。约有 10% 的子宫内膜癌与遗传有关。

(2)健康史:评估患者有无肥胖、高血压、糖尿病等高危因素。评估患者有无不孕、绝经延迟等病史,是否用过激素替代治疗及有无家族史。

4. 心理-社会状况 确诊疾病时患者会出现焦虑和恐惧,担心疾病预后、治疗费用及连累子女等。部分患者需接受放、化疗,因治疗时间长、不良反应重,患者及家属往往对治疗缺乏信心。

二、护理诊断/问题

1. 恐惧　与担心疾病预后有关。
2. 疼痛　与晚期癌肿浸润或手术创伤有关。
3. 知识缺乏　缺乏疾病及手术的相关知识。

三、预期目标

1. 患者消除恐惧情绪,心理负担减轻。
2. 患者疼痛减轻,舒适感增加。
3. 患者获得与子宫内膜癌疾病及治疗的相关知识。能配合检查和治疗。

四、护理措施

1. 一般护理　保持外阴清洁,尤其对大量阴道排液患者应每天冲洗外阴 1~2 次。给予高蛋白、高维生素饮食。进食不足或全身营养状况极差者应按医嘱给予支持疗法,静脉补充营养。指导和协助患者适当活动。

2. 病情观察　出现恶病质应加强观察,记录出入量,遵医嘱补液。手术患者术后 6~7 天阴道残端羊肠线吸收或感染可致残端出血,需严密观察并记录阴道出血情况,如发生大出血,应立即向医师汇报,并协助纱条填塞等止血措施的实施。化疗和放疗的患者需严密观察有无不良反应。

3. 孕激素用药护理

(1)教会患者口服药物的方法。常用甲羟黄体酮 200~400mg/d;己酸黄体酮 500mg,每周 2 次。

(2)孕激素治疗一般用药剂量大,至少 12 周才能评价疗效,鼓励患者耐心配合治疗。

(3)治疗过程中注意观察不良反应,此药可引起药物性肝炎、水钠潴留、水肿等,一般不良反应较轻,停药后会逐渐好转。

4. 心理护理

(1)向患者介绍有关疾病的知识,让患者正确认识疾病。给患者及家属讲明子宫内膜癌虽是一种恶性肿瘤,但转移晚,预后较好,缓解其恐惧、焦虑心理,增强治病信心。

(2)住院期间给患者介绍病室,提供安静、舒适的睡眠环境,减少夜间不必要的治疗程序,必要时按医嘱使用镇静剂以保证患者夜间连续睡眠 7~8 小时。

(3)鼓励患者选择积极有效的应对方式,如听音乐,分散注意力,向家人、朋友或医护人员诉说心理感受等。

五、健康教育

1. 大力宣传定期进行妇科检查的重要性　中年妇女每 1~2 年接受 1 次防癌普查。对子宫内膜癌高危人群应增加检查次数,尤其注意体重、血压、血糖的监测。对雌激素替代治疗者应严格用药指征,加强用药期间的监护。绝经过渡期月经紊乱及绝经后阴道流血患者应进行排除子宫内膜癌检查,及早接受正规治疗。

2. 做好出院指导　手术后 2~3 个月避免性生活,3~6 个月避免重体力劳动。术后定期随访,及时确定有无复发。75%~95%复发在术后 2~3 年内,因此随访时间为术后 2~3 年内,每 3 个月 1 次;3 年后,每 6 个月 1 次;5 年后,每年 1 次。如有异常情况随时检查。

第五节　卵巢肿瘤

卵巢肿瘤是女性生殖系统常见肿瘤,可发生于任何年龄,卵巢恶性肿瘤为女性生殖系统三大恶性肿瘤之一。近年来发病率呈上升趋势。由于卵巢位于盆腔内,无法直接窥视,且早期无症状,迄今缺乏完善的早期诊断和鉴别方法,一旦发现恶性肿瘤时,往往已属晚期病变而疗效不佳,故卵巢恶性肿瘤病死率高居妇科恶性肿瘤之首,已成为严重威胁妇女健康的一种肿瘤。

一、护理评估

1.临床表现

(1)卵巢良性肿瘤

1)症状:发展缓慢,早期肿瘤较小,多无症状,常在妇科检查时偶然发现,肿瘤增大时,患者常感腹胀,肿瘤继续增大,患者可出现尿频、便秘、胸闷、心悸、气促等压迫症状。

2)体征:妇科检查可在子宫一侧或双侧扪及包块,多为囊性,表面光滑,活动,与子宫无粘连。

(2)卵巢恶性肿瘤

1)症状:早期无症状,出现症状时已属晚期。主要表现为腹胀、腹腔积液、腹部包块和胃肠道症状,症状轻重取决于肿瘤大小、位置、侵犯邻近器官的程度、有无并发症等。肿瘤向组织浸润或压迫神经,可引起腹痛、腰痛或下肢疼痛;压迫盆腔静脉,可出现水肿。晚期呈明显消瘦、贫血等恶病质的表现。

2)体征:肿块多为双侧,实性或半实性,表面不平,固定。妇科检查可在直肠子宫陷凹处扪及质硬的结节或包块,表面凹凸不平,固定,与子宫分界不清,有时可在腹股沟、腋下或锁骨上扪及肿大的淋巴结。

(3)常见并发症

1)蒂扭转:卵巢肿瘤最常见的并发症,也是妇科常见的急腹症。约10%的卵巢肿瘤可发生蒂扭转,好发于瘤蒂长、活动度大、中等大小、重心偏于一侧的肿瘤(如皮样囊肿)。患者体位突然改变、连续向同一方向转动、妊娠期或产褥期子宫位置的改变易发生蒂扭转。主要表现为突然发生一侧下腹剧痛,伴恶心、呕吐甚至休克。有时扭转可自然复位,腹痛也随之缓解。妇科检查可扪及张力较大包块,与子宫分开,压痛以瘤蒂处最剧。

2)破裂:3%的卵巢肿瘤会发生破裂。有自发性破裂和外伤性破裂两种。自发性破裂常为恶性肿瘤侵蚀囊壁而破裂或继发于蒂扭转之后。外伤性破裂常因挤压、分娩、性交、妇科检查及穿刺所致。症状的轻重与破口的大小、流入腹腔的囊液量及性质有关,大量内容物进入腹腔,可引起剧烈腹痛、恶心、呕吐和不同程度的腹膜刺激症状,有时导致腹膜炎及休克。妇科检查发现原有包块缩小或消失。

3)感染:多因蒂扭转或破裂引起,也可因邻近脏器的感染所致。患者出现高热、腹痛及腹膜炎等表现。

4)恶变:卵巢良性肿瘤可以恶变。多见于年龄大,尤其是绝经后妇女。恶变早期无症状不易发现,一旦肿瘤增长迅速,尤其是双侧性肿瘤,应疑为恶变。

2. 辅助检查

（1）B 超检查：诊断卵巢肿瘤的最主要手段。B 超检查可见肿瘤位置、形状、大小、性质及有无腹腔积液。临床诊断符合率>90%，但直径<1cm 的实性肿瘤不易测出。

（2）肿瘤标志物测定：有助于协助诊断。如血清 AFP 对内胚窦瘤有特异性诊断价值，80%卵巢上皮癌患者血清 CA125 水平升高等。

（3）细胞学检查：可通过腹腔积液或腹腔穿刺液查找癌细胞以确诊。

（4）腹腔镜检查：可直视肿物情况，并可在可疑部位多点活检协助诊断。巨大包块或严重粘连者禁用腹腔镜检查。

（5）其他检查：X 线检查、CT 检查、MRI 检查及淋巴造影等。

3. 与疾病相关的健康史

（1）病因：目前病因不清，卵巢恶性肿瘤发病的高危因素如下。

1）遗传和家族史：20%～25%的卵巢癌患者有家族史。

2）饮食和环境因素：工业发达的国家卵巢癌发病率高，可能与环境污染有关。高胆固醇饮食也与卵巢癌发病率有一定相关性。

3）内分泌因素：不育或少育者，卵巢癌发病率高，可能与妊娠期停止排卵，可减少对卵巢上皮的刺激有关。

（2）健康史：询问患者有无家族史和其他恶性肿瘤史，生活环境、饮食习惯、婚育史等高危因素。

4. 心理-社会状况　卵巢肿瘤可以是良性，也可以是恶性，检查期间患者容易产生焦虑、恐惧，一旦被确诊为恶性肿瘤，患者常出现悲观、绝望等心理反应。会因为需要切除卵巢影响其生育功能、出现卵巢功能衰退症状而出现焦虑。

二、护理诊断/问题

1. 焦虑　与担心疾病预后有关。
2. 有感染的危险　与手术、肿瘤并发症、机体抵抗力低等有关。
3. 营养失调——低于机体需要量　与恶性肿瘤的慢性消耗及化疗不良反应有关。

三、预期目标

1. 患者情绪稳定，能正确对待疾病，主动配合治疗；自理能力增强。
2. 患者能说出引起感染的因素及防护措施，不发生感染。
3. 患者能说出影响营养摄入的原因，并采取应对措施。

四、护理措施

1. 一般护理　加强营养，给予高蛋白、高维生素及易消化的饮食。对进食不足或全身状况极差者应给予支持治疗，按医嘱静脉补充营养，提高机体对手术及化疗的耐受力。创造安静的休养环境，排除不必要的刺激，使患者得到充分的休息。肿瘤过大或腹部过度膨隆的患者，应给予半卧位。

2. 病情观察　注意观察患者腹痛的特点，如发生蒂扭转、破裂等，则可发生急性剧烈腹疼；恶性肿瘤浸润周围组织或压迫神经，可产生腰痛、下腹疼痛。重视盆腔肿块生长速度、质地，观察是否有气急、心悸、尿频、便秘等压迫症状出现及明显消瘦、贫血、水肿、衰竭等恶病质的表现。

3. 对症护理

(1)手术患者的护理:按腹部手术护理内容做好术前准备及术后护理,包括与病理科联系快速切片组织学检查事项及应对必要时扩大手术范围的准备。巨大卵巢肿瘤患者应备沙袋,术后腹部置沙袋压迫,以防腹压骤然下降引起休克。

(2)抽腹腔积液时的护理:需放腹腔积液者,备好腹腔穿刺用物,并协助医师完成操作过程。放腹腔积液过程中,严密观察患者反应,生命体征变化及腹腔积液性状,并记录。一次可放腹腔积液 3000mL 左右,不宜过多,速度宜慢,放腹腔积液后腹部用腹带包扎,以免腹压骤降发生虚脱。

(3)腹腔化疗患者的护理:注意手术后留置的腹腔化疗药管是否脱落。及时更换敷料,保持敷料干燥。腹腔化疗前抽腹腔积液,将化疗药物稀释后注入腹腔,注入后更换体位,使药物尽量接触腹膜每个部位。严密观察药物对机体的毒性反应,如发现有骨髓、肝、肾、心、肺及神经系统的不良反应,应及时报告医师。

(4)辅助检查的护理:向患者介绍卵巢肿瘤可能施行的各种检查方法及目的,以取得患者主动配合。如行腹腔或后穹隆穿刺抽吸腹腔积液做细胞学检查时,应严格无菌操作,抽出液贴好标签,尽快送检。

4. 心理护理 建立良好的护患关系。耐心向患者及家属讲解疾病有关知识、治疗方案、护理措施等,消除患者疑虑,以积极心态配合各种治疗。鼓励患者坚持治疗,定期检查,以乐观心态回到正常生活、工作中去。

五、健康教育

1. 预防保健宣传 大力宣传防癌知识,饮食中应增加蛋白质、维生素 A,减少胆固醇食物,同时防止病毒感染。高危妇女口服避孕药有利于预防卵巢癌的发生。

2. 开展普查普治 凡 30 岁以上妇女每年进行 1 次妇科检查,高危人群不论年龄大小最好每半年接受 1 次检查,以排除卵巢肿瘤。卵巢实质肿瘤或肿瘤直径>5cm 者,应及时手术切除。

3. 指导患者做好随访工作 ①直径<5cm 的囊性肿瘤,疑卵巢瘤样病变者可做短期随访观察,每 3~6 个月检查 1 次,检查结果应详细记录;②良性肿瘤手术后 1 个月常规复查;③恶性肿瘤术后常需辅以多个疗程的化疗或放疗,护士应同患者制订完整的随访计划,鼓励和协助患者克服实际困难,完成治疗计划,提高疗效;④卵巢恶性肿瘤易于复发,应坚持长期随访和监测:术后 1 年内,每个月 1 次;术后第 2 年,每 3 个月 1 次;术后第 3 年,每 6 个月 1 次;3 年以上者,每年 1 次;⑤对患有乳房癌、胃肠癌等其他脏器癌症患者,应定期随访检查,以减少卵巢转移性肿瘤的发生。

第六节 子宫内膜异位症

子宫内膜异位症是指具有生长功能的子宫内膜组织出现在子宫内膜以外部位,简称内异症,是常见的妇科疾病之一。多见于生育年龄妇女,其中 76% 发生在 25~45 岁。异位内膜可侵犯全身任何部位,以卵巢、子宫骶韧带最常见,其次为子宫及其他脏腹膜、阴道直肠隔等部位,故有盆腔子宫内膜异位症之称。由于内异症是激素依赖性疾病,在自然绝经和人工绝经(包括药物作用、射线照射或手术切除双侧卵巢)后,异位内膜病灶可逐渐萎缩吸收;妊娠或使用性激素抑制卵巢功能,可暂时阻止疾病发展。内异症在形态学上呈良性表现,但在临床行为学上具有类似恶性肿瘤的特点,如种植、侵袭及远处转移等。

一、护理评估

1. 临床表现　内异症患者有25%无任何症状,其临床表现因人和病变部位的不同差异很大,症状与月经周期密切相关。本病主要的临床表现是疼痛、不孕和月经异常。

(1)症状

1)痛经和下腹痛:典型症状是继发性、进行性加重的痛经。疼痛常于月经来潮时出现,并持续整个经期。疼痛多位于下腹部和腰骶部,可放射至会阴、阴道、肛门或大腿,一些患者表现为深部性交痛、慢性盆腔痛,以月经来潮前性交痛最明显。

2)不孕:内异症患者不孕率可高达40%。其原因可能与病变导致的卵巢、输卵管周围粘连、无排卵和黄体功能不足等有关。

3)月经异常:由于卵巢功能受损,内异症患者有15%~30%表现为经量增多、经期延长或月经淋漓不尽。

4)其他:内异症可生长在任何部位而引起局部周期性疼痛、出血和包块,并伴随相应的症状。肠道内异症可出现腹痛或周期性少量便血。膀胱内异症常在经期出现尿频、尿痛甚至血尿。剖宫产或会阴侧切部位的内异症常在术后数月至数年出现周期性瘢痕处疼痛,并触及逐渐增大的包块等。卵巢异位囊肿破裂会引起突发性剧烈腹痛,伴恶心、呕吐和肛门坠胀,常以急腹症就诊。

(2)体征:腹部检查可在一侧或双侧附件部位可扪及与子宫相连的囊性包块。妇科检查发现子宫后倾固定,三合诊时直肠子宫陷凹、子宫骶韧带及子宫后壁可扪及触痛性结节,一侧或双侧附件区增厚,活动性差。囊肿破裂时腹膜刺激征阳性。

2. 辅助检查

(1)影像学检查:B超检查是检查内异症的重要手段,主要是观察卵巢内异症囊肿。盆腔CT及MRI对盆腔内异症也有较高的诊断价值。

(2)腹腔镜检查:目前诊断内异症的最佳方法,在腹腔镜下可见到典型病灶或对可疑病灶进行活体组织检查即可确诊。对于高度怀疑内异症,妇科检查及B超检查无阳性发现时应首选腹腔镜检查。

(3)血清CA125测定:中、重度内异症患者血清CA125值可能升高。血清CA125测定可了解内异症的治疗效果及有无复发现象。

3. 与疾病相关的健康史

(1)病因:病因不明,目前主要有以下学说。

1)异位种植学说:月经时子宫内膜随经血逆流,通过输卵管进入盆腔,种植于卵巢和邻近的盆腔腹膜等部位,并在该处继续生长,形成盆腔内异症。子宫内膜通过淋巴和静脉向远处转移,形成远端器官内异症。

2)体腔上皮化生学说:卵巢表面上皮、盆腔腹膜均由胚胎期具有高度化生潜能的体腔上皮分化而来,体腔上皮分化组织在受到持续卵巢激素、经血及慢性炎症的反复刺激后,可被激活转化为子宫内膜样组织而形成内异症。

3）诱导学说：未分化的腹膜组织在内源性生物化学因素诱导下，可发展成为子宫内膜组织，种植的内膜可以释放化学物质诱导未分化的间充质形成子宫内膜异位组织。此学说是体腔上皮化生学说的延伸。

4）遗传因素：内异症具有一定的家族聚集性，某些患者的发病可能与遗传有关。

5）免疫与炎症因素：越来越多的证据表明免疫调节异常在内异症的发生、发展各环节起重要作用。

（2）健康史：了解患者的年龄、月经史及生育史；了解有无痛经及痛经发生的时间、程度和特点，月经周期有无改变，了解有无剖宫产、流产或过度刮宫史，评估有无子宫颈狭窄、阴道闭锁等引起经血潴留的因素。

4.心理-社会状况　本病虽属良性病变，但病程长，治疗效果不明显，患者多因长期忍受周期性腹痛而产生焦虑、恐惧心理。尤其伴有不孕的患者精神压力更大，迫切希望得到家人的理解和帮助。

二、护理诊断/问题

1.慢性疼痛　与内异症引起痛经及持续性下腹疼痛有关。

2.自我认同紊乱　与内异症导致不孕症有关。

3.恐惧　与害怕月经期持续的下腹部及腰骶部疼痛有关。

4.知识缺乏　缺乏内异症的相关知识。

三、预期目标

1.患者自觉疼痛减轻。

2.患者情绪稳定，焦虑减轻，能够面对疾病及不孕的现实。

3.患者了解内异症的相关知识。

四、护理措施

1.一般护理　指导患者合理饮食，加强营养，经期禁食生、冷及刺激性食物。日常注意休息和保暖，保持心情舒畅和充足睡眠。保持会阴部清洁。手术患者按腹部手术的护理常规进行护理。

2.症状护理　子宫后倾者可通过俯卧位减轻疼痛，热敷下腹部、按摩等也可缓解疼痛。疼痛严重者可口服止痛药。鼓励尚未生育者尽早妊娠，使异位内膜组织萎缩，妊娠期及分娩后痛经症状可缓解。

3.用药指导　向患者讲解治疗目的、方案和注意事项，说明性激素规范性治疗的重要性。告知患者药物治疗的常见不良反应如恶心、乏力、潮热、食欲缺乏、闭经等症状，解除患者的顾虑，鼓励患者坚持服药。指导患者严格遵医嘱按时按量服药，不得随意停服或漏服，以免造成子宫异常出血。服药期间若出现阴道少许出血，可按医嘱加大剂量。指导患者定期随访。

4.病情观察　密切观察患者疼痛的部位、程度和持续时间，有无月经失调；采用药物治疗时，观察药物的疗效和不良反应。手术患者应注意观察术后症状有无缓解。对于有生育要求的患者，观察有无受孕征象。

5. 心理护理　鼓励患者树立起战胜疾病的信心。耐心讲解本病的相关知识,让患者了解这是一种良性疾病,许多症状可以通过治疗缓解,告知治疗方案及坚持接受规范治疗的重要性,减轻焦虑和恐惧,接受各种治疗方案。

五、健康教育

指导妇女加强经期自我保健,注意保暖,避免性生活、剧烈运动及妇科检查。做好避孕措施,尽量避免人工流产手术。人工流产吸宫术时,子宫腔内负压不宜过高,以免内膜碎片随负压被吸入腹腔引起异位种植。积极治疗可以引起内异症的原发病,如先天性生殖道畸形、子宫颈粘连等,以免经血逆流入盆腔引起子宫内膜的异位种植。

第十五章　外阴、阴道手术患者的护理

第一节　外阴、阴道手术前后护理

外阴手术主要有处女膜切开术、前庭大腺切开引流术、外阴癌根治切除术等;阴道手术则包括阴道局部手术及经阴道的手术,如尿瘘修补术、子宫黏膜下肌瘤摘除术、阴式子宫切除术等。针对其手术的特殊性,应特别关注外阴、阴道手术患者的护理。

一、术前准备

1. 心理支持　外阴、阴道手术患者常担心手术会损伤其身体的完整性,手术切口瘢痕可能导致将来性生活的不和谐。由于病变在隐私部位会加重患者的心理负担,护士应理解、认同患者的情感,以亲切和蔼的语言耐心解答患者的疑问,以取得患者的信任。鼓励患者倾诉内心的感受,给予针对性的心理疏导;帮助患者选择积极的应对措施,消除患者的紧张情绪。解答患者提出的各种问题,给予患者信任感。进行术前准备、检查和手术时应注意遮挡患者,尽量减少暴露部位,保护患者的自尊心,减轻患者的羞怯感,帮助患者树立信心。

2. 皮肤准备　患者术前要特别注意外阴清洁,每天清洗外阴,有炎症、溃疡者需要用药并保持局部干燥,促进创面愈合。手术前一日行皮肤准备,备皮范围上至耻骨联合上 10cm,下至会阴部、肛门周围、腹股沟区及大腿内侧上 1/3,备皮后洗净皮肤。

3. 阴道准备　为防止术后感染,于手术前 3 天开始进行阴道准备。常用 1：5000 的高锰酸钾溶液、0.02% 的聚维酮碘或 1：1000 苯扎溴铵溶液等行阴道灌洗或坐浴,每天 2 次。术前用消毒液行阴道擦洗,必要时涂甲紫。

4. 肠道准备　术前 3 天进无渣或少渣饮食,必要时术前 1 天禁食。按医嘱给肠道抗生素、甲硝唑等抑制肠道细菌。术前日晚及术晨行清洁灌肠。

5. 其他准备　根据术式,术前可留置导尿管或嘱患者排空膀胱,将无菌导尿管带入手术室,待手术结束后使用。另外根据手术的需要做好各种用物的准备,包括软垫、支托、阴道模型、丁字带、绷带等。

6. 健康教育

(1)详细介绍相关手术的名称及过程,解释术前准备的内容、目的、方法及主动配合的技巧等;讲解相关知识,如保持外阴、阴道清洁的重要性、方法及拆线时间等。

(2)由于术后卧床时间较长,床上排便的可能性大。因此,应让患者术前进行床上使用便器排便的训练。同时,教会患者床上锻炼肢体的方法,以预防术后并发症的发生。

(3)积极配合治疗内科各种并发症如糖尿病、高血压、心脏病、贫血等,以提高患者对手术的耐受力。注意有无月经来潮,一般手术在月经干净后 3~5 天进行,指导患者使其掌握正确咳痰的方法。

二、术后护理

1. 体位　根据手术不同,护士指导患者采取相应的体位。处女膜闭锁及有子宫的先天性无阴道患者,术后采取半卧位,利于经血的引流;行阴道前后壁修补的患者应以平卧位为宜,禁止半卧位,以降低外阴、阴道张力,促进伤口愈合;外阴癌行根治术后的患者应采取半卧位,双腿外展,膝下垫软枕,减少腹股沟及外阴部的张力,减轻患者的疼痛,并有利于伤口的愈合。

2. 切口的护理 护士每天给患者进行会阴擦洗,保持外阴清洁、干燥。随时观察会阴切口的愈合情况,注意有无渗血、红肿、热、痛等炎性反应;观察局部皮肤的颜色、温度、湿度,有无黏膜或皮肤组织坏死;注意阴道分泌物的量、性状、颜色及有无异味,发现异常及时汇报医师。外阴部手术需要加压包扎或阴道内留置纱条压迫止血,纱条一般在术后12~24小时取出,注意核对数量。术后3天可进行外阴烤灯,保持伤口干燥,促进血液循环,有利于伤口愈合。

3. 管道的护理 管道主要有导尿管与引流管。外阴、阴道手术后一般保留导尿管5~7天,注意保持导尿管的通畅,观察尿量、尿色,特别是尿瘘修补术的患者,如发现导尿管不通需及时查找原因并予以处理,必要时给予膀胱冲洗。拔导尿管前应定时开放导尿管,训练膀胱功能。拔除导尿管后应嘱患者尽早排尿,如有排尿困难应给予诱导、热敷等措施帮助排尿,必要时重新留置导尿管。伤口放置引流管者,要防止引流管扭曲、受压、堵塞等,观察并记录引流液的量及性质,定时更换引流袋。

4. 肠道护理 为便于手术及避免术后排便对伤口的影响,应控制首次排便的时间,以利于伤口的愈合。术前3天一般给予少渣或无渣饮食,术前禁食1天。术后遵医嘱给予抑制肠蠕动药物,以控制术后5天不排便。排便前后给予粪便软化剂,避免排便困难影响手术伤口愈合。

5. 减轻疼痛 由于会阴部神经末梢密集,外阴、阴道手术后患者疼痛感明显,护士应正确评估患者对疼痛的耐受性,针对患者的个体差异,采用不同的方法缓解疼痛,如认同患者的感受,提供一个良好的休养环境,采取恰当的体位减轻伤口的张力,遵医嘱及时给予镇痛药,应用自控镇痛泵等。同时,应注意观察用药后的镇痛效果。

6. 出院指导 指导患者出院后保持外阴清洁、干燥;注意休息,外阴癌患者至少休息3个月,禁止性生活及盆浴,避免重体力劳动及增加腹压的动作,如下蹲、用力大便、咳嗽等。指导患者逐渐增加活动量,术后根据病情定期随访。

第二节 外阴、阴道损伤

女性生殖器官损伤极为常见,尤以外阴和阴道损伤为著,多发生于妇女分娩时,但也可在非分娩期因各种不同原因引起。外阴和阴道损伤可发生会阴、阴道及其深部组织的裂伤和血肿,此处组织单薄,神经敏感,血管丰富,受伤后损害重且疼痛,严重时出现失血性休克。

一、护理评估

1. 临床表现 外阴、阴道损伤较轻时只有皮肤、黏膜的擦伤,局部红、肿,出血不多。若损伤严重,患者往往疼痛难忍,外阴、阴道可有血肿形成,大小不一,局部组织突起,皮肤、黏膜常呈紫蓝色;局部有开放性伤口时,可见活动性出血,量多时,患者可出现血压下降、脉搏细速等休克表现。若是锐器伤,可伴有直肠、膀胱穿透伤。

2. 辅助检查 出血多者红细胞计数及血红蛋白值下降。合并感染时,白细胞总数增加,中性粒细胞计数增加,可达80%以上。

3. 与疾病有关的健康史

(1)病史:评估导致损伤的诱因,是外伤或强暴所致,还是性交后阴道出血;评估分娩方式、阴道裂伤的严重程度;评估出血量、处理经过及效果等。

(2)一般状况:注意患者的生命体征,有无血压下降、脉搏细速或出冷汗等休克表现,评估患者有无发热,局部有无红、肿、热、痛等感染征象。评估疼痛程度及患者耐受程度。

(3)妇科检查:评估局部损伤程度,外阴、阴道有无血肿及大小,有无开放性出血及出血量,注意是否有处女膜裂伤、外阴裂伤或外阴、阴道血肿。注意观察血肿大小、部位,伤口有无红、肿及脓性分泌物。应注意局部创伤有无穿透膀胱、直肠,甚至腹腔等。

4. 心理-社会状况　发生外阴、阴道损伤时,由于发病突然,或出血较多时,患者及家属感到极度不安、恐惧。外阴神经末梢丰富,患者痛感明显,增加了患者的焦虑程度,患者及家属担心损伤对今后的生活造成影响而顾虑重重。由于损伤部位的特殊性,患者常出现羞怯心理,尽量掩饰自己的病情。护士要收集多方面的信息,评估患者及家属对损伤的反应,采取的应对措施等。

二、护理诊断/问题

1. 恐惧　与突发损伤有关。

2. 疼痛　与外阴、阴道损伤有关。

3. 潜在并发症　失血性休克。

三、预期目标

1. 患者恐惧程度减轻,配合治疗护理。

2. 患者自述疼痛逐渐减轻或消失,患者表情自然。

3. 患者在24小时内血容量得到补充,生命体征平稳。

四、护理措施

1. 非手术治疗患者的护理

(1)指导患者做好自我护理:损伤较轻的患者尽量卧床休息,避免活动减轻疼痛,保持外阴清洁卫生,可用1:5000高锰酸钾溶液清洗外阴或坐浴,促进局部水肿尽快消退和预防感染。必要时可遵医嘱给予止痛药物,如发现局部疼痛加重或有肿块形成应及时到医院就诊。

(2)严密观察,预防和纠正休克:损伤严重患者应住院治疗。护士要严格观察患者血压、脉搏、呼吸等生命体征及尿量变化,并准确记录。注意观察血肿有无增大。对于较大血肿,伴面色苍白或有大量外出血时应指导患者立即平卧、给予吸氧,遵医嘱补充血容量及抗生素预防感染。同时,做好会阴部护理,保持外阴清洁干燥。

(3)血肿的处理:血肿较小者,24小时内冷敷,24小时后可采用热敷或理疗,促进血肿吸收。疼痛明显者遵医嘱给予止痛药。血肿有增大倾向者,应局部加压包扎,并使用止血药。

2. 手术治疗患者的护理

(1)术前准备:需紧急手术的患者,应遵医嘱迅速做好术前准备。向患者及家属讲解手术的必要性、手术的过程,取得患者的理解和配合。

(2)术中配合:协助医师进行血肿的清除、缝合术,或裂伤的修补术,严格遵守无菌原则,避免感染发生。术中给予患者心理支持,疼痛明显者,遵医嘱使用止痛药。

(3)术后护理

1)一般护理:协助患者采取仰卧位,外展屈膝,以减轻外阴部张力,减轻疼痛。外阴包扎或阴道填塞的纱条取出后,应每天用聚维酮碘擦洗外阴 2 次。每次大小便后用温水清洗外阴,然后及时用聚维酮碘擦洗。卧床期间应做好患者的生活护理,给予心理支持。

2)病情观察:观察外阴伤口有无渗血、阴道流血情况、外阴皮肤颜色,有无水肿及严重程度等,询问患者有无进行性疼痛加重等。注意损伤部位有无再次出血或血肿形成,密切观察患者生命体征变化,发现异常及时汇报医师,并协助处理。

3)拆线护理:一般外阴、阴道手术后 5 天拆线,外阴癌术后 12~14 天拆线。护士要指导患者尽量减少活动,避免伤口出血及裂开。

3. 心理护理　突然的创伤、出血、疼痛,导致患者恐惧、家属担忧,护士应理解患者,鼓励患者面对病情,鼓励家属积极给予患者支持,使患者积极配合治疗。

五、健康教育

外阴、阴道损伤可见于各年龄段的妇女,尤其是青春期和生育年龄的女性。所以,要大力宣传教育,帮助女性认识到生活中的危险因素,注意安全,避免损伤。临产的产妇,应到正规医院分娩,尽量避免因接生技术不熟练而导致的外阴、阴道损伤。

第三节　外阴癌

外阴癌多见于 60 岁以上的女性,占女性恶性肿瘤的 3%~5%,具有转移早、发展快、恶性程度高等特点,外阴癌包括外阴鳞状细胞癌、外阴恶性黑色素瘤、外阴基底细胞癌等,其中以外阴鳞状细胞癌最多见,占 80%~90%,其癌前病变称为外阴上皮内瘤样病变,包括外阴上皮不典型增生及原位癌。

一、护理评估

1. 临床表现

(1)症状:早期主要为外阴持续瘙痒,各种不同形态的肿物如结节状、菜花状、溃疡状。外阴皮肤可变白,如肿块破溃、感染或较晚期癌肿可有出血、脓性分泌物,伴有疼痛。侵犯尿道时可有尿痛、尿频、血尿及排尿困难。

(2)体征:癌灶最多见于大阴唇,其次是小阴唇,阴蒂、会阴及阴道,直径为 0.5~0.8cm,颜色可呈白色、灰色、粉红色及暗红色。早期表现为局部丘疹、结节或小溃疡;晚期呈不规则肿块,伴或不伴破溃或呈乳头状肿瘤,若发生转移,可扪及一侧或双侧腹股沟淋巴结肿大、质硬、活动度差,外阴多有色素沉着。

2. 辅助检查　外阴活体组织检查为外阴癌的确诊证据。采用 1%甲苯胺蓝涂抹外阴病变部位,待干后用 1%醋酸洗去染料,在蓝染部位活检。为了提高阳性率,也可利用阴道镜协助定位活检。

2. 与疾病相关的健康史

(1)病史:评估患者外阴瘙痒发生的时间、治疗经过和效果,外阴有无赘生物、溃疡;评估阴道分泌物的量及性质;有无尿频、尿急、尿痛或排尿困难等;评估患者有无糖尿病、高血压、冠心病等疾病史;评估患者对疾病认知程度。

（2）身体状况:了解患者出现外阴瘙痒的时间和程度;评估肿块的部位、大小和形态,有无破溃、感染或出血,是否伴随疼痛。早期癌肿表现为局部丘疹、结节或小溃疡;晚期呈不规则肿块,伴或不伴破溃或呈乳头状肿瘤。触诊了解有无腹股沟淋巴结增大等转移征象,同时还要评估患者有无尿痛、尿频、血尿及排尿困难等泌尿系统受侵犯表现。

4. 心理-社会状况　外阴癌多见于老年患者,由于外阴瘙痒久治不愈,患者烦躁、焦虑不安,在得知患癌症需要手术治疗时,担心不能耐受手术和化疗,术后外阴严重变形,伤口不愈合,癌肿扩散等而感到自卑绝望,甚至有放弃治疗的想法。护士应仔细评估患者及其家属的心理状态,了解患者的家庭情况和经济情况,家属对疾病的态度。

二、护理诊断/问题

1. 恐惧　与癌症的治疗及预后有关。
2. 营养失调——低于机体需要量　与术前术后禁食、术前肠道准备,术后不能过早排便,流质饮食时间长有关。
3. 有外阴感染的危险　与机体抵抗力低、手术范围大,伤口距肛门、尿道较近等有关。

三、预期目标

1. 患者情绪稳定,对疾病及手术带来的创伤有正确认识。
2. 患者营养状况改善,自述舒适感增加。
3. 患者无感染发生,伤口无红、肿及渗血,体温正常。

四、护理措施

1. 一般护理　手术患者按阴道手术常规做好术前准备,如阴道、肠道准备。若需要外阴植皮,应对植皮部位进行剃毛、消毒后用无菌治疗巾包裹。放疗前应擦洗外阴,保持外阴清洁干燥。同时给予患者心理支持,缓解患者的焦虑情绪。

2. 缓解症状

（1）体位:协助患者取平卧位,双腿屈曲外展,以减轻伤口疼痛。协助患者活动上肢,促进血液循环,预防压疮发生。

（2）皮肤损伤的护理:放疗后8~10天可出现皮肤干燥、瘙痒疼痛等不良反应,护士应根据损伤程度做好相应的护理:①轻度:对局部瘙痒者,除加强皮肤护理外,可给予无刺激性软膏,或可的松霜以减轻皮肤干燥和瘙痒;②中度:皮肤出现湿疹性皮炎,如严重烧伤后出现水疱、溃烂,此时应停止治疗,勿刺破水疱,可涂甲紫,或无菌凡士林纱布换药,注意保持皮肤清洁、干燥、避免感染;③局部皮肤损伤严重者可发生溃疡,应中断治疗待其痊愈。除保持局部清洁外,可用生肌散或抗生素软膏交替换药。

（3）遵医嘱用药:为避免手术后过早排便,遵医嘱给予患者阿片全碱3~5天。术后第5天,给予液状石蜡30mL口服,每天1次,连续3天以软化粪便。大便时勿取蹲位,以免造成伤口裂开,排便后及时清洗伤口。

（4）手术伤口的护理:①保持外阴清洁干燥。按时擦洗会阴,及时更换敷料,保持伤口干燥;②密切观察伤口愈合情况。注意有无红、肿、热、痛等感染征象;有植皮者应注意皮瓣的湿度、温度和颜色等,如有脓性分泌物时可用过氧化氢溶液冲洗后更换敷料;③促进伤口愈合。术后第 2 天可采用红外线照射,每天 2 次,每次 20 分钟;④加强管道护理。保持伤口引流管的通畅,并记录引流液的量、颜色、性状等,同时做好导尿管的护理;⑤拆线后护理。外阴部手术后第 5 天开始间断拆线;腹股沟切口第 7 天拆线;重建外阴术后一般 12~14 天拆线,观察切口愈合情况。同时嘱患者减少活动,避免伤口渗血或裂开。

五、健康教育

1. 指导患者注意清洁卫生、合理饮食及休息,并按医嘱定期随访:第 1 年前 6 个月每月 1 次,后 6 个月每 2 个月 1 次;第 2 年每 3 个月 1 次;第 3~4 年每半年 1 次;第 5 年及以后每年 1 次。

2. 女性外阴癌生长缓慢,且多有癌前病变,可以做到早发现、早诊断。指导妇女积极进行自我体检,积极治疗外阴瘙痒、性传播疾病或感染性疾病,外阴出现结节、溃疡或白色病变,应及时就医,不要延误治疗。

第十六章 小儿感染性疾病患者的护理

第一节 小儿感染性疾病的护理

当病原微生物或条件致病菌性微生物侵入宿主后,进行生长繁殖,并释放毒素或导致机体内微生态平衡失调等病理生理过程称为感染。感染即为病原体与宿主之间相互作用的过程。儿科领域的各个专业都会存在感染的问题,致病微生物感染人体后引起各系统及各器官疾病不同程度临床表现。广义的感染性疾病包括所有病原微生物感染导致的疾病。病原有病毒、细菌、寄生虫等,感染性疾病都具有传染性,只有强弱不同。通常说传染性疾病是感染性疾病中可以引起暴发流行的传染性较强的几种感染。本章主要介绍病毒、细菌及真菌感染的疾病。其传播方式有水平传播和垂直传播两类:病原体的入侵方式和途径常常决定感染的发生和发展。传播途径由呼吸道传播、消化道传播、皮肤传播、性传播、血液传播和接触传播。

一、临床特点

感染性疾病涉及全身许多器官、组织,表现多种多样,常有上呼吸道感染症状、消化道症状、中枢神经系统症状、泌尿系统症状、内分泌系统症状等,全身皮肤受损等,感染出现严重疾病者危及生命。免疫缺陷者、艾滋病、新生儿及婴幼儿等人群是易感者。小儿常见感染性疾病有小儿肺炎、小儿肠炎、泌尿系感染、小儿结核病、小儿传染病及性病和宫内感染疾病。临床特点起病急、来势凶,机体缺乏局限性,新生儿常不伴发热,可出现黄疸;常见临床表现有发热、惊厥、消化不良、皮肤出现不同性质的皮疹,易出现并发症。

二、护理评估

1. 健康史 了解患儿发病年龄、感染史、患儿饮食习惯、既往健康情况、传染病史、药物过敏史、疫苗接种史;了解其母孕产期状况,是否为早产、多胎,胎儿期有无感染;了解家庭居住环境、家庭经济状况、父母职业及文化程度、有无遗传病史或亲属中有无类似疾病。

2. 现病史 评估患儿主要的症状、体征,发病时间、诱因、发病缓急;评估患儿发热及热型;评估患儿有无全身各系统、各器官疾病的症状及体征;了解患儿耳、鼻、眼部位有无异常,口腔黏膜有无受损、全身皮疹部位和性质及其受损程度、关节活动受限及其疼痛、智力及运动障碍情况;评估患儿有无惊厥、昏迷、休克等伴随症状。

3. 治疗经过 评估患儿所接受的检查及结果,如血常规、血液生化、血培养、血清学、放射线检查等;了解治疗方法、疗效及药物不良反应等情况。

4. 心理社会状况 了解患儿及家长的心理状况,有无恐惧、焦虑、恐惧、自卑等不良心理反应;了解患儿家庭成员对疾病相关知识的认识程度、对疾病的关心程度;评估社会支持系统是否健全等。

三、护理诊断/问题

1. 急性意识障碍 由致病菌进入机体引起中枢神经系统感染所致。

2. 体温过高　由致病菌进入机体后引起全身炎症反应所致。

3. 营养失调——低于机体需要量　与慢性发热有关。

4. 有体液不足危险　由致病菌进入机体引起消化道症状所致。

5. 有传播感染的危险　由机体免疫功能低下或者暴露创面再感染所致。

6. 疼痛　由致病菌进入机体感染各器官组织引起的疼痛所致。

7. 皮肤完整性受损　由致病菌进入机体引起口腔黏膜及全身皮肤各处受损所致。

8. 低效型呼吸形态　由致病菌进入机体引起呼吸系统症状及体征异常所致。

9. 有外伤的危险　由出现的神经系统症状如眩晕、抽风及惊厥等所致。

10. 潜在并发症　有心力衰竭、呼吸衰竭、脑膜炎、脑疝、脓血症及败血症、肾衰竭等。

11. 恐惧、焦虑等　患儿及家长表现异常情绪,家长担心疾病预后。

12. 知识缺乏　缺乏感染性疾病的防治、护理知识和技能。

四、护理措施

1. 预防再感染　关注管理传染源、切断传播途径、保护易感人群。

2. 发热的护理　监测患儿体温变化,发热时及时采取降温措施,常用的降温方法为温湿敷、温水浴、冰袋降温及药物降温,新生儿避免使用乙醇擦浴。对心功能正常的高热患儿嘱其多饮水,对发汗较多的患儿应与医师沟通酌情补液。体温超过 38.5℃ 时,遵医嘱抽取双份做血培养,并于服药后 30 分钟复测体温直至降至正常。口服或静脉给予退热药 0.5~1 小时内应停止冰袋及冷敷等物理降温,降温过程中要注意观察患儿全身的表现,避免体温骤降引起虚脱。出汗后及时更换衣服,注意保暖。衣服和盖被要适中,避免影响机体散热。

3. 营养失调护理　注意膳食结构的合理搭配,给予患儿高蛋白、高维生素、多纤维素适合小儿口味的饮食。忌食过辣、过热及生冷刺激性食物。改善哺乳母亲的营养,及时添加辅食,纠正不良饮食习惯,保证能量及营养素的摄入。避免食用不洁的食物,根据个体情况提供治疗性饮食。

4. 体液不足的护理　观察患儿呕吐、腹泻次数及其性质,同时观察患儿的精神及面色;观察脱水程度及皮肤弹性;遵医嘱给予合理口服及静脉补液,准确记录出入量。

5. 疼痛护理　创造舒适、安静的环境;系统评估患儿疼痛部位、性质、程度、持续时间、伴随症状,以及疼痛加重、缓解因素,了解患儿及家长评价疼痛及应对疼痛的方式。一旦发生突然、剧烈的疼痛及时报告医师,适当更换体位;遵医嘱口服、肌内注射或静脉途径给予镇痛药时,需注意滴速和注射部位;密切监测生命体征及用药后的效果及不良反应,如恶心、呕吐、瘙痒等;尽可能地让父母陪伴、抚摸患儿,降低疼痛感觉,给予鼓励和心理支持;指导患儿采用放松、转移注意力的方式来减轻疼痛、焦虑紧张情绪,例如有规律的呼吸、唱歌、听音乐、看电视、做游戏等;某些部位可应用热敷缓解疼痛,鼓励患儿及家长表达内心感受,给予情感支持及心理疏导。

6. 皮肤护理　对于退热后出汗较多的患儿应勤换内衣裤;对乏力的患儿应防止压疮发生;皮肤受损处,嘱患儿切勿用手抓挠,避免再感染。患儿应使用专用的用物,贴身衣物用后消毒处理,并保持清洁干燥。

7. 呼吸系统症状的护理　观察患儿有无咳嗽、痰液黏稠及呼吸困难,遵医嘱给予超声雾化后、叩背吸痰等措施,有缺氧症状予以氧疗等。

8.口腔护理　因发热致唾液分泌减少,口腔黏膜干燥,口内食物残渣易发酵致口腔溃疡,口腔护理2~3次;另外,患儿口腔黏膜出现疱疹等,遵医嘱涂抹针对性药物及一般清洁护理,并忌食辛辣和刺激食物。

9.并发症的观察与护理　严密观察病情变化,随时备好抢救药品及物品,配合医师进行抢救。及时发现患儿有无其他器官、系统的异常表现。持续监测患儿血压、脉搏、呼吸、体温、瞳孔、肌张力、意识等生命体征并详细记录;观察皮肤弹性及皮肤受损情况;观察眼、耳、鼻及口腔异常现象;维持有效的静脉通路,合理安排和调整药物顺序及速度,详细记录患儿出入量。

10.常用药物护理　更昔洛韦对血管的刺激性较大,而婴幼儿皮肤幼嫩,血管通透性高,因此,配制注射液时充分摇匀。应用更昔洛韦静脉治疗时,首先选四肢粗直的血管,注射更昔洛韦前用5%葡萄糖冲管,每次静脉滴注时间1小时以上,并注意观察注射部位是否发红、肿胀、液体外渗等;定期监测肝功能;观察更昔洛韦常引起不良反应,当患儿出现呕吐、食欲缺乏等胃肠道反应时,提醒家长应少食多餐,按需喂养婴儿;出现皮肤瘙痒、皮疹等过敏反应时,可外涂炉甘石洗剂;转氨酶增高时,指导家长多给患儿服温开水增加排尿。

11.心理护理　及时了解评估患儿及家长发生的异常情绪变化及各种需求,耐心安慰患儿及家长,及时讲解病情变化、各种治疗、各项检查结果及疾病预后等家长最常关注的问题;适时讲解疾病发生原因和治疗目的、药物作用、不良反应及护理方法等;指导患儿及家长相关检查的配合。

12.知识缺乏的宣教　讲解疾病相关知识,指导其掌握基本护理方式和技能;告知所用药物的用法、用量、不良反应及注意事项;指导患儿遵医嘱服药。

13.预防意外事件发生措施　高热出现谵妄、惊厥、抽风等意识障碍症状时,应及时使用床挡,适当约束患儿,口腔内放入牙垫,以防意外发生;出现昏迷时,按昏迷患儿护理常规护理。

五、健康教育

1.讲解所用药物的用法、用量、不良反应及注意事项,指导患儿及家长遵医嘱服药,按时服药和外涂药物,不得擅自减量停药和乱用非医嘱处方药物。

2.发热时指导患儿卧床休息,保持环境整洁,空气新鲜,经常通风换气,患儿宜穿透气、棉质衣服,避免衣服过厚影响散热。

3.指导家长合理安排膳食,培养良好饮食习惯,保证能量及营养物质的摄入,每天摄入足够的水分,给予高热量、高维生素营养丰富的流质或半流质饮食,如牛奶、鸡蛋汤、菜粥等,忌食辛辣、刺激食品及饮料。

4.指导患儿及家长进行自我评估,记录症状、体征出现的时间及伴随症状,以帮助医师做出准确判断,学会识别异常、危险征象,一旦发现立即就诊。

5.鼓励患儿循序渐进地进行体格锻炼、增强抗病能力。

6.预防再发感染　教育家长营造清洁、安全、温馨的家庭环境,指导患儿进行自我保护,养成良好的生活习惯,避免诱发因素、再次感染及损伤的发生。更重要的是指导患儿和家长养成良好个人卫生习惯,饭前便后要洗手,同时关注家庭环境卫生的管理,加强饮食及餐具的卫生管理;不要带患儿去卫生差和人群密集的地方游玩。

7.定期儿科门诊随诊。

第二节　病毒感染性疾病

一、风疹

风疹是由风疹病毒引起的一种常见急性传染病。其临床特征为上呼吸道轻度炎症、发热、特殊的斑丘疹，耳后、枕部及颈后淋巴结肿大，病情较轻，预后良好。多见于学龄前和学龄儿，在发生流行时各年龄期儿童均可发病，传染性强。母亲在怀孕早期感染风疹，其婴儿有可能患先天性白内障和先天性心脏病，后果严重。

(一)临床特点

1. 病因与发病机制　风疹病毒为 RNA 病毒，该病毒不耐热，易被干燥或高热灭活，低温 -60℃ 可以保存。可通过患儿童的口鼻及眼分泌物直接传染给被接触者，大多数通过呼吸道飞沫散播传染。出疹后，血液内很快出现中和抗体，至 1 个月达高峰。母亲妊娠中或生产时感染风疹可以发病或隐性感染，波及胎儿后，病原体可在新生儿咽部持续生存，由大小便排出，可长达 6 个月或更久。病毒直接损害血管内皮细胞引起皮疹，近年来认为抗原抗体复合物与真皮上层的毛细血管充血和轻微炎性渗液引起皮疹相关，呼吸道有轻度炎症及淋巴结肿胀。并发脑炎时，可致脑组织水肿、血管周围炎及神经细胞变性。退疹后有细小脱屑。

2. 临床表现　潜伏期长短不一，一般为 2~3 周。前驱期为 1~2 天，全身症状比较轻，发病初期可有感冒症状，常见咳嗽、喷嚏、流涕、咽痛、嘶哑、头痛、结膜炎、食欲缺乏及发热等。部分患儿可在软腭及咽部附近见到玫瑰色或出血性斑疹，大小如针头或稍大。发热 1~2 天即可出疹，一般由面部蔓延至躯干和四肢。第 1 天即布满全身，但手掌、足心大都无皮疹。皮疹呈浅红色，稍隆起，大小为 2mm 左右，分布均匀，躯干部皮疹较稀疏，面部及四肢往往融合，皮疹于第 1~4 天隐退。发热即出疹，热退疹也是风疹的典型特点，常伴有耳后、枕部、颈部淋巴结肿大。

3. 并发症　偶见扁桃体炎、中耳炎和支气管炎。风疹后数周偶见出血性肾小球肾炎、关节炎、血小板减少或不减少性紫癜。出疹后 1~6 天，偶见并发脑炎，发病率低，大部分可痊愈。

4. 辅助检查

(1)白细胞总数降低，中性粒细胞降低，淋巴细胞增高。得病 1 周后血沉增快。

(2)血清抗体测定，风疹病毒的特异性 IgM 抗体阳性。特异性 IgM 抗体出现最早，但维持阳性时间比较短，IgG 抗体出疹后 2~3 天可升高，2~4 周达高峰，以后渐下降，因此特异性 IgM 抗体增高或双份血清 IgG 抗体滴度 ≥4 倍升高可诊断风疹急性期。新生儿特异性 IgM 抗体增高提示经胎盘感染了风疹。

(3)取患儿鼻咽部部分分泌物做组织培养，可分离出风疹病毒。

(二)治疗原则

1. 给予清热解毒的中药治疗。

2. 对症处理　咳嗽用祛痰止咳剂，头痛、咽痛等对症处理，高热时可给予药物或物理降温。

（三）护理评估

1. 评估患儿有无风疹的接触史及接触方式，出疹前有无发热、咳嗽流涕、咽痛、头痛及软腭和咽部有无改变等；询问出疹的顺序及皮疹的性状，发热与皮疹的关系，评估患儿的生命体征，如体温、脉搏、呼吸、神志等；观察皮疹的性质、分布、颜色及疹间皮肤是否正常；淋巴结是否肿胀；有无扁桃体炎、中耳炎和支气管炎、脑炎等并发症表现。

2. 分析血常规化验有无白细胞总数减少，淋巴细胞相对增多；有无检测到风疹特异性IgM 抗体增高，或分离出风疹病毒等。

3. 评估患儿及家长的心理状况，对该病了解程度及应对方式；护理知识掌握程度及需求。

（四）护理措施

1. 生活护理　卧床休息至皮疹消退、体温正常。保持室内空气新鲜，温湿度适宜，衣被清洁、干燥、合适。给予清淡、易消化、营养丰富的流质、半流质饮食，少量多餐。鼓励多饮水，以利于排毒、退热，恢复期可给予高蛋白、高热量及高维生素饮食。

2. 降低体温　体温高时可遵医嘱给予物理（温水擦浴）或药物降温，温水浴后及时擦干身体，避免受凉。

3. 皮肤黏膜护理　勤换内衣，保持皮肤清洁、干燥，剪短指甲，避免患儿抓伤皮肤引起继发感染。保持口腔、眼、耳、鼻部的清洁，每天用 0.9%氯化钠溶液漱口，眼、耳、鼻分泌物可用 0.9%氯化钠溶液棉签轻轻擦拭。

4. 并发症观察与护理　观察有无高热、咳嗽加剧；有无关节疼痛；尿颜色及性质，观察有无头痛及颅压增高表现。

5. 预防感染传播

（1）管理传染源：患儿隔离至皮疹出现后 5 天，妊娠早期妇女不论以前是否患过风疹或曾接种过风疹疫苗，都尽可能避免与风疹患儿接触，以防胎儿畸形。妊娠早期妇女如风疹IgG 抗体阴性，又与风疹患儿有接触，建议做人工流产，如无条件流产，可肌内注射高价免疫球蛋白 20～30mL，以防胎儿感染风疹。

（2）切断传播途径：房间注意通风，患儿衣物在阳光下暴晒或用紫外线消毒，医护人员接触患儿前后要洗手。

（3）保护易感儿：流行期间易感者避免去公共场所；按时接种风疹减毒活疫苗。

（五）健康教育

1. 告知家长预防风疹感染的相关知识与方法。

2. 介绍该病发生原因、主要临床表现、常见并发症；风疹流行季节不带儿童到人群集中的地方；告知家长保持室内空气新鲜、温湿度适宜重要性。

3. 给予患儿易消化及富有营养的流质或半流质饮食，以补充高热消耗的营养及水分，鼓励高热的患儿多饮水，有利于退热。

4. 告知该病预防措施　可采取主动免疫措施，注射风疹减毒活疫苗。我国已研制成风疹疫苗及风疹、麻疹、腮腺炎三联疫苗，一般在 1.5 岁时皮下注射 0.5mL，未接种者可在上小学时补种。

5. 加强儿童体质锻炼　经常进行或户外活动,以提高儿童的自身免疫力。

二、幼儿急疹

幼儿急疹是一种病毒引起的发疹性轻型传染病,多见于6~18个月的婴儿,四季均可发生,多见于春秋季节,感染后获得终生免疫。其特征为发热3~5天,热退后周身出现红疹,并很快消退。由于皮疹出现前高热持续不退,全身症状较轻,不易明确诊断,直到热退疹出后,才能确诊,预后良好。

(一)临床特点

1. 病因与发病机制　人类疱疹病毒(human herpesvirus,HHV)6、7、8是近十年发现的疱疹病毒,HHV-6、7是引起本病的病原病毒。HHV-6原发感染后,其核酸可长期潜伏于体内外周血单核细胞、唾液腺、肾及支气管的腺体内,在一定的条件下,HHV-6被激活引起感染,引起以发热、皮疹为特点的临床症状。

2. 临床表现　高热、皮疹,无前驱症状,体温多为39~41℃,一般持续3~4天后自然骤降。大多数患儿情况一般良好,无典型症状与体征,可伴有恶心、呕吐、咽炎、鼻炎、结膜炎等症状,偶见高热惊厥。热退后出诊,皮疹为红色斑丘疹,直径为2~3mm,周围有浅色红晕,压之褪色;皮疹多呈分散性,也可融合一处,开始出现于颈部和躯干,很快波及全身,腰部及臀部最多,面部及肘、膝以下极少,于1~3天全部退尽,不留色斑,无脱屑。

3. 辅助检查

(1)白细胞总数降低,中性粒细胞降低,淋巴细胞增高。

(2)外周血病毒分离,可用间接免疫荧光法或中和试验监测血清特异抗体;用PCR技术检测外周血或组织中特异性病毒DNA(用于诊断困难及出现重症并发症病例)。

(二)治疗原则

1. 给予抗病毒制剂。

2. 对症治疗高热时给予物理及药物退热,惊厥时给予镇静剂。

(三)护理评估

1. 评估患儿出疹前有无发热、流涕、咽痛等表现;询问出疹的顺序及皮疹的性状,发热与皮疹的关系,询问患儿的营养状况及既往史。评估患儿的生命体征,如体温、脉搏、呼吸、神志等;观察皮疹的性质、颜色及疹间皮肤是否正常;有无高热惊厥表现。

2. 分析血常规化验有无白细胞总数减少,淋巴细胞相对增多;血清抗体测定或分离出HHV-6、7病毒等,病毒抗原阳性结果可作为诊断依据。

3. 评估患儿及家长的心理状况,对该病了解程度及应对方式;护理知识掌握程度及需求。

(四)护理措施

1. 生活护理　卧床休息至皮疹消退、体温正常。保持室内空气新鲜,温湿度适宜,衣被清洁、干燥、合适。保持口腔清洁,每天用0.9%氯化钠溶液漱口。

2. 饮食护理　给予清淡、易消化、营养丰富的流质、半流质饮食,少量多餐。如牛奶、蛋羹、稀粥等;鼓励多饮水,以利于排毒、退热。

3. 降低体温 体温高时可遵医嘱给予物理(温水擦浴)或药物降温,温水浴后及时擦干身体,避免受凉。

4. 皮肤护理 勤换内衣,保持皮肤清洁、干燥,剪短指甲,避免患儿抓伤皮肤引起继发感染。

5. 病情观察 观察有无高热;有无惊厥表现,如有高热惊厥时遵医嘱给予镇静剂。

(五)健康教育

1. 向患儿及家长介绍本病发生的原因、主要临床表现、并发症和预后,消除家长恐惧心理。

2. 告知患儿及家长对无并发症轻型患儿可在家隔离,保持室内空气新鲜、温湿度适宜,流行季节不到人群集中的地方。

3. 告知该病预防方法,指导家长做好消毒隔离、皮肤护理等,防止继发感染。

4. 加强儿童体质锻炼,以提高儿童自身免疫力。

三、细小病毒 B19 感染

人类细小病毒 B19(human parvovirus B19),以下称 B19,是一种小 DNA 病毒,是唯一人类疾病的细小病毒。该病毒引起的典型疾病是传染性红斑和急性关节炎。但该病毒在一些血液病和免疫受损患者,可以引起再生障碍危象;传染性红斑和再生障碍危象多见于学龄前儿童;在妊娠妇女可引起胎儿水肿乃至死胎。其中 70% 为 5~15 岁儿童。B19 可通过呼吸道(如飞沫、气溶胶等)传播,也可通过被污染的血制品传播及垂直感染。易感人群对 B19 普遍易感,尤以儿童及孕妇多见。肝功能异常儿童中,B19 感染在 7~14 岁年龄段较高。该病毒在一些血液病和免疫受损者可引起短暂性再生障碍危象;在妊娠妇女可以起胎儿水肿、先天畸形乃至死胎。B19 感染呈全球分布,全年均可发生。尤以冬春季常见,主要在学校暴发,暴发流行时,有 20%~60% 儿童有症状,但有许多儿童是无症状感染。

(一)临床特点

多数 B19 感染为亚临床型感染,儿童 B19 感染主要表现为传染性红斑。B19 可引发多种疾病,不同患者可有以下不同临床表现。

1. 传染性红斑 是 B19 感染常见的表现,并主要出现于儿童,又称第 5 号病,潜伏期为 4~28 天(平均 16~17 天)。前驱期症状较轻,包括低热、头痛和上呼吸道感染。皮疹典型的表现是面部首先出现皮疹,一般经历三期,初期可见患儿颜面部出现对称性红斑,伴口周苍白,颇似打耳光所致;进入第二期患儿表现为躯干及四肢出现大范围红色斑丘疹,呈对称分布,可相互融合;第三期斑丘疹在 1 周逐渐消退,但也可在原部位复发。症状可因外界环境如阳光、温度等改变及情绪波动等而发生明显变化。一般出现红斑时,患儿传染性已不高。

2. 关节病 在成人和大龄儿童可见急性关节痛和关节炎,可伴有皮疹。典型关节炎呈对称性,多累及手指、腕、膝关节,关节炎症状也是自限性的,不具备有破坏。一般在 2~4 周消退,部分患儿症状可持续几个月。

3. 短暂性再生障碍危象 当患儿感染 B19 的同时存在其他红细胞减少疾病,如缺铁性贫血、镰状红细胞性贫血、地中海贫血、遗传性球形红细胞增多症等,B19 诱发的再生障碍危象还可发生于急性出血。患儿表现为虚弱、嗜睡、苍白、严重贫血等,可危及生命。

4. 慢性贫血　免疫功能缺陷或免疫功能不全患儿感染 B19 后，由于机体不能及时清除病毒，使 B19 病毒对红系前体细胞持续破坏，造成慢性贫血。

5. 胚胎及先天性感染　母亲的 B19 感染可对胎儿发生不良影响，胎儿水肿及宫内死亡。

6. 心肌炎　B19 感染可致胎儿、婴幼儿和儿童心肌炎损伤，严重者发生致命性心肌炎。

(二)治疗原则

无特异性抗病毒治疗 B19 感染。对传染性红斑通常不需治疗；对一般关节炎患儿也不需治疗。部分患儿可予对症治疗，对严重关节炎患儿，特别是慢性症状的，可用非皮质类固醇类抗炎药治疗；短暂性再生障碍贫血给予输血；免疫功能缺陷或免疫功能不全患儿予静脉输注 B19 IgG 抗体的免疫球蛋白，可改善贫血；对应用免疫抑制剂患儿，可考虑暂停免疫抑制剂；确诊为 B19 感染的妊娠期妇女则应每周进行超声检查及监测胎儿状况；若发生胎儿贫血或胎儿水肿，应给予宫内红细胞输注进行治疗，可明显降低胎儿病死率，一般输注一次已足够，几周后水肿症状方可消失。

(三)护理评估

1. 评估患儿是否有接触史；有上呼吸道前驱症状，发热、咳嗽、头痛等；评估全身的皮疹情况；评估患儿是否有贫血、出血症状，如患儿面色苍白、乏力、嗜睡等；评估患儿手指、腕、膝、踝部小关节有无异常表现，评估患儿心率及节律有无异常等。评估用药的治疗效果和不良反应。

2. 评估周围血常规、血清中特异性 IgM 检测、形态学检查及影像学检测等检查结果。

3. 评估患儿及家长对疾病相关护理知识的认知度及需求。评估患儿及家长的焦虑等异常情绪。

(四)护理措施

1. 一般护理　安置隔离病室；管理传染源，发生短暂性再生障碍贫血或 B19 持续感染的患儿其传染性较高，需隔离治疗；减少探视，切断传播途径，进食前及接触被 B19 污染的物品后应洗手；做好基础护理。

2. 病情观察及对症护理　有发热时，定时检测患儿体温变化，如有高热遵医嘱给予物理和药物降温，观察用药后的效果；关注患儿各小关节有无疼痛，指导患儿舒适体位；观察患儿有无再生障碍危象如急性出血、嗜睡、苍白等，发现有此现象及时通知医师，嘱患儿绝对卧床休息，监测血压、心率变化。监测血常规情况。

3. 皮肤护理　观察面部及全身出现皮疹部位及性质，嘱患儿不要抓挠患处。

4. 用药指导　告知患儿及家长用药目的、药物作用和不良反应等，观察用药效果及药物不良反应。

5. 心理护理　患儿可能会出现恐惧，患儿家长担心病情与预后，责任护士多关注患儿心理变化，在给患儿治疗护理之前，用安慰的语言与患儿交流，同时多倾听家长诉说，了解家长的所需，耐心解答病情和各种化验结果，讲解相关疾病的知识和护理方法。

6. 饮食指导　给予患儿高蛋白、高维生素等营养食物，提高患儿免疫力。

(五)健康教育

1. 住院指导　给患儿及家长讲明疾病的基本治疗方式，家长讲解相关疾病的护理知识及用药注意事项;各项护理操作告知;随时解答患儿家长问题及病情变化与预后。

2. 出院指导　出院用药服药方法及剂量、注意事项;教会家长营养饮食的调整;根据患儿恢复情况,加强体格锻炼、肢体的康复锻炼;指导在家如何观察病情,记录症状、体征出现的时间及伴随症状,以帮助医师做出准确判断,发现异常及时就医;告知定期复查意义、内容和时间。定期监测血常规和肝功能等。

3. 告知家长此病管理传染源、切断传播途的重要性,教育患儿在任何场所注意个人卫生,进食前、便后、接触污染物勤洗手。

四、单纯疱疹病毒感染

单纯疱疹病毒(herpes simplex virus,HSV)属疱疹病毒科,是一种双链 DNA 病毒。HSV 感染可引起一系列临床表现,可累及皮肤、口腔黏膜、眼睛、生殖道和中枢神经系统等;在新生儿和免疫缺陷的患儿,更易发生严重的全身性疾病,危及生命。人是单纯疱疹病毒唯一的自然宿主,此病毒存在于患儿水疱液、唾液及粪便中,传播方式主要是直接接触传染,也可通过被唾液污染的餐具而间接传染。HSV 感染有 2 个亚型,即 HSV-1 和 HSV-2。HSV 感染是呈全球性分布,并且与人们的社会经济地位和所处环境有关。HSV-1 感染主要通过人们聚集、密切接触和皮肤黏膜创伤传播;HSV-2 感染与性活动有关,感染多见于青春期以后。儿童可从家庭或遭性虐待而感染 HSV-2。

(一)临床特点

HSV 感染有 3 种情况:原发感染、非原发性首次感染、复发感染。原发感染指易感个体首次感染,在新生儿、免疫缺陷儿童和重症营养不良患儿可发生没有表浅病变的严重全身性感染;非原发性首次感染,是指对某一型 HSV 有免疫的个体,又感染了另一型(HSV-2);复发感染指潜伏感染状态的 HSV 发生再激活,一起病毒复制,包括有症状的复发感染和无症状复发感染。

1. HSV 感染引起皮肤、黏膜病变　皮肤病变在红色皮肤基础上聚集几个薄壁水疱。如病变前可有轻度不适或烧灼感和神经痛;免疫缺陷患儿有时可见全身性水疱。皮肤创伤或烧伤时可继发 HSV 感染。

2. 急性疱疹性龈口炎　1~3 岁幼儿最常见感染急性疱疹性龈口炎。也可见于其他年龄段小儿,患儿可突起口痛、流咽、口臭、拒食、发热,体温可高达 40℃,常伴有颏下淋巴结炎。龈口炎全病程 4~9 天,在溃疡愈合前疼痛就可消失。

3. 复发性口腔炎及唇疱疹　常伴有局部疼痛刺痛或痒,持续 3~7 天。

4. 疱疹性湿疹　是创伤性疱疹中最严重的表现,是在皮肤湿疹基础上的 HSV 广泛感染,病情轻重不一,病程中高热常见,由于脱水、水电解紊乱、蛋白质丢失引起体内严重平衡失调;病毒播散至脑部和其他器官;葡萄球菌或链球菌继发感染等并发症可造成患儿死亡。

5. 结膜炎和角膜炎　原发和复发感染时可发生眼部结膜炎和角膜炎,伴有耳前淋巴结肿大和有压痛。若角膜感染反复发作,则可导致角膜瘢痕和视力障碍。

6. 生殖器疱疹　此疱疹可由 HSV-2 和 HSV-1 感染引起。患儿常诉排尿困难,会阴红肿,出现 2~4mm 直径大小的痛性浅白色溃疡,2 周左右非黏膜面病变结痂,第 3 周末愈合,不留瘢痕。

7. 中枢神经系统感染　HSV 是儿童和成人散发脑炎的主要病原,典型临床表现为发热、意识障碍、头痛、人格改变、抽搐、吞咽困难和局部神经症状;围生期感染若不及时治疗病死率高。新生儿 HSV 脑炎一般在生后 8~17 天发病,若不及时治疗,病死率达 50%。

(二)治疗原则

主要是一般和对症治疗:抗病毒、减少疼痛、预防继发感染、缩短病程为原则。伐昔洛韦、泛昔洛韦是治疗 HSV 感染的主要药物。阿昔洛韦对口腔和生殖器疱疹可局部使用;所有对疑似或证实的新生儿期后的 HSV 感染患儿给予高剂量阿昔洛韦抗病毒治疗,治疗连续 14~21 天。免疫缺陷或慢性复发可用阿昔洛韦预防;继发感染者用抗生素。

(三)护理评估

1. 评估患儿全身皮肤、耳鼻、口腔黏膜及各处的疱疹面积、性质;评估患儿口痛、流咽、口臭、拒食现象;评估患儿全身症状、意识状态,有无发热,患儿有无口腔疼痛感及程度;评估用药的效果及不良反应。

2. 评估病毒培养结果、细胞学的检查、血清学 HSV-IgM 型抗体检测结果。

3. 评估患儿的心理状况及患儿家长焦虑等异常心理变化;评估患儿及家长对此疾病相关知识的认识程度及需求。

(四)护理措施

1. 一般护理　最好放置单病室;减少过多的家长探视,定时通风,保持室内空气清新。

2. 皮肤护理　遵医嘱正确外涂药物;嘱患儿及家长切记不要手抓患处,穿清洁柔软的棉制内衣,以减轻摩擦。使用的清洗用物要洁净,每次更换消毒为宜。

3. 疼痛护理　治疗期间应卧床休息,评估疼痛程度,疼痛影响睡眠,须遵医嘱可适当服些镇静止痛药,同时给予相应的心理护理。

4. 口腔护理　保持口腔清洁,每天用 0.9% 氯化钠溶液漱口;遵医嘱给患儿口腔局部外涂阿昔洛韦。

5. 保证患儿入量　观察患儿因高热、进食困难会使患儿脱水,继而导致水电解质紊乱,及时通知医师,遵医嘱给予补液,观察静脉输液情况,并记录患儿出入量。

6. 并发症观察与护理　病情生命体征的观察,了解患儿意识情况,发现肝、肺、肾及中枢神经系统发生异常变化,及时报告医师,遵医嘱执行治疗和护理措施。

7. 用药护理　治疗药物有外涂药物、口服、静脉途径,在用药之前耐心告知患儿及家长,取得配合;观察各种药物的效果和不良反应;同时指导患儿家长外涂药物的注意事项。

8. 饮食指导　口腔有疱疹,有疼痛感,易进食消化流食和半流食等。

9. 心理护理　患儿痛苦而恐惧,家长因而焦虑,护士多陪伴和安慰患儿,随时解答家长的疑惑,讲解有关疾病知识、病情和各项检查结果。

(五)健康教育

1. 住院指导　给家长讲解疾病相关知识、治疗方案、护理方法。病程长,配合治疗,避免因治疗药物疗程不足而复发感染。

2. 出院指导

(1)回家继续用药的使用方法、用量及注意事项等。

(2)给家长进行预防此病的知识教育,嘱咐家长注意自身的防护,不要随地吐痰,给患儿使用专用的餐具。

（3）清洁口腔卫生；嘱咐患儿不要抓挠皮肤，避免皮肤、黏膜创面暴露，以免造成再次感染。

（4）讲述有关知识，以促进患儿彻底治愈，出院后避免过度劳累，增加营养膳食。

（5）根据患儿恢复情况，制订体格锻炼的计划；指导如何提高患儿自我照顾能力和信心。

（6）告诉家长不要把女婴放到不安全的地方，防止遭性虐待；嘱咐家长尽量避免带体质虚弱的患儿去人群密集、空气不洁的公共场所，以防感染。

（7）指导在家如何观察病情，记录症状、体征出现的时间及伴随症状，以帮助医师做出准确判断，学会识别异常、危险征象，一旦发现立即就诊；告知定期复查意义、内容和时间。

五、巨细细胞病毒感染

人巨细胞病毒（human cytomegalovirus，HCMV）正式命名为疱疹病毒 5 型。属疱疹病毒类。HCMV 在全世界任何人群均可感染。在发展中的国家 80% 在 3 岁前的儿童感染，至成人期感染率几乎 100%，我国感染状况与之相仿。是引起先天性缺陷主要病因之一。感染者是唯一的传染源，可存在于感染者的鼻咽分泌物，尿、宫颈及阴道分泌物，乳汁，精液、眼泪和血等各种体液中。在 HCMV 感染高发区人群中始终存在相当数量的传染源。传播途径有母婴传播、水平传播、医院性传播。HCMV 是一种不稳定的病毒，易被脂溶剂、低 pH（<5）、热（37℃ 1 小时或 56℃ 0.5 小时）、紫外线照射（5 分钟）灭活。HCMV 感染后可致肝功能、呼吸系统、血液系统及神经系统不同程度受损；大多数人感染后无症状，但在免疫力低下如胎儿和新生儿、先天性免疫缺陷病、器官移植和艾滋病患者则可发生危及生命的疾病。

（一）临床特点

HCMV 感染的临床表现与个体免疫功能和年龄有关。不论从垂直感染、平行传播或医源性感染所出现的症状与体征都是多种多样的。由巨细胞病毒引起的先天性或后天性感染，临床表现一般轻重不等，全身性巨细胞病毒感染主要发生于新生儿和幼婴期，发现黄疸、肝脾大、皮肤瘀点、小头畸形颅内钙化等。先天性感染，妊娠 3 个月以内的孕妇感染后，使胎儿患先天性感染，可表现为隐性感染，也可致死胎、流产、早产及先天性畸形。新生儿被感染后，出生 3 个月内出现肺炎、肝炎、淋巴结肿大和皮疹等。儿童和成人被感染后，多数为隐性感染。免疫缺陷及器官移植患儿的 HCMV 感染，可表现为全身各器官感染，病死率高；中枢神经系统损伤主要见于宫内感染，在其他年龄段即使是新生儿也极少见到，免疫缺陷和艾滋病患者也可发生，主要表现为脑膜炎、头小畸形、脑瘫、智力发育障碍和癫痫等；神经损伤常不可逆。25%～50% 有症状的和 10%～15% 无症状者的先天性感染患婴可发生感音神经性耳聋，其中至少有 2/3 的孩子至学龄前期时，耳聋可继续恶化加重，可持续至学龄儿童和成人期，可见听力障碍在我国患婴中也不少；单核细胞增多综合征在小儿有时可见到；未成熟儿从输血传播获得的单核细胞增多综合征，病情重，出现肝脾大、肺炎、血小板减少、肾衰竭和休克。HCMV 感染的自然史很复杂，在原发性感染后排毒，往往持续数周、数月甚至数年，然后感染转为潜伏。常有复发感染伴重新排毒。甚至在原发感染后很多年，潜伏病毒再激活，也可能有不同抗原性病毒株的再感染。

（二）治疗原则

以对症和支持疗法为主。巨细胞病毒感染可按治疗病毒性肝炎的一般原则使用护肝药物,肝炎时降酶、退黄、护肝治疗;肺炎有呼吸困难时给予氧疗;注意防止二重感染。免疫功能健全患儿经过有效对症处理,常可使疾病恢复。即使是婴幼儿也少有例外,对先天型缺陷恢复有困难。在抗 HCMV 治疗药物中更昔洛韦是目前首选常用静脉给药的药物;膦甲酸钠静脉给药,由于药物的肾毒性和沉着于骨骼,故很少用于儿科患者。可以通过减少人群中 CMV 感染的传播、筛选血液制品、被动免疫、主动免疫来预防。

(三)护理评估

1. 评估其母孕健康状况、新生儿出生时的健康状况;评估患儿是否母乳喂养;了解家庭居住环境。评估患儿意识状态、呼吸、听力等有无异常;评估患儿头围大小及听力变化;评估患儿有无皮肤黄疸、皮疹等;评估患儿智力及四肢运动情况等。评估药物治疗方法、效果及药物不良反应等情况。

2. 评估患儿的实验室血液检查结果,如病毒学、血清学的检查等。

3. 评估患儿及家长有无焦虑等异常心理变化。评估患儿及家长对疾病相关知识的认知程度与需求。

(四)护理措施

1. 预防传播　避免暴露,手卫生是预防的主要措施;阻断母婴传播,如易感孕妇避免接触已知排病毒者分泌物,遵守标准预防措施。带病毒母乳处理后,易感染的婴儿可继续母乳喂养。

2. 一般护理　给患儿安置单间病室,告知家长进行隔离性保护的必要性,减少探视,防止交叉感染。每天对病室空气、地面和床单进行消毒。严格无菌操作,接触患儿前后均洗手。保持患儿的皮肤清洁,勤洗澡、换尿布,清除汗液和粪便。

3. 病情观察　观察患儿有无意识异常、呼吸困难及心力衰竭症状、胃肠道症状,是否出现听力和视力下降、肝脾大、皮肤黄疸、皮疹及皮肤瘀点;观察患儿有无智力及四肢运动障碍等情况,观察四肢末端是否温暖及面部表情等,通过轻轻抚摸患儿身体、呼唤患儿姓名等行为来判定其精神状况。如发现异常症状,及时通知医师,执行医嘱给予治疗与相应的护理措施。

4. 用药护理　见感染性疾病的护理。

5. 心理护理　HCMV 治疗时间较长,家长缺乏心理准备。病情确诊后,护士要针对家长存在的不良情绪给予相应的心理疏导,介绍 HCMV 相关知识、用药知识、预后及坚持治疗的重要性,缓解家长的不良情绪,取得其有效配合。

(五)健康教育

1. 指导患儿合理饮食　指导家长手卫生;新生儿的母乳喂养及接受带病毒母乳处理冰箱放置方法;对于肝功能异常的患儿需减少脂肪及动物蛋白的摄入,以防止肝性脑病的发生;调整患儿的营养饮食,同时注意饮食卫生。

2. 休息与活动　有乏力、贫血、血小板减少时需卧床休息,病情好转后逐渐增加活动量。保持良好的生活方式。

3. 用药指导　向患儿和家长讲明住院期间用药治疗的目的,指导家长调整患儿及自己的心态、如何预防感染。

4.出院指导　指导出院后继续用药方法、用量及注意事项;母乳喂养方法及储存母乳的方法及婴幼儿营养饮食指导;病情好转后逐渐增加活动量;教会患儿家长如何判断患儿的异常症状和体征,在出院期间如发现患儿出现异常表现,立即到医院就诊;告知复诊时间及复诊内容。

六、EB 病毒感染

EB 病毒(Epstein-Barr virus,EBV)为疱疹病毒科。EBV 是一种 DNA 病毒,为 95% 以上的成人所携带。人是 EBV 感染的宿主,病毒主要通过唾液传播,也可经输血和性传播。与 EBV 感染有关的疾病主要有传染性单核细胞增多症、非洲儿童恶性淋巴瘤和鼻咽癌。本节简介以传染性单核细胞增多症(infectious mononucleosis,IM)为代表的疾病。EB 病毒在我国极为普遍,多发生于儿童期,并且易通过母婴传播使新生儿被感染。

(一)临床特点

IM 主要见于儿童和青少年,6 岁以下儿童得病后多表现为隐性或轻型感染,15 岁以上感染者多呈典型症状。全年均有发病,以秋末初春为多,潜伏期一般为 5~15 天。大多数患儿可出现发热、伴有咳嗽、咽峡炎、咽痛、鼻塞、食欲减退、恶心、呕吐及腹泻、扁桃体不同程度肿大、全身淋巴结肿大、肝脾大及皮疹等。本病有多样并发症,其发生率虽不高,但对预后影响很大。可并发血液系统如自身免疫性溶血性贫血;并发呼吸系统如胸膜炎或胸腔积液和间质性肺炎;重症患儿可并发神经系统疾病,如吉兰-巴雷综合征、脑膜脑炎或周围神经炎;在急性期可发生心包炎和心肌炎,并发泌尿系统如肾炎和肾病综合征等。

(二)治疗原则

本病无特效治疗,以对症及支持治疗为主,疾病大多能自愈。一般护理在患儿急性期需要卧床休息,脾大患儿应注意防止脾破裂;对症治疗有退热、镇痛、镇静、止咳及保肝等措施。IM 患儿应尽量少用阿司匹林降温,因其可能诱发脾破裂及血小板减少;重症患儿发生咽喉严重病变或水肿者、有神经系统并发症及心肌炎、溶血性贫血、持续高热不退、血小板减少性紫癜应用糖皮质激素可明显减轻症状;对于感染严重、川崎病患儿给予丙种球蛋白治疗;抗病毒药物可以抑制 EBV 复制,首选用更昔洛韦治疗;抗生素应用对本病无效,只用于伴发细菌感染时;而 EB 疫苗仅对特定人群有益。

(三)护理评估

1.评估患儿是否有发热、呼吸道、消化道、神经系统的症状等;是否皮肤出现皮疹;有无肝脾大体征。评估住院期间用药效果和不良反应。评估患儿生活自理缺陷程度。

2.评估实验室血常规检查、血和咽拭子培养、血清抗 IgM 抗体结果,若抗早期蛋白 IgA 效价增加则极大地增加了患儿患鼻咽癌的危险性。

3.评估患儿家长焦虑等异常心理变化。评估患儿家长对疾病相关知识的认知程度及需求。

(四)护理措施

1.一般护理　最好给患儿安置在单间。嘱患儿卧床休息,脾大患儿应注意防止脾破裂,协助并指导家长做好患儿的生活护理。

2. 对症护理 观察患儿体温变化,高热时给予物理降温,遵医嘱药物降温,并观察降温效果,给予患儿多饮水;患儿主诉有咽痛,可能会影响吞咽,遵医嘱给予药物治疗,同时嘱咐患儿不食辛辣及刺激食物;患儿有腹泻时,观察腹泻次数及性质,观察有无脱水现象,遵医嘱给口服和输液治疗;观察有无呼吸系统症状,如咳嗽及呼吸困难,遵医嘱给予止咳药和氧疗。

3. 并发症的观察与护理 观察患儿有无出血现象、皮肤有无紫癜等;有无脑炎症状;双下肢瘫痪情况及尿潴留等现象。发现异常及时通知医师,同时遵医嘱治疗与抢救。

4. 药物观察 见感染性疾病的护理。

5. 皮肤护理 观察全身各部位的皮疹情况,嘱咐患儿勿抓挠。保持患儿的衣服清洁干燥。

6. 心理护理 给患儿及家长讲明疾病原因、治疗及护理方法等,缓解家长焦虑程度。

(五)健康教育

1. 住院指导 给患儿家长讲解疾病护理知识及方法,各种治疗用药的目的,病情、各种化验结果等。

2. 出院指导 以预防为主,由于 EBV 主要是通过唾液传播,应保持室内卫生和养成良好的个人卫生习惯,不能随地吐痰;家长不要口对口喂饲婴儿;预防接种 EB 病毒疫苗;建议患儿家长可以在日常饮食当中选取清热解毒、润肺止咳的食物来调理好患儿的身体;告知出院后用药方法、剂量及注意事项;指导正确喂养及营养饮食的调整;避免感冒,加强体格锻炼;教会家长如何观察和判断患儿的异常表现和体征,发现异常及时就医;告知复查时间及内容。

七、病毒性脑炎

病毒性脑炎(viral encephalitis,VE)是由病毒引起的中枢神经系统感染性疾病,小儿病毒性脑炎多由肠道病毒、虫媒病毒、常见传染病病毒及单纯疱疹病毒所致。不同病毒导致的脑膜炎有不同的发病季节、地理、接触动物史等特点,如肠道病毒感染多发生在夏季,在人与人之间传播,人类虫媒病毒是通过携带病毒的蚊、虱等叮咬而致病,常有季节流行性。病毒性脑炎是儿科中枢神经系统感染常见疾病,病情进展迅速,病死率、致残率高,因此早期明确诊断,及时治疗尤为重要。

(一)临床特点

病毒性脑炎是各种病毒引起的一组以精神和意识障碍为突出表现的中枢神经系统感染性疾病。急性脑炎通常持续数天至 2~3 周,但恢复可能较慢;数周至数月才能恢复功能至最大限度。临床上主要表现为脑实质损害的症状和颅压增高症,如发热、头痛、呕吐、抽搐;重症患儿的临床表现有持续高热、反复惊厥发作、抽搐、不同程度意识障碍、精神情绪异常、病理征阳性、颅压增高甚至脑疝形成,导致呼吸衰竭而危及患儿生命。少数重症患儿易发生急性期死亡或遗留后遗症,致残率和病死率高。

(二)治疗原则

主要是对症治疗、支持治疗和防治并发症、如降温、止惊、降低颅压、改善脑微循环、抢救呼吸和循环衰竭。对 HSV 脑炎及由 EB 病毒或 VZV 引起的严重脑炎用阿昔洛韦治疗,提高生存质量、减少后遗症的发生;对 CMV 引起的中枢神经系统感染,可用更昔洛韦和膦甲酸钠治疗,更昔洛韦可用于治疗有中枢神经系统症状的 CMV 感染新生儿,以预防听力损害。急性期可采用地塞米松静脉滴入;输注营养脑细胞药物,促进脑功能恢复;对症治疗如头痛严重者可用止痛药,脑水肿可适当应用甘露醇。

(三)护理评估

1. 评估患儿的接触史;观察患儿精神及意识状态,评估有无发热、头痛、呕吐及性质、抽搐、颈项强直、脑膜刺激征等症状和体征;有无全身不适症状、咽痛、肌痛、腹痛等;评估患儿皮肤有无皮疹等;评估患儿肌力有无异常体征。评估患儿用药后的效果及其不良反应等。

2. 评估患儿的各种检查结果,如周围血白细胞计数及分类检验、脑脊液检查、颅脑 CT 检查、颅脑 MRI 检查、脑电图检查结果。

3. 评估患儿及家长的焦虑、恐惧等心理,患儿的合作程度等。评估患儿及家长对疾病的相关知识的认识程度和需求。

(四)护理措施

1. 基础护理　最好安置患儿在单间病室,各项操作治疗和护理尽量集中进行,减少对患儿的刺激;保持患儿皮肤及口腔清洁。留置胃管鼻饲患儿,按常规护理。尿失禁患儿,保持会阴清洁,留置尿管者保持尿管引流通畅,定时更换尿管及贮尿袋。用聚维酮碘清洗尿道口每天 2 次。保持臀部皮肤清洁干燥。重症患儿定期翻身,防止压疮发生。

2. 体温的观察与护理　密切监测体温热型及伴随症状:体温超过 38.5℃者,可用物理或药物降温方法,降低大脑耗氧量。大血管暴露处可放置冰袋降温和低温 2℃ 的温水擦浴,四肢给予保暖,用亚低温治疗重症患儿疗效明显,应将患儿的体温控制在 32~34℃。高热期要保证患儿足够营养和液体量摄入。

3. 惊厥和频繁抽搐的护理　患儿发生惊厥,去枕平卧,头偏一侧,清理呼吸道内痰液,保持呼吸道通畅,防窒息;置压舌板与两齿之间;适当约束患儿肢体,防止坠床及其他意外伤害。患儿惊厥频繁时遵医嘱应用镇静剂。应观察患儿抽搐时的神志、瞳孔、抽搐发生的时间、频率、持续时间、抽搐时有无大小便失禁等。

4. 频繁呕吐的预防及护理　频繁呕吐提示颅压增高,给予抬高床头、遵医嘱脱水剂、给氧等降低颅压的措施。如果是食物引起的呕吐应查明原因,更换易消化的食物。记录呕吐物的量、颜色、频率、方式;评估患儿体液丢失情况,及时给予补充;呕吐过频繁者,遵医嘱给予止吐药物,必要时静脉补充营养物质。

5. 高颅压的观察与护理　患儿出现头痛、恶心或喷射性呕吐、尖叫、抽搐、前囟紧张饱满、瞳孔散大、对光反射消失、血压持续升高、呼吸变慢,要立即报告医师,及时处理。每次输注脱水剂时均应评估患儿穿刺部位的皮肤及血管状况,合理使用静脉。出现脑疝时,患儿表现为昏迷、瞳孔缩小、中枢性呼吸衰竭,可开辟两条静脉通道,以备紧急抢救和抗感染同时进行;治疗期间使患儿维持在轻度脱水状态,至症状及体征消失为止。

6. 昏迷的护理　去枕平卧,勤翻身及按摩皮肤,以防压疮的发生。患儿如果是眼睑不能闭合或角膜外露,用 0.9% 氯化钠溶液纱布遮盖双眼,预防角膜干燥及受损。

7. 呼吸道的护理　密切注意呼吸频率、节律、深浅度的改变,及时发现低氧血症。保持呼吸道通畅,痰液黏稠者可配合雾化吸入,叩击背部促进痰液排出;持续吸氧是防止呼吸衰竭的关键。

8. 观察水电解质平衡状况　高热、昏迷、呕吐、抽搐均可造成血容量不足，导致循环衰竭，遵医嘱及时补充血容量，保证液体量；严密监测水、电解质、血气分析及其他生化指标；在使用降颅压药物时，注意防止过度脱水致低钾、低钠、低氯等电解质紊乱，准确记录24小时出入量。

9. 用药护理　更昔洛韦护理见感染性疾病的护理。

10. 饮食护理　重症病毒性脑炎的患儿处于应激状态，处于高代谢、高分解、高消耗状态，易导致营养不良及多种维生素缺乏等多种并发症。根据患儿吞咽与咀嚼能力，急性期可选用流质或半流质饮食，病情好转后逐渐改为软食或普食，鼓励患儿多食蔬菜、水果，多饮水；昏迷患儿，做好鼻饲管的护理。

11. 心理护理　重症病毒性脑炎的患儿病情较重，病程长，少数患儿可存在瘫痪、失语、吞咽困难等症状，患儿及家属受到沉重的精神打击，因此做好心理护理是治疗成功的基础和保证。护士应以亲切、温和、诚恳的语言与家长交流，使患儿和家属树立战胜疾病的信心；清醒的患儿应使其尽快熟悉病室的环境，消除陌生紧张心理，安心接受治疗；昏迷患儿的心理护理同样很重要。为了促进患儿意识恢复，从开始采用呼唤式护理方法，即在做任何治疗和护理操作时，首先要呼唤其姓名，解释操作目的及注意事项；鼻饲、擦浴、大小便都要先与患儿交流，像对待清醒的患儿一样与其不断交流，播放患儿喜爱的音乐，实现对神经系统的有效刺激，加速神经功能的恢复，促进患儿早日清醒。

12. 康复指导　早期干预运动疗法能明显改善肢体运动障碍患儿的运动功能恢复，降低肌张力，提高肢体的运动能力。在急性期主要是做好患儿的基础护理，待患儿生命体征稳定，神经症状不再发展后，48小时即可开始早期康复训练。方法可以多样，要适应儿童心理，必须与药物、运动疗法、作业治疗、语言治疗、理疗、针灸、高压氧、中频疗法等治疗相结合；有针对性对患儿制订个体化的综合康复措施及各阶段的康复方案，通过游戏与音乐，寓教于乐。同时提高患儿的语言认知能力，要求家长参与。指导家长康复的手法，为日后家庭康复奠定基础。

(五)健康教育

1. 住院指导　给患儿及家长讲明疾病的基本治疗方式，讲解相关疾病的护理知识及用药注意事项；告知各项护理操作；随时解答患儿家长问题及病情的发展。

2. 出院指导　出院用药服药方法及剂量、注意事项；教会家长营养饮食的调整；根据患儿恢复情况，制订肢体康复计划；指导如何提高患儿自我照顾能力和信心；指导在家如何观察病情，记录症状、体征出现的时间及伴随症状，以帮助医师做出准确判断，学会识别异常、危险征象，出现异常精神和意识等异常现象及时就医；告知定期复查意义、内容和时间。

3. 告知家长疫苗接种的重要性；按时接种麻疹、风疹、腮腺炎等疫苗；告知灭蚊、防蚊、预防接种乙型脑炎疫苗。

第三节　细菌感染性疾病

一、细菌性痢疾

细菌性痢疾简称菌痢，是由志贺菌属引起的肠道传染病。临床上以发热、腹痛、腹泻及黏液、脓血便为主要表现,本病全年均可发生,但多流行于夏秋季。各年龄小儿均易感,多见于2~7岁体格健壮的儿童。本病分为急性菌痢、慢性菌痢及中毒性菌痢(简称毒痢):中毒型细菌性痢疾是急性细菌性痢疾的危重型,起病急骤,以高热、反复惊厥、嗜睡、昏迷、迅速发生休克及昏迷为特征,病死率高。

(一)临床特点

1. 病因 本病的病原体为痢疾杆菌,属肠杆菌的志贺菌属,志贺菌属分为 A、B、C、D 四群(痢疾志贺菌、福氏志贺菌、鲍氏志贺菌、宋内志贺菌),我国以福氏志贺菌感染多见。痢疾杆菌对外界环境抵抗力较强,在阴暗潮湿的地方,可存活几个月。

2. 发病机制 痢疾杆菌经口进入胃肠道后,依靠自己的侵袭力直接侵入肠黏膜上皮细胞并在其内繁殖。然后进入固有层继续繁殖,并引起结肠的炎症反应。除结肠组织的炎症外,尚可引起固有层微循环障碍,使上皮细胞变性、坏死,形成浅表性溃疡,因而产生腹痛、腹泻、里急后重、黏液和脓血便等。也可产生大量内毒素,形成内毒素血症,引起周身和(或)脑的急性微循环障碍,产生休克和(或)脑病。抽搐的发生与神经毒素有关。中毒性痢疾患儿全身毒血症症状重,而肠道炎症反应轻,可能与儿童的神经系统发育不完善、特异性体质对细菌毒素的反应过于强烈有关。血中儿茶酚胺等血管活性物质的增加致使全身小血管痉挛,引起急性循环障碍、弥散性血管内凝血(患儿)、重要脏器衰竭、脑水肿和脑疝。

3. 流行病学特点

(1)传染源:患儿和带菌者,非典型患儿症状较轻,但痢疾的传播上关系重大;小儿慢性菌痢大多数呈潜伏性,容易在集体儿童中诱发流行。

(2)传播途径:经粪-口途径传播。本病病原菌随患儿粪便排出,污染食物、水、生活用品或手,通过消化道传播,也可通过苍蝇、蟑螂等污染食物而传播。

(3)易感人群:普遍易感,儿童及青壮年多见。由于人感染后所产生的免疫力短暂且不稳定,因此易重复感染或复发。

(4)流行特点:全年发病,以夏、秋季为高峰,此季节适宜细菌繁殖和苍蝇滋生,感染者中儿童及中青年较多,这与其生活特点及接触病原菌机会多有关。

4. 临床表现 自数小时至8天不等,潜伏期多数为1~3天。

(1)急性细菌性痢疾:起病急、发热、腹泻,大便每天10~30次,粪便带黏液及脓血,有恶心、呕吐阵发性腹痛。腹部有轻压痛。肠鸣音亢进,便后有里急后重下坠感。患儿可全身乏力,食欲减退。

(2)慢性细菌性痢疾:病程超过2周成迁延性痢疾,超过2个月则称慢性痢疾,因病程日久,渐消瘦,粪便含大量黏液,不一定带脓血,或黏液便与脓血便交替出现,粪便仍可培养出痢疾杆菌,但阳性率显著低于急性痢疾。慢性痢疾患儿如合并营养不良,往往容易发生危象,可引起电解质紊乱(低钠、低钾、低钙),严重心肌损害而意外死亡。

(3)中毒性菌痢:患儿起病急骤,高热甚至超高热,反复惊厥,伴有严重的毒血症状、精神萎靡、嗜睡、昏迷及抽搐,迅速出现呼吸衰竭和循环衰竭。由于全身各脏器微循环障碍程度不同,临床上可以表现不同类型。

1)脑型:又称脑循环障碍型。因脑缺氧、水肿而发生反复惊厥、昏迷和呼吸衰竭,初起患儿烦躁或萎靡、嗜睡,严重者出现惊厥。惊厥可反复发作,神志不清,继而转入谵妄昏迷,严重者颅压增高、脑疝为主。此型患儿无肠道症状而突然起病,早期即出现嗜睡、面色苍白、反复惊厥、血压正常或稍高,很快昏迷,继之呼吸节律不整、瞳孔大小不等、对光反射迟钝或消失。此型较严重,病死率高。

2)休克型:又称周围循环衰竭型,主要表现为感染性休克。初起面色灰白、四肢厥冷、脉搏细速、心率增快,后期血压下降、唇指发绀、皮肤花纹,可伴有心功能不全、少尿或无尿及不同程度的意识障碍。重者发绀严重,心率减慢,心音微弱、血压测不出,可同时伴心、肺、血液及肾脏等多器官功能不全的表现。肺循环障碍时,突然呼吸加深加快,呈进行性呼吸困难,直至呼吸衰竭。

3)肺循环障碍型:又称呼吸窘迫综合征,以肺部微循环障碍为主,常在脑型或休克型基础上发展而来,病情危重,病死率高。

4)混合型:以上两型或三型同时或先后出现。兼有上述的表现,是最凶险的类型,病死率很高。

5.辅助检查

(1)周围血白细胞总数和中性粒细胞增加,发热仅数小时的患儿白细胞可不高。

(2)大便黏液脓血样,镜检可见大量脓细胞、红细胞及吞噬细胞。

(3)从粪便标本中培养出志贺菌属痢疾杆菌是确诊的最直接的证据。

(4)免疫学检测:可快速早期诊断,但易出现假阳性;可采用荧光抗体染色法、免疫染色法或玻片固相抗体吸附免疫荧光技术等快速诊断。

(5)特异性核酸检测:采用核酸杂交或聚合酶链反应可直接检查粪便中的痢疾杆菌核酸,具有灵敏度高、特异性强、快捷方便等优点。

(二)治疗原则

1.降温止惊　可采用物理和药物降温或亚冬眠疗法。持续惊厥者,可用地西泮肌内注射或静脉注射;或用水合氯醛保留灌肠;或苯巴比妥钠肌内注射。

2.控制感染　选用两种痢疾杆菌敏感的抗生素静脉治疗。

3.抗休克治疗　扩充血容量,纠正酸中毒,维持水、电解质酸碱平衡;在充分扩容的基础上应用血管活性物质,如多巴胺、酚妥拉明等,以改善微循环。

4.防治脑水肿及呼吸衰竭　保持呼吸道通畅,吸氧。首选20%甘露醇降低颅压,剂量为每次0.5~1g/kg,静脉滴注。每6~8小时1次,3~5天为1个疗程,或与利尿药交替使用,可短期静脉滴注地塞米松。若出现呼吸衰竭应及早使用呼吸兴奋剂或辅以机械通气等。

(三)护理评估

1.健康史　本次发病前有无不洁饮食史、与腹泻患儿接触史,有无高热、惊厥的表现。既往健康情况,有无脱水、电解质紊乱,发病后治疗效果;了解患儿既往身体状况;评估患儿的生命体征,如体温、脉搏、呼吸、血压、神志等;有无周围循环衰竭表现,如面色苍白、四肢厥冷、脉搏细速、血压下降、唇指发绀、皮肤花纹、心功能不全、少尿或无尿及不同程度的意识障碍;有无肺循环障碍,如突然呼吸加深加快,呈进行性呼吸困难;有无脑水肿、颅压增高、脑疝的表现,如早期出现嗜睡、面色苍白、反复惊厥、昏迷,呼吸节律不整、双瞳孔不等大、对光反射迟钝或消失等症状。

2.了解外周血检查,大便镜检、粪便培养情况、免疫学检测、特异性核酸检测。

3. 评估患儿及家长的心理状况 对该病了解程度,应对方式;护理知识掌握程度及需求;了解患儿家庭居住条件、卫生习惯及经济状况。

(四)护理措施

1. 生活护理 卧床休息,保持室内空气流通,温湿度适宜。

2. 高热的护理 监测体温,综合使用物理降温、温水浴、冰袋、冷敷或冷盐水灌肠等方法,必要时遵医嘱给予药物降温或亚冬眠疗法。防高热惊厥致脑缺氧、脑水肿加重。

3. 保证营养供给 给予营养丰富、易消化的流质或半流质饮食,多饮水,促进毒素的排出。禁食易引起胀气的食物及多渣等刺激性食物。

4. 维持有效血液循环 患儿取平卧位,注意保暖,严密监测生命体征、神志、面色、肢端温度,密切监测病情。建立有效的静脉通路,保持输液通畅,注意输液速度,观察尿量,并严格记录出入量。出现休克症状时,遵医嘱进行抗休克治疗。

5. 密切观察病情变化 防止脑水肿和呼吸衰竭,保持室内安静,减少刺激,遵医嘱使用镇静剂、脱水剂、利尿药等。控制惊厥,降低颅压。抽搐患儿注意安全、防止外伤。保持呼吸道通畅,予以氧气吸入,做好人工呼吸、气管插管、气管切开的准备,必要时遵医嘱使用呼吸机治疗。

6. 腹泻的护理 观察大便次数、性状及量并记录。不能进食者静脉补充营养。勤换尿布,便后及时清洗臀部,以防臀红发生。及时采集大便标本送检,必要时用取便器或肛门拭子采取标本。

7. 预防感染传播 对患儿采取消化道隔离。对患儿食具煮沸消毒 15 分钟,粪便用 1% 含氯石灰澄清液浸泡消毒后才能倾入下水道或粪池,做好给患儿使用一次性尿裤,患儿贴身衣物需煮过或用消毒液浸泡后再洗。

(五)健康教育

1. 向患儿及家长讲解疾病的防治知识,该病的主要临床表现、传播方式、如何预防及预后等。

2. 向家长介绍患儿病情、治疗进展,消除其紧张、焦虑情绪,取得患儿家长信任,从而积极配合治疗和护理。

3. 餐具的使用 指导家长对患儿的餐具单独使用,用后煮沸消毒,玩具及用物定期在阳光下暴晒,直到隔离期结束。指导家长注意饮食卫生,培养患儿良好的卫生习惯,如饭前便后洗手,不饮生水,不吃不洁的变质食物等,养成饭前、便后洗手的良好习惯。

4. 对饮食行业及托幼机构的工作人员应定期做大便培养,及早发现带菌者并积极治疗。搞好环境卫生,加强饮水、饮食、粪便的管理及灭蝇、灭蟑螂。

二、布氏杆菌病

布氏杆菌病是由布氏杆菌引起的急性或慢性病,属自然疫源性人兽共患疾病。布氏杆菌系革兰阴性小球杆菌,分为 6 个生物种和 19 个生物型,即羊种菌、牛种菌、猪种菌等。感染人群的主要有羊、牛和猪种菌。该菌在体外生活能力较强,对阳光、热及常用消毒剂均很敏感,国内主要传染源是病羊,其次是牛和猪,人与人传染的可能性极少;可经皮肤黏膜、消化道和呼吸道传播,牧民或兽医接羔为主要传播途径;人群对布氏杆菌普遍易感,国内患病年龄最小者为 6 个月,农牧民感染率最高。发病与羊羔季节有关,以春末夏初为多。由于儿童患者临床症状不典型,常常误诊、漏诊。此病以长期发热、出汗、关节炎、睾丸、肝脾大和淋巴结大等为常见症状。

(一)临床特点

本病临床表现各异,轻重不一,一般牛型较轻,羊型和猪型大多较重,饮用羊奶而致病者,病情较轻,并发症少。小儿感染本病病程为 2~3 个月,长者可达 7 年以上,有的未经治疗的羊型布氏杆菌病,自然病程也可短至 1 个月。

1. 潜伏期　一般 1~3 周,个别可至 1 年以上。

2. 小儿布氏杆菌病的特点　无症状型 15%~25%,临床表现多种多样。小儿发病比成人急,体温迅速上升,病情较轻,病程也较短。

(1)急性期:全身不适、乏力、食欲减退、头痛、肌肉关节酸痛、嗜睡、发热。羊型感染体温高达 39~40℃;牛型感染体温无热或低热。波浪热型为本病典型体温曲线,但较少见。小儿常有腹痛、腹泻、淋巴结肿大、肝脾大。大关节炎及关节痛常见。年长儿男童可见睾丸炎、女性卵巢炎。

(2)慢性期:有低热或无热,症状多种多样,有疲乏无力、身体虚弱、肌肉关节酸痛、关节周围炎及脊椎炎。年长儿可出现神经官能症样表现。病程长,易发生营养不良,并影响发育。

(二)治疗原则

1. 一般对症治疗　急性期卧床休息;高热、出汗应补充足量液体,注意电解质平衡;适当给予镇痛剂和解热镇痛剂,补充 B 族维生素和维生素 C;补充高热量、易消化饮食。

2. 抗菌治疗

(1)急性期:主张长疗程,联合用药可改善预后和防止复发。8 岁以下采用复方新诺明(SMZ 和 TMP)每天 50mg/kg 口服,联合链霉素每天 25mg/kg 肌内注射;世界卫生组织推荐采用利福平每天 10~12mg/kg 顿服;喹诺酮类药、氨苄西林、红霉素等也有相当疗效。

(2)慢性期:抗菌药物疗程应延长至 6 周以上。

1)中药治疗:中医中药治疗对慢性期的关节炎有较好的疗效。

2)其他治疗:中毒症状重者加用泼尼松每天 1mg/kg 口服,连服 3~5 天;骨髓炎应予彻底清创,辅以长期抗菌治疗;关节炎患儿需做滑膜切除术。

(三)护理评估

1. 评估患儿有无羊、牛、猪接触史,以及饮用过生乳和食用过未煮熟的病畜肉类等;患儿是否有发热、肝脾淋巴结肿大;了解发热患儿的热型及热度;了解患儿有无全身不适及食欲降低表现;评估患儿有无烦躁不安、抽搐等表现;是否有全身各关节疼痛情况;评估患儿乏力程度和睡眠状况等;评估患儿营养状况;评估各种用药的效果及不良反应。

2. 评估血常规、血清学和血、骨髓细菌培养等其他辅助检查的结果。

3. 评估患儿及家长焦虑、恐惧等心理异常表现。评估患儿及家长对疾病相关知识的认知程度及需求。

(四)护理措施

1. 环境护理　将患儿尽量安排在单间内居住,并予以严格消毒和隔离,防止出现交叉感染情况,并重视保持清洁、安静的病室环境。

2.体温的观察与护理　密切观察患儿的体温变化,体温达 38.5℃时,遵医嘱及时给予药物和物理降温;必要时可采用退热剂退热,同时观察降温效果,并监测患儿体温、血压及脉搏。

3.疼痛的观察与护理　关节受累的患儿,嘱咐患儿卧床休息,待病情稳定后指导患儿逐量活动;关节疼痛时可用支架将被子支起,减少对患处的压力,以维持关节的正常活动;也可热水外敷;还可与患儿做些喜欢的游戏,以缓解疼痛;遵医嘱给予药物止痛,观察药物效果及反应;由于疼痛而影响睡眠质量,可以遵医嘱口服镇静药物。

4.基础护理　由于高热、多汗、病程较长,患儿会有乏力感,全身软弱。做好患儿的基础护理,指导并协助家长进食、如厕等,病情逐步恢复,指导患儿生活照顾自理能力。

5.保证患儿营养饮食和液体入量　病情长,机体消耗较多,及时补充营养和液体,给予高热量、高蛋白、高维生素的流质或半流质饮食,鼓励少食多餐;患儿无论发热与不发热亦有出汗,夜间出汗明显增多,观察有无虚脱现象。患儿出现大汗淋漓的情况,报告医师后予以及时补液处理,并擦干患儿身体,更换干爽衣物,为防止降温时大量出汗引起虚脱,鼓励患儿多饮水,必要时按医嘱给予静脉补液以维持体内水和电解质的平衡。

6.心理护理　病程长,病情反复,往往患儿及家长出现焦虑、悲观等不良情绪。在患儿住院过程中多额心交流,了解患儿及家长的心理需求,讲清楚疾病一般病程、其病情变化和治疗效果;鼓励患儿及家长,以增强其治疗的自信,提升其治疗的总有效率。

7.并发症的观察与护理　亚急性期尚可并发各处化脓性病灶,如:化脓性关节炎、骨髓炎、心内膜炎、脑膜炎等。密切观察病情变化,发现关节处有包块、心率异常、听诊有心脏杂音、意识出现异常表现,及时通知医师,遵医嘱执行对症治疗和护理。

8.父母知识缺乏的宣教　充分了解家长对此病的认知度和需求的知识点,逐步适时地讲解,特别是此病病程较长,需要与全家的家属们进行沟通告知,解除各种疑虑和困惑。

(五)健康教育

1.住院指导　给家长讲解疾病相关知识、治疗方案、护理方法。病程长,配合治疗,避免因治疗药物疗程不足而复发感染。

2.出院指导　首先给家长进行预防此病的知识教育,讲述管理传染源及切断传播途径的措施,特别嘱咐家长注意自身的防护,家长有做兽医、放牧员、饲养员、屠宰工、挤奶工及乳肉加工人员,在工作时需要戴手套宰杀羊或者为羊接生,并对所有奶类及其制品,必须经消毒处理后才能食用;嘱咐患儿家长尽量不与来路不明的牲畜接触;讲述有关知识,以促进患儿彻底治愈,嘱咐患儿出院后避免过度劳累,增加营养膳食;根据患儿恢复情况,制订体格锻炼的计划;指导如何提高患儿自我照顾能力和信心;指导在家如何观察病情,记录症状、体征出现的时间及伴随症状,以帮助医师做出准确判断,学会识别异常、危险征象,一旦发现立即就诊。告知定期复查意义、内容和时间。

3.对社会检疫部门和职业人员的要求　对牧民、兽医、有关职业人员、实验室工作人员及受威胁的高危人群均应进行布氏杆菌疫苗预防接种,有效期为 1 年,所以每年需加强接种1 次;加强对牲畜的检疫、免疫力度,发现病畜要及时彻底淘汰,对健康的幼畜要接种疫苗。出现此病应按传染病管理法规定的乙类传染病 24 小时内按程序报告。

三、细菌性脑膜炎

我国儿科医师常常将细菌性脑膜炎(bacterial meningitis,BM)机械分为脑膜炎奈瑟菌引起的流行性脑脊髓膜炎(流脑)和其他细菌引起的化脓性脑膜炎,前者属于传染病范畴,与国外统称细菌性脑膜炎一致,也可称为化脓性脑膜炎。细菌性脑膜炎在婴幼儿中常见,因致残率较高,神经系统后遗症发生率占存活儿的1/3,因此仍是小儿严重感染性疾病之一。目前化脓性脑膜炎总体预后不容乐观,存活者中常常发生各种后遗症,如精神发育迟缓、运动障碍、视力损害及感应神经性耳聋、脑积水和癫痫等,随着年龄的增长,许多患儿出现学习和行为方面的问题。

(一)临床特点

各种细菌所致化脓性脑膜炎的临床表现大致相仿,可归纳为感染、颅压增高及脑膜刺激症状,婴幼儿症状一般隐匿或不典型。主要临床表现为发热、颈项强直、意识改变和惊厥。婴儿早期阶段的症状会出现嗜睡、发热、呕吐、拒绝饮食、啼哭增加、高声尖叫、囟门紧张甚至凸出、脑脊液循环受阻可致颅腔扩大(脑积水)、睡不安稳;较大的患儿还可能出现严重头痛、讨厌强光和巨大声音,特别是颈部肌肉僵硬。各年龄段的病例中,一般是出现初始症状后就会发生进行性嗜睡,偶尔也可能会出现昏迷或惊厥等症状。有些患儿也可能会出现充血性皮疹、瘀斑、紫癜等;严重者可出现弥散性血管内凝血、休克和多脏器功能损害等表现。

(二)治疗原则

一般治疗需要安静卧床,注意消毒隔离,保持呼吸道通畅,给氧,吸痰。细菌性脑膜炎的治疗主要是根据脑脊液涂片和培养找到细菌,根据药物敏感试验选择有效的抗生素,及时治疗,争取减少后遗症的发生;还要对症处理高热,控制惊厥,减低颅压,减轻脑水肿,还要使用激素减少颅内炎症粘连;防止椎管阻塞对脑脊液浓稠或治疗较晚者,可静脉给予氢化可的松或地塞米松;对延误诊治的婴儿晚期化脓性脑膜炎,脑脊液外观有脓块形成或细菌对抗生素耐药时,可采用鞘内注射抗生素提高疗效。

(三)护理评估

1.评估患儿的病史;新生儿期有无原发病如败血症或神经系统先天性缺陷;评估婴儿和儿童的呼吸道感染史。评估患儿神经系统的症状,如发热、头痛、呕吐、易激惹现象、拒奶、精神萎靡、惊厥、嗜睡等意识异常;评估新生儿有无呼吸频率及不规则或呼吸困难、发绀等现象;评估外耳道及皮肤异常如溢脓、瘀斑、瘀点;评估治疗药物的效果及不良反应。

2.评估血常规白细胞计数、脑脊液和血培养的结果。

3.评估患儿及家长焦虑和恐惧等异常心理变化;评估家长对疾病知识认知程度和需求。

(四)护理措施

1.基础护理　病室光线要暗,医护治疗、体格检查尽量集中,减少对患儿的应激刺激;根据患儿病情和生活自理能力实施级别的生活护理;患儿有烦躁不安时适当约束;对昏迷的较大患儿在床上放气垫,定期翻身防压疮。

2.意识的观察与护理　昏迷、持续惊厥或休克患儿,应专人守护。监护呼吸、脉搏、体温、血压及病情变化,记录大小便次数及出入量;发现惊厥、昏迷或病情骤变时,及时报告医师处理,及时做好抢救记录。

3. 体温观察与护理　高热给予物理和药物退热,并观察退热效果;记录体温变化。

4. 防误吸的护理　保持呼吸道通畅,呕吐时头侧向一方,及时清除鼻咽部分泌物及呕吐物,以防吸入性窒息;给予口腔护理。清醒患儿的饮食应少量多餐,食后少动,避免呕吐,若病情许可,可竖直抱起或适当抬高床头;吞咽困难和昏迷患儿可用鼻饲。

5. 呼吸的观察与护理　特别观察新生儿呼吸频率和节律、有无发绀等缺氧现象,给予吸氧。遵医嘱给予超声雾化,叩背吸痰,保持呼吸道通畅。

6. 静脉用药观察与护理　观察各种用药效果及不良反应,静脉推注甘露醇要选择四肢粗直的血管,以免药物渗漏致穿刺周围皮下坏死,有条件最好选择 PICC 穿刺。遵医嘱应给予充足的液体,记录患儿的 24 小时出入量。

7. 心理护理　给患儿做各种治疗前,给予清醒患儿耐心安慰,动作要轻,向患儿家长讲明确治疗目的,取得他们的合作与配合;耐心介绍病情与相关知识,减少家长的忧虑。

(五)健康教育

1. 住院指导　向患儿和家长主动介绍疾病简单知识和病情,提供保护性看护和日常生活护理知识,同时提高患儿自理生活能力。告知各种药物治疗作用及其注意事项等。

2. 出院指导

(1)首先给家长做预防的宣教,告知早期发现,应就地隔离治疗。

(2)流行期间做好卫生宣传,应尽量避免参加大型集会及集体活动,不要携带儿童到公共场所,外出应戴口罩。

(3)指导用药服用方法、用量、不良反应及注意事项。

(4)指导在家如何观察病情,记录症状、体征出现的时间及伴随症状,以帮助医师做出准确判断,学会识别异常、危险征象,一旦发现立即就诊。

(5)指导家长给患儿调理营养饮食;根据患儿恢复情况,制订体格锻炼的计划;指导如何提高患儿自我照顾能力和信心。

四、链球菌感染

链球菌为革兰阳性球菌,在液体培养基生长时,细菌排列成长短各异的链状而得名。可将链球菌分为三类:甲型(α)溶血性链球菌、乙型(β)溶血性链球菌、丙型(γ)链球菌。β 溶血性链球菌按细胞壁的多糖抗原性的不同,将其分为 A~H 和 K~V 共 20 族,90% 具有致病性的 β 溶血性链球菌属 A 族,B 族可致新生儿感染。A 族链球菌又称化脓性链球菌,是儿童细菌性感染的重要病原菌之一。主要引起咽炎、扁桃腺炎、猩红热及皮肤软组织感染,偶可引起肺炎、心内膜炎、化脓性关节炎、骨髓炎、脑膜炎及败血症。链球菌属细菌侵入人体引起的疾病,分为感染性疾病和变态反应性疾病。未经治疗的急性期患儿是主要传染源;通过鼻咽部分泌物飞沫传播或直接密切接触传染,也可通过病菌污染玩具、用具、手及食物等间接经口传播,病菌也可皮肤损伤处入侵;普遍易感。婴儿可通过胎盘获得被动免疫。

(一)临床特点

1. A 族链球菌　可引起多种疾病,以咽、扁桃腺炎最常见,其次是皮肤感染(脓疱疹、皮下感染、丹毒),偶可引起败血症等。

（1）主要引起急性咽、扁桃腺炎：6个月~3岁的婴幼儿表现低热等；3岁以上儿童发病急，常伴有全身不适、乏力、头痛、呕吐等症状。

（2）猩红热：多见于3岁以上儿童，常在冬末春初流行，潜伏期1~7天，除上述扁桃腺炎症状外，发病24小时内出现皮疹，皮疹始见于耳后、颈及上胸部，1天内蔓延至全身。典型皮疹是猩红色弥漫细小斑丘疹，皮疹严重者四肢、手掌、足底可引起片样脱皮。

（3）皮肤感染：一般表现无全身症状，皮损初起为红斑，迅速形成脓疱疹，皮疹多发生于颜面及四肢，自觉瘙痒，可以通过抓挠可将脓疱疹传播到其他部位，本病常是引起急性肾小球肾炎的病因。皮下感染多因叮咬、抓破及烫伤等皮肤伤口处入侵，表现为蜂窝组织炎，免疫力低下和营养不良常是引起发病的原因。

（4）A组链球菌引起青春期前外阴炎及肛周蜂窝炎；侵袭性A族链球菌感染，表现为高热、虚脱、低血压，继而引起多脏器衰竭，呼吸窘迫综合征、肾衰竭、凝血障碍及肝功能异常等及其他局部的感染和系统的A族链球菌感染，如菌血症、脑膜炎、肺炎、骨髓炎及化脓性关节炎。

2. B族链球菌　主要引起产后感染和新生儿肺炎、败血症、脑膜炎等，早发B族链球菌约占新生儿感染的80%，也是常以肺炎、败血症或脑膜炎为临床特征。

（二）治疗原则

控制感染、消除症状、预防并发症及减少传播为主要原则。急性期卧床休息，给予易消化、低盐饮食，水肿时限制饮水量，必要时予以输液、利尿消肿、降压、预防心脑并发症等对症治疗。最重要的是立即给予早期和足疗程的抗菌药物，可有效地防止风湿热及急性肾小球肾炎的发生，可选青霉素，对青霉素过敏者可改用红霉素、林可霉素，如不能满足口服疗程，可选用青霉素G肌内注射；对新生儿脑膜炎患儿，大剂量青霉素或氨苄西林应用疗效均较好。无论选用哪种药物，疗程不应少于10天；配合中医中药治疗；出现严重肾衰竭可做透析治疗。重症患儿严密监护，维持水电解质平衡，必要时静脉输入丙种球蛋白；有坏死组织及脓肿的病例需行外科切除或引流；有脓疱病时，用局部莫匹罗星软膏治疗。

（三）护理评估

1. 评估患儿全身表现如乏力、高热；呼吸系统症状，如呼吸频率、发绀及缺氧现象；评估心率及节律；消化系统的症状，如食欲状况、呕吐性质及量；评估患儿的意识，有无头痛等；评估全身水肿程度、尿色、尿量、血压；评估患儿面部、皮肤皮疹性质及有无感染部位；评估女患儿有无行走和排尿不适等症状。有无皮肤等出血现象；评估治疗用药效果和药物的不良反应。

2. 评估血常规、病原学的检查，分泌物及血液的细菌培养、血清学及尿化验结果、肾脏B超等结果。

3. 评估患儿及家长焦虑等异常心理变化程度；评估患儿及家长对疾病知识的认知程度及需求。

（四）护理措施

1. 基础护理　最好给患儿安置在独立病室，猩红热、咽和扁桃腺炎应隔离6天，至咽培养阴性；根据患儿的年龄、生活自理能力和乏力程度给予相应的生活护理，帮助并指导家长完成患儿的生活护理。

2. 体温的观察与护理 适当物理和药物退热处理,同时观察退热处理的效果,适量饮水。

3. 呼吸的观察与护理 观察患儿有无咽部疼痛感、红肿等症状和体征,嘱患儿多饮水,不食刺激食物;观察呼吸有无异常及缺氧现象等,遵医嘱超声雾化、叩背吸痰,保持呼吸道通畅。

4. 皮肤的观察与护理 观察全身各部位的皮疹性质,询问患儿有无瘙痒,嘱患儿切勿抓挠,避免皮肤受损后易继而使致病菌传播到其他部位。衣物、被褥随时保持清洁干燥。遵医嘱涂抹外用药,同时告知陪护家长用药作用和注意事项;有脓疱病时,在局部涂抹莫匹罗星软膏,告知陪护家长注意事项。

5. 全身水肿的观察与护理 根据患儿水肿部位和程度,给予低盐饮食,嘱咐患儿适当少量饮水;遵医嘱给予利尿,并观察用药后的效果及反应,严格 24 小时出入量;同时关注水肿部位的皮肤状况,避免破损防止继发感染。观察尿色及尿量,做好记录。

6. 并发症的观察与护理 易发生的并发症有鼻窦炎、中耳炎、肺炎、风湿热、肾小球肾炎、关节炎等,严重感染引起右心衰竭、脑病、肾衰竭等并发症。嘱患儿绝对卧床休息,减少活动,密切观察病情至关重要,遵医嘱对症治疗与抢救。做好病情记录。

7. 用药观察与护理 给患儿及家长讲明各种用药的目的及不良反应;观察用药的效果及反应。

8. 心理护理 及时给予患儿家长心理安慰,各项护理操作耐心沟通与告知,适时讲解相关疾病的基本知识,舒缓患儿及家长的焦虑程度。

9. 营养饮食指导 指导患儿家长给予易消化的营养餐,特别是营养不良和免疫力低的患儿,指导合理营养膳食,提高抗病能力。

10. 复查 遵医嘱定期复查咽培养,关注咽培养的结果。

(五)健康教育

1. 住院指导 教育患儿及家长积极配合治疗原发病,讲解疾病相关知识,指导其掌握基本护理方式和技能;指导家长合理喂养和安排膳食,保证能量及营养物质的摄入。

2. 出院指导

(1)指导用药服用方法、用量、不良反应及注意事项。

(2)出院后患儿的皮肤疱疹若未痊愈,嘱患儿勿抓挠,使用毛巾、衣物等要保持清洁,同时注意皮肤卫生。

(3)指导在家如何观察病情,记录症状、体征出现的时间及伴随症状,以帮助医师做出准确判断,学会识别异常、危险征象,一旦发现立即就诊。

(4)根据患儿恢复情况,制订体格锻炼的计划。

五、败血症

败血症是指细菌进入血液循环,并在其中生长繁殖、产生毒素而引起的全身性严重感染。儿童期败血症多见,与小儿机体免疫功能有关。仅少数情况病原菌侵入血液发生败血症。发生败血症后,病情加重,常有高热、寒战、全身无力等毒血症表现;重者可发生中毒性休克、患儿或迁徙炎症;严重者可发生多脏器衰竭。当败血症伴有多发性脓肿时称为脓毒败血症。1935 年以前,败血症的病原菌主要是化脓性链球菌(A 族链球菌)、肺炎链球菌、金黄色葡萄球菌,因缺乏高效抗生素而难以控制,病死率极高。后来出现耐药菌株而不断增加和问世新的抗生素得到了控制而减少。十余年来,肺炎链球菌耐青霉素菌株不断增多,应该重视的是其所引起的败血症有增多趋势。目前更需重视儿童菌血症和(或)败血症主要病原菌及耐药状况。

(一)临床特点

临床表现随致病菌的种类、数量、毒力,以及患儿年龄和抵抗力的强弱不同而异。轻者仅有一般感染症状;重者可发生感染性休克、患儿、多器官衰竭等。小儿败血症多数起病急、热势高,表现为突然高热,或先寒战,继之高热,体温多在 39℃ 以上,呈持续高热或不规则高热,热退时出汗较多。个别体弱或营养不良的婴儿可无发热,但精神欠佳。

1.感染中毒 症状大多起病急骤,先有畏寒或寒战,继之高热,热型不定,弛张热或稽留热。体弱、重症营养不良和小婴儿可无发热,甚至体温低于正常。精神萎靡或烦躁不安;严重者可出现面色苍白、神志不清、四肢末梢厥冷、呼吸急促,心率加快,血压下降,婴幼儿还可出现黄疸。

2.皮肤损伤 部分患儿可见各种皮肤损伤,以瘀点、瘀斑、猩红热样皮疹、荨麻疹样皮疹常见。皮疹常见于四肢、躯干皮肤或口腔黏膜等处。由于小儿时期皮肤黏膜柔嫩、易受损伤。脑膜炎双球菌败血症可见大小不等的瘀点或瘀斑。

3.胃肠道症状 常有呕吐、腹泻、腹痛,甚至咯血、便血;严重者可出现中毒性肠麻痹或脱水、酸中毒。

4.关节症状 部分患儿可有关节肿痛、活动障碍或关节腔积液,多见大关节。

5.肝脾大 以婴幼儿多见,轻度或中度肿大;部分患儿可并发中毒性肝炎;金黄色葡萄球菌迁徙性损害引起肝脏脓肿时,肝脏压痛明显。

6.其他症状 重症患儿常伴有心肌炎、心力衰竭、意识模糊、嗜睡、昏迷、少尿或无尿等实质器官受累症状。金黄色葡萄球菌败血症常见多处迁徙性病灶;革兰阴性菌败血症常并发休克和患儿。

(二)治疗原则

彻底清除原发病灶和迁徙性损伤,以杜绝病原菌的来源;合理使用有效抗生素,以尽快消灭血液中所有细菌;提高机体抵抗力,加强支持疗法,身体虚弱、迁徙性病灶多,病势严重者,多次给予输血、血浆、白蛋白或丙种球蛋白,保证足够的热量、液体及营养需要;对症治疗,体温过高时给予适当退热处理,发生惊厥时给予镇静剂,必要时给予冬眠疗法,周密细致地护理;合并感染性休克或患儿,应及时抢救。抗生素的合理使用至关重要,感染中毒症状严重者可在足量应用有效抗生素的同时给予肾上腺皮质激素短程治疗。及早发现原发或迁徙病灶,必要时进行外科治疗。积极控制、治疗白血病、糖尿病、慢性肝病等各种易导致感染的慢性病。

(三)护理评估

1.评估患儿的精神状态和意识状态、发热程度;有无呼吸困难、心力衰竭;全身皮肤损伤有无瘀点、瘀斑等;评估尿量、腹泻次数及腹胀性质;评估患儿的营养状况;评估关节活动度及疼痛;评估有无肝区疼痛等;评估治疗用药的治疗效果及药物反应。

2.评估血常规和血培养等化验检查结果。

3. 评估患儿及家长有无焦虑、恐惧等心理变化及其程度;评估患儿家长对疾病护理知识认知水平及需求。

(四)护理措施

1. 消毒隔离工作 做好医院各病房的消毒隔离工作,防止致病菌及条件致病菌在医院内的交叉感染。

2. 密切观察病情变化 密切监测患儿意识状态、生命体征,发生异常时,及时通知医师,同时及时记录,执行医嘱给予对症治疗和抢救。

3. 高热观察与护理 物理和药物降温,并观察退热效果;对新生儿和体弱的患儿体温不升,给予合理保暖。

4. 意识障碍观察与护理 发现患儿有惊厥、昏睡等现象,及时通知医师,口腔放置牙垫和适当约束患儿等安全措施。

5. 患儿有呼吸困难时,通知医师,检查有无胸腔积液存在,配合医师胸腔穿刺。同时观察患儿的呼吸情况及缺氧程度,遵医嘱氧疗。

6. 关节护理 患儿关节有活动障碍时,做好患儿基础护理;有关节疼痛时遵医嘱适当给予止痛药,观察药物后的效果,同时给患儿舒适的体位。病情严重定时翻身,防压疮发生。

7. 皮肤、口腔的观察与护理 患儿口腔黏膜和皮肤有无皮疹和瘀斑、瘀点,首先辨别皮疹性质和部位,警惕有无脑征现象;皮肤出现皮肤疖、疮处切忌针挑或剂压,及时发现和处理感染病灶,避免外伤及伤口感染,保护皮肤及黏膜的完整与清洁,嘱患儿勿抓破,各种诊疗操作严格执行无菌要求;口腔护理,防治口腔炎。

8. 药物的观察 严格医嘱用药,严格输血制品查对内容和流程,观察患儿有无输血反应等症状。迁延性炎症脓肿不能引流或引流不畅者抗生素药物观察。

9. 严格无菌技术操作 在进行各种手术、器械检查、静脉穿刺、留置导管等技术操作时,应严密消毒,严格无菌操作。

10. 心理护理 患儿急性发病,患儿易产生恐惧,家长易产生焦虑。护士了解患儿和家长异常心理变化的主要原因,做针对性心理疏导。

11. 父母知识缺乏的宣教 了解对疾病知识认知程度与渴望的程度,逐步给家长做健康宣教。

12. 保证患儿的营养 给予高蛋白、高热量、高维生素饮食。遵医嘱静脉给予丙种球蛋白或少量多次输入血浆、全血或白蛋白。

(五)健康教育

1. 住院指导 教育患儿及家长积极配合治疗原发病,讲解疾病相关知识,指导家长掌握基本护理方式和技能;指导家长合理喂养和调整膳食,保证能量及营养物质的摄入。

2. 出院指导 指导用药服用方法、用量、不良反应及注意事项;指导如何喂养婴儿及调整儿童营养膳食,提高机体免疫力;家里要有清洁卫生的良好环境,让患儿养成清洁卫生的好习惯;指导在家如何观察病情,记录症状、体征出现的时间及伴随症状,以帮助医师做出准确判断,学会识别异常、危险征象,一旦发现立即就诊。

六、李斯特菌病

李斯特菌病,是李氏单胞菌所致感染。李斯特菌有三个菌种,仅单核细胞增多性李斯特菌可引起人类感染。多见于新生儿及免疫缺陷儿童。为革兰阳性短杆菌，本菌从水、土壤、下水道、鱼类、鸟类及哺乳动物甲壳动物中均能检出，是哺乳动物脑炎及流产的常见病因。人类被感染主要是通过进食染菌的肉类、牛奶、生菜或奶酪引起，并通过口腔、粪便途径和密切接触进行传播，是最致命的食源性病原体之一。易感者为新生儿、老年人、孕妇和慢性病患者等免疫力较差的人群。本病呈散发，但发病率有增加趋势。本病多发生于夏季。

(一)临床特点

新生儿病例可分为早发型和晚发型。早发型出现于出生 7 天之后，以败血症和肺炎多见，主要是通过染疫母亲的胎盘传染而来，皮肤常出现广泛性脓疱疹，同时可出现发热、嗜睡、腹泻及呼吸困难。大多数早产儿在出生 48 小时内发病，主要感染类型是败血症(63%)、中枢神经系统感染(26%)、局灶感染(11%)；晚发型多见于足月儿，90%以上表现为脑膜炎，几项重点症状如下。

1. 李斯特菌脑膜炎　主要见于婴儿及新生儿。临床表现与其他细菌性脑膜炎相似，血和脑脊液可分离到本菌。本病病情严重，有全身抽搐和昏迷者病死率高，后遗症可有肢体瘫痪、共济失调、失语、眼肌麻痹、面肌麻痹等。

2. 妊娠感染　发生于妊娠的任何时期，更多发生在后 3 个月。严重时可造成流产、死胎、早产或新生儿感染。

3. 新生儿败血症肉芽肿病　新生儿在胎内获得感染，分娩后发病，表现为肝、脾、肺、肾、脑等脏器内播散性脓肿或肉芽肿，常伴有结膜炎、咽炎，躯干及肢端皮肤红丘疹。患儿可出现呼吸或循环衰竭，病死率高。早期大量抗生素治疗可提高存活率。

4. 败血症　免疫缺陷者和新生儿均可患病。

5. 局部感染　心内膜炎、关节炎、脊髓炎、骨髓炎、胆囊炎、脑脓肿，实验室人员也可直接接触感染而出现局部淋巴结炎。

(二)治疗原则

多数抗菌药对李斯特菌具有抗菌作用，本病对青霉素 G、氨苄西林、氯霉素、庆大霉素、链霉素及红霉素均敏感，但对磺胺、杆菌肽不敏感，所有头孢菌素都无效。其中氨苄西林与青霉素疗效最佳。

(三)护理评估

1. 评估近期患儿病史及接触史。评估患儿意识状态及生命体征有无异常，如意识异常是否有嗜睡、激惹或烦躁不安、惊厥；有无发热、呼吸困难、心率加快、恶心、呕吐及腹泻症状；评估新生儿患儿有无眼结膜炎；评估皮肤皮疹现象；评估治疗用药效果及药物反应。

2. 评估实验室病原学血液和脑脊液此菌培养阳性结果，是李斯特菌感染早期诊断的重要依据。

3. 评估家长对疾病知识及护理方法的认知度和需求。评估患儿及家长有无焦虑、恐惧等心理。

(四)护理措施

1. 意识的观察与护理　特别是严密观察新生儿意识变化，是否嗜睡、激惹或烦躁不安，有无尖叫、前囟饱满等。如出现恶心、呕吐、尖叫则提示颅压增高，立即报告医师，遵医嘱给予镇静止痉、降低颅压等治疗；惊厥的患儿加大吸氧流量，按医嘱给予镇静剂。患儿绝对静卧，取头高足低位，抬高床头，不要搬动患儿头部，治疗和护理集中进行，减少刺激。

2. 体温的监测与护理 高热患儿给予物理降温，头部冷敷或温水擦浴，必要时药物降温。同时要注意观察患儿皮肤弹性及尿量等情况，对早产儿、低体重患儿应注重保暖，低体温可影响患儿机体代谢和血液循环，导致代谢性酸中毒、低血糖、诱发肺炎和硬肿症等并发症。

3. 呼吸的观察与护理 观察患儿呼吸频率和节律，判断有无缺氧症状，出现发绀及呼吸困难时，及时给予有效的呼吸支持。重度低氧血症患儿，给予间歇式头罩吸氧，避免高浓度长时间持续吸氧，待缺氧症状改善和病情平稳后即停止；早产儿及低体重儿易出现呼吸暂停和肺透明膜病，使用呼吸机辅助呼吸。

4. 排便异常的观察与护理 观察患儿尿的颜色、量、性质，注意有无少尿、无尿、血尿、蛋白尿等情况发生。记录 24 小时出入量，每天监测体重变化，观察患儿皮肤弹性及有无水肿情况。可根据病情确定患儿喂奶量或进行静脉补液；患儿出现大便次数增多，粪质与水分开则为消化不良表现；若大便稀、带黏液、脓性、次数多时可考虑为肠道感染；若排胎便后连续 2 天无大便或呈绿色稀便，提示进食不足；患儿腹胀时大便干结。发现大小便异常通知医师予以治疗，同时做好记录。

5. 皮肤的观察与护理 患儿因气管插管、胃管等侵入性操作及大量抗生素使用等因素，易引起真菌性口腔炎，给予口腔护理以防止感染发生，观察患儿口腔黏膜情况；保持眼部清洁、湿润，如角膜反射消失，眼罩保护眼睛；若患儿眼部出现较多脓性分泌物时，留取分泌物进行细菌培养，警惕淋病奈瑟菌感染，并予以对症处理。保持患儿皮肤清洁、干燥，每 1~2 小时翻身 1 次，并轻轻按摩受压皮肤，皮肤发生破损时及时对症处理。详细记录患儿皮肤情况。关注新生儿脐部护理。

6. 出院指导 出院后延伸追踪服务，减少并发症发生。

（五）健康教育

1. 住院指导 讲解疾病相关知识，指导家长掌握基本护理方式和技能，指导家长如何观察患儿的病情变化；教育患儿及家长不洁食品所带来的危害；指导家长合理喂养和调整膳食，保证营养物质的摄入。

2. 出院指导 指导用药服用方法、用量、不良反应及注意事项；指导父母如何喂养婴儿，儿童调整营养膳食，提高机体免疫力；让患儿食用清洁卫生食品；指导在家如何观察病情，记录症状、体征出现的时间及伴随症状，以帮助医师做出准确判断，学会识别异常、危险征象，一旦发现立即就诊。

3. 控制预防至关重要 给广大家长宣传李斯特菌可防可控，不可怕，要防范感染必须要做到：不喝生水，吃熟食，饭前便后勤洗手；冰箱食品热后再食用；发现污染食物立即扔掉；家里冰箱等卫生死角勤消毒；一定食用新鲜保质的食品；一旦发现患儿感染要立即就医。

第四节 真菌感染性疾病

一、癣

癣是浅部真菌病，由致病的浅部真菌所引起，是目前常见的传染性疾病。主要侵犯表皮,也可侵入毛发、指(趾)甲。根据致病菌病种和发病部位不同,可分为头癣、体癣、股癣、手足癣等。

(一)临床特点

1. 头癣　可分为黄癣、白癣、黑点癣及脓癣四型。黄癣俗称"秃疮"或"癞痢头"。典型皮损为盘状黄豆大小的黄癣痂,中心有毛发贯穿,除去黄痂,其下为鲜红湿润糜烂面或浅溃疡,愈后形成萎缩性瘢痕,遗留永久性秃发。黄痂较厚处常易发生细菌继发感染,有特殊臭味,自觉剧痒。黄癣菌可侵犯头皮外其他组织,引起甲黄癣、体黄癣等。白癣多为儿童期起病,青春期后可自愈;初起为白色鳞屑性局限斑片,头发周围可以出现卫星样小鳞屑斑片。此病原菌引起疱疹样、湿疹样或糠疹样损害。黑癣皮损主要表现为白色鳞屑斑片,病程长,进展缓慢,可直至成年尚未愈合,毛囊可被破坏形成瘢痕。后两种头癣有时可并发脓癣,患处的毛囊常可化脓,用力挤压可流出少量浆液或半透明的脓液。局部病发愈合后形成瘢痕,而在局部留有永久性脱发。

2. 体癣　是发生于面、颈、躯干及四肢等部位的癣。古医籍称之为圆癣、钱癣。本病西医也称为体癣。初发时为小的丘疹,逐渐向外扩大,中心有自行愈合的倾向,呈圆形或多环形,在四周有丘疹、水疱、结痂或鳞屑组成的高出于皮面的环状边缘,境界清楚,多发生于面、颈、躯干和四肢等处,自觉搔痒。

3. 股癣　常发生于腹股沟、大腿皮肤,会阴或肛门周围。有时尚可波及阴囊、阴茎根部等处。初于股上部内侧出现小片红斑,无中心痊愈,外围播散现象,边缘处也无丘疹、疱疹。中央部位可自愈,有色素沉着或脱屑,久之则于局部皮肤发生浸润增厚呈苔藓化,常伴痒感。

4. 手足癣　根据损伤形态,有丘疹鳞屑型、水痘型、趾间糜烂型、体癣型(此型剧痒)。

(二)治疗原则

1. 头癣治疗　各种头癣大致相同。外用药可配合抗菌疗法或拔发后应用。以外用药物为主、抗菌治疗、拔发疗法的原则。头癣以外用药物治疗为主,常用药物有10%冰醋酸、5%硫磺软膏、3%~5%碘酊、3%~5%克霉唑霜,交替使用,每天两次,不得中断;抗菌疗法的常用药物有灰黄霉素和酮康唑口服。

2. 体癣治疗　也以外用药涂抹为主,有1%盐酸特比萘芬乳膏、2%硝酸咪康唑霜、1%联苯苄唑溶液等;对全身性泛发性体癣,尤其是红色毛癣菌所致者,除外用药外,可适当内服短程灰黄霉素或酮康唑。

3. 股癣治疗　与体癣同,应注意不要用过度刺激外用药物,常用复方间苯二酚溶剂为宜。

4. 手足癣的治疗　根据不同型用药不同,指趾间糜烂型先用枯矾粉或脚气粉洗;水疱型用复方水杨酸酊剂等;丘疹鳞屑型宜用癣药膏或1%克霉唑霜。应注意用药不得中断。

(三)护理评估

1. 评估患儿病史;评估全身各部位的皮疹性质、患儿是否有痛痒感;皮损处是否有破溃糜烂;评估患儿及家长个人卫生情况。评估外涂药物的效果及其用药后反应。

2. 评估皮损处真菌涂片结果。

3. 评估患儿的痛苦、家长的焦虑等异常情绪;评估患儿及家长对疾病知识认知度及需求。

(四)护理措施

1. **一般护理** 病室通风、清洁干净,给患儿提供专用洗漱用具。

2. **皮肤护理** 皮损处正确外涂药物;嘱患儿及家长切勿抓挠患处,注意勤洗手;患儿所穿衣服和鞋袜要宽大透气,经常更换,尤其是有足癣者穿过的鞋袜,最好用开水烫过或在阳光下曝晒。有条件的还可将贴身内衣裤煮沸灭菌。

3. **预防再次感染** 避免发生再感染,患处有痒感时,嘱患儿不可用手抓挠,以免抓破后并发感染和引起自身传染;手接触患处后不可在身体其他处再接触;同时嘱注意个人卫生,使用浴盆、拖鞋、毛巾及内衣等用物后,不要给予其他人使用。患儿使用的所有用物要单独消毒处理。保持患儿使用日用衣物和被服清洁干燥。

4. **心理护理** 患儿因皮损处有痒感,很痛苦,护士们耐心安慰,做一些患儿喜欢的游戏等,相对分散患儿注意力;遵医嘱按时正确用药。给家长讲解疾病的相关知识和护理方法,解除家长对疾病预后的顾虑等。

5. **用药护理** 仔细给家长讲解用药的目的、方法及其注意事项,同时观察用药后的效果及其反应。患儿出现异常病情变化,及时通知医师,予以对症处理和护理。常用的如灰黄霉素、酮康唑等,这些药物有一定的不良反应,如肝肾损害等,应在医师指导下服药,治疗期间定期查肝功能等。足癣瘙痒忌用热水烫。

6. **饮食护理** 免疫力低的患儿更易于受感染,给予高蛋白、高维生素、易消化清淡的饮食,多吃新鲜的水果、蔬菜,忌海鲜、忌辛辣食物;体癣患儿忌吃生姜、大头菜、香椿、尖椒,忌喝茶水、绿豆汤等。

(五)健康教育

1. 指导出院后用药的方法、剂量及注意事项,如湿疹、接触性皮炎、神经性皮炎等,如混用激素类外用药不但不能杀灭真菌,相反能促进其生长和繁殖,使癣病发展得更快、更严重,所以外用药也不能随意滥用;教会家长观察皮肤变化及病情观察,发生异常及时就医;告知复诊时间及内容。

2. 预防为主,切记不使用未消毒的公共用物。注意个人卫生,夏季常保持皮肤干燥。在幼儿园及学校的孩子要严格遵守集体卫生制度,不与患有此病孩子密切接触。不使用患儿的毛巾、浴盆等用物。

3. 养成良好的卫生习惯,不穿他人的鞋袜,不用他人的毛巾、浴巾,不与他人共用面盆、脚盆。经常清洗手脚,保持手足清洁和合适的湿度。避免用手搔抓患部。有条件的家庭,应尽可能地提倡卫生洁具、所用被褥单独使用,一人一套。有足癣者,夏天尽量不穿胶鞋、旅游鞋,多穿布鞋或凉鞋。因为潮湿是真菌生长的合适环境,夏天气温高,脚部出汗多,最易使足癣加重和复发,故应以使脚部干燥通风为佳。患癣者去浴室洗澡最好用淋浴,同时夏天也不要去游泳池游泳,以免将真菌传给别人感染癣病。

4. 避免进食辛辣刺激性食物和发物,戒烟酒,饮食以清淡为宜,多食新鲜蔬菜和水果。

5. 在幼儿园、托儿所、小学校等集体单位发现头癣时,应立即隔离治疗,以免蔓延。

6. 头癣病患儿的衣物、用具禁止与健康人混放在一起或混用。理发工具应该专用,待头癣逐渐好转时,要及时加以严格消毒。剪下的头发必须烧掉,病好后也不要使用过去自己用过的梳子、帽子、枕巾等,以防再发。

7. 避免让孩子与患癣的狗、猫接触。

二、隐球菌病

隐球菌病致病菌主要是新生隐球菌,属酵母菌。在脑脊液、痰液、病灶组织中。该菌广泛分布于自然界,鸽类是最主要的传染源,分离出本菌的动物还有马、奶牛、狗、猫、猪、鼠,也存在于土壤、水果、牛奶及正常皮肤和粪便中,在干燥环境中可生存达一年之久。近年来免疫功能正常儿童发生隐球菌病例增多。感染途径吸入空气中的孢子、创伤性皮肤接种、摄入带菌的食物。新生儿一旦受到感染可侵犯中枢神经系统而致脑膜炎。

(一)临床特点

1. 中枢神经隐球菌病 易引起慢性脑膜炎及脑膜脑炎,起病缓,症状多有阵发性头痛,可反复,伴有恶心、呕吐、眩晕及不同程度发热,数周、数月可出现颅压增高症状,不及时治疗,多在3个月至半年趋于恶化,出现一系列运动障碍、精神错乱、抽风,最后多因呼吸衰竭死亡。新生儿病程较短,预后恶劣。

2. 肺隐球菌病 可单独发生,或继发于肺结核、支气管扩张、慢性支气管炎发生等,常与中枢神经隐球菌病共发,低热、咳嗽、黏液痰、胸痛、倦怠、体重减轻等。少数患儿急性肺炎表现为高热、呼吸困难等。

3. 皮肤黏膜隐球菌病 常为全身性隐球菌病的局部表现,表现为面部痤疮样皮疹、硬结或随病变扩大向中心坏死,形成溃疡,自觉症状不严重,病程较长。

4. 骨隐球菌病 侵犯颅骨和脊柱,有肿胀及疼痛症状。

5. 播散性隐球菌病 两个不相邻器官同时发生隐球菌病。心、睾丸、前列腺、眼部等常可波及肾、肝、脾及淋巴结等部位也可发生。儿童肺隐球菌病多与其他部位的隐球菌病同时发生。近年来发现此病可侵犯肝脾和腹腔淋巴结。

(二)治疗原则

除支持疗法外,主要采取抗真菌药物疗法。

1. 免疫健全宿主、非脑膜炎、轻症局限性肺隐球菌病,用氟康唑治疗8周~6个月;严重病例用两性霉素,病情控制后换成氟康唑8~10周或伊曲康唑口服溶液,病程6~12个月。

2. 免疫健全宿主、中枢神经系统或播散性隐球菌病,用两性霉素+氟胞嘧啶,直到患儿热退,培养阴性,换用氟康唑治疗8~10周或更长。

3. 免疫抑制宿主、中枢神经系统或播散性隐球菌病,在中枢隐球菌病的治疗中,两性霉素+氟胞嘧啶联合或转阴后的维持治疗。

4. 手术疗法指征是局限性病灶,如皮肤、胸部肉芽肿及脓肿,或肺部肉芽肿及空洞等,但未合并中枢神经系统隐球菌病。

(三)护理评估

1. 评估患儿病史、接触史;评估是否有神经系统、呼吸系统等异常症状;评估患儿有皮肤黏膜受损处及程度;患儿有无主诉背痛、头痛及腹部包块等;评估发热程度等;评估有无并发症,如肾盂肾炎症状等;评估用药效果及不良反应。

2. 评估血清学、痰液涂片、脑脊液、活组织及真菌培养、X线检查结果等。

3. 评估患儿是否有恐惧、家长焦虑等异常心理变化。

4. 评估患儿及家长对疾病认识度和需求。

(四)护理措施

1. 环境护理　给患儿安置相对安静的房间,生活护理和治疗尽量集中,减少对患儿刺激。

2. 皮肤护理　面部等皮肤处出现痤疮样皮疹时,嘱患儿勿手抓挠,患儿衣物、毛巾等清洁干燥,避免继发感染。

3. 发热护理　高热时给予物理与药物降温,嘱患儿多饮水,观察退热效果。

4. 呼吸道护理　患儿有呼吸困难遵医嘱氧疗;痰液黏稠时,遵医嘱给予超声雾化后叩背吸痰等措施。

5. 疼痛护理　患儿有背痛、头痛、胸痛感时,采取舒适体位,同时耐心安慰患儿,做分散患儿注意力的游戏等;遵照医嘱给予止痛药物等。

6. 安全护理　患儿出现眩晕、运动障碍及精神错乱等症状,适当约束患儿,避免外伤。

7. 用药护理　用药之前耐心告知患儿和家长,取得合作,遵医嘱按时正确执行用药方法,观察药物的效果及出现不良反应。

8. 心理护理　随时观察患儿及家长心理变化,及时与家长交流病情变化和检查结果,安慰患儿及家长焦虑心情,适时讲解疾病的相关知识和护理方法等。

(五)健康教育

1. 患儿在住院期间,给患儿和家长讲解相关疾病知识和护理技能;特别是已逐渐恢复的皮肤受损处,告诉患儿及家长仍不可用手抓挠,严格按照医师出院用药要求。

2. 给患儿和家长讲解用药目的、作用及其注意事项等。

3. 指导如何养成良好的个人卫生习惯,给患儿专用的毛巾等洗漱用物,患儿的衣物、被褥保持清洁;禁止食用不洁的食品和饮料;不接触来路不明的各种动物。因鸽类、马、奶牛、狗、猫、猪、鼠、土壤、水果、牛奶是传染源,所以禁止食用不洁的食品和饮料;不接触来路不明的各种动物。

4. 教会家长会观察并记录患儿发生异常现象;养成良好的个人卫生生活习惯。

5. 饮食指导注意多服用清淡富于营养食物,注意膳食平衡。忌辛辣刺激食物。多吃新鲜的蔬菜、水果及提高免疫力的食物,以提高机体抗病能力。

第十七章　小儿呼吸系统疾病患者的护理

第一节　小儿呼吸系统疾病护理

　　小儿呼吸道疾病包括上下呼吸道急慢性感染性疾病、呼吸道变态反应性疾病、胸膜疾病、呼吸道异物、呼吸系统先天性畸形及肺部肿瘤等。其中急性呼吸道感染最为常见,占儿科门诊的60%以上,在住院患儿中,上、下呼吸道感染占60%以上,绝大部分为肺炎,且是全国5岁以下儿童第一位的死亡原因。因此需要积极采取措施,降低呼吸道感染的发病率和病死率。

一、临床特点

1. 解剖特点

(1)上呼吸道

1)鼻腔:相对短小,鼻道狭窄。婴幼儿鼻黏膜柔嫩而富于血管,感染时黏膜肿胀,易造成堵塞,导致呼吸困难或张口呼吸。

2)鼻窦:儿童各鼻窦发育先后不同,新生儿上颌窦和筛窦极小,2岁以后迅速增大,至12岁才充分发育。额窦和蝶窦分别在2岁及4岁时才出现。因此,婴幼儿较少发生鼻窦炎,由于鼻窦黏膜与鼻腔黏膜相连续,鼻窦开口相对大,故急性鼻炎常累及鼻窦,学龄前期幼儿鼻窦炎并不少见。

3)鼻泪管和咽鼓管:幼儿鼻泪管短,开口接近于内眦部,且瓣膜发育不全,故鼻腔感染常易侵入结膜引起炎症。婴儿咽鼓管较宽,且直而短,呈水平位,故鼻咽炎时易致中耳炎。

4)咽喉:咽部较狭窄而垂直。扁桃体包括腭扁桃体及咽扁桃体,腭扁桃体1岁末才逐渐增大,4~10岁发育达高峰,14~15岁时逐渐退化,故扁桃体炎常见于年长儿,婴儿则少见。咽扁桃体又称腺样体,6个月已发育,位于鼻咽顶部与后壁交界处,严重腺样体肥大是小儿阻塞性睡眠呼吸暂停综合征的重要原因。

5)喉:以环状软骨下缘为标志。喉部呈漏斗形,喉腔较窄,声门狭小,软骨柔软,黏膜柔嫩而富有血管及淋巴组织,故轻微炎症即可引起声音嘶哑和吸气性呼吸困难。

(2)下呼吸道

1)气管、支气管:婴幼儿的气管、支气管较成人短且较狭窄,黏膜柔嫩,血管丰富,软骨柔软,因缺乏弹力组织而支撑作用差,因黏液腺分泌不足易导致气道干燥,因纤毛运动较差而清除能力差。故婴幼儿容易发生呼吸道感染,一旦感染则易于发生充血、水肿,导致呼吸道不畅。左主支气管细长,由气管向侧方伸出,而右主支气管短而粗,为气管直接延伸,故异物较易进入右主支气管。毛细支气管平滑肌在出生5个月以前薄而少,3岁后才明显发育,故小婴儿呼吸道梗阻主要是黏膜肿胀和分泌物堵塞引起。

2)肺:肺泡数量少且面积小,弹力组织发育较差,血管丰富,间质发育旺盛,致肺含血量多而含气量少,易于感染。感染时易致黏液阻塞,引起间质炎症、肺气肿和肺不张等。

3)胸廓:婴幼儿胸廓较短,前后径相对较长,呈桶状;肋骨呈水平位,膈肌位置较高,胸腔小而肺脏相对较大;呼吸肌发育差。因此,在呼吸时,肺的扩张受到限制,尤以脊柱两旁和肺的后下部受限更甚,不能充分换气,故当肺部病变时,容易出现呼吸困难。小儿纵隔体积相对较大,周围组织松软,在胸腔积液或气胸时易导致纵隔移位。

2. 生理特点

(1)呼吸频率与节律:小儿呼吸频率快,年龄越小,频率越快。新生儿及生后数月的婴儿,呼吸极不稳定,可出现深、浅呼吸交替,或呼吸节律不整、间歇、暂停等现象。

(2)呼吸类型:婴幼儿呼吸肌发育不全,肌纤维较细,间质较多且肌肉组织中耐受疲劳的肌纤维所占的比例少,故小儿呼吸肌肌力弱,容易疲劳,易发生呼吸衰竭。小儿膈肌较肋间肌相对发达,且肋骨呈水平位,肋间隙小,故婴幼儿为腹式呼吸。随年龄增长,膈肌和腹腔脏器下降,肋骨由水平位变为斜位,逐渐转化为胸腹式呼吸。7岁以后逐渐接近成人。

(3)呼吸功能特点

1)肺活量:小儿肺活量为50～70mL/kg。在安静情况下,年长儿仅占用肺活量的12.5%来呼吸,而婴幼儿则需用30%左右,说明婴幼儿呼吸储备量较小。小儿发生呼吸障碍时其代偿呼吸量最大不超过正常的2.5倍,而成人可达10倍,因此易发生呼吸衰竭。

2)潮气量:小儿潮气量为6～10mL/kg,年龄越小,潮气量越小;无效腔/潮气量比值大于成人。

3)每分通气量和气体弥散量:前者按体表面积计算与成人相近;后者按单位肺容积计算与成人相近。

4)气道阻力:由于气道管径细小,小儿气道阻力大于成人,因此小儿发生喘息的机会较多。随年龄增大,气道管径逐渐增大,从而阻力减低。

3. 免疫特点 小儿呼吸道的非特异性和特异性免疫功能均较差。如咳嗽反射及纤毛运动功能差,难以有效清除吸入的尘埃和异物颗粒。肺泡吞噬细胞功能不足,婴幼儿辅助性T细胞功能暂时性低下,分泌型IgA、IgG,尤其是IgG亚类含量低微。此外,乳铁蛋白、溶菌酶、干扰素及补体等的数量和活性不足,故易患呼吸道感染。

二、护理评估

1. 健康史 详细询问发病情况,了解有无反复呼吸道感染史,发病前是否有麻疹、百日咳等呼吸道传染病;询问出生时是否是足月顺产,有无窒息史;生后是否按时接种疫苗,患儿生长发育是否正常,家庭成员是否有呼吸道疾病病史。

2. 现病史 评估患儿主要症状、体征,发病时间、诱因、发病缓急。评估有无发热、咳嗽、咳痰、咳血的情况,体温增高的程度、热型、咳嗽咳痰的性质;有无咯血,区分咯血和咳血;有无呼吸增快、肺部啰音;有无气促、端坐呼吸、鼻翼扇动、三凹征及口唇甲床有无发绀等症状和体征;有无循环、神经、消化系统受累的临床表现。

3. 治疗经过 评估患儿所接受的检查及化验结果如血常规、血液生化、胸部X线、胸部CT、B超、气管镜检查、病原学等检查结果。评估治疗方法、疗效及不良反应等情况。

4. 心理社会状况 了解患儿既往是否有住院经历,家庭经济状况,父母文化程度,对疾病认识程度等。评估患儿是否因发热、缺氧等不适及环境陌生产生焦虑和恐惧,是否有哭闹、易激惹等表现。评估家长的心理状态,患儿家长是否因患儿住院时间长、知识缺乏等产生焦虑不安、抱怨的情绪。

三、护理诊断/问题

1. 有窒息的危险　与喉梗阻有关。
2. 气体交换受损　与肺部炎症有关。
3. 清理呼吸道无效　与呼吸道分泌物过多、黏稠，患儿体弱、无力排痰有关。
4. 低效性呼吸形态　与支气管痉挛、气道阻力增加有关。
5. 体温过高　与上呼吸道感染有关。
6. 营养失调——低于机体需要量　与摄入不足、消耗增加有关。
7. 舒适的改变——咽痛、鼻塞　与上呼吸道炎症有关。
8. 焦虑　与哮喘反复发作有关。
9. 潜在并发症　心力衰竭、中毒性脑病、中毒性肠麻痹。
10. 知识缺乏　缺乏相关疾病知识。

四、护理措施

1. 发热护理　卧床休息，保持室内安静、温度适中、通风良好。衣被不可过厚，以免影响机体散热。依病情选用适合的降温措施。如冰袋物理降温、温水擦浴、降温毯等。患儿出汗后应及时擦干汗液，更换被服，避免着凉，保持舒适。加强口腔护理，避免感染，保持舒适。密切监测体温变化，及时准确记录，注意观察降温效果，发热伴随症状，防止惊厥及体温骤降。如有虚脱表现应给予保暖，饮热水，严重者遵医嘱补液。

2. 咳嗽，咳痰　评估咳嗽发生的急缓、性质，是否伴痰液、持续时间、发作程度和频率，痰的数量、外观、黏稠度、气味、能否有效排除、与体位的关系；室内空气应保持清新、湿润。给予体位指导，舒适坐位或半坐位，脊柱挺直，有利于膈肌运动和肺扩张，促进腹肌收缩和增加腹压，有利于咳嗽、排痰。痰液黏稠不易排出时可遵医嘱雾化吸入稀释痰液，并配合叩背或震动排痰机叩背治疗。鼓励患儿经常变换体位，并指导有效咳嗽，必要时给予体位引流。

3. 呼吸困难　根据患儿呼吸困难、发绀程度或血气分析结果选择合适的给氧方式。经鼻导管给氧呼吸困难仍明显时，应酌情考虑头罩给氧或短时间的高频给氧或气管内插管人工辅助呼吸。患儿取头高脚低位或半卧位，使横膈下降，胸腔容积增大以减轻呼吸困难。保持呼吸道通畅，遵医嘱雾化吸入的同时配合叩背吸痰。呼吸困难严重的患儿应常规鼻饲饮食，以减少吸吮致呼吸费力而做功。

4. 饮食护理　给予易消化和富含维生素的清淡饮食。有呼吸困难者应少食多餐。婴儿应取头高位抱起喂养，呛咳患儿用滴管或小勺慢慢喂养，可适当增加食物黏稠度，减少呛咳发生，必要时遵医嘱予鼻饲。除病情需要严格限制入量的患儿外，应保证充足水分摄入，补充因发热和呼吸增快损失的大量水分，以利于呼吸道保持湿润，防止分泌物干结，利于痰液排出。对于过敏性哮喘患儿，应避免食用诱发哮喘食品，明确过敏食物的应避免食用。

5. 环境护理　保持室内安静、整洁、阳光充足、空气新鲜、定时通风，避免对流风。维持室温 18~22℃，湿度 50%~60%。不同病原体感染应分室居住，避免交叉感染。对于过敏性哮喘患儿环境应简单，不放花草，不摆放毛绒玩具，避免接触过敏源。

6. 活动　注意休息，减少活动，尽量避免哭闹，以减少氧的消耗。经常帮助患儿翻身，更换体位或抱起患儿以有利于分泌物排出，减轻肺部淤血和防止肺不张。

7. 口腔护理 保持口腔清洁,及时清除鼻腔及咽喉分泌物。

8. 并发症的护理

(1)心力衰竭:患儿出现烦躁不安、面色苍白、呼吸加快>60 次/分,且心率>160~180 次/分,心音低钝、奔马律,肝脏在短时间内急剧增大时,是心力衰竭的表现,应及时报告医师,并减慢输液速度,准备强心药、利尿药,做好抢救准备,遵医嘱给予吸氧、镇静、利尿、强心、应用血管活性药物。

(2)缺氧中毒性脑病:密切观察体温、脉搏、呼吸、血压、神志、瞳孔变化,如血压增高伴头痛、喷射性呕吐,多为颅压增高,应立即通知医师,降颅压处理。如患儿出现抽搐,应立即给予镇静药,并保护肢体及口唇、舌头,专人看护,必要时保护性约束,注意观察瞳孔及呼吸,以防因肢体异位致脑疝形成及呼吸骤停。保持呼吸道通畅,予平卧位或半卧位,头偏向一侧,防止呕吐误吸。

五、健康教育

指导家长做好家庭护理,室内空气应流通,光照充足,合理安排休息对疾病的康复十分重要。加强患儿营养,培养良好卫生习惯。积极参与户外活动,增强体质,改善呼吸功能。婴幼儿及呼吸道疾病高发季节,尽量减少出入公共场所,尽可能避免接触呼吸道感染者。有营养不良、佝偻病、贫血及先天性心脏病的患儿,应积极治疗,增强体质,减少呼吸道疾病的发生。根据天气变化增减衣服,避免着凉。有过敏性疾病的患儿避免接触过敏源。定期健康体检,按时预防接种。

第二节 急性上呼吸道感染

急性上呼吸道感染简称上感,俗称"感冒",是鼻腔、咽或咽喉部急性炎症的总称,是儿童时期常见疾病。全年都可发病,以冬春季及气候骤变时多见。各种病毒或细菌均可引起,90%以上为病毒所致,主要为鼻病毒、呼吸道合胞病毒、流感病毒、副流感病毒、腺病毒、柯萨奇病毒、埃可病毒、冠状病毒、单纯疱疹病毒、EB 病毒等。可继发细菌感染,常见细菌为溶血性链球菌,其次为肺炎球菌、流感嗜血杆菌等。肺炎支原体也可引起感染。一般通过飞沫或直接接触传播,偶尔通过肠道。婴幼儿上呼吸道解剖生理和免疫特点,使其更易患呼吸道感染。儿童生活环境不良如居室拥挤、通风不良、被动吸烟等,或患有维生素 D 缺乏性佝偻病、营养不良、贫血等疾病,易反复发生上呼吸道感染或迁延不愈。

一、临床特点

临床症状轻重不一,与年龄、病原体、机体抵抗力不同有关,轻症持续 1 周左右自愈。一般年长儿较轻,婴幼儿重症较多见。轻症表现为卡他症状,如流清鼻涕、鼻塞、喷嚏、流泪、轻咳或咽部不适;如感染涉及鼻咽部,常有发热、咽痛、扁桃体炎或咽后壁淋巴组织充血和增生,淋巴结轻度肿大;重症体温可达 39~40℃或更高,伴有冷感、头痛、全身乏力、食欲锐减、睡眠不安、频繁咳嗽、咽部红肿等,如扁桃体出现滤泡性脓性渗出物,则咽痛和全身症状加重。如治疗不及时,易合并鼻窦炎、中耳炎和颈部淋巴结炎等。血常规:病毒感染时白细胞总数正常或偏低,淋巴细胞比例偏高。细菌感染时白细胞总数可偏高,中性粒细胞增多或核左移。支原体感染时血常规无明显改变。C-反应蛋白,在合并细菌感染时上升,升高程度与感染严重程度呈正比。

二、治疗原则

1. 一般治疗 病毒性上呼吸道感染为自限性疾病,无须特殊治疗。注意休息,多饮水,补充维生素 C 等,做好呼吸道隔离,预防并发症。

2. 病因治疗 病毒感染者可给利巴韦林等抗病毒药,3 天为 1 个疗程。流行性感冒可在病初应用磷酸奥司他韦口服,3 天为 1 个疗程,如病情严重,继发细菌感染或发生并发症者,可加用抗菌药物,常用青霉素类、头孢菌素类及大环内酯类。如为链球菌感染或既往有肾炎或风湿热病史者,青霉素疗程应为 10~14 天。病毒性结膜炎可用 0.1%阿昔洛韦滴眼,每 1~2 小时 1 次。

3. 对症治疗 高热者给予物理降温或药物降温,高热惊厥者给予镇静、止惊处理,咽痛者可口服咽喉片。

三、护理评估

1. 评估患儿健康史、发病史。了解有无营养不良、先天性心脏病及免疫功能低下等疾病,有无高热惊厥史。近期有无受凉感冒,或与类似疾病接触史。评估患儿体温是否发热,了解热度、热型、持续时间,有无畏寒、皮肤发花,皮疹及热性惊厥表现。评估患儿有无咳嗽、咳痰、咽部充血、疼痛,咽颊部有无疱疹,有无眼结膜炎及颈部、耳后、颌下淋巴结肿大伴触痛表现。评估患儿有无心悸、乏力、胸闷及胸痛表现。

2. 评估患儿血常规、胸部 X 线等检查结果。

3. 评估患儿及家长对本病护理知识的了解程度及需求,患病后家长及患儿的主要心理问题。

四、护理措施

1. 环境护理 见呼吸系统疾病护理内容。

2. 活动 见呼吸系统疾病护理内容。

3. 口腔护理 见呼吸系统疾病护理内容。

4. 发热护理 见呼吸系统疾病护理内容。

5. 用药护理

(1)抗病毒药物:遵医嘱应用抗病毒药物,用药期间观察药物疗效及不良反应,监测血常规及肝肾功能。

(2)镇静药物:惊厥发作应用镇静药物时,保证剂量抽取正确,观察止惊效果及药物不良反应,如呼吸抑制等。

6. 并发症护理

(1)热性惊厥:监测生命体征,观察患儿有无神志及瞳孔改变。惊厥发作时口腔内垫牙垫,防止舌部咬伤。手掌心垫纱布,腋下垫毛巾,以隔绝皮肤,防止皮肤摩擦损伤。正确使用床挡,避免发生坠床。如惊厥发作时间长或频繁发作,要警惕发生脑水肿并发症,配合医师进行抢救。

(2)中耳炎:观察患儿是否有听力减退、外耳道流脓或头痛、脓涕、鼻窦压痛等表现,警惕中耳炎和鼻窦炎,及时通知医师给予处理。患中耳炎后,嘱家长及患儿不要用力擤鼻涕,病程中观察有无听力减退、耳痛、耳鸣及外耳道流脓表现,及时发现中耳炎并发症,通知医师给予处理。

(3)鼻窦炎:鼻窦炎主要表现为持续较重的上呼吸道感染症状,如鼻塞、脓涕、头痛等,加强鼻部护理,遵医嘱治疗鼻腔的急性炎症。

(4)喉炎:评估咽喉部充血、水肿情况,如有嘶哑、犬吠样咳嗽、吸气性喉鸣等表现,警惕喉炎,因喉部解剖呈漏斗形,喉腔窄,局部富有血管和淋巴组织特点,轻微的炎症即可引起喉头水肿、狭窄,进而出现音哑和呼吸困难表现,及时通知医师给予处理。

(5)支气管炎、肺炎:观察患儿精神、食纳表现,呼吸频率、节律及深浅度,有无精神倦怠、食欲缺乏、咳嗽、咳痰、气促、喘息、发绀等进行性加重表现,警惕支气管炎、肺炎并发症。痰液较多患儿慎用镇咳药物,以免抑制自然排痰。

(6)病毒性心肌炎:观察患儿心率、节律改变情况,如出现心悸、胸闷、胸痛、乏力等表现,警惕病毒性心肌炎并发症,遵医嘱给予保心肌治疗。

(7)年长儿,如合并链球菌感染,应警惕急性肾炎、风湿热并发症。

7. 心理护理　当患儿全身症状较重时,常合并精神倦怠、食欲缺乏表现,家长及患儿往往焦虑。护理人员应了解病情,根据患儿及家长的理解、接受能力进行本病相关知识、用药、护理等方面的指导,做到耐心讲解,关爱患儿,以取得信任,使家长及患儿积极主动配合医疗工作,有效落实居家护理。

五、健康教育

1. 饮食护理　鼓励患儿多饮水,选择富含纤维素、清淡易消化饮食,多食蔬菜水果以补充维生素 C。咽喉部充血及咽痛患儿,给予流质或半流质饮食,避免硬质及辛辣刺激食物。鼻塞严重影响进食时,要少量多餐,耐心哺喂,保证营养摄入。小婴儿哺喂时避免呛咳,必要时可使用滴管或小勺喂养。提倡母乳喂养。

2. 休息与活动　为患儿提供舒适、安静、温湿度适宜的房间,每天定时开窗通风,保持空气清新,避免对流通风。避免烟尘及有害气味刺激,过敏患儿要远离过敏源。保持规律的生活方式,进行适宜的身体锻炼,经常户外活动,多晒太阳,以增强体质。

3. 用药护理

(1)本病多为病毒感染所致,遵医嘱应用抗病毒药物,用药期间观察药物疗效及不良反应。必要时遵医嘱复诊,监测血常规及肝肾功能。

(2)注意药品存放,避免污染并妥善保存于安全位置,警惕年幼儿误食,年长儿丢弃药物。要在家长看护下用药,以保证药物疗效及正确使用。

4. 疾病相关护理

(1)发热护理:观察患儿精神状态、呼吸及面色,有无口周发绀、皮肤苍白或发花、畏寒等表现,每 4 小时测量体温并记录。常用降温方法为温湿敷、温水浴、冰袋降温及药物降温。伴畏寒、寒战患儿为体温上升期表现,给予盖被保暖,禁忌冰袋降温,高热时避免捂汗及乙醇擦浴降温。高热患儿药物降温 30 分钟后,要及时复测体温以观察降温效果。降温过程中注意患儿表现,鼓励多饮水,避免大量出汗、体温骤降引起虚脱。药物降温后出汗较多,随时更换衣服,避免受凉,加强口腔护理,保持口腔清洁。有高热惊厥史患儿,体温 38℃时,及时给予药物降温,预防惊厥发生。

（2）鼻部护理：加强鼻部护理，鼻腔有分泌物时，嘱患儿及家长不要用力擤鼻，应堵塞一侧鼻孔擤净鼻腔分泌物，再堵塞另一侧鼻孔擤净鼻腔分泌物，遵医嘱及时治疗鼻腔的急性炎症，观察药物疗效及症状改善情况。

（3）咽喉部护理：加强口腔护理，晨起、睡前、饭后及时漱口或刷牙，鼓励多饮水，以保持口腔及咽喉部清洁舒适。避免剧烈哭闹、说话过多刺激咽喉部，年幼儿及时满足需求。

（4）预防感染：呼吸道疾病高发季节，应避免去人多拥挤地方，避免与患儿群接触。易患呼吸道感染患儿，寒冷季节或气候骤变外出时注意保暖，避免受凉。病情允许，每年接种流感疫苗预防流感。有条件可配备鼻冲洗器，合作患儿进行鼻冲洗治疗，每天 2 次，减少鼻黏膜定植菌的数量，预防感冒。

（5）遵医嘱按疗程用药，如症状不能缓解或有加重表现，随时就诊，复诊时戴口罩预防感染。

第三节　支气管炎

急性支气管炎在婴幼儿时期发病较多、较重，常并发或继发于呼吸道其他部位的感染。并为麻疹、百日咳、伤寒和其他急性传染病的一种临床表现。发生支气管炎时，气管大多同时发炎，如果涉及毛细支气管炎，则其病理与症状均与肺炎相仿。慢性支气管炎指反复多次的支气管感染，病程超过 2 年，每年发作时间超过 3 个月，有咳、喘、炎、痰四大症状，肺气肿等改变。

一、临床特点

急性支气管炎主要为感染，病原为病毒、肺炎支原体、细菌或为其混合感染。病毒感染中以鼻病毒、冠状病毒、流感、腺病毒、3 型流感病毒及呼吸道合胞病毒等占多数。肺炎支原体也不少见，凡可引起上呼吸道的病毒都可成为支气管炎的病原体，在病毒感染的基础上，致病性细菌可以引起继发感染。较常见的细菌是肺炎链球菌、β 溶血性链球菌 A 族、葡萄球菌及嗜血流感杆菌，有时为百日咳杆菌、沙门菌属或白喉杆菌。发病大多先有上呼吸道感染症状，也可忽然出现频繁而较深的干咳，以后渐有支气管分泌物。在胸部可闻干、湿啰音以不固定的中等水泡音为主，偶尔可限于一侧，婴幼儿不会咳痰，多经咽部咽下。症状轻者无明显病容，重者发热 38～39℃，偶尔达 40℃，多在 2～3 天退热，感觉疲劳，影响睡眠食欲，甚至发生呕吐和腹泻、腹痛等消化道症状。年长儿可诉头疼及胸痛，咳嗽一般延续 7～10 天，有时迁延 2～3 周或反复发作。如不经适当治疗可引起肺炎，化验白细胞计数一般正常或稍低，升高者可能有继发细菌感染。身体健壮的少儿并发症少见，先天呼吸道畸形、慢性鼻咽炎、佝偻病等患儿中易并发肺炎、中耳炎、喉炎、副鼻窦炎等。

单纯性慢性支气管炎在儿童很少见，一般与慢性鼻窦炎、增生体炎、原发性或继发性呼吸道纤毛功能异常等有关联。可继发于重症腺病毒肺炎、麻疹肺炎、毛细支气管炎和肺炎支原体感染之后，也可由于长期吸入有害尘烟，削弱了呼吸道防御功能而发生。临床表现约有半数患儿生长发育落后于同龄儿，体力较差。多在冬季发病，早晚加重，尤以夜间为甚。常在感冒后产生持久性咳嗽，多日不愈，或伴轻度～中度喘息，痰量或多或少，咳出后才舒服。患儿常感胸痛，如不积极治疗，则频发和加重，病程拖延，体质更弱，甚至夏季也可发病。最终因支气管或肺间质破坏,可并发肺不张、肺气肿、支气管扩张等不可逆性损伤。

二、治疗原则

1. 急性支气管炎　可给祛痰药物,应避免给予喷托维林、异丙嗪类或含有阿片、可待因等成分的镇咳药物,以免抑制分泌物的排出。当急性支气管炎发生痉挛时可给予支气管扩张药。也可以采取中医治疗方法,轻者按"实热喘"处理,重者参考毛细支气管炎及支气管哮喘的治疗方法。

2. 慢性支气管炎　必须注意营养,加强户外活动和体格锻炼,对有关病因如鼻窦炎、增生体炎等积极根治,要重视季节性变化和避免可能存在的过敏源以减少发作次数。其次可以采取中医治疗慢性支气管炎急性发作大多是由细菌感染引起的,故采用有关抗菌药物治疗。

三、护理评估

1. 评估患儿生长发育和营养状况,了解有无呼吸道传染病接触史及喘息发作既往病史。有无湿疹,是否为过敏体质。评估患儿是否有发热及发热的类型,有无高热惊厥史,有无烦躁不安、前囟膨隆、肌张力增高或降低。评估患儿是否存在中枢神经系统障碍。评估患儿面色、口唇、甲床颜色,有无呼吸困难、气促、咳嗽、咳痰表现。痰量、性状及咳痰能力。

2. 评估患儿实验室检查,如血常规、生化、胸部 X 线片、CT 等检查结果。

3. 评估患儿及家长的心理状况,有无恐惧、焦虑、自卑等不良心理反应;了解患儿家庭成员对疾病相关知识的认识程度、对疾病的态度、关心程度,评估社会支持系统是否健全。

四、护理措施

1. 呼吸道护理　注意观察患儿呼吸频率节律的变化,有无呼吸困难的表现。若有呼吸困难及发绀及时给予氧气吸入,流量 1~2L/min,并通知医师给予相应的处理。及时清理呼吸道分泌物,经常变换体位,拍击背部,指导并鼓励患儿进行有效咳嗽,有利于痰液排出。

2. 饮食护理　给予营养丰富易消化的清淡饮食。鼓励患儿多饮水,使痰液稀释易于咳出。鼓励患儿进食,但应少量多餐,以免因咳嗽引起呕吐。

3. 环境护理　保持室内空气清新,温湿度适宜,以减少对支气管黏膜的刺激,利于排痰。

4. 口腔护理　保持口腔清洁,婴幼儿可在进食后喂适量温开水,以清洁口腔。年长儿应在晨起、餐后、睡前洗漱口腔。

5. 用药护理

(1)抗生素:静脉点滴抗生素前根据患儿有无过敏史,给予皮试实验,皮试结果阴性方可用药。输液时注意输液速度,不可过快,注意观察患儿用药后的反应:如皮疹、恶心、呕吐及腹部不适。出现异常反应及时通知医师,遵医嘱予相应措施。

(2)退热剂:监测体温变化,避免出汗过多体温骤然下降引起虚脱。物理降温可应用乙醇擦浴、温水擦浴法,根据患儿的具体情况加以选择。

(3)糖皮质激素:重症患儿可使用糖皮质激素治疗。注意观察不良反应,如高血压、消化性溃疡、骨质疏松等。静脉点滴糖皮质激素期间注意口服钙剂,每天应用糖皮质激素时间要固定。住院期间注意患儿安全,避免剧烈活动,防止骨折。局部吸入药可基本避免不良反应。

(4)祛痰剂:严重喘憋者给予支气管解痉药。注意用药后有无恶心呕吐的现象。口服止咳糖浆后不宜立即饮水,以免减弱药物的作用。

6. 并发症的护理

(1)肺炎:观察患儿体温变化,减少活动,注意休息,保证充足的水分及营养的供给。通过体温曲线判断基础体温及热型,体温超过 38.5℃ 时遵医嘱抽取双份血培养。遵医嘱给予药物降温,监测体温的变化并警惕高热惊厥的发生。根据医嘱给予雾化治疗。雾化后叩背吸痰,协助患儿进行有效排痰,观察患儿痰液的性状、量,必要时留取痰液标本。

(2)肺不张:注意监测生命体征变化,注意观察患儿咳痰量、性状,有无发绀、心悸等表现,病情变化及时通知医师,采取措施。遵医嘱给予氧气吸入及雾化治疗,及时清理呼吸道,保持呼吸道畅通。必要时给予患儿雾化后叩背吸痰。鼓励患儿咳嗽,经常变换体位或采用体位引流促进痰液的排出,使肺迅速复张。

(3)中耳炎:让患儿有充分的安静与休息,尽可能垫高头颈部,减少其充血肿胀。避免患儿躺着喝奶,因为婴儿的欧氏管较短、较宽、较水平,躺着喝奶有时会倒溢入中耳腔,而将鼻咽部的病原菌带入。患儿滴药后要侧卧,待药液渗入组织后再起来活动,平时要保持患儿外耳道及耳前皮肤的清洁,如有脓性分泌物要及时清理。患儿发热时,应给予充足的水分,因为发热会使体热散失而致脱水。注意患儿全身状况,如情况未改善,有嗜睡、颈僵硬现象,及时通知医师给予相应的处理措施。

(4)喉炎:监测患儿生命体征变化,及时给予氧气吸入,流量 1~2L/min。遵医嘱给予糖皮质激素雾化治疗。糖皮质激素有抗感染、抗过敏及减轻全身中毒症状的作用。保持患儿呼吸道畅通,必要时给予患儿雾化后吸痰,保持气道通畅。建立静脉通道给予抗菌或抗病毒药物。同时注意补充水分,嘱患儿多饮水,因为脱水会使呼吸道分泌物黏稠,使痰更难排出,从而加重喘憋症状。饮食要清淡,避免辛辣刺激性食物。

(5)心力衰竭:严密监测生命体征变化,记录 24 小时出入量。如患儿出现烦躁不安、面色苍白、气喘加剧、心率大于 160 次/分、肝脏在短时间急剧增大等心力衰竭的表现,及时通知医师,给予氧气吸入并减慢输液速度,遵医嘱给予强心、利尿药物,以增强心肌收缩力、减轻心脏负荷。

7. 心理护理　患儿住院后烦躁不安,家长产生焦虑的心理。入院后护士要与患儿及家长建立良好的护患关系,主动向患儿及家长介绍病区环境及疾病的健康宣教,使用通俗易懂的语言,使患儿及家长消除对疾病的恐惧心理,树立战胜疾病的信心。在检查治疗中,护士要向患儿说明检查的目的,检查治疗的部位、治疗过程,使患儿能很好地配合完成检查。住院期间护士尽量感受和理解患儿的情绪,并用语言和行为表达对患儿的理解,用和蔼的态度去建立感情,取得患儿及家长的信任。

五、健康教育

1. 饮食指导　给予患儿清淡、易消化、高维生素饮食。少食多餐,多食蔬菜水果,避免暴饮暴食。忌生冷辛辣饮食,对于肝功能异常的患儿需减少脂肪及动物蛋白的摄入,平时注意饮食卫生,餐具每天消毒,不要食用隔夜或变质的食物。

2. 休息与活动　根据患儿疾病恢复情况适当增加活动量,劳逸结合,保持良好的生活习惯、生活规律,避免接触呼吸道疾病人群,不去人多的公共场所。

3. 用药指导　向患儿及家长宣教口服糖皮质激素治疗目的及重要性,服用激素期间要防止骨质疏松,及时补充钙剂,生活中避免磕碰及剧烈活动。在口服止咳祛痰药后不要立即饮水,以免降低药物疗效。混悬剂久置会产生沉淀,每次使用前将其充分摇匀。口服颗粒剂时可以直接吞服,也可以冲入水中饮用。要警惕年长儿藏药、弃药,不能擅自更改剂量或停止口服,每天口服药物的时间要固定。

4.疾病相关知识

(1)教会家长普及疾病知识,讲解服用激素药物的注意事项及正确的停药方法,以及如何观察用药后的不良反应。

(2)指导患儿及家长如何进行有效的排痰,掌握正确的排痰方法及手法。

(3)嘱患儿及家长体温出现发热时不要紧张。体温发热小于38.5℃时可采取物理降温方法:如温水浴、温湿敷、冰袋物理降温等,当体温大于38.5℃时采取药物口服降温。嘱家长正确掌握口服药物剂量,降温后及时测量体温,监测体温变化。发热期间嘱患儿多饮水,避免因为失水引起虚脱。

(4)指导家长为患儿提供一个清洁、安全的家庭环境,加强个人卫生,少去人多的公共场所,避免与患儿群接触,避免各种感染。

(5)根据患儿情况2周后门诊就诊,复查血常规及胸部X线片。门诊就诊佩戴口罩,避免交叉感染。

第四节　毛细支气管炎

毛细支气管炎是一种婴幼儿较常见的下呼吸道感染,冬春季节高发。发病年龄主要为2岁以下婴幼儿,尤以6个月内为多。主要病原为呼吸道合胞病毒,其次为流感病毒、副流感病毒、腺病毒等,少数病例由肺炎支原体引起。病变主要累及毛细支气管,发病与该年龄支气管解剖学特点有关,因微小的管腔易由黏性分泌物、水肿及肌收缩而发生梗阻,并可导致肺气肿或肺不张,其临床症状如肺炎,且喘憋更著。有早产史婴儿、支气管肺发育不良、先天性心脏病、免疫抑制、神经肌肉病等患儿,易患呼吸道合胞病毒感染。另外,居住环境拥挤、室内烟雾污染,有哮喘或特应性疾病家族史等因素,与患严重呼吸道合胞病毒感染相关。

一、临床特点

临床症状轻重不等,呼吸道初始症状可有流涕、咳嗽等上呼吸道感染表现;2~3天后出现持续干咳和发作性呼气性呼吸困难、喘憋,咳嗽与喘憋同时发生为本病特点;体温一般不超过38.5℃,症状在5~7天消失。重者呼吸困难发展较快,表现为呼吸浅快,常伴有呼气性喘鸣,明显鼻翕及三凹征,脉快而细;重症患儿有明显梗阻性肺气肿,伴有二氧化碳潴留,出现呼吸性酸中毒,动脉血氧分压降低,可合并急性呼吸衰竭、脑水肿、心力衰竭,甚至出现呼吸暂停、窒息而导致死亡。肺部听诊可闻及广泛喘鸣音,重症呼吸音明显减低或完全消失。血常规白细胞计数及分类多在正常范围。胸部X线检查以肺纹理增粗、肺气肿为主要改变,或有小片阴影和肺不张。肺功能可表现为小气道阻塞性通气功能障碍。

二、治疗原则

1.一般治疗　保持呼吸道通畅,雾化吸入稀释痰液后叩背吸痰,促进分泌物排出,清除气道分泌物。抬高头部或胸部以减轻呼吸困难。烦躁患儿予镇静。因患儿食欲缺乏和呼吸急促丢失水分,注意补充液体,可静脉或口服补液。

2. 氧疗 纠正低氧血症,一般使用30%～40%浓度的氧。氧疗后使患儿氧分压维持在70～90mmHg(9.30～12.0kPa),必要时予持续正压通气(CPAP)。

3. 平喘解痉 可应用支气管扩张剂雾化吸入,如效果仍不明显,可用甲泼尼龙静脉点滴。

4. 抗病毒治疗 对病毒感染引起者一般用抗病毒治疗;临床应用干扰素雾化疗法,对本病及喘息性支气管炎均有疗效。

三、护理评估

1. 评估患儿健康史、发病史,了解有无营养不良、先天性心脏病及免疫功能低下等疾病,有无高热惊厥及过敏史,近期有无上呼吸道感染病史。评估患儿呼吸频率、节律、深浅度,有无咳嗽、咳痰及呼吸困难表现,观察痰液性质、颜色、量,排痰能力。评估患儿体温是否发热,了解热度、热型、持续时间,有无畏寒、皮肤发花、皮疹及热性惊厥表现。评估患儿心功能,安静状态下心率及节律变化,有无心排血量不足、体循环及肺循环淤血表现,警惕合并心力衰竭。评估患儿精神、意识等神经系统表现,警惕脑水肿并发症。

2. 评估患儿血常规、胸部X线或胸部CT及病原学等检查结果。

3. 评估患儿及家长对本病护理知识的了解程度及需求,患病后家长及患儿的主要心理问题。

四、护理措施

1. 环境护理 注意呼吸道隔离,患儿物品单独使用,接触患儿戴口罩,并加强手部卫生,每天进行空气消毒,防止病原体播散。

2. 基础护理 肥胖患儿皱褶部位、消瘦患儿骨隆嵴部位尤其需加强护理,预防护理并发症。

3. 饮食护理 病情允许鼓励多饮水,给予营养丰富、易消化的流质或半流质饮食,哺喂时少量多餐,耐心喂养,避免呛咳。重症不能自行进食患儿,遵医嘱鼻饲喂养,喂养前观察肠胃消化情况,避免饱腹加重呼吸困难及反流风险。

4. 呼吸道护理 患儿安静,采取坐位或半卧位,以减轻呼吸困难。遵医嘱雾化吸入稀释痰液。①选择餐前进行,雾化后协助患儿变换体位并进行叩背;②叩背方法为五指并拢、稍向内合掌,呈空心状,由下向上、由外向内叩拍背部,避开脊柱部位,叩背力度适中,以不引起患儿疼痛为宜,叩背时间为10分钟;③鼓励患儿咳嗽,借重力和震荡作用促使呼吸道分泌物排出;④排痰无力或不能自行咳痰患儿,行负压吸痰,吸痰时夹闭负压进入气道,吸痰压力应维持<40.0kPa,避免压力刺激加重喘息及气道黏膜损伤。

5. 吸氧 病情较重者需要氧疗。一般幼儿可采用鼻导管吸氧,婴幼儿氧气流量为0.5～1L/min,氧浓度不超过40%。重症可用面罩给氧,氧流量为2～4L/min,氧浓度为50%～60%,动脉血氧分压<0.780,7kPa(60mmHg)或血氧饱和度<92%,可考虑应用CPAP。持续鼻导管吸氧患儿,每天更换鼻导管,防止鼻导管堵塞,并保持鼻腔黏膜清洁。氧疗过程中注意加温和湿化,以利于呼吸道分泌物的稀释和排出。观察吸氧装置是否通畅,有无漏气,以保证有效吸氧。观察呼吸、面色及缺氧改善情况,必要时进行动脉血气分析,遵医嘱经鼻持续气道正压通气(NCPAP)。

6. NCPAP　观察患儿呼吸频率、节律、深浅度,有无咳嗽、气促、喘息、鼻翕、三凹征等呼吸困难加重表现,观察痰液性质、颜色、量,排痰能力,警惕合并呼吸衰竭、肺气肿并发症,及时通知医师给予处理。当出现呼吸困难、发绀逐渐加重、烦躁不安、疲乏无力等表现,常提示为肺功能不全晚期,遵医嘱 NCPAP 通气,根据年龄及病情调节呼气末正压(PEEP)、氧浓度及流量参数。常规参数设定为呼气末正压(PEEP)$4\sim6cmH_2O$,氧浓度 40%~60%,流量 8~12L/min。使用前选择合适鼻塞,各管路连接紧密并做到 U 形固定,避免管路冷凝水进入气道。采取患儿头稍后仰体位,保持气道通畅,使用弹力绷带进行管路固定,松紧适宜,或选用水胶体敷料粘贴需固定部位,再做管路固定,避免面部皮肤发生粘贴损伤。氧疗过程中观察并发症:①因正压作用可致吞咽反射功能不协调或因患儿哭闹气体吞入消化道引起腹胀,遵医嘱肛管排气或胃肠减压;②当气体不能有效呼出时,可致肺泡内残留气体增多,致二氧化碳潴留,观察呼吸、面色,监测血氧饱和度,并进行动脉血气分析;③影像检查提示肺泡过度通气,应停用呼吸支持,避免引发气胸。呼吸困难持续不能缓解患儿,采用机械通气或其他呼吸支持。

7. 发热护理　见呼吸系统疾病护理。

8. 用药护理

(1)雾化吸入药物:雾化吸入药物具有起效快、用药量少、局部用药浓度高、全身不良反应少等优点。①支气管扩张剂:主要用于解除支气管痉挛,常用药物有异丙托溴铵、沙丁胺醇。异丙托溴铵不良反应较少见。沙丁胺醇使用中会出现心悸、骨骼肌震颤等不良反应,有器质性心脏病、高血压、甲亢患儿慎用。上述两种药物联合应用具有协同作用,可提高药物疗效;②糖皮质激素:具有局部高效和全身安全特点,局部抗炎作用显著,常用药物布地奈德,雾化后要协助患儿漱口、洗脸,必要时做口腔护理,防止药液沉积在颜面部及口鼻腔,引发口腔及咽峡部黏膜念珠菌感染。

(2)降颅压药物:合并颅内高压时,遵医嘱快速滴入甘露醇进行降颅压治疗,甘露醇在发挥脱水利尿作用的同时,可引起水电解质紊乱。输注过程中观察患儿精神反应、意识及肌张力改善情况,监测电解质,观察尿量、尿色,及时记录 24 小时出入量。观察穿刺局部,及时发现药液外渗、局部红肿等表现。

(3)强心药物:合并心力衰竭时,遵医嘱应用洋地黄类药物治疗,该类药物具有增强心肌收缩力、减慢心率、增加心排血量作用。因治疗量与中毒量接近,抽取药物要做到剂量精准,服用或输注时要严格遵医嘱执行,不可随意加量、减量或改变间隔时间。监测心率、节律变化及血药浓度,观察药物疗效及不良反应,如出现恶心、呕吐、腹泻、腹痛、头痛、头晕、色视、复视等表现,及时通知医师给予处理。

9. 并发症护理

(1)呼吸衰竭、心力衰竭:观察患儿安静状态下心率及节律改变情况,如心率增快>160 次/分,呼吸浅快>60 次/分,突然烦躁不安,面色苍白或发灰,呼吸困难发绀突然加重,肝脏短时间内迅速增大,心音低钝或出现奔马律,尿少,下肢水肿等表现,警惕心力衰竭并发症,婴幼儿常表现为呼吸浅快,喂养困难,烦躁多汗,哭声低弱,肺部闻及干啰音或哮鸣音,肝脏进行性增大,颜面、眼睑水肿等,严重者鼻唇三角区呈现青紫。保持患儿安静,采取坐位或半卧位,减慢输液速度,给予吸氧,通知医师并配合抢救。应用洋地黄类药物过程中,注意监测心率、节律变化及血药浓度,观察药物疗效及不良反应,记录 24 小时出入量,并观察出、入液量是否平衡。

(2)脑水肿:观察患儿精神、意识等神经系统表现,如有烦躁或嗜睡、惊厥、呼吸不规则,小婴儿前囟饱满、易激惹、哭声尖直、拒食或呕吐等表现,警惕脑水肿并发症,及时通知医师并配合抢救。监测生命体征,惊厥发作时正确使用床栏,避免发生坠床,必要时进行约束,避免强行按压。口腔内垫牙垫,防止舌部咬伤。手掌心垫纱布,腋下垫毛巾以隔绝皮肤,防止皮肤摩擦损伤。呕吐时头偏向一侧,避免误吸,观察呕吐物性质及呕吐量。

10. 心理护理　患儿病情重且进展快,家长心理负担重,焦虑明显。护理人员应了解病情,根据患儿及家长的理解、接受能力进行本病相关知识、用药、护理等方面的指导,做到耐心讲解并关爱患儿,以取得信任,使家长及患儿能够积极主动配合医疗工作,有效落实居家护理。

五、健康教育

1. 饮食护理　见急性上呼吸道感染。

2. 休息与活动　见急性上呼吸道感染。

3. 用药护理

(1)抗病毒药物:毛细支气管炎多为病毒感染,遵医嘱应用抗病毒药物,用药期间观察药物疗效及不良反应,必要时遵医嘱复诊,监测血常规及肝肾功能。

(2)抗生素:合并细菌感染时,遵医嘱抗生素治疗,坚持按疗程用药,不得随意停用或加减药物,以免影响治疗效果。用药期间观察药物疗效及不良反应,如皮疹、恶心、呕吐等,如出现异常表现及时就诊。

(3)雾化吸入药物:用药过程中观察药物疗效及不良反应。沙丁胺醇使用中可出现心悸、骨骼肌震颤表现,遵医嘱规范用药,抽取剂量准确。激素类药物雾化后要协助患儿漱口、洗脸,年幼儿可用棉签蘸清水行口腔护理或少量饮水,以减少药液在颜面部及口鼻腔残留而诱发感染。雾化面罩使用后,应用含氯消毒液浸泡消毒,冲洗晾干备用。

(4)注意药品存放,避免污染并妥善保存于安全位置,警惕年幼儿误食,年长儿丢弃药物。要在家长看护下用药,以保证药物疗效及正确使用。

4. 疾病相关护理

(1)发热护理:见急性上呼吸道感染。

(2)气道护理:教会家长雾化吸入及叩背排痰方法。①雾化操作选择餐前进行,保持患儿安静,采取坐位或半卧位。面罩扣住口鼻部,合作患儿可嘱深吸气,使药液充分吸入达肺泡,以发挥最大药效;②雾化后叩背,叩背力度适中,以不引起患儿疼痛为宜,叩背时间为10分钟;③叩背方法为五指并拢、稍向内合掌,呈空心状,由下向上、由外向内轻叩背部,避开脊柱部位。勤变换体位,并鼓励咳嗽,借重力和震荡作用促使呼吸道分泌物排出;④观察患儿咳痰性质、颜色、量。

(3)预防感染:呼吸道疾病高发季节,应避免去人多拥挤地方,避免与患儿群接触。预防"病从口入",做到勤洗手,注意饮食及食具卫生,食具可用消毒柜或煮沸方式消毒。易患呼吸道感染患儿,寒冷季节或气候骤变外出时注意保暖,避免受凉。病情允许,每年接种流感疫苗预防流感。

(4)定期复诊:遵医嘱用药,按照医师要求做检查,如胸部 X 线片、肝肾功能等,依据病情变化及治疗效果,调整治疗方案。门急诊就诊时戴口罩预防感染。

第五节　支气管哮喘

支气管哮喘简称哮喘,是由多种炎症细胞(如嗜酸性粒细胞、肥大细胞、T 淋巴细胞、嗜中性粒细胞、气道上皮细胞等)和细胞组分参与的气道慢性炎症性疾病。这种慢性炎症导致气道高反应性增加,并引起反复发作性的喘息、气急、胸闷或咳嗽等症状,常在夜间和(或)清晨发作、加剧,通常出现广泛多变的可逆性气流受限,多数患儿可自行缓解或经治疗缓解。哮喘是当今世界威胁公共健康最常见的慢性肺部疾病。

一、临床特点

1. 症状

(1)发作时症状:患儿烦躁不安,出现呼吸困难,以呼气困难为主,往往不能平卧,坐位时耸肩屈背,呈端坐样呼吸困难。患儿面色苍白、鼻翼翕动、口唇、指甲发绀,甚至冷汗淋漓,面容惊恐不安,往往显示危重状态,应予积极处理。

(2)发作间歇期症状:此时虽无呼吸困难,表现如正常儿童,但仍可自觉胸部不适。由于导致支气管易感性的病理因素依然存在,在感染或接触外界变应原时可立即触发哮喘发作。

(3)慢性反复发作症状:哮喘本身为一慢性疾病,由于长期支气管痉挛,气道阻力增加而致肺气肿。无急性发作时,活动后也常感胸闷气急,严重者有程度不等的心肺功能损害,甚至发生肺源性心脏病。

2. 体征

(1)中重度哮喘发作时胸廓饱满呈吸气状,颈静脉怒张。严重呼吸困难时呼吸音反而减弱,哮鸣音消失。叩诊两肺呈鼓音,心浊音界缩小,提示已发生肺气肿,并有膈下移,致使可触及肝脾。

(2)听诊全肺布满哮鸣音,可闻及干啰音。

(3)严重持续哮喘气道阻塞可出现桶状胸。无并发症时较少有杵状指。

3. 体格检查　可见胸部呈桶状,前后径加大,肺底下移,心脏相对浊音界缩小。肺部常可闻及哮鸣音。

4. 临床分期

(1)急性发作期:以喘息为主,患儿烦躁不安,出现呼吸困难,以呼气困难为著,往往不能平卧,坐位时耸肩屈背,呈端坐样呼吸困难。有时喘鸣音可传至室外。患儿面色苍白,鼻翼翕动、口唇、指甲发绀,甚至冷汗淋漓,面容惊恐不安,往往显示危重状态,应予积极处理。

(2)慢性持续期:此时虽无呼吸困难,表现如正常儿童,但仍可自觉胸部不适。在感染或接触外界变应原时可立即触发哮喘发作。

(3)临床缓解期:症状消失,并维持 4 周以上。

二、治疗原则

治疗原则为急性发作时采用多种措施缓解支气管痉挛,改善肺通气功能,控制感染。急性发作的治疗主要包括吸氧、支气管扩张药和皮质类固醇。

三、护理评估

1. 评估患儿营养及饮食情况有无喂养困难;液体摄入量、尿量、近期体重变化;睡眠情况(有无呼吸困难的发生)。

2. 评估患儿咳嗽、咳痰的程度和性质。观察患儿有无发绀,监测体位改变对患儿缺氧的影响。有无其他伴随症状,如胸痛、呼吸困难。

3. 评估患儿的呼吸情况,记录性质、频率、形态、深度,有无鼻翼翕动、三凹征、端坐呼吸等,听诊患儿的呼吸音,监测患儿生命体征。必要时监测、记录患儿的动脉血气分析值。

4. 评估患儿心理、精神因素,有无焦虑、恐惧。评估患儿及其家属心理-社会状况;评估患儿及其家属对疾病知识的了解程度、对治疗及护理的配合程度、经济状况等。

5. 评估采用北京大学第一医院患儿压疮 Braden 评分表判断患儿发生压疮的危险程度。

四、护理措施

1. 消除呼吸窘迫,维持气道通畅

(1)体位:采取半坐卧位或坐位以利肺部扩张。

(2)保证休息:给患儿提供一个安静、舒适的环境以利于休息,护理操作应尽可能地集中进行。

2. 病情观察　监测患儿是否有烦躁不安、气喘加剧、心率加快、肝短时间内急剧增大及血压变化等情况,警惕心力衰竭及呼吸骤停等并发症的发生。呼吸困难加重时,注意有无呼吸音及哮鸣音的减弱或消失、心率加快等。患儿活动前后,监测其呼吸和心率,活动时如有气促、心率加快可给予持续吸氧并给予休息。根据病情逐渐增加活动量。

3. 吸氧　患儿哮喘时大多有缺氧现象,故应给予氧气吸入,以减少无氧代谢,预防酸中毒。氧气浓度以 40% 为宜。

4. 呼吸道护理　给予雾化吸入,应用支气管扩张剂后立即进行吸痰处理,吸痰过程中保持动作轻柔,技巧娴熟,若呼吸严重不畅,应用无创正压通气治疗。

5. 用药护理

(1)支气管扩张剂:使用时可嘱患儿充分摇匀药物,在按压喷药于咽喉部的同时,然后闭口屏气 10 秒后,用鼻缓缓呼气,最后清水漱口,将获得较好效果。

(2)用药无缓解应停用,常见不良反应主要有心动过速、血压升高、虚弱、恶心、过敏反应及反常的支气管痉挛。

(3)急性发作者,如口服无效,可由静脉推注,以 5%~10% 葡萄糖液稀释,在 30 分钟内缓慢注入。如已运用氨茶碱治疗(在 6 小时内),应将剂量减半,以后可给予维持量。1~9 岁小儿,可选择氨茶碱静脉滴注,有条件时应测氨茶碱血浓度,治疗哮喘的有效血浓度为 10~20μg/mL。每 6~8 小时给药一次。有条件的单位应监测氨茶碱血浓度的峰值与谷值,寻找最佳投药方案。病情稳定后,可每隔 2~3 个月监测浓度一次。

(4)肾上腺皮质激素类:长期使用可产生较多不良反应,如二重感染、肥胖、高血压等。当患儿出现身体形象改变时要做好心理护理。

6. 化验及检查护理

(1)外周血检查:检查前准备及注意事项晨起空腹抽血检查。

(2)肺功能检查:适用于 5 岁以上的儿童。检查时要求:儿童可能会对检查害怕,在检查前与检查时要给予安抚和引导。

（3）检查后注意事项：抽完血后，用棉签或止血工具按压针孔部位3分钟以上，以压迫止血。不要按揉针孔部位，以免造成皮下血肿。抽血后出现晕血症状，如头晕、眼花、乏力等应立即平卧。放于空腹抽血之后。

7.并发症护理

（1）呼吸衰竭：重度哮喘时因气道严重痉挛，气流出入受阻，同时因为哮喘发病时患儿紧张、用力呼吸等导致体力消耗，耗氧量和二氧化碳产生量增加，吸入气体量减少可引起低氧血症，而呼出气体量降低则导致体内二氧化碳潴留，出现Ⅱ型呼吸衰竭。密切观察患儿的呼吸变化，呼吸>40次/分或心率突然减慢，原有的哮鸣音减弱或消失，血压降低等症状，应立即通知医师。

（2）气胸：哮喘急性发作时因肺泡内压力增高，对于有肺大疱或严重肺气肿的患儿，有时会导致肺泡破裂，气体进入胸膜腔而出现气胸。患儿出现烦躁不安，发绀，大汗淋漓，气喘加剧，心率加快，呼吸音减弱等情况，应立即报告医师并积极配合抢救。

8.心理护理　哮喘患儿年龄尚小，患儿家属多伴有紧张、焦虑心理，护理人员应充分与患儿家属沟通，缓解其悲伤、焦虑情绪，让其做好思想准备，沟通过程中应掌握好语言技巧和语速，切忌急躁处理。要帮助患儿保持愉快的心情，比如给年幼的患儿讲故事、玩玩具、听音乐、分散其注意力，对年龄较大的患儿要根据其心理活动讲道理，争取患儿的配合，以达到最佳治疗状态。若患儿身体状况许可，应鼓励其在户外活动，加强体育锻炼，增强抗病能力。特别对首次哮喘发作的患儿应耐心解释，通过护理干预缓解患儿的紧张心理。精神紧张是诱发小儿哮喘的因素之一，所以心理护理是小儿支气管哮喘护理中不可忽视的内容之一。

五、健康教育

1.饮食　给予富含维生素易消化的食物，应尽量避免食用诱发哮喘的食品，如鱼、虾、蛋、奶等含蛋白质丰富的食物。应少食多餐。保证营养均衡搭配，以利病情康复，家属要经常细心观察患儿的饮食，找到对哮喘致敏的食品。随着患儿年龄的增长，病情的好转，尤其是机体免疫功能逐渐增强，食物过敏的种类也就随之减少。因此，也要不断地解除某些限吃的食品。

2.休息与活动　协助患儿的日常生活。指导患儿活动，避免情绪激动及紧张的活动。

3.用药知识　告知家属雾化的意义及注意事项：复方异丙托溴铵（可比特）可使平滑肌松弛并减轻支气管炎症。使支气管平滑肌扩张，并使气道内分泌物减少。松弛气道平滑肌，降低气道阻力，增强纤毛清除黏液能力，抑制气道神经降低血管通透性，减轻了气道黏膜水肿，从而缓解喘憋。能迅速有效地解除气道痉挛。布地奈德（普米克）对呼吸道具有局部抗感染抗过敏作用，并可收缩气道血管，减少黏膜水肿及黏液分泌，可以达到平喘，改善通气的效果，缓解喘息的症状。因此先做复方异丙托溴铵雾化扩张支气管，再做布地奈德局部抗炎平喘达到改善通气消除炎症的效果。

喷剂应用后用清水漱口防止咽部真菌感染。糖皮质激素口服，应于饭后，减少对胃肠道刺激。用药勿自行减药停药。

4.疾病相关知识　哮喘发作分为三度：①轻度：pH正常或稍高，PaO_2正常，$PaCO_2$稍低，提示哮喘处于早期，有轻度过度通气，支气管痉挛不严重，口服或气雾吸入平喘药可使之缓解;②中度:pH 正常,PaO_2 偏低,$PaCO_2$ 仍正常,则提示患儿通气不足,支气管痉挛较明显,病情转重,必要时可加用静脉平喘药物;③重度:pH 降低,PaO_2 明显降低,$PaCO_2$ 升高,提示严重通气不足,支气管痉挛和严重阻塞,多发生在哮喘持续状态,需积极治疗或给予监护抢救。

5. 出院指导

(1)患儿居住的环境要空气清新,室温恒定,杜绝一切变应原,如花草、猫狗等小动物;蚊香、真菌类等变应原及刺激性气味,如气温寒冷也易引起哮喘。

(2)加强锻炼,增强机体抗病能力,坚持户外锻炼,如跑步、跳绳等运动,增加肺活量,对预防哮喘的发作具有积极的作用。

(3)哮喘在发作前多有前驱症状,最常见眼鼻发痒、打喷嚏、流涕、流泪、咳嗽等,一旦出现上述症状时,应及时就诊及用药,避免诱发哮喘发作。

(4)指导呼吸运动:指导进行腹式呼吸、向前弯曲运动及胸部扩张运动。

(5)防护知识

1)增强体质,预防呼吸道感染。

2)协助患儿及家属确认或哮喘发作的因素,避免接触变应原,祛除各种诱发因素。

3)患儿及家属能辨认哮喘发作先兆、症状,并能简单及时自我护理(哮喘发作时家属要镇静,给小孩有安全感,立即吸入支气管扩张剂——万托林气雾剂,室内通风,避免烟雾刺激,给患儿坐位或半卧位)。

4)提供出院后使用药物资料。

5)指导患儿和家属使用长期预防及快速缓解的药物,并做到正确安全的用药。

6)及时就医,以控制哮喘严重发作。

7)哮喘的随访计划:急性发作期(住院或留院观察);慢性持续期(1 个月随访一次,检查指导用药);缓解期(3 个月随访一次,复查肺功能)。

参考文献

[1]陈利芬,徐朝艳.静脉治疗专科护理手册 基础篇[M].广州:中山大学出版社,2019.

[2]陈香娟.社区护理[M].北京:中国中医药出版社,2015.

[3]陈孝平,汪建平,赵继宗.外科学.第9版[M].北京:人民卫生出版社,2018.

[4]褚秀美,祝凯,魏丽丽.胸外科临床护理手册[M].北京:人民卫生出版社,2015.

[5]丁淑贞,姜秋红.泌尿外科临床护理[M].北京:中国协和医科大学出版社,2016.

[6]丁淑贞,于桂花.神经外科临床护理[M].北京:中国协和医科大学出版社,2016.

[7]丁炎明,谢双怡.泌尿外科护理工作指南[M].北京:人民卫生出版社,2016.

[8]方莉娜,赵越.静脉治疗护理技术[M].上海:复旦大学出版社,2020.

[9]周静,陈瑞,谭婕,等.静脉输液治疗护理临床实践[M].青岛:中国海洋大学出版社,2018.

[10]李慧娟,安德连.实用吞咽障碍康复护理手册[M].北京:电子工业出版社,2017.

[11]李乐之,路潜.外科护理学.第6版[M].北京:人民卫生出版社,2017.

[12]李丽红.泌尿外科护理[M].北京:人民卫生出版社,2017.

[13]梁忠梅.长期静脉应用甘露醇引起便秘分析及预防[J].护士进修杂志,2009,(6):576-577.

[14]刘薇群,杨颖华.社区护理[M].上海:复旦大学出版社,2015.

[15]刘振华,李保存,赵生秀.内科护理学[M].北京:人民军医出版社,2015.

[16]刘容,付功莉,吴晓红,等.循证护理干预在重型颅脑损伤患者便秘预防中的应用[J].护理实践与研究,2011,(8):25-26.

[17]吕波,隋红.口腔护理[M].北京:人民卫生出版社,2017.

[18]鲁喆,赵晓曦.口腔门诊护理基础[M].北京:人民卫生出版社,2018.

[19]马丽辉,李秀娥.口腔门诊护理操作常规与综合管理手册[M].北京:人民卫生出版社,2019.

[20]米元元,黄海燕,尚游,等.中国危重症患者肠内营养支持常见并发症预防管理专家共识(2021版)[J].中华危重病急救医学,2021,33(8):897-912.

[21]祁芬.神经外科护理精要[M].北京:金盾出版社,2016.

[22]秦瑛.北京协和医院妇产科护理工作指南[M].北京:人民卫生出版社,2016.

[23]童强,滕敬华,李胜保.实用消化内镜护理技术[M].武汉:华中科技大学出版社,2015.

[24]王进美.现代消化内镜护理精要[M].汕头:汕头大学出版社,2019.

[25]王新德.神经病学 第21卷 神经康复学[M].北京:人民军医出版社,2001.

[26]许奇伟.内科护理学[M].武汉:华中科技大学出版社,2018.

[27]中国医师协会脑胶质瘤专业委员会.中国神经外科术后加速康复外科(ERAS)专

家共识[J].中华神经外科杂志,2020,36(10):973-983.

[28]杨淑臻,郭雅静.妇科护理[M].北京:人民卫生出版社,2016.

[29]赵爱平.手术室护理[M].北京:人民卫生出版社,2012.

[30]张大华,蒙景雯.儿科护理工作指南[M].北京:人民卫生出版社,2017.

[31]张琳琪,王天有.实用儿科护理学[M].北京:人民卫生出版社,2018.

[32]张秀金.临床护理规范与技术 胸心外科[M].北京:中国科学技术出版社,2012.